ケースで学ぶ
徒手理学療法
クリニカルリーズニング

編　集
藤縄　理 埼玉県立大学教授

編集協力
林　　寛 日本運動器徒手理学療法学会副会長
岩貞吉寛 国際マッケンジー協会日本支部支部長

文光堂

●編集

藤縄　理　　埼玉県立大学保健医療福祉学部理学療法学科教授

●編集協力

林　　寛　　日本運動器徒手理学療法学会副会長
岩貞吉寛　　国際マッケンジー協会日本支部支部長

●執筆者一覧（執筆順）

山内正雄　　首都大学東京大学院人間健康科学研究科理学療法科学域特任准教授
永井豊美　　Physio Study Kyoto
林　　寛　　日本運動器徒手理学療法学会副会長
河西理恵　　国際医療福祉大学小田原保健医療学部理学療法学科准教授
岩貞吉寛　　国際マッケンジー協会日本支部支部長
藤縄　理　　埼玉県立大学保健医療福祉学部理学療法学科教授
宇於崎孝　　滋賀医療技術専門学校理学療法学科主任
中山　孝　　東京工科大学医療保健学部理学療法学科教授
竹井　仁　　首都大学東京大学院人間健康科学研究科理学療法科学域教授
高﨑博司　　埼玉県立大学保健医療福祉学部理学療法学科准教授
市川和奈　　訪問看護ステーション北沢
堀口達也　　整形外科なかむらクリニック
佐野　華　　宮崎整形外科クリニック
大森　圭　　北海道文教大学人間科学部理学療法学科教授
来間弘展　　首都大学東京健康福祉学部理学療法学科准教授
瓜谷大輔　　畿央大学健康科学部理学療法学科准教授
髙木貴史　　札幌清田整形外科病院リハビリテーション部部長
河元岩男　　麻生リハビリテーション大学校理学療法学科主任
田中久友　　西整形外科医院リハビリテーション科科長
宮本真由美　永松整形外科
成田崇矢　　健康科学大学健康科学部理学療法学科教授
宮﨑純弥　　京都橘大学健康科学部理学療法学科教授

西尾祐二	済生会西条病院リハビリテーション科
前川武稔	たいら手の外科・整形外科
小谷征輝	札幌第一病院リハビリテーション科
山田信彦	髙橋整形外科クリニックリハビリテーション科科長
近藤正太	三津整形外科リハビリテーション科統括室長
中村真寿美	わしざわ整形外科
赤坂清和	埼玉医科大学大学院理学療法学教授
高橋信夫	川久保病院リハビリテーション室
三田貴志	おおもり整形外科スポーツクリニック
能宗知秀	和光整形外科クリニック
髙山明美	愛媛生協病院リハビリテーション科
横山貴司	フリーランス
末廣忠延	川崎医療福祉大学医療技術学部リハビリテーション学科講師
吉田篤史	須田整形外科クリニックリハビリテーション科
廣門一禎	たいら手の外科・整形外科
松村将司	杏林大学保健学部理学療法学科助教
大石敦史	船橋整形外科病院理学診療部主任
加地和正	ながやす整形外科クリニック部長
谷田惣亮	佛教大学保健医療技術学部理学療法学科講師
新沼慎平	埼玉医科大学かわごえクリニックリハビリテーション科
新開谷 深	日本医療大学保健医療学部リハビリテーション学科

序　文

　クリニカルリーズニング（臨床推論）という用語が，理学療法の中で使われ出してかなりの年月が経っています．私の知る限り，1994年に徒手理学療法の分野で著名な南オーストラリア大学のGeoffrey D. Maitland氏の下で学び，同大学大学院で教員をしているMark A. Jones氏を日本に招待して技術講習会を開催したときが最初だと思います．Australian Approachによる評価・治療の理論と実技を教えるなかで，クリニカルリーズニングを紹介していました．内容は，経験のある臨床家が無意識で行っている問題解決過程を系統的な思考過程としてとらえ，徒手理学療法においてケースの問題点をいかに系統的に推論していくか，それをどのように初学者に教えていくかということでした．その後Jones氏は何回も日本に来てAustralian Approachを教えるとともに，教育者向けにクリニカルリーズニングのコースも行いました．

　自らの経験としては，1980年に理学療法士になり，1984～1986年にアメリカのピッツバーグ大学大学院修士課程でスポーツ理学療法と整形理学療法を研修しました．帰国後，教員をしながら臨床やスポーツ現場でのコンディショニングを続けていて，徒手理学療法の重要性と自分の未熟さを感じました．そのため，Kaltenborn-Evjenth Concept, Paris Concept, McKenzie Method, Australian Approach, David Butler氏のNeuromobilisation, Mulligan Conceptなどを学んできました．私の授業や講習会では必ず症例の評価治療を供覧し，その過程におけるクリニカルリーズニングを説明しています．そこで感じてきたことは，若い理学療法士の皆さんが系統だったクリニカルリーズニングの指導を受けていないと言うことです．

　このたび，国際水準の徒手理学療法のコースで研鑽し，臨床で実践している理学療法士の皆さんにお願いして，症例に対するクリニカルリーズニングについて出版することができました．編集協力者として林　寛氏にはKaltenborn-Evjenth Concept，岩貞吉寛氏にはMcKenzie Methodの著者を推薦していただき，監修もお願いしました．それ以外の体系については，藤縄が日頃から一緒に徒手理学療法を研鑽している方々に執筆していただきました．

　本書は，徒手理学療法を研鑽している皆さんがクリニカルリーズニングについて理解を深め，実践で応用するための指標になると信じております．最後に，本書を出版するにあたり，文光堂の中村晴彦氏をはじめとする多くの皆様に大変お世話になりました．ここにご報告するとともに深謝いたします．

2017年5月

藤縄　理

目次

第Ⅰ部 総論

1. 徒手理学療法の体系 .... 山内正雄 2
2. 徒手理学療法におけるクリニカルリーズニング .... 永井豊美 8
3. Kaltenborn-Evjenth concept .... 林 寛 14
4. Australian approach .... 河西理恵 23
5. McKenzie method .... 岩貞吉寛 30
6. Mulligan concept .... 藤縄 理 38
7. Schroth method .... 宇於崎孝 45
8. 神経系モビライゼーション .... 中山 孝 57
9. 筋と筋膜に対するアプローチ .... 竹井 仁 67
10. 徒手理学療法のエビデンス .... 高﨑博司 78

第Ⅱ部 各論

A 頭部および頚椎の評価と治療

1. 頚椎捻挫（むち打ち症） .... 市川和奈 86
2. 頚椎椎間板症 .... 堀口達也 92
3. 頚椎椎間板ヘルニア .... 佐野 華 100
4. 変形性頚椎症 .... 大森 圭 108
5. 頚性頭痛 .... 来間弘展 115
6. 顎関節機能障害 .... 瓜谷大輔 123

B 胸椎・肋骨と腰椎の評価と治療

1. 胸椎由来の背部痛 .... 髙木貴史 128
2. 肋椎関節由来の胸背部痛 .... 河元岩男 134
3. 骨粗鬆症による胸腰椎圧迫骨折後の腰背部痛 .... 田中久友 142
4. 腰椎椎間板ヘルニア .... 宮本真由美 149
5. 下肢の神経症状を伴う変形性腰椎症 .... 大森 圭 156
6. 腰椎椎間関節捻挫，椎間関節機能障害 .... 成田崇矢 162
7. 筋筋膜性腰痛 .... 宮﨑純弥 169
8. 腰椎分離すべり症による腰痛 .... 西尾祐二 175

C 肩甲帯・上肢の評価と治療

1. 肩関節周囲炎 ……………………………………………… 前川武稔 183
2. 腱板損傷 …………………………………………………… 小谷征輝 189
3. 肩関節インピンジメント症候群 ………………………… 山田信彦 194
4. 関節唇損傷（SLAP lesions）……………………………… 近藤正太 200
5. 肩関節多方向性不安定症と肩甲骨の運動異常 ………… 中村真寿美 207
6. 胸鎖関節損傷 ……………………………………………… 山内正雄 213
7. テニス肘 …………………………………… 赤坂清和・高橋信夫 220
8. 野球肘 ……………………………………………………… 三田貴志 224
9. 橈骨遠位端骨折 …………………………………………… 能宗知秀 230
10. 三角線維軟骨複合体（TFCC）損傷を含む手根手指の障害 … 髙山明美 236
11. 上肢の絞扼性神経障害 …………………………………… 横山貴司 244

D 骨盤帯・下肢の評価と治療

1. 仙腸関節機能異常 ………………………………………… 末廣忠延 252
2. 変形性股関節症 …………………………………………… 永井豊美 258
3. 鼡径部痛 …………………………………………………… 吉田篤史 263
4. 股関節唇損傷 ……………………………………………… 赤坂清和 268
5. 変形性膝関節症 …………………………………………… 廣門一禎 274
6. ジャンパー膝 ……………………………………………… 髙木貴史 280
7. 半月板損傷 ………………………………………………… 松村将司 286
8. 膝蓋大腿関節症/骨軟骨炎 ………………………………… 大石敦史 293
9. シンスプリント …………………………………………… 加地和正 300
10. コンパートメント症候群 ………………………………… 谷田惣亮 307
11. 足関節内反捻挫 …………………………………… 赤坂清和・新沼慎平 315
12. 外反母趾・足底腱膜炎を含む足部の障害 ……………… 新開谷 深 320
13. 下肢の絞扼性神経障害 …………………………………… 横山貴司 327

索　引 …………………………………………………………………… 335

第Ⅰ部 総論

第I部 総論

1. 徒手理学療法の体系

山内正雄

はじめに

徒手理学療法は，神経血管系，筋骨格系，内臓系などに起因する体性機能障害に対する理学療法と理解されている．したがって神経筋骨関節疾患だけでなく，整形外科領域の疾患を中心として，神経領域や慢性疼痛疾患などに対する特殊な評価や治療も含めたものが徒手理学療法である．

徒手理学療法の評価や治療手技といった考え方は決して新しいものではなく，紀元前から存在していたと考えられている．ただ大きな発展を遂げたのが，中世以降であり医師を中心にさまざまな体系が生み出されてきた．近年になると理学療法士を中心に，それまでの体系をさらに発展させた評価や治療手技が報告され，現在もさらに発展を続けている．

本稿では，徒手理学療法の歴史を概説し，近年の徒手理学療法の発展に大きな影響を与えているInternational Federation of Orthopaedic Manipulative Physical Therapists（国際整形徒手理学療法士連盟，以下IFOMPT）について述べ，最後に日本整形徒手理学療法士連盟（Japanese Federation of Orthopaedic Manipulative Physical Therapists：以下JFOMPT）について考えていく．

1. 徒手理学療法の歴史

徒手理学療法は，紀元前数千年前のかなり古い時代から行われたと考えられている．タイにおいて紀元前2千年以上前に作られたと考えられている石像は，軟部組織のモビライゼーションを行っている．

また医学の父といわれるHippocrates（B.C. 460～375）は，著書「Hippocrates全集」において，身体をロープで固定し巻き上げ機でロープを引っ張ることで，脊柱の牽引やモビライゼーションの手技を簡単に用いることのできるヒポクラテスのベンチを使って治療を行ったと記述している．

その後，中世のヨーロッパにおいてはあまり医学および徒手理学療法の発展はなかった．ルネッサンスの時代になり，Ambroise Pare（1510～1590）が外科学を確立し，マニピュレーションによる脱臼の治療方法について詳細に述べ，マニピュレーションという言葉が確立されてきた．19世紀に入ると，Graham（1884～1918）やWilliam Merrell（1853～1912）が，マッサージの効果について記述している．

同じく19世紀には，現在の徒手理学療法に大きな影響を与えた2つの理論が発展してきた．オステオパシーとカイロプラクティックの理論である．オステオパシーはAndrew Taylor Still（1827～1917）によって確立され，カイロプラクティックはDaniel David Palmer（1845～1913）とBartlett Joshua Palmer（1881～1961）によって確立された．両者ともにマニピュレーションを中心にした治療法を発展させていった．

20世紀に入ると，多くの理学療法士がそれぞれ徒手理学療法の理論を発展させてきた．Maitlandは，段階的な振動法を用いた評価と治療を行うため，主観的な所見（symptom）と客観的な所見（sign）に対処する体系である臨床推論を発展させてきた．Kaltenbornは筋骨格系の機能異常に対する治療として凹凸の原理を構築し，関節運動学の原理に基づいた軟部組織や関節モビライゼーションの体系を発展させてきた．McKenzieは腰痛の新しい分類方法を構築し，伸展および回旋を伴った治療体系を開発

し発展させてきた．Parisはモビライゼーションとマニピュレーションを教え，従来の処方されてから理学療法を行う様式から，理学療法士自らが完全な評価と適切な治療を行う様式へと劇的な変化をもたらした．

Mulliganは Kaltenbornに学び，関節機能異常に対する治療体系として，他動的な関節モビライゼーションに自動運動を加えたモビライゼーションの治療手技を開発し発展させてきた．

しかし，それぞれのグループがそれぞれの考えで，徒手理学療法士を養成していたため，養成に必要な期間や教育内容さらには認定に必要な試験内容もばらばらであり，統一されたものはなかった．そのため，徒手理学療法の養成方法や教育内容を，全世界においてある程度統一しようとして，設立された組織がIFOMPT（当初はIFOMT）である．

2. IFOMPTとは

IFOMPTは，World Confederation for Physical Therapy（世界理学療法士連盟，以下WCPT）の12ある下部団体の一つであり，理学療法士の免許を取得し，さらに神経・筋・骨格系疾患分野の特定のプログラムを完了した整形徒手理学療法士（以下OMPT）で組織された団体である．現在世界中で22ヵ国だけが正式な会員国として認められている．IFOMPTは徒手理学療法を，神経・筋・骨格系の疾患を治療するための理学療法もしくは徒手理学療法の専門領域であり，クリニカルリーズニングに基づきその特殊な評価を行い，モビライゼーションやマニピュレーションなどの徒手的治療技術やトレーニングを実践する理学療法と定義している．

IFOMPTはエビデンスベースにおける徒手理学療法の知識や技術をさらに発展させ，徒手理学療法教育の国際的な教育基準を採用し，各国の徒手理学療法教育を支援している．そうすることが，徒手理学療法の質の向上につながり，質の高い医療を提供することで社会への貢献にも繋がる．またその結果として，理学療法士の社会的地位の向上も目指している．

3. IFOMPTの歴史

IFOMPTは，1974年カナダのモントリオールで徒手理学療法を専門にしている中心的な理学療法士が集まったことに始まる．その会議で話し合われた内容は，それまで各流派で統一されていなかった徒手理学療法士養成のために必要なカリキュラムの時間数，教育内容，教育方法など，OMPTとして認めるための教育基準と認定試験を統一したものにするための，教育基準委員会の設置についてであった．この時，会議に賛同し加盟組織となったのが，オーストラリア，オランダ，ノルウェー，ニュージーランド，スウェーデン，イギリスの6ヵ国で，準加盟国として5ヵ国が参加していた．

1975年にはスペインで最初のIFOMPTの学会と総会を開催し，教育基準委員会の委員長であるFreddy Kaltenbornと，委員であるGregory Grieve, David Lamb, Brian Edwardsの4名が，理論と実技で構成された徒手理学療法士に必要な最低限の教育内容を定めた教育基準に署名した．そして1977年にアメリカ合衆国で開催されたIFOMPTの全体総会で教育基準文書が承認された．これが徒手理学療法の最初の世界基準であり，それ以降はIFOMPTの教育基準に基づいた内容と時間数で理論と実技の教育を行い，認定試験などで修了書を取得した会員を継続して輩出している国だけに正式な会員国としての資格が与えられることになった．

1978年にはイスラエルで開催されたWCPTの会議で，IFOMPTがWCPTの最初のサブグループとして認定された．さらにこの時のWCPTの会議で，IFOMPTの教育基準文書が承認された．つまりWCPTがIFOMPTの教育基準を，徒手理学療法の世界基準として公に認めたということである．

1992年にはアメリカ合衆国で開催されたIFOMPTの全体会議で，現在の教育基準文書の基礎となっている新しい教育基準文書が提示された．この教育基準文書の内容は，今までの私的なコースにおいて実技の習得中心の教育から，大学院主体のエビデンスに基づいた教育と研究法が中心になっていた．2000年にはオーストラリアで開催された

IFOMPTの全体会議で，各国がIFOMPTの新しい教育基準を維持し，教育プログラムの質を継続的に保証するために，IFOMPTが実施する国際的なモニタリングの実施を受け入れる決議を行った．2006年にはアメリカ合衆国で開催されたIFOMPTの教育基準委員会の会議で，大学院教育を中心とした新しい教育基準文書が採択され，基準を満たしている会員をIFOMPTがさまざまな形で保証することで合意した．

2008年オランダで開催されたIFOMPTの全体会議で，この新しい教育基準文書が承認された．教育基準委員会は，正会員（以下MO）と準会員（以下RIGs）の既存の教育課程を新しい大学院教育を中心とした教育基準文書内容に改善・発展させるように指導・支援することで合意し，現在に至っている．

4．IFOMPTへの入会条件

IFOMPTに入会するためには，IFOMPTが教育基準文書で定めた教育基準を満たしているかどうかの審査を受ける必要がある．WCPTのサブグループの中で独自の教育基準を入会審査の対象としているサブグループはIFOMPTだけである．また入会は国単位であり，個人会員は原則として認められない．

入会手順は，最初にRIGsとして登録する必要がある．RIGsとはIFOMPTの教育基準も試験システムも確立されていないが，徒手理学療法の組織としてその国の中では確立されていて，将来IFOMPTに正式に加盟する意志を有する団体を指す．当然初めてMOに登録申請する場合は，その団体の教育基準がIFOMPTの教育基準に準じていても，まずRIGsとして登録することになる．日本も2004年に南アフリカの全体会議の時に申請し，RIGsとなって審査を受けて無事に合格し，4年後のロッテルダムでの全体会議の時に正式にMOとなった．

ではMOになるための条件とは，どのようなものだろうか．RIGsとMOの違いはどのようなものか．RIGsは，徒手理学療法の組織として確立されていて，その国の理学療法士協会から徒手理学療法の団体として認められていて，将来IFOMPTに加盟する意志を持っていれば，教育基準文書がなくても基本的には受け入れられる．しかし，MOの加盟条件はかなり厳しくなる．まず，1.該当組織は国家資格である理学療法士だけで組織されていること，そしてその国の理学療法士協会の会員であること，2.該当組織の国がWCPTの加盟国であり，その国の理学療法士協会から国を代表する徒手理学療法分野での代表組織と認められていること，3.組織の定款がIFOMPTの定款と統一性があり，IFOMPTの教育基準に準じているか一致していることの3点である．とりわけ教育基準をクリアするための条件はハードルが高いため，簡単にMOとして加盟できない．また国によってはもっと大きな問題がある．IFOMPTの教育基準に基づいた教育内容が，大学院教育もしくは大学院教育に準じた教育を受けたOMPTが定期的に輩出している必要があるということである．現在も世界のすべての国が大学で理学療法士を養成しているわけでもなく，また大学院を持っているわけでもない．専門学校教育で理学療法士を輩出している国も，まだ数多く存在する．そういった国にとって，教育基準をクリアすることは非常に困難を伴うことになる．その結果，IFOMPTは設立後40年以上経過しているにもかかわらず，いまだ加盟国は22ヵ国であり，設立当初からあまり増えていないという問題を抱えている．MOでなくRIGsとして登録されている国でさえ，現在10ヵ国にとどまっている．

5．教育基準と国際モニタリング

教育基準文書は，IFOMPTの会員としてOMPTが最低限必要とする脊椎と四肢の神経・筋・骨格系機能障害に適用すべき理論的・実践的・臨床的な知識が網羅されたものになっている．しかしこの内容は，IFOMPTにとって許容できる最低限の教育内容と臨床実習の詳細な指針であり，絶対的なものではない．なぜなら，国によって理学療法士のステイタスも異なれば，養成課程も異なるし，教育方法や臨床実習などの実践方法も異なるからである．したがって，国によってはIFOMPTが定めた教育基準のカ

表1 IFOMPTの定める教育基準

Dimension 1	エビデンスに基づいた実践医療を批判的に評価する能力を実証できる
Dimension 2	徒手理学療法の専門分野において，生物医・科学の分野を基盤とした総合的な知識を批判的に使用する能力を実証できる
Dimension 3	徒手理学療法の専門分野において，臨床科学の分野を基盤とした総合的な知識を批判的に使用する能力を実証できる
Dimension 4	徒手理学療法の専門分野において，行動科学の分野を基盤とした総合的な知識を批判的に使用する能力を実証できる
Dimension 5	徒手理学療法を基盤とした総合的な知識を批判的に使用する能力を実証できる
Dimension 6	神経・筋・骨格系の障害を持つ患者に対して，効果的な評価と治療を可能にする，高度なレベルのクリニカルリーズニングを，批判的に使用する能力を実証できる
Dimension 7	神経・筋・骨格系の障害を持つ患者に対して，効果的な評価と治療を可能にする，高度なレベルのコミュニケーション能力を実証できる
Dimension 8	神経・筋・骨格系の障害を持つ患者に対して，効果的な評価と治療を可能にする，高度なレベルの感受性と特異性を持ち合わせた熟練したハンドリング能力を実証できる
Dimension 9	研究プロセスの理解と適応に関して，批判的な能力を実証できる
Dimension 10	徒手理学療法の発展のため，臨床的な専門知識と，継続的に徒手理学療法士としての責務を果たす能力を実証できる

リキュラムから，実技を中心に大幅に内容を増やしている大学院もある．

教育基準文書は，パートAとパートBの二つの文書で構成されている．パートAは教育プログラムであり，理論（徒手理学療法の基礎・応用知識）と実践（臨床実習）について詳細な内容が示されている．表1に教育基準の内容を簡単に提示した．徒手理学療法に必要な知識が，網羅されていることがよくわかる．この教育プログラムは大学院教育での養成が基準となっているため，平均的な大学院では2年間で理論と実践の授業を約1,500時間行っている．ただ実際には，E-ラーニングや修士論文の作成時間などの自宅学習時間も含んだすべての時間数であるため，実際の対面授業はこの半分以下の大学院がほとんどである．また1年間で修了する大学院の場合は，実際の対面授業はかなり少なく，E-ラーニングやテーマを与えられての自己学習が多いところもある．ただし臨床実習は，臨床実習指導者の指導の下で150時間以上実施することが推奨されている．

現在IFOMPTが認証している教育プログラムは大きく分けて二つである．一つは，IFOMPTの設立当初からのCommit Based Program（以下CBP）である．CBPは理学療法士の養成校を卒業し理学療法士として登録後，IFOMPTの教育基準をクリアした私的なコースプログラムを，何年かかけて修了する方法である．もう一つはUniversity Based Program（以下UBP）で，理学療法士の養成校を卒業し理学療法士として登録後，IFOMPTの教育基準を満たしている大学院で行われる徒手理学療法のコースプログラムである．UBPは，1年もしくは2年かけて修了する方法である．現在の主流は，UBPに移行しているため，MOのほとんどの国がUBPによるOMPTの教育を行っている．なぜなら現在の教育プログラムの内容は，研究法やエビデンスベースの徒手理学療法が中心であり，CBPでの教育方法には馴染みにくい面が多い．なぜならCBPは，評価や治療の技術の獲得が中心であることが多く，研究法やエビデンスベースの徒手理学療法を十分に行う体制をとることが，指導者だけでなく受講者の時間的な制約のため困難なことが多い．その結果，CBPは世界的に減少傾向にある．これに対してUBPは，評価や治療の技術の獲得に必要な実習時間数に制限があるため，未熟な技術で大学院を卒業することが問題になってきているものの，世界的に理学療法教育が専門学校から大学および大学院に移行していることや，研究法やエビデンスベースの理学療法を十分に指導できるため増加傾向にある．特

に欧米ではOMPTの資格を取得すると，開業権と保険会社との契約の関係で有利になるため，その国全体の理学療法士の1/3から半分以上がOMPTという国も少なくない．

パートBは国際モニタリングである．これは各国の徒手理学療法士養成校が，IFOMPTの教育基準を満たした教育を行っているかどうかの監査である．国際モニタリングは2段階に分けて行われる．第1段階は外部監査人による監査である．外部監査人とは教育基準の監査専門の徒手理学療法士である．外部監査人の監査は原則的に毎年行われるもので，各MOは徒手理学療法士の養成教育について，講師の履歴，シラバス，実際の授業内容，授業の方法などのチェックを受ける必要がある．そして外部監査の結果，外部監査人から必要に応じて助言・指導を受けることになる．外部監査人は，監査したMOの徒手理学療法士の養成方法や内容がIFOMPTの教育基準を満たしていると判断した場合は，そのレポートを教育基準委員会に送り第1段階が修了となる．教育基準を満たしていないと判断された場合は，足りない部分を修正して再度監査を受けることになる．第2段階は教育基準委員会による監査である．教育基準委員会は外部監査人のレポートを精読し，教育基準を満たしていると判断されれば国際モニタリングは合格となる．もし教育基準を満たしていないと判断されれば，外部監査人や教育基準委員会と何度も指導や助言のやり取りを行い，教育基準を修正し，レポートを再提出することになる．何度もレポートを提出しても認定されない場合，MOが取り消されることもある．現在，この国際モニタリングは6年に1度は，必ず外部監査人と教育基準委員会に認定されなければならない．しかし実際のモニタリングには4〜5年の期間が必要なことが多く，認定されてもすぐに次のモニタリングを受ける準備を開始しなければならないのが現状である．

日本は2008年に認定され，2014年の後半に最初のモニタリングに合格した．しかし2008年から6年が経過していたため，2回目の国際モニタリングをすでに開始している．

6．日本徒手理学療法士連盟（JFOMPT）とは

JFOMPTは，2008年にオランダのIFOMPTの全体会議で日本整形徒手療法協会（Japanese Orthopaedic Manual Therapy Association：JOMTA．現在は，日本運動器徒手理学療法学会（Japanese Academy of Orthopedic Manipulative Physical Therapy：以下JAOMPT）に改称）が世界で21番目のMOに認められたことに始まる．この時の全体会議では，日本とアイスランドの2ヵ国が同時にMOとして正式に認められた．そしてJAOMPTはMO入会に際して，IFOMPTおよび日本理学療法士協会（Japanese Physical Therapy Association：以下JPTA）の要請もあり，今後日本国内でいくつかの組織がIFOMPTに加盟することを見越して，2010年に新たにJFOMPTという組織を設立し，JAOMPTがJFOMPTの下部団体に入ることで活動を開始した．

現在JFOMPTに求められる活動としては，大きく二つに分けられる．一つがIFOMPTとの関係における活動，もう一つがJPTAとの関係における活動である．最初にIFOMPTとの関係においては，1．4年に1度のIFOMPT総会や毎年開催されるIFOMPT主催のMO会議へ出席し発言すること，2．IFOMPTの教育基準を維持し，さらに発展させること，3．IFOMPTへ未加入の国に対して助言や援助を行うこと，などである．

したがって，JFOMPTが中心となって，国内での大学院などでIFOMPTの教育基準を満たした教育を多くの会員に提供することで，エビデンスに基づいたOMPTの知識や技術が向上し，理学療法士の治療効果が上がることで医療への貢献度が高まり，社会的地位の向上が期待できる．また，アジア諸国でIFOMPTに加盟している国は，香港と日本だけなので，今後日本は東南アジアの国々に対して，IFOMPT加盟に対する助言や援助を行うことで，国際交流が活発になることが考えられる．

次にJPTAとの関係では，1．国内の徒手理学療法の各団体をまとめること，2．専門・認定徒手理学療法士を養成し，3．国内の徒手理学療法に従事

している会員に対して，国際基準の知識と技術を広く啓発し，国内における理学療法士の学術的地位を高め医療に貢献する活動を行っている．

しかし現在のJFOMPTの活動内容は，1．日本理学療法学術大会でのシンポジウムや教育講演の開催，2．徒手理学療法認定必須講習会を年2回開催，3．徒手理学療法部門主催研修会を年に数回開催，4．JFOMPTとして，OMPT認定に関する作業，5．IFOMPTから依頼されているJFOMPTとしてのHP作成の検討などであり，IFOMPTとの関わりが非常に少ない．しかも，教育基準をクリアして国際モニタリングに合格しなければMOを取り消されるにもかかわらず，この作業にJFOMPTはほとんど関われていないのが現状である．今後，JPTAとJFOMPTが協力してIFOMPTの教育基準を満たしたカリキュラムで教育する大学院の認定や設置を援助することで，それらの大学院が教育基準を維持・発展させていき，国際モニタリングに対応できるような体制づくりに協力していく必要がある．そしてこのような活動を積極的に行うことで，国内の徒手理学療法に興味のある会員に対して，エビデンスに基づいた徒手理学療法を提供することができる．そのためにも，JFOMPTの講習会やJPTAの学会や研修会などを通じて，世界基準であるOMPTの教育レベルの高さや治療効果を各会員に啓発していくことで，将来OMPTを目指そうとする会員が少しでも増加してくれるのではないかと考えている．

おわりに

IFOMPTに加入しているMOの国々には，それぞれの国の全理学療法士の1/3から2/3の会員がOMPTを取得している国が多い．JFOMPTには2016年3月時点で4千人近い会員が登録されていて，徒手理学療法に興味を持っている会員は多い．しかしOMPTの資格を取得している理学療法士は85人だけであり，日本の理学療法士全体の0.1％にも満たない．確かに諸外国の理学療法士には開業権が与えられていて，OMPTを取得すると保険点数の面でも有利であるため，OMPTの数が多いことは必然的かもしれない．それに対して，日本の理学療法士に与えられているのは名称独占だけであり，業務独占も開業権も診断権も与えられていない．さらに公的医療保険によって点数が定められているため，知識や技術を磨いても磨かなくても保険点数は同じである．その結果，知識や技術を磨かない理学療法士が増え，治療効果が上がらないという悪循環も指摘されている．開業権や診断権のある諸外国では，知識や技術を磨かないとすべて自分に跳ね返ってくるため，IFOMPTの教育基準に満足しないでさらに高みを目指し，さらに多くの資格や技術を取得する会員が多い．そのため，種々の知識や技術だけでなく，意欲という点においても，日本の理学療法士との差は開くばかりである．

今後JFOMPTは，OMPTの啓発活動を積極的に行い，海外でIFOMPTの教育基準を満たした神経・筋・骨格系の大学院コースを修了した会員を，認証して登録する作業を行っていく．並行して，IFOMPTの教育基準を満たした国内の神経・筋・骨格系の大学院コース設置への協力および助言を行い，併せて認定作業も行っていく．OMPTの会員を増やすことで，エビデンスベースに基づいた評価および治療のできる世界基準の徒手理学療法を，日本国内各地で受けることができることで，治療効果が向上し，結果的に社会的地位が向上していくと考える．

文献
1) IFOMPTのホームページ：http://www.ifompt.org

第Ⅰ部 総論

2. 徒手理学療法における クリニカルリーズニング

永井豊美

1. クリニカルリーズニングとは何か

クリニカルリーズニングをひとことで表現すると「wise action＝賢明な行為」であると言われている[1]．これはwiseという言葉が単に「賢い」というだけでなく，その土台に「経験」というものが内在し「経験に基づく賢さ」であるという意味である．

広く知られているクリニカルリーズニングの定義は「セラピストが患者や対象者とそれに関わる人々（家族や治療チーム）との係り合いの過程で，意義，ゴール，そして健康管理における戦略を，臨床データ，患者や対象者の選択，専門的判断・知識に基づき，構築すること」であるとしている[1]．

2. クリニカルリーズニングを用いる理由（表1）[2]

対象者の治療については一定の決まったプロトコールや治療手順はない．病名や疾患名が同じであっても個人の背景が変わるとその治療方法は異なったものになる．したがって単にテクニックだけを身につけても本当の意味での治療，理学療法とはならない．加えて研究や臨床知見から得られるエビデンスは日々更新されている．日常臨床において日々変化する研究のエビデンスを有効活用し，治療手技を用いるにあたって必要な問題解決の方法がクリニカルリーズニングである．

3. クリニカルリーズニングの技術（表1～9）[1-3]

クリニカルリーズニングを簡略化したものを図1

表1 クリニカルリーズニングを用いる理由

- 日々膨らむ研究知見のデータベースを上手く使いこなす手助けとして
- 知識を見極め，応用する手立てとして
- 新たな発見への手がかりとして
- 日々の治療の中に取り入れられている「はやりの理論」に対し，その真の有効性を問いただすための安全策として（一時的な流行に執着することを避ける）
- 患者を問わず，「ワンパターン」の治療法に陥らないため
- 裏づけの有効性が失われても，なおかつワンパターンの治療法に固執してしまう悪循環を阻む対策として

（文献2より引用）

表2 クリニカルリーズニングにおけるエラー

- 明確でない仮説の作成
- 少なすぎる仮説での検討
- 十分な情報を標本としない失敗
- 偏った考えや自分の好みの理論に基づくもの
- 症候の関連性に関する発見の失敗
- 原因と結果の間の関連性の混乱
- 演繹的論理とパターン認知との間の混乱
- 熟練した質問の欠如（コミュニケーション能力に関連する）
- 不正確な情報の結果生じる乏しい質問や技術
- 第一印象（しばしば他の情報の解釈のバイアスとなる）

（文献3より引用）

表3 クリニカルリーズニングの3要素

1. 知識 knowledge
    1) 命題的知識：学問を通じて生み出されるもの．治療での研究と理論とを提供する．学内の授業などで提供されるもの
    2) 非命題的知識：臨床経験を通じて生み出されるもの．日常の臨床場面で学習されるもの．クリニックなどでの理論と研究のエビデンスを使って意味するものを提供する
    3) 個人的知識：個人の信念や価値観，態度，個人の生活経験から学習した知識
2. 認知 cognition
    1) データの統合・分析能力
    2) 記録や報告，情報の収集と分析能力
    3) 1) 2) を統合する能力
3. メタ認知 meta-cognition
    1) 自分自身が外側から自分の行った治療を自分自身で観察し，批判するもの
    2) 自身での気づきと批判的思考・内省
    3) 知識の限界を知るために重要なもの
    4) 症状と事象の擦り合わせのできる能力

（文献1より引用）

表4　クリニカルリーズニングの手法

1. 仮説―演繹的推論（後方視的推論）
   - 思考を検証するには非常に有効な手段
   - 臨床現場からの情報・知識に基づいた仮説を作成し，さらなる検査によって検証する
   - 解決法に至るまでの知識に不足がある場合に用いる
   - 初心者に特徴的な方法
   - 時間を要し，認知に頼ることが大きい
   - 困難なケースの場合，パターン認識法のみに依拠することを避けるために用いる

2. パターン認知（前方視的推論）
   - 臨床経験として記憶に格納された特定症状のパターン認識を用いる
   - 臨床像と特定症状との間の類似性が高い場合を特徴とする
   - 経験のある臨床家が，馴染みのある症例に用いることが多い
   - 迅速で効率がよい

（文献1より引用）

表5　仮説のカテゴリー

1. 活動：活動能力/制限
   健康と能力障害のICFの枠組みに関与する．対象者の機能的な能力と制限を指す．歩行，運搬，座位などに関するもの

2. 参加：参加能力/制限
   生活上の参加能力と制限に関するもの．仕事，レクリエーション，スポーツ，家族活動に関するもの

3. 経験に基づく患者の見解
   "患者の考え"のこと．対象者の心理社会的状態に関与するもの．疾患の原因や痛みについての信念や属性など．ゴールや治療に対する期待，生活やあらゆる関連性を持つものからくるストレッサーなど

4. 病理生物学的メカニズム
   筋骨格系における病理学のこと．病理学あるいは組織のメカニズムについての仮説で，痛みのメカニズムの仮説の中に組み入れられるもの．注意事項/禁忌，治療，予後を含むその他の意思決定のカテゴリーに影響する

5. 身体機能障害と関連する構造・組織の原因
   姿勢や自動・他動運動，軟部組織，神経運動力学，モーターコントロールや強さなどで起こる機能障害を含むもの．理学的検査で発見される特殊な領域の神経筋骨格系の異常な状態．不適切な中枢系の処理が，症候としての"健康な"組織/構造を，間違った情報として作り出す場合がある

6. 関連因子
   環境的，心理社会的，行動的，身体的/生体力学的，遺伝的な因子（手術の既往，外傷，遺伝的障害，労働環境，運動する場所の状況/設備，ストレス）など．対象者の問題の展開や修正の中で出てくる因子

7. 理学的検査と治療における注意事項と禁忌
   対象者の安全性を優先．必要な理学的検査がすべて実施されたかを検証する．①痛みのメカニズム，②患者の見解，③重症度と易刺激性，④病理の本質，⑤症状出現の経過，⑥他の状況の存在，⑦Flagsが含まれる

8. 管理と治療
   患者のすべての領域にわたる健康管理に帰するもの．他の専門家の介入からの参照事項や患者をサポートするもの（保険や雇用問題）も含まれる．「治療」とは特殊な治療介入に帰するものを指す

9. 予後
   セラピストがどのくらい患者をサポートできるかということ，治療にどのくらいの期間を要するかという見積もりによって判断される内容

（文献1より引用）

表6　主観的検査（問診）の目的

1. 患者の症状とその関連性を完全に理解する
2. 症状の部位，性質・発症の仕方，既往歴に関するすべての関連情報の収集
3. 徒手理学療法あるいはその他の理学療法治療に対しての注意/禁忌事項の特定をする
4. 暫定的な機能診断―病理・解剖学的診断を行うための情報の解釈を行う
5. さらなる仮説の検証のために評価計画を構築する（評価尺度の設定）
6. 理学療法評価の次段階の計画策定

（文献2より引用）

表7　予後の糸口

- 患者の見解と予想
- 活動/参加制限の限度
- 問題の質
- 病理と身体機能障害の限度
- 社会的，職業的，経済的な状況
- 痛みのメカニズム
- 組織の治癒の段階
- 易刺激性
- 既往歴の長さと機能障害の過程
- 一般的な健康状態，年齢，出現前の機能障害

（文献2より引用）

表8　主観的検査（問診）の内容

1. 個人的なプロフィール
2. 患者の理解/信念，感覚，対処法，希望とゴール
3. 症候/機能障害の範囲と描写
4. 症候/機能障害の性質
5. 理学療法検査と治療に対する禁忌と特定される予後への質問
6. 履歴と既往歴

（文献2より引用）

表9　理学的検査の内容

1. 機能評価
2. 姿勢
3. 自動運動
4. 他動生理学的運動・他動的副運動
5. 神経運動力学，神経学的検査
6. 軟部組織の評価
7. 筋の強さ
8. 動きの気づきとコントロールと固有受容器
9. 筋の長さ，耐性など
10. 血管系の検査
11. その他

（文献2より引用）

2．徒手理学療法におけるクリニカルリーズニング

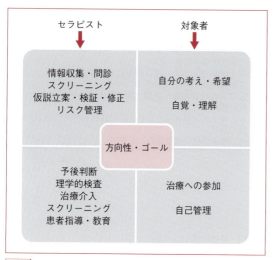

図1 クリニカルリーズニングの概略図

実際の臨床では上記の項目について知識・認知・メタ認知（3要素）をベースに推論・介入を進めていく．
（文献1～3）を参考に作成）

に示した．クリニカルリーズニングは，対象者とそれに関わるセラピストとの共同作業である[1]．その技術は，①問題の原因を特定する，②最適な治療法を選択する，③治療の効果を確認する，の3点で，これらを確実にこなすことができる技術をクリニカルリーズニングと呼んでいる[2]．しかし，初学者と熟練者ではリーズニングの過程に差が出てくる．また初学者であれ熟練者であれ，エラーをきたすこともある（表2）．エラーを最小限に抑え，効果的な理学療法を遂行するためにはクリニカルリーズニングの3つの要素（表3）を理解し，手法についても理解しておく必要がある（表4）．そのうえで仮説をカテゴリーに従って構築し（表5），主観的検査（表6, 8）から理学的検査（表7, 9），理学療法治療介入へと進めていく必要がある．

クリニカルリーズニングに必要な能力は，問題解決能力，推論能力，情報分析・解釈能力，知見および結果を予測できる能力であり，これらのスキルは対象者の評価・治療に関して，初回から毎回のセラピーを通じ治療終了まで一貫して求められるものである[2]．そうして，セラピストにはすべてを統合する力と，リーズニングを進めながら考えて答えを出す力が，治療が終了するまで要求される．

4．症例提示

症例の基本情報

20歳代男性，長時間のPC操作による業務が中心である大学院生．主訴は「左肩が下がって，体が歪んでいる」，「自分ではわかりにくいがまっすぐ立てない」である．本症例についてクリニカルリーズニングに基づくアプローチを紹介する．

▶ **診断名と医学的所見**

第5腰椎すべり症の術後．第4・第5腰椎間の椎間板切除術後，チタンの人工椎間板と自家骨の挿入を受けている．

▶ **現病歴**

13歳の冬，野球の練習中に腰の痛み（一時的）が出現し，14歳の春，第5腰椎すべり症と診断されるが手術の対象にはならず，理学療法で経過観察していたが症状が悪化（左大腿のしびれと日常生活での立位保持が困難となる）したため某大学病院を紹介され，15歳の春に手術（上記）を施行，その後2ヵ月間硬性コルセット装着し，そのあと3ヵ月間軟性コルセットを装着していた．

Clinical reasoning

症例の基本情報から何が考えられるか

長期間の不良姿勢が問題と考えられる．現在は痛みやしびれといった神経症状はないが既往で認められるため，自覚できない筋力低下や感覚障害が考えられる．同時に現在に至るまで姿勢の感覚も正常からは逸脱しており，正しい姿勢の理解も低下していると考えられる（初期仮説）．

主観的検査（問診）

痛みやしびれはみられない．感覚は左右とも同じである．「体の左側だけが硬い感じがして，今後体のゆがみが他の病気につながりそうで怖い」という訴えである．日常生活は通常にできるがスポーツ（野球，スキー）はしていない．通学は自転車を使用している．上記以外での入院経験はなく，現在投

薬や受診するような疾患もない．

Clinical reasoning
主観的評価からどのような仮説が立てられるか

長期間の不良姿勢が体幹全体の非対称を引き起こしており，正常な姿勢へ修正した場合に短縮や硬化による痛みが発生する可能性が考えられる．また自分の姿勢に対するイメージが固定化されている可能性もあり，セルフイメージの再学習の必要性も考えられる．この時点で肩甲帯，胸郭，骨盤帯，股関節までの持続性の不良姿勢による体幹のアライメント不良と考察された．

客観的検査

① **姿勢およびアライメント**：左肩の下制，右肩の挙上，右肩甲骨の winging，左骨盤帯の挙上と右への回旋，左大転子の前方突出，脊柱の側弯は，Th6〜10で右側に凸，Th11〜L3で左側に軽度の凸のカーブ形成，左肋骨下方部分の前方突出．
② **筋力**：左股関節および大腿部の筋力は4レベル，右側は5レベル．
③ **筋長**：体幹（主として腰部）の左側の筋長は右側に比べてやや短縮．
④ **関節の動き**：両側の肩関節および股関節については自動・他動ともにすべての方向で全可動域の動きが可能，仙腸関節は左側が寛骨のニューテーション・カウンターニューテーションともに動きが少なく，エンドフィールに硬さが感じられた．腰椎は自動的な前屈・後屈・側屈においてL3からL5まで動きが少なく，回旋については左側への自動的な回旋の動きは同レベルで動きは少なかった．生理学的副運動についても動きは同レベルで少なかった．胸郭については椎間関節・肋椎関節・肋横突関節ともに自動運動および他動的な生理学運動および副運動で動きは少なかった．
⑤ **その他のテスト**：トーマステストおよびパトリックテストは両側とも陰性，片脚起立は左右ともに不安定で維持できず，active straight leg raising（ASLR）は左右とも陽性，クローヌスは両側ともに（－），バビンスキーは左右ともに（－），腱反射は両側ともに（＋），下肢のニューロダイナミクステストは左右ともに陰性所見．
⑥ **触診**：左側の体幹（腹側・背側）および骨盤帯周囲に muscle tightness がみられるが，腫脹や熱感などはみられない．
⑦ **Flags**：red flags や yellow flags はみられない．

Clinical reasoning
客観的評価をどのように統合し，仮説を検証していくか

上記の結果から問題組織として，① 左骨盤帯と仙腸関節，② 腰椎L3〜L5，③ 左股関節，④ 肩甲帯および胸部と考え，左の仙腸関節と腰椎の動きの低下からくる股関節と胸部の動きの低下とそれに伴う背部の筋（主として腸肋筋・最長筋・多裂筋など）の tension の上昇，不良姿勢と判断した．肩甲骨の位置の異常はこれらの要因によって引き起こされた二次的なものと考えた．

アセスメント

治療対象は非対称をきたしている左側の骨盤帯・仙腸関節・股関節周囲の軟部組織が主たるものと考えた．また長期間の不良姿勢のため本来の正しい姿勢が学習されておらず，組織の治療と同時に姿勢や動きに対する再学習も必要と考えられた．治療手順は上記の順で行い同時に日常生活での姿勢や動きの指導も実施する方針とした．

プログラム（図2〜8）

1回当たり40分の時間設定で，合計10回の治療回数で normal position の完成と動きの学習および姿勢の修正，側弯の減少と筋力の向上を目標に以下のプログラムを実施した．

① **体幹表層組織のリリース（図2）**：表層組織の皮膚や筋膜のリリース．
② **横隔膜のリリース（図3）**：胸郭の形状の修正を図る目的で行う．

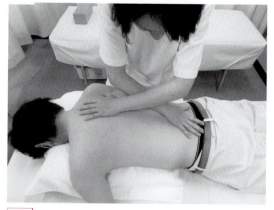

図2 体幹表層組織のリリース
頭側―尾側方向へのリリース（体幹表層の皮膚・筋膜へのアプローチ）．

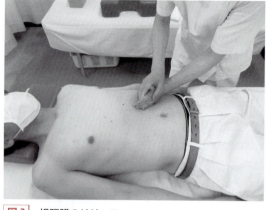

図3 横隔膜のリリース
肋骨下角のカーブに沿ってリリースを行う．

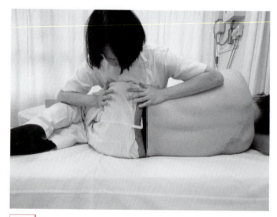

図4 左仙腸関節のモビライゼーション
仙腸関節の動きの獲得目的．寛骨のニューテーションとカウンターニューテーションを行う．

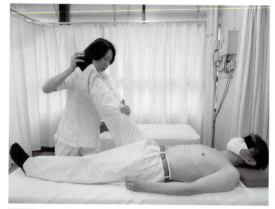

図5 両下肢のストレッチ
柔軟性の獲得目的．

③ **左仙腸関節のモビライゼーション**（図4）：仙腸関節の動きの獲得目的．

④ **両下肢のストレッチ**（図5）：下肢の柔軟性の確保．

⑤ **胸郭のwiggle（揺らし）**（図6）：胸郭全体の形状の評価と同時進行で位置の修正を行う．

⑥ **体幹深部筋のトレーニング（ドローイン）**（図7）：深部筋の収縮・ホームエクササイズとしても指導する．

⑦ **下肢筋力のトレーニング（股関節周囲筋，主として外転筋）**（図8）：ホームエクササイズとしても指導する．

⑧ **セルフイメージの再学習（自己管理を含む）**：特に座位や立位での自身の体の位置イメージの構築を気づきを用いて行うように指導する．

治療後の再評価

9回の治療実施後，下半身のアライメントは改善され側弯も改善し右肩甲骨の位置異常も改善し，ほぼ正常なアライメントとなった．筋力も左右同レベルまで回復し，関節可動域も左右同じとなった．姿勢の改善に伴う他の症状の出現はみられなかった．以後は自身で自己管理する方法を指導した．

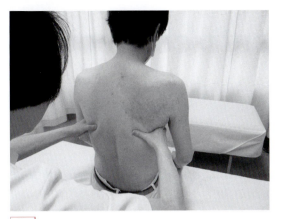

図6 胸郭の wiggle（揺らし）
後方から肋骨・胸郭を外側のカーブに沿って揺らしながらアライメントを修正する．

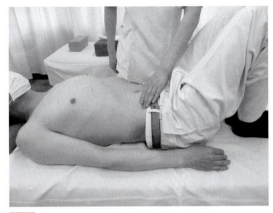

図7 体幹深部筋のトレーニング（ドローイン）
ホームエクササイズとしても指導する．

Clinical reasoning
アセスメントに基づく治療プログラムの実施

　長期にわたる不良姿勢の持続に起因する体幹の機能不全を呈した症例である．年齢が若く活動性も高いため予後は良好と判断した．治療回数については業務の関連から1〜2回/月程度でフォローし，並行してホームプログラムを指導し，状態の維持を図った．まずセルフイメージのトレーニングで体のどの箇所に違和感があるかを学習させた．徒手的なテクニックや治療は並行して行い，体幹全体のアライメントの修正を行った．同時に筋肉の収縮状態も自覚させ筋の収縮のタイミングもフィードバックした．最後は自己管理の方法を指導し，良好な状態を維持できるように指導した．

5．まとめ

　筋力や可動域といったものの改善・回復だけでは動きや姿勢を良好な状態に保つことは難しく，対象者自身のよりよい状態を作り出すためには，セルフイメージの構築が必要となってくる．対象者自身が自分で体の状態（動きの方向や動きの大きさ，あるいは動かしやすさやタイミングなど）を学習させ

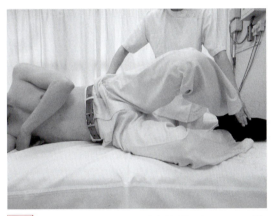

図8 下肢筋力のトレーニング（外転筋のトレーニング）
ホームエクササイズとしても指導する．

るためには脳内のイメージの改善も必要になり，awareness（気づき）を用いてアプローチしていく必要性がある．本症例では，徒手的なアプローチと併せて対象者への自己管理とセルフトレーニングも加えて行った．

文献

1) Higgs J, et al：Clinical Reasoning in the Health Professions, 3rd ed, Elsevier, New York, 3-14, 2008
2) The University of Queensland：Physiotherapy for the Lumber Spine and Pelvis, The Course Note, 3-7, 2004
3) Hegeveld E, et al：Maitland's Vertebral Manipulation, 8th ed, Elsevier, New York, 14-52, 2014

第Ⅰ部 総論

3. Kaltenborn-Evjenth concept

林　寛

1. Kaltenborn-Evjenth concept とは

　Kaltenborn-Evjenth concept（以下 K-E）は，ノルウェーの理学療法士 Freddy Kaltenborn と Olaf Evjenth の二人によって確立された，運動器徒手理学療法（orthopedic manipulative physical therapy：OMPT）の体系である．Cyriax, Mennell, Stoddard らから基礎理論や技術を学び，さらに自身の理論や技術を統合し，純粋に解剖学と運動学に基づいた，きわめて実践的な臨床技術である．その特徴は Kaltenborn の凹凸の法則，Evjenth による症状局在化テストを基本に，関節の評価と治療に並進のアプローチを用いること，関節のポジショニングと保護，三次元的アプローチ，筋に対する評価と治療などにある[1,2]．K-E では，患者の訴えの原因となっている部位や組織を特定し，安全で効果的な治療を行うための過程を，以下のように構築している．

1. クリニカルリーズニング（仮説設定のシステム）
2. 仮説の検証（理学的検査のシステム）
3. 安全確保のシステム
4. 評価の確認システム
5. 補い合う治療（相乗効果のシステム）

　すべては解剖学や運動学による理論的背景が確立されており，主観に陥ることのないように行われる．まず原則的評価手法をしっかり理解することが，多様な訴えに対処できる臨床能力を養う上で重要である．

　今やクリニカルリーズニングはすべての患者評価に必須となっており，問診や視診から得られた情報を整理，解釈して仮説を設定し，さらに仮説を検証するために必要な理学的検査を実施することになる．仮説の検証がなされないまま，仮説に基づいて治療が選択されるものではない．正確な評価や効果的な治療という臨床能力には，豊富な知識に加え，培われた経験が必要であり，さらに確かな技術が求められる．

2. 評価の基本原理

　運動器疾患の評価手技にはさまざまなものがあるが，以下の手順に従って評価を進めることが原因組織の特定を可能にする．

1. 問診
2. 視診
3. 安全性テスト（頚椎）
4. 神経テスト
5. 自動運動テスト
6. 他動運動テスト
7. 症状局在化テスト
8. 単分節（単関節）可動性テスト
9. 筋の長さテストおよび触診
10. 整形外科的補助テスト
11. 画像所見
12. 禁忌の確認
13. 理学療法診断（結論）
14. 試験治療
15. 目標設定と治療プログラム立案

　確定診断が得られる可能性が，この手順に則って行うことにある．さまざまな病態にすべて適用できるものではないし，そんな単純な疾患は少ない．実際の評価場面では変更が生じることも珍しくないが，まずはこの原則的評価手順を習得することで，病態に応じた臨床評価が可能になる．問診と視診か

らクリニカルリーズニングを行い，運動器疾患か否か，理学療法の適応はあるかを判断した上で，① 領域の仮説，② 組織の仮説，③ 可動性の仮説を立て，仮説を検証するために手順に従った評価を行い，仮説の検証がなされることで，適切な治療手技を選択することができる．

K-Eの評価における最大の特徴は，症状局在化テストである．領域のスクリーニングに続いて，単分節（単関節）の特定を行う．単分節の特定ができるからこそ，組織の特定も可能になる．多くの場合，運動には複数の関節が関与するので，原因がどの関節や組織由来なのかを判断するのは難しい．このときにまず単分節を特定し，組織の特定を容易にするのが症状局在化テストである．患者が症状を再現でき，その境界域で理学療法士が徒手的に症状を誘発し，緩和する[3]．同一の単分節で誘発と緩和ができたときに関節が特定され，自動・他動運動テスト，分節の可動性テスト，等尺性抵抗運動テスト，筋の長さテストなどによって組織の特定に至る．

OMPT評価の過程において大切なことは，さまざまな徒手的検査の際にその抵抗感を感じ取ることである．自動運動や他動運動の制限域で，わずかな過剰圧（over pressure）を加えたときの感覚（エンドフィール）を研ぎ澄ますように常日頃から意識することである．joint playは凹の関節面に直角か平行の並進運動であり，自動運動では起こり得ないもので，図1の段階Ⅰからfirst stopに到達するまでの量である．低可動性，正常，過可動性の判定とともに，first stopにおけるエンドフィールも感じ取り soft（筋性），firm（関節性），hard（骨性），empty（急性期など激しい痛みのために物理的停止が得られない）なのかを判定する．

3．代表的治療手技

前項で述べた評価により判明した原因組織に対して，それぞれに対応した治療手技が選択される．モビライゼーションはOMPTの一部に過ぎず，他の方法と組み合わされたときに，より効果が期待できることも多い．

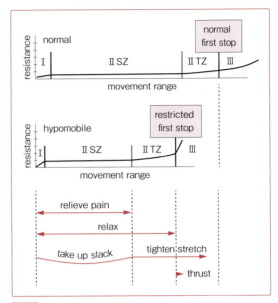

図1 並進の段階と治療の段階
SZ：たわみの区域 slack zone，TZ：移行区域 transition zone
（文献1より引用）

1 疼痛と緊張の緩和

急性期や，理学療法がかえって症状を悪化させるような場合は，まず安静と固定が必要になるし，状況に応じて当然，物理療法も選択される．

① **関節の中心化**：関節は不良肢位や筋力不均衡などの要因により，容易に位置異常が生じる．このような場合，まず位置異常を修正しなければ効果的な治療は行えない．

② **関節モビライゼーション**：疼痛緩和目的には，わずかな負荷の牽引だけが適用され，滑りの治療が疼痛緩和に用いられることはない．段階Ⅰから Ⅱのたわみ（slack）の範囲内での牽引に限られる（図1）．

③ **軟部組織モビライゼーション**：Cyriaxの深部横断マッサージ，Evjenthの機能的マッサージが適用される[4]．深部横断マッサージは，深部の組織（筋，腱，靱帯，筋膜など）に対して横断して摩擦する技術である．これにより線維の癒着の防止や，線維間の癒着の剥離，疼痛緩和，筋スパズムの減少などをもたらす．機能的マッサージは，収縮性組織である筋腱に対して平行に圧

を加えて，関節を動かすことで筋を滑らせる技術である．圧迫している部位で部分的な伸張になり，深部横断マッサージと同様の効果がもたらされる．しかし，痛みがあるからマッサージするのではなく，どの組織に問題があるかを明確にした上で，効果が得られる最小限度の時間に留め，長く行うべきではない．OMPTでは通常，同一組織に対し2〜3分程度で，5分を超えることはない．

④ その他：バイブレーションやオスシレーション（振幅運動）を併用する．また相反抑制や反回抑制を利用した自動運動や抵抗運動エクササイズも用いられる．

2 可動性の拡大

① 軟部組織モビライゼーション：前項の関節の位置異常の修正，疼痛緩和の牽引モビライゼーション，緊張緩和の牽引モビライゼーション（段階Ⅰ〜Ⅱ）の処置に続いて，筋のストレッチングを行う．ストレッチは，先ず収縮・弛緩を数回繰り返すことで反回抑制を促し，次いで持続伸張によるⅠb抑制，最後に短縮筋の拮抗筋を収縮させる相反抑制を利用することで，より効果的に行える．我々が施行する治療的ストレッチだけでなく，患者自身で行う能動的なオートストレッチも正しく管理された方法で行うよう指導し，不安定性や病的過可動性を誘発したり，筋や他の組織に損傷を与えたりしないように留意する．そのために固定とポジショニングはきわめて重要である．そこでEvjenthが開発した技術が推奨される[2]．

② 関節モビライゼーション：低可動性の治療として，最も効果的な手段の一つが段階Ⅲの伸張モビライゼーションである．正常なjoint playを回復するために用いられ，短縮した関節包や靱帯が伸張される．伸張モビライゼーションを行うには，正確なエンドフィールを感じ取ることで制限因子を特定できなければならない．骨性のエンドフィールでは禁忌となるし，筋性であれば軟部組織モビライゼーションが適応となる．

牽引による伸張モビライゼーションは他動的制限域で行うことができるが，滑りの伸張モビライゼーションは他動的制限域では行わない．滑りには原則的に段階Ⅰの牽引を伴うべきであり，制限域の少し手前（sub maximum＝自動的制限域で筋が弛緩した状態）で行うことで関節を保護する．

③ 神経モビライゼーション：神経自体の張力などの変化や周囲組織の病的変化によって，その可動性が制限されることがある．基本技術として神経周囲の空間を広げ，圧迫を軽減するオープナーと，空間を狭めるクローザー，緊張を高めることなく神経の滑走運動を起こすスライダー，緊張を高めるテンショナーがある．K-Eではリスクを伴うクローザーやテンショナーは採用せず，オープナーとスライダーのみを行う．

④ エクササイズ：理学療法を必要とする場合，治療プログラムの一環としてエクササイズはできる限り早期から取り入れられるべきである．オートモビライゼーション（セルフモビライゼーション）エクササイズは，可動性を維持・改善するために有用であり，それぞれ個別に処方される．

3 過可動性の制限

過可動性の治療には長期の過程が必要で，持続と忍耐が求められる．

① 補装具など：テーピング，装具などを支持とコントロールに用いる．

② エクササイズ：安定性の獲得に特化した特殊なスタビライゼーションエクササイズを処方する．

③ 関節モビライゼーション：運動学的に関連した，隣接する低可動性関節をモビライゼーションする．

4 教育的アプローチ

正常な可動性の回復と維持，再発の予防，運動器官の健康状態の改善には，患者の自覚が重要である．そこで患者には情報を与え，指導することも必須である．ホームエクササイズに加え，日常生活動作，身体力学，身体工学について具体的手段を含めて指導する．疼痛緩和の方法，例えば牽引，冷却や温熱，テーピングなども必要に応じて指導する．

図2 症状の部位

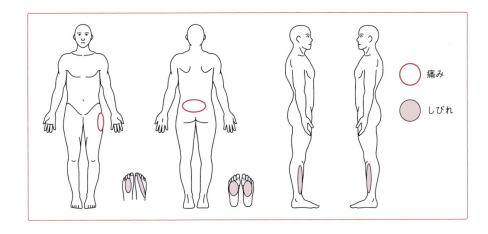

4. 症例提示

症例の基本情報

腰背部痛により姿勢保持，歩行にも支障をきたした20歳代技術職の男性について，評価と治療の過程を紹介する．腰痛は長い経過の中で，悪化と緩解を繰り返しており，いわゆるred flagsはないにもかかわらず，2ヵ月経ても症状の改善がみられないという，非特異的腰痛の典型例である．

▶ 診断名と医学的所見

腰椎椎間板ヘルニア．MRIにてL5に正中型ヘルニアを，X線所見ではL4, 5椎間の椎間板腔狭小化，椎間孔狭小化，腰椎後弯変形を認める．機能撮影では伸展不可で，屈曲もわずかに認められる程度である．

主観的検査

▶ 現病歴

中学，高校とバスケットボール，卒業後は筋トレが趣味であったということで，身長178 cm，体重58 kg．痩せ型であるが上半身の筋はよく発達している．高校生の頃から腰痛を自覚していた．2ヵ月前に重量物の持ち上げ作業をしたことで，腰痛が悪化．その後もダーメンコルセットを着用して仕事を続けるが，姿勢保持困難になり来院．来院時の訴えは図2に示す．腰背部痛が最も辛い症状で，すべての運動で悪化するが，特に伸展が辛い．下肢症状は疼痛よりもしびれと脱力（易疲労感）の訴えが強い．

問診では安静時を含めて1日中辛いと強く訴える．起床時が一番辛いが我慢して1日を過ごしている．仕事中は我慢できるが，夕方以降は立っていることも苦痛．動くと辛いが，じっとしていることはさらに辛く，同一姿勢の維持が困難である．歩行や階段昇降は辛いと言うが，動作中に腰背部痛の悪化は訴えず，下肢のしびれと脱力が強くなるという．

観察では，立位にて頭部前方位，胸椎から腰椎，骨盤が一体となった緩やかな後弯を示し，右肩低位．座位でも頭部前方位，後弯は骨盤が後傾することでさらに増悪するが，肩の高さの左右差は消失する．

Clinical reasoning

主観的評価から考える仮説

現病歴と訴えから椎間板変性に伴う諸症状が疑われる．領域の仮説は疼痛部位とL5, S1の根症状が両側に認められることから下部腰椎，立位と座位での姿勢変化から下肢の問題も示唆される．また問診中の印象や訴えと症状に不自然な点があることから，心因性の要因も考慮する．組織の仮説は，腰背部痛は関節性，明らかな根症状は神経系の問題を示唆している．可動性の仮説は，訴えが過可動性を示している．

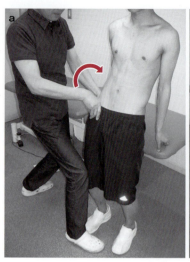 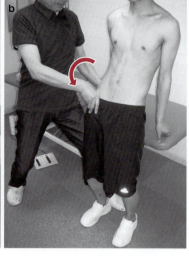

図3 股関節の症状局在化テスト
a **誘発テスト**：伸展の境界域で骨盤を後傾すると症状が誘発される．
b **軽減テスト**：伸展の境界域で骨盤を前傾すると症状が軽減する．

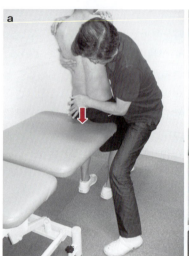 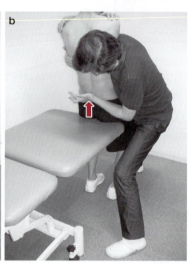

図4 L5の症状局在化テスト
a 伸展の境界域でL5を尾背側に操作すると症状が誘発される．
b 伸展の境界域でL5を頭腹側に操作すると症状が軽減する．

客観的検査　Objective

① **神経テスト**：腱反射は減弱，右足背と両足底に知覚鈍麻，長趾伸筋の持久力低下を認めた．坐骨神経伸張テストは両側陽性で，過敏性も強く，中枢性（腰椎）の所見が得られた．

② **自動運動テスト**：立位で体幹の運動を指示するも，どの方向も可動性は制限されており，特に伸展時に腰背部痛を強く訴える．

③ **症状局在化テスト**：まず立位で可能な伸展を指示し，境界域で骨盤を操作すると，右股関節で陽性となった（図3）．次いで坐骨結節支持の座位から同様の検査を行うと，L5で陽性所見を得ることができた（図4）．

④ **他動運動テスト**：両股関節に可動制限を認め，エンドフィールはsoftであった．腰部の他動運動は，緊張が強く疼痛を訴えたためemptyとし，行わなかった．

⑤ **分節可動性テスト（Joint play test）**：右股関節に過可動性，L4，5の2分節も過可動性を認める．L1は低可動性であった．

⑥ **筋の長さテストおよび触診**：両側の大腰筋，大腿直筋，大腿筋膜張筋，梨状筋，ハムストリングスに強度の短縮を認め，さらに筋スパズムと触診痛（圧痛）も認めた．

⑦ **整形外科的補助テスト**：コインテストはL4，5の2分節で陽性．腸腰靱帯圧迫テストも陽性で

あった．見かけ上の脚長差である，Derbolowskyの現象が認められた．
⑧ **禁忌の確認**：評価治療を中止すべきred flagsはないが，yellow flagsとして心因性の要因，股関節病変の可能性，神経症状の過敏性が存在する．

Clinical reasoning
客観的評価から考える仮説＝初期評価の結論

　長期にわたる不良姿勢や正しくないトレーニングなどにより，下部腰椎の椎間板が損傷したことで不安定性が生じ，周囲組織に過剰ストレスがかかるなどにより，椎間板腔，椎間孔が狭小化した．このため椎間関節に圧迫や位置異常が生じ，椎間関節症による可動制限と腰背部痛を呈した．さらに椎間孔の狭窄によって，神経が絞扼されたことで神経根圧迫症状が出現した．L5椎間板ヘルニアの診断を得ているが，神経症状はL5，S1であることからL5ヘルニアによるものとは言い切れない．さらに右股関節の過可動性による周囲筋の過緊張，短縮と筋力不均衡が進行し，作業時の不良動作または過負荷によって，位置異常が生じたことで問題を複雑にした．この股関節の筋原性可動制限およびL1の低可動性が下部腰椎の過可動性を助長し，ストレスを増大させており，右股関節が腰背部痛の引き金になっている．さらに日常生活や業務に対する将来的不安が心理的ストレスとなり，症状を増悪させているという，発症から現在に至るまでのストーリーを描いた．ストーリーを描けることが推論を行う上で重要なポイントになる．ストーリーなので，経過が事実（ヒストリー）とは限らない．さまざまな所見を関連づけて考察することに意義がある．

問題点の整理と試験治療
1）心的要因と疼痛過敏性
2）右股関節の位置異常
3）神経根症状
4）関節機能異常：腰椎後弯変形，L1の低可動性，L4，5の過可動性，右股関節の過可動性
5）筋機能異常：股関節周囲筋群の過緊張，短縮および触診痛

　以上の問題点に対し，現症や改善可能性などについて十分な説明を行うとともに，試験治療としてはまず，疼痛と緊張緩和を目的に，以下のプログラムを実施．

プログラム
① 右股関節の中心化
② 過緊張の股関節周囲筋に対する軟部組織モビライゼーション：深部横断マッサージと機能的マッサージ

　試験治療後，姿勢の左右差は消失し，可動域は屈曲が大きく改善，伸展はわずかな改善に留まったが，疼痛は軽減した．疼痛，可動域ともに良い変化が得られたので，初期の評価は概ね正しいものと判断できる．正しい姿勢と動作の指導，日中はダーメンコルセットを着用すること，辛い痛みは我慢しないこと，次回来院時までに股関節を精査することを指示して，初回は終了した．

再来時の評価

　歩行や諸動作は目に見えて改善しており，疼痛も緩和傾向にあると表情は明るい．股関節は画像検査などを施行したが，医師より特に問題はないとの所見であった．
　立位姿勢の左右差は消失した状態が維持されており，筋スパズムと触診痛は軽度改善した．自動運動は伸展以外の可動性が改善，歩容，歩行速度も良くなっていた．腰背部痛はなお，伸展時に自覚していた．伸展による症状局在化テストを施行すると，初診時と同様に立位では右股関節で，坐骨結節支持ではL5で陽性所見が得られた．腹臥位が可能になったため，さらにspringing test（図5）を実施すると，L5で陽性，分節の回旋テスト（図6）はL4，5の2分節で左右ともに陽性であった．

Clinical reasoning

　初回の評価結果に追加の検査を考慮して，生来の股関節不安定性が存在すること，L4およびL5椎間関節症による腰背部痛，左右のL5椎間孔狭窄症およ

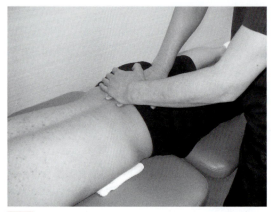

図5 springing test

患者の腹の下にクッションを置き，右手示指と中指を頭側に向けて，検査する分節の尾側の椎体の肋骨突起の上に置く．左手の尺側で右手示指と中指を腹側方向に圧迫する（相対的に頭側椎間関節に牽引，尾側椎間関節は圧迫となる）．症例の場合，L5を押すと症状は誘発され，S1で軽減した．

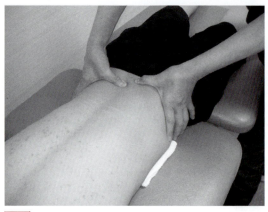

図6 分節の回旋テスト

左手母指を検査する分節の尾側の椎体の棘突起に置き，右手母指を検査する分節の頭側の椎体の棘突起に置き，頭側の椎体を左側に動かす．逆の回旋を行う時には，両手の位置関係を反対にして行う．症例の場合，左右両方の回旋で症状が誘発され，操作を緩めると軽減した．

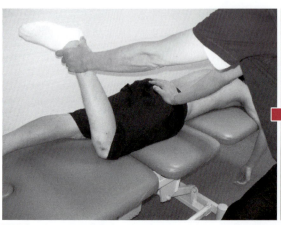 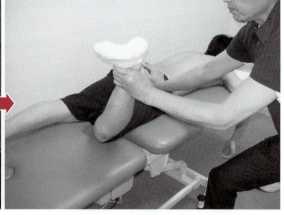

図7 梨状筋の機能的マッサージ

患者は腹臥位．PTは患者の大腿部に向かって立ち，左手で下腿下部を把持し，膝約90°屈曲位で右股関節を外旋位にする．次いで右手を大転子上背側の梨状筋に当て軽く坐骨孔の方向に圧迫し，併せて左手で他動的に内旋する操作をリズミカルに繰り返す．

び椎間関節と周囲組織の圧迫による神経根症と結論づけた．

治療プログラム　　　　　　　　　　　　Plan

① 股関節周囲筋に対するマッサージに加え，ストレッチング（図7，8に梨状筋の例を示す）
② L4，5それぞれに対する段階Iの牽引モビライゼーション（図9）
③ L1に対する段階IIIの伸張モビライゼーション（図10）
④ 股関節および腰部のスタビライゼーションエクササイズの指導
⑤ 正しい姿勢と動作，ホームエクササイズの指導

　①②③の治療後，なお伸展制限と伸展最終域での疼痛は存在するものの自制の範囲となった．腰椎後弯は長期にわたって形成されたものなので，短期間で矯正するとかえってリスクを増大させることなどを説明した上で，根気よく姿勢と動作の改善を心がけること，エクササイズはスタビライゼーションエクササイズ，オートストレッチ，短縮筋の拮抗筋

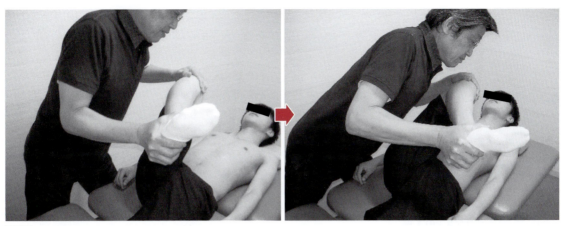

図8　梨状筋のストレッチ

梨状筋は股関節90°以上屈曲位では内旋筋になる．患者は背臥位，左大腿をベルトで固定する．さらにPTの左手で大腿長軸方向に圧迫し，骨盤が浮かないようにしながら左手で外旋位を保持したまま患者には内旋に力を入れるよう指示する．数秒の収縮後に弛緩を指示するとともに緩んだ分だけ膝を反対側の肩に近づける（股屈曲，内転）．これを数回繰り返した後，持続伸張を10秒ほど維持し，最後に外旋筋を収縮させる．

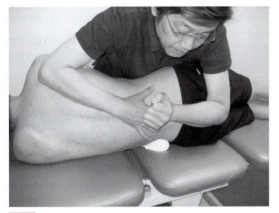

図9　L5の段階Ⅰ〜Ⅱ slack zoneの牽引モビライゼーション

患者は側臥位，側屈しないよう腰にタオルを入れ，股膝は屈曲し安静肢位とする．右手の母指または示指と中指でL5を固定する．左前腕尺側を仙骨に当て，胸とともに骨盤を挟み込む．患者にはわからない程度の牽引を尾側にかけ，4〜5分維持する．

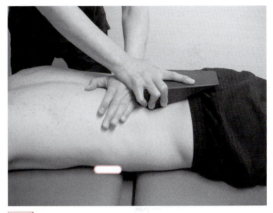

図10　L1の伸張モビライゼーション

患者は腹臥位．L1の腹側に固定の補助（タオルなど）を置く．左手でL1棘突起を固定し，楔をL2に当て腹尾側にファーストストップからさらに押し込み，7秒ほど維持した後戻す．これを10回ほど行う．腰椎下部に過可動性があるときによく用いられる手技である．

トレーニングを指導し，継続することを指示した．さらにオートトラクション（図11）を指導し，疼痛悪化時に行うよう併せて指示した．

その後の経過

2週に1回のペースで通院し，軟部組織や関節の治療とともに，指導したエクササイズの習熟度を確認．3回目の来院時には，ダーメンコルセットを装用しなくても作業に支障をきたすことがなくなり，全7回にていったん終了となった．

5．まとめ

OMPTにはさまざまな体系があり，多くの理学療法士の支持を得ているものには，相応の意義があることは間違いないといえる．大切なことは，対症療法的に症状に合わせて治療手技を選択するのでは

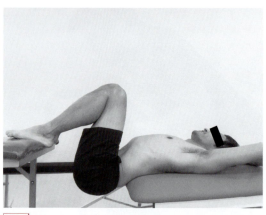

図11 オートトラクションの1例

背臥位で目的とする分節以下をベッドから出し,自重で落とし込む.この際,股関節は屈曲するようにベッドと足置き台の高さを調節することで,下部腰椎(L4/5/S)を保護する.3～5分この肢位を維持する.

なく,画像検査や生化学的評価などとともに,患者の愁訴に基づく運動機能評価と臨床分析によって,運動器由来の原因を特定した上で,治療することである.

K-Eは,運動器疾患の評価から治療の流れをシステマティックに構築しているが,手順通りに行えばよいというものではない.最も大切なことは,クリニカルリーズニングによって仮説を設定することである.仮説設定ができれば,その検証のためにどのような検査をすべきなのかが確定する.さらに得られた検査結果を統合して,全体像を把握するように心がけることである.多くの場合さまざまな問題が複合的に重なり合って,病態をより複雑にしている.何にでも効果のある,唯一の手技などというものはない.それぞれの問題に対応した,適切な治療技術を組み合わせることで解決が可能になる.患者の訴えは何を意味しているのか,検査結果は何を意味しているのか,それぞれがどのように絡み合っているのか,常に考えることである.

文献

1) Kaltenborn FM：Manual Mobilization of the Joint.Vol I The Extremities, 8th ed, Orthopedic Physical Therapy Products, Minneapolis, 2014
2) Evjenth O, et al：Muscle Stretching in Manual Therapy, A Clinical Manual. The Extremities. Vol 1, Alfta Rehab, Sweden, 1984
3) Evjenth O, et al：Symptom Localization in the Spine and the Extremity Joints, Orthopedic Physical Therapy Products, Minneapolis, 2000
4) 鳥本 茂：深部マッサージ・機能マッサージ.アドバンス版図解理学療法技術ガイド,細田多穂ほか編,文光堂,東京,747-779,2005

第Ⅰ部 総論

4. Australian approach

河西理恵

1. Australian approach とは

　オーストラリアは多くの著名な理学療法士を輩出してきた国であるが，なかでも忘れてはならないのが Geofferey. D. Maitland（1924～2010）の存在である．Maitland は 40 年以上，自身のクリニックで患者の治療に携わる傍ら，1950 年代半ばより世界各地で徒手理学療法の教育に携わり，さらに IFOMT（現在の IFOMPT）の設立メンバーの一人として徒手理学療法の発展に多大な貢献を果たした．Maitland の代表的な著書である Vertebral Manipulation は 1964 年の発行以来，世界各国で版を重ね，徒手療法を学ぶ多くの理学療法士のバイブルとなっている．また，彼が 1965 年にアデレードで開催した脊柱に関する徒手療法のコースが，後の南オーストラリア大学大学院における徒手理学療法のコースに発展し，これが現在の大学院教育における徒手理学療法コースの原型になるなど，その功績は計り知れない[1]．

　Maitland[1]が考案したコンセプトの特徴は，臨床家による思考過程と分析的評価の重視にある．この概念が後に Mark Jones らに引き継がれ，徒手理学療法におけるクリニカルリーズニングの体系化に繋がったといっても過言ではない．よって，本稿では Maitland のコンセプトから発展し，現在オーストラリアを始め世界各国の大学院教育で行われている徒手理学療法におけるクリニカルリーズニングに基づく評価から治療プロセスについて解説し，これを以って「Australian approach」と呼ぶことにする．

2. 基本原理

　Australian approach では，臨床過程を，① 主観的検査，② プランニング，③ 客観的検査，④ 治療，⑤ 再評価の 5 つに分け，各過程でリーズニングを行う[2]．以下に各過程におけるポイントを示す．

1 主観的検査

　主観的検査（subjective examination）には，問診と患者の動作・姿勢・表情・態度などの観察およびカルテからの医学的情報が含まれる．Australian approach では問診が極めて重視され，通常，初回の問診に 20 分以上の時間をかける[2]．問診では患者の症状の原因と考えられる組織・構造や病態に関する情報，理学的検査や治療手技の選択に関わる症状の程度と反応に関する情報を収集する．また，問診中の患者の受け答えや態度から患者自身がその問題をどのように認識しているか，心理的な要因が患者の状態に影響を与えていないか，患者は何を期待し，どのような治療を求めているかについても注意深く観察する．以下に基本的な問診の手順を示す．

・症状に関する質問

　最初に患者の主訴を確認する．徒手療法が適応となる患者では，痛みが主訴であることが圧倒的に多いが，こわばり，しびれなどの知覚異常，筋力低下などの症状や，日常動作の問題についても確認する．次に症状の部位を確認する．症状のある部位の下の組織や構造が問題を引き起こしていることは多いため，この質問は重要である．患者自身にその部位を指してもらいボディチャートに正確に記載する．複数の部位に症状があるケースでは，症状の関連性も確認する．症状に関連性があるとは，ある動作を行った際にメインの部位だけでなく，他の部位の症

状も同時に出現する場合を言う．さらに，症状の深さ（深部か表層か），状態（鈍痛，鋭い痛みなど，患者の言葉をそのまま記載する），症状が持続的か間欠的かを確認する．持続的な症状とは特定の姿勢や動作と関係なく一日中何をしていても持続する症状を指し，間欠的な症状とは特定の動作や肢位などによって誘発される症状を指す．

・症状の程度と反応に関する質問

次に症状の程度と反応について確認する．症状の程度とは，症状の強さとイリタビリティを指す．症状の反応とは，どのような動作や姿勢で症状が悪化するのか（悪化要因），症状を緩和する手段はあるか（緩和要因），症状が1日の中でどのように変化するか（日内変動）の3つを指す．まず，悪化要因を確認する．問診では患者が日常行っている動作からできるだけ多くの悪化要因を聴き出し，その中から主なものを治療対象（アステリスク）とする．

次に悪化要因に対する症状の強さとイリタビリティを確認する．症状の強さは，悪化要因を行ったときの症状の強さをNRS（Numerical Rating Scale）などで確認する．イリタビリティとは，悪化要因を行ったときに症状が現れるタイミングや症状の持続時間を指し，以下の3つの質問から確認する．① ○○（悪化要因）を行うと直ぐに症状が現れますか，それとも少し時間が経ってから現れますか？ ② 症状が現れた後，どれほどの時間○○を続けることができますか？ ③ ○○を止めた後，症状が元の状態に戻るまでどのくらい時間がかかりますか？ 3つの質問に対する答えからイリタビリティを「高・中・低」の3段階で評価する．症状の強さとイリタビリティは，理学的検査で患者の症状を再現できるか，（再現可能な場合）どの程度再現するかを決める重要な判断材料となるため，重要である．

次に緩和要因を確認する．緩和要因とは，症状を緩和する動作や肢位，マッサージ，運動，温熱，服薬などの患者自身が症状を和らげるために行っているセルフマネジメントを指す．緩和要因の中には理学的検査で症状を再現した後で症状を緩和する際に利用できるものや，セルフマネジメントとして利用できるものも含まれている可能性が高いため，有用な情報となる．

最後に，症状の日内変動について確認する．朝や夜間に症状が強い場合には，炎症性疾患の可能性があり，午前中にこわばりなどの症状が強ければ，関節リウマチの可能性もある．red flagsを見過ごさないためにも必ず初回の問診で確認する．

・その他の質問

以下の質問はred flagsとなる重篤な疾患や徒手療法が禁忌となるケースの鑑別に有用なため必ず初回の問診で確認する．① 関節リウマチや骨粗鬆症の既往，② 健康状態（急激な体重の減少がないか），③ X線・MRIなどの画像情報，④ 服薬状況，⑤ めまい・頭痛など（特に頚椎の場合），⑥ 脊髄症状（手足の麻痺・運動障害・馬尾神経障害に伴う膀胱直腸障害などの諸症状），⑦ 現病歴と既往歴，⑧ 過去の治療歴とその効果．

2 客観的検査

本稿ではAustralian approachにおける初回（Day 1）の客観的検査について解説する．Day 1の客観的検査の目的は以下の2点である．① 問診で得た悪化要因を患者が実際に行い，症状がどのように再現されるか確認する．その上で，治療対象とする動作や姿勢（アステリスク）を決定する．② 症状の再現具合から問題の関節（脊柱の場合は分節）を特定する[3]．以下に基本的な理学的検査の手順を示す．

1. 患者への説明
2. 姿勢の観察（座位・立位などのアライメント）
3. （2で異常があった場合）姿勢の矯正（これで症状に変化がみられれば，姿勢の問題も考えられる．）
4. 症状のある部位周辺の視診と触診：熱感，腫脹，浮腫，皮膚の状態，発汗，傷，過敏性，スパズム，捻髪音，変形などの確認
5. 機能的動作の評価：悪化要因となる動作・姿勢を患者が行い，症状が再現されるか確認する．症状が再現された場合，動作のどのタイミングで症状が生じるか，症状の部位，強さ，イリタビリティ，可動域，動作の質，代償動作などを評価する．
6. 生理学的運動検査：関節の検査は安全を考慮し必ず自動運動から行う．最初に運動前の痛みの

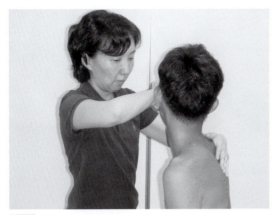

図1 頚椎回旋に対するオーバープレッシャー

患者自身で頚部を最終域まで回旋させる．セラピストの一方の前腕と手を患者の上腕骨頭から肩甲骨に当て，体幹の回旋を防ぐ．他方の前腕を前額面と平行にし，手掌を患者の頬骨に軽く当て回旋を加える．

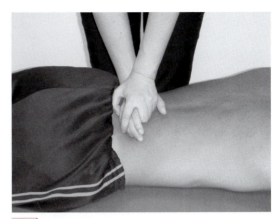

図2 腰椎に対する central PA

セラピストは写真のように両手を組み，下側の手の豆状骨やや遠位部を棘突起に当てる．セラピストの上腕骨頭が棘突起の真上にくるよう腕を伸ばし，穏やかな圧を棘突起に加える．

状態を確認する．痛みがなければ，検査方向（屈曲・伸展など）に痛みを生じるところ（P1）まで動かしてもらい，運動前に痛みがあれば，運動によって痛みが増すところまで動かしてもらう．痛みの強さやイリタビリティが高い患者ではすべての検査を行う必要はなく最小限にとどめる．患者が運動を行っている間，セラピストは動作のどのタイミングで痛みが生じるか，痛みの強さ，可動域，動作の質，代償動作，防御性反応などを評価する．患者が痛みなく最終可動域まで動かせた場合に，オーバープレッシャー（以下 OP，図1）を加える．OP では最終可動域での痛みの有無とエンドフィールを確認する．通常，OP を加えても症状が生じなければその関節は問題ないと判断され，治療対象から除外できる．また，屈曲，伸展など一方向の運動で症状が再現されない場合は，伸展・右側屈・右回旋などの複合運動を行い，症状が再現される運動を特定する．

7. 副運動検査：ここでは，脊柱に対する副運動の検査方法について解説する．患者は腹臥位をとり，セラピストは頚椎・上位胸椎では患者の前方，中〜下位胸椎・腰椎の場合は患者の側方に立つ．副運動の検査には他動的椎間関節副運動（passive accessory intervertebral movements：PAIVMs）を用いる．PAIVMs には棘突起に対する central PA（posterior-anterior）と，棘突起から2横指外側（椎間関節の位置に相当）の関節柱および周辺の軟部組織に対する unilateral PA の手技がある[1, 4]．図2に腰椎に対する手技，図3に頚椎に対する手技を示す．振動法（oscillation）を用いて，1秒間に2〜3回の規則的なリズムで圧迫と除圧を繰り返す．検査ではごく軽い圧から開始し，痛みがなければ徐々に圧を強める（ただし，通常，初回検査で加える圧は P1 までとする）．セラピストは痛みの状態を確認しながら，圧を加えている手で抵抗感を評価する．痛みや抵抗感が最も強い分節を特定し，アステリスクとする．

補足：主観的検査などから神経症状が疑われる場合は，必ず初回検査に神経学的検査を含める．

3．代表的手技

本稿では Maitland の代表的な治療手技である脊柱に対する低振幅の関節モビライゼーションについて解説する．関節モビライゼーションの手技には特定の分節に対する副運動の PAIVMs と，生理学的他動椎間運動（passive physiological intervertebral

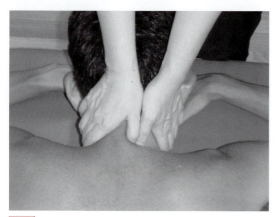

図3 頚椎に対する unilateral PA

棘突起に近い側の母指の指腹（写真では右側）を棘突起から2横指外側に深く当て，他方の母指を添える．中心側の母指の指腹を使って穏やかな圧を加える．

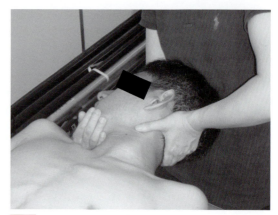

図4 頚椎に対する PPIVMs（回旋）

セラピストの腹部を患者の頭部に軽く当て，頭部を水平に保持する．一方の手掌で患者の顎を支持し，他方の手で頚部を支持する．頚部に当てた示指の橈側を用いて分節の運動を評価する．セラピストの手と前腕を使い，一定のリズムで穏やかな回旋運動を加える．

movements：PPIVMs）がある[1,4]．PAIVMsの治療手技は基本的に検査で解説した方法と同じである．症状が一側性の場合は unilateral PA，症状が両側性や頭部に症状がある場合は central PA を用いることが多い．PPIVMs は生理学的運動を免荷位で他動的に行う手技であり，問題となる運動に対する治療である（図4）．PPIVMs では，患者が完全にリラックスした状態で一定のリズムで穏やかな運動を繰り返す．Australian approach では PAIVMs や PPIVMs の運動範囲や振幅の大きさを決める際に，Grade という概念を用いる．Grade は I～V まであり，各段階の説明は表1の通りである．治療で用いる Grade は，運動中の患者の痛みと抵抗感の評価から決定する．大学院教育では movement diagram による痛みと抵抗感（これらに筋スパズムが加わることもある）の分析から Grade を決めるが，本稿では痛みが優位な患者では関節中間位で穏やかな治療（Grade II / Grade III）を適用し，こわばりが優位な患者では最終可動域でのやや強い治療（Grade IV）を適用するという原則を述べるにとどめる．

治療内容が確定したらミニ治療を行う．ミニ治療後の症状の変化からその治療が有効かどうかを確認する．一般的に，ミニ治療後に患者の痛みと可動域が改善し，かつ治療による有害な副作用がなければその治療を本治療として採用する強い根拠となり，

表1 Maitland コンセプトにおける Grade

	可動域範囲	振幅
Grade I	初期可動域	小さい振幅
Grade II	初期可動域	大きい振幅
Grade III	最終可動域まで	大きい振幅
Grade IV	最終可動域	小さい振幅
Grade V*	最終可動域	小さい振幅

*Grade V：高速度スラスト（マニピュレーションに該当）

痛みや可動域に改善がみられないが，動作の質が変化した場合はやや弱い根拠となる．いずれの効果もみられない場合は，治療内容の再検討が必要である．ミニ治療で効果が得られた場合，本治療では Grade は変えず治療時間のみ延長する．これは，Day 1 では治療をやりすぎないことが大切であり，特にモビライゼーションなどの徒手的治療をはじめて受ける患者の場合は注意が必要である．治療中も患者の状態に変化がないか注意を払う（特に，脊柱では関連痛の誘発に注意が必要である）．本治療終了後にアステリスクを再評価し，治療効果を確認する．治療終了から24時間以内の症状の変化について次回の治療時に報告するよう依頼し，初回治療を終了する．

補足：原則として初回治療後にはホームエクササイズ指導は行わない．理由は，複数の治療を混合すると主治療効果の検証が困難になるためである．

図5 症状の部位

- Pa：前方リーチ（NRS：6/10），頚部右側屈/回旋（NRS：6/10）深部の痛み，ズキンとする痛み．
- Pb：右側屈・回旋・伸展いずれもNRS：5/10．
- しびれなどの知覚異常（−）
- 症状の関連性（＋）：右リーチ動作で右肩と右頚部の痛みが同時に出現．
- 間歇的な痛み：動作時のみ疼痛が出現．
- 右肘・右手・左肩・左肘・左手には症状なし（✓で記載）．

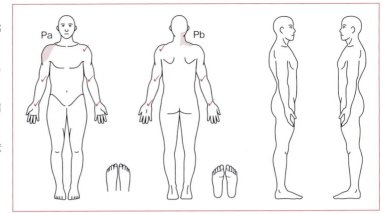

通常は2回目以降にホームエクササイズを処方する．

4．症例提示

症例の基本情報

学生食堂でパート社員として働いている50歳代女性．2週間前，仕事中に食器棚から食器を取ろうとした際に右頚部から肩にかけて強い痛みが生じ，それ以来痛みが続いている．以前から肩こりや頚のこわばりが強かったが，特に治療は行っていない．

▶ **診断名**

変形性頚椎症．頚部X線にてC5/6，C6/7に中等度の変性あり．

主観的検査

① **痛みの状態**：図5を参照．
② **悪化要因**

右肩（Pa）：腕を伸ばし頭上のものを取る（NRS：6/10），頚部の右側屈（NRS：5/10），右回旋（NRS：5/10），痛みの強さ，イリタビリティは中程度．

右頚部（Pb）：頚部右側屈・右回旋（ともにNRS 5/10），頚部伸展（NRS 5/10）．痛みの強さ，イリタビリティは中程度．

③ **緩和要因**：頚部の左回旋．肩や頚のこわばりはウォーキングなどの軽い運動でも楽になるが，最近は行っていない．

④ **症状の日内変動**：起床時に頚部がこわばり動かしにくい．

⑤ **その他の質問**：健康状態に問題はなく重篤な既往（関節リウマチ・骨粗鬆症）もない．神経学的症状，めまい，頭痛などの訴えもなし．

⑥ **社会心理的要因**：夫，子供（娘と息子）の4人暮らし．息子の大学の学費がかかり経済的にも厳しいためパートを続けている（週5日，1日6時間ほど）．仕事は体力的にもきついので辞めたいが，上記の理由から当面は続けざるを得ない．娘は働いており，夫，息子は帰宅が遅いため家事はほぼ一人でやっている．

Clinical reasoning

問診情報をもとに患者の右肩および右頚部の痛みの原因と考えられる組織・構造に関する仮説を可能性の高い順に示した．

1. **右肩および右頚部の痛みは頚椎の椎間関節および周辺組織からの関連痛の可能性が高い．**

- 仮説を支持する根拠
  a. 頚部の右側屈・右回旋で右肩の痛みが生じており症状の関連性が認められる．
  b. 右肩の痛みの部位が頚椎（C4，C5，C6）からの関連痛の部位とほぼ一致している．
  c. 右肩，右頚部の症状はいずれも椎間関節の圧迫肢位（右側屈・右回旋）で生じている．
  d. 患者は以前から肩こりや頚のこわばりを自覚

しており，変形性頸椎症と診断されている．
2. 右肩および右頸部の痛みは腕神経叢の機械的ストレスによる末梢神経障害性疼痛の可能性がある．
   - 仮説を支持する根拠
     a. 患者は食器棚から食器を取ろうとした際に右頸部から肩にかけて強い痛みを生じており，上肢の動作に伴う腕神経叢の機械的ストレスにより症状が出現した可能性がある．しかし，問診ではリーチ動作中の頸部の肢位について確認できなかったため，理学的検査では肩の運動に頸部の運動（側屈・回旋・伸展など）を組み合わせ，症状が再現されるか確認する必要がある．
     b. 患者の姿勢（頭部前方突出，上腕骨頭前方突出）から斜角筋の短縮による腕神経叢の圧迫が考えられる．
3. 肩関節と頸椎の2つの別々の問題が同時に起こった可能性がある．
   - 仮説を支持する根拠
     a. 肩挙上時に痛みが生じている．
     b. 年齢的に肩関節周囲炎などを発症してもおかしくない．
     c. 肩こりや頸のこわばりの症状があり，変形性頸椎症と診断されている．

以上の理由から肩関節や肩関節周辺の筋の検査も行う必要がある．

初回の理学的検査では可能性の高い頸椎からの関連痛の仮説を検証する．また，神経学的問題の有無は早期に確認しておいた方がよいので神経学的検査を行う．痛みの強さ・イリタビリティともに中レベルなので，理学的検査での痛みの再現はP1までとし，頸椎の生理学的運動（屈曲・伸展・左右側屈・左右回旋）と副運動（C1～C7までのcentral PAと左右（C0/1～C7/T1）unilateral PA）の検査から問題の分節を特定する．また，関連因子として，患者は日常生活でストレスを感じており，年齢的に更年期障害などの影響も考えられるので心理社会評価としてFABQ（fear avoidance belief questionnaire）を患者との信頼関係が築けた時点で実施する．

さらに上位胸椎の可動性についても評価が必要である．

客観的検査[4]

① **姿勢**：頭部前方突出，頸椎軽度左側屈・左回旋・胸椎軽度後弯，腰椎前弯減少，骨盤後傾，両側肩挙上，上腕骨頭前方突出．
② **姿勢矯正による痛みの変化**：なし．
③ **右肩および頸部の触診**：頸部伸筋群，僧帽筋上部線維，肩甲挙筋に緊張あり．
④ **神経学的検査**：感覚検査，筋力検査，腱反射ともに異常なし．
⑤ **機能的動作**：右肩前側方リーチ90～120°で右肩（NRS：6/10）と右頸部（NRS：6/10）に疼痛が出現．頸部を軽度左側屈位で動作を行っている．頸部右側屈位でのリーチ動作で右肩のNRSが8/10，右頸部のNRSも8/10に増大．
⑥ **生理学的運動**：頸部伸展20°，右側屈20°，右回旋40°で右肩および右頸部にNRS5～7の痛みあり．左側屈では痛みはないが可動域は30°と低下していた．いずれの運動も中位頸椎以下の動きが乏しい．一方，頸部左回旋で頸部痛がNRS3に軽減．頸部屈曲と左回旋は痛みもなく可動域も正常であった．
⑦ **副運動検査**：central PAではC2，C5，C6，C7に抵抗感と圧痛（NRS：4/10）あり．unilateral PAはC4/C5，C5/C6，C6/C7，C7/T1で左右ともに抵抗感あり．右C4/C5（NRS：5/10），C5/C6（NRS：6/10），C6/C7（NRS：5/10）に圧痛あり．副運動中の肩への放散痛はなし．

Clinical reasoning

客観的検査の結果は，頸椎の椎間関節および周辺組織からの関連痛の仮説を支持しており，頸部伸展・右側屈・右回旋といった椎間関節の圧迫肢位で右肩と右頸部の痛みが再現された．また，頸部左側屈は疼痛回避のための代償の可能性が高いことが示唆された．治療には以下の根拠に基づき関節モビライゼーション（PAIVMs）を選択した．① 関節モビライゼーション

は頚部痛および上肢への放散痛に対し有効であるというエビデンスがあること[5,6]，② 副運動検査にて中〜下位頚椎（C4〜C7）に抵抗感と圧痛があり，自動運動でも同部位の運動が乏しかったこと，③ 副運動の検査中に肩への放散痛が生じなかったため，モビライゼーションの実施に伴い関連痛が誘発されるリスクが少ないこと．

治療には，症状が一側性であることから unilateral PA を用い，治療分節は右C5/C6とした．治療強度は副運動の検査時に抵抗感が痛みより早く出現したためGradeⅢとし，痛みを誘発しない範囲で実施する．初回の治療目標は，リーチ動作および頚部右側屈・右回旋時の肩および頚部の痛みの軽減と頚部の可動域の改善とした．

治療と再評価

ミニ治療（右C5/6 unilateral PA, GradeⅢ）を実施し，その後アステリスク（頚部右側屈，右回旋時の肩および頚部の痛みと可動域）の再評価を行った．その結果，右側屈時の右肩と頚部の痛みは4/10まで軽減し，右側屈の可動域が約10°改善した．ミニ治療が有効であったため，本治療では同治療を2分間実施した．本治療後の再評価では，右肩，頚部の痛みともに2/10まで軽減した．一方，頚部右回旋は50°まで改善したが，頚部側屈の可動域はミニ治療後と変わらなかった．

Clinical reasoning

治療後に痛みと可動域が改善したことから，初期仮説が正しいことが実証できた．しかし，第2，第3の仮説も現時点では除外できないため，次回以降に可能性の高いものから理学的検査を行い，検証する．また，関連因子である不良姿勢の影響についても，頚胸椎周辺の軟部組織や体幹の評価から問題を特定し，必要に応じて治療を追加する．

5．まとめ

Australian approach に基づく評価から治療までのプロセスについて解説した．Australian approach で最も重要なのは，セラピストがやっていることが正しいかどうかを常に客観的に検証しながら評価・治療を進め，患者にとって最善の治療を追求していく姿勢であり，筆者はこれこそがクリニカルリーズニングの根幹であると考えている．本稿を通じてそのことが読者に伝われば望外の喜びである．

文献

1) 赤坂清和ほか監訳：メイトランド脊椎マニピュレーション 原著第7版，エルゼビア・ジャパン，東京，1-13, 47-156, 167-194, 2008
2) 河西理恵：Maitland Conceptの紹介．徒手理学療法 13：71-79, 2013
3) Melbourne University School of Physiotherapy, Master of Physiotherapy：Advanced Physiotherapy Studies 2：5-20, 2003
4) Maitland GD：Vertebral Manipulation, 5th ed, Butterworth Heinemann, Oxford, 103-143, 1986
5) Hurwitz EL, et al：A randomized trial of chiropractic manipulation and mobilization for patients with neck pain：clinical outcomes from the UCLA neck-pain study. Am J Public Health 92：1634-1641, 2002
6) McClatchie L, et al：Mobilizations of the asymptomatic cervical spine can reduce signs of shoulder dysfunction in adults. Man Ther 14：369-374, 2009

第Ⅰ部 総論

5. McKenzie method

岩貞吉寛

1. McKenzie method (mechanical diagnosis and therapy：MDT) とは

ニュージーランドの理学療法士 Robin A McKenzie が，臨床でのある偶然の出来事をきっかけに考案し，深化させてきたセルフヘルプ（自助）の哲学でありシステムである[1〜5]．McKenzie method (MDT) の本質は，腰痛，頸痛，四肢の痛みなどの症状やそれに伴う活動障害に悩む人が，それによって損なわれている心と身体の自由（健康）を，主体的に取り戻し，その取り戻した状態を主体的に維持するための方法論である．

MDT の目的は，こうした問題で悩む人が，損なわれている自らの健康を主体的に取り戻し，取り戻した状態を主体的に維持する人間になるのを支援することである．マッケンジー法は，こうした本質と目的のもとで機能している．

2. 基本原理

1 整形外科による診断とそれに基づく理学療法

腰痛や関節痛などは，ほとんどが整形外科的な診断に基づいて治療や理学療法が行われている．この整形外科的な診断とは，病理解剖学的な観点から行われているものである（例：椎間板ヘルニア，膝関節症，肩腱板損傷）．しかし，こうした病理解剖学的観点による診断は，そもそも痛みの原因を正確に特定できているとは限らない．例えば，整形外科的診断では，腰痛の約85％は原因が特定できない[6]．よって，病理解剖学的な原因から治療を導き出すという方法論では，多くの場合，適切な治療が行えないというジレンマに陥ってしまう．

2 MDT と一般的な整形外科およびそれに基づく理学療法との違い

マッケンジー法では，病理解剖学的な診断に依存することなく，主として，姿勢や動作などのメカニカルな負荷（負荷）を加えた時の反応に基づいて対象者を分類してマネージメントを展開する．ここで明確にしておきたいのは，「MDT は身体的な面だけ，メカニカルな観点のみ考慮しているのではない」ということである．そもそも人は，生物的な要素のみから構成される存在ではなく，知性，経験，感情，信念などの要素も変幻自在に表現されている存在である．痛みや活動障害などの問題は，単に生物的に何か異常があるからではなく，生物的，心理的，社会的な要素が入り混じって表現されていると捉えるべきである．

当然，MDT も，人とは生物的，心理的，社会的な要素が変幻自在に表現された存在であるという認識のもとで対象者と関わる．主として負荷（それだけではないが）と症状（痛みやしびれなど），所見（可動性や動作など）との関連性を評価してマネージメントを組み立てていく．

3 評価と分類

MDT の評価は，問診と理学検査からなる．問診と理学検査で得られた情報を分析して暫定分類を決める．マネージメントは，その分類に基づいて組み立てられる．

負荷を加えたことによる反応パターンで分類は設定されている．基本的な分類は，Derangement, Dysfunction (Articular, Contractile), Postural, OTHER である（図1）．この分類の意義は，病理解剖学的な診断に依存せずに適切なマネージメントが展開できることと，予後予測に優れていることであ

る．各分類の特徴は，負荷を加えた時の反応パターン（病理解剖学的な原因は何であれ），マネージメント，そして予後にある．

① Derangement syndrome（Derangement）

負荷（ある特定の姿勢保持や反復運動など）を加えた時に，短時間，短期間に状態が改善する負荷の特定方向（directional preference）が存在する．多くの場合，痛みや可動性などを悪化させる特定の姿勢や動作も伴う．短時間，短期間に状態が悪化したり改善したりする特定の方向性を持つというのがこの分類の特性である．

この特性を活用してマネージメントを展開する．すなわち，状態が改善する方向の姿勢やエクササイズなどの負荷を日常生活で実施するのに加えて，状態が悪化する方向の姿勢や動作を「一時的に」抑制することが必要である．ただし，この一時的に設けた活動制限も，マネージメントのプロセスの中で，いずれは取り払う必要がある．MDTの目指す，心と体の自由（健康）を取り戻し維持するためには，痛みや活動障害を再発させる姿勢や動作に対して，今後どう対応すべきか（再発予防）まで含めたセルフマネージメントが必要である．

② Dysfunction syndrome（Dysfunction）

最終域痛を伴う可動域制限があり，その方向へ繰り返し動かすと短時間，短期間での著明な変化はないが，数週間から数ヵ月間かけながら徐々に状態が改善していくのがこの分類である．脊柱由来の場合，ANR（神経根癒着）という細分類，四肢の場合はarticularタイプとcontractileタイプという細分類がある．

例えば，articularタイプとしては，長期間動かさないことにより拘縮を起こした関節を動かす場合をイメージしてみて欲しい．拘縮した関節を，動かしてみると可動域制限と最終域痛が認められる．こうした拘縮ではストレッチを行っても短時間，短期間で著明な改善は起こらないが，ゆっくりと時間をかけると改善していく．このような特徴を示すものをArticular Dysfunctionと呼ぶ．contractileタイプの例としては，自動運動や抵抗運動のような筋収縮を伴う負荷では痛みが誘発されるが，同じ動作でも他動的に行えば痛みはないというパターンを示す．

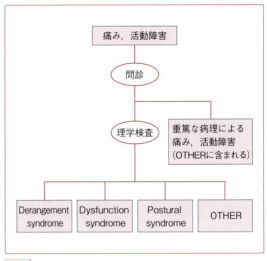

図1　MDT評価フローチャート

さらに，痛みを誘発させるような負荷（主として筋収縮を伴う動作）を繰り返し行うと，短時間，短期間では著明な変化は起こらないがゆっくり時間をかけると痛み，可動性障害が改善をしていく．こうした特徴を示すものをContractile Dysfunctionと呼ぶ．

articularタイプにしてもcontractileタイプにしても，痛みを「適度に」誘発させるようなエクササイズを日常生活の中で実施することによって，徐々に痛みと活動障害を改善させていく．当然，Dysfunctionを再発させないような生活もマネージメントとして必要となる．

③ Postural syndrome（Postural）

ある特定の姿勢をしばらく保持したときのみ，痛みが誘発される．可動域制限や動作時痛はない．痛みを誘発する特定の姿勢を矯正すれば痛みは速やかに消失する．イメージとして，普段まったく腰痛を感じない人でも長時間無理な体勢を続けていると腰が次第に辛くなり，その無理な体勢を止めれば速やかにその辛さは消失するという状態を想起して欲しい．この場合，痛みを引き起こすのは，身体的な因子というよりは姿勢の取り方にある．よって，痛みを引き起こさないような姿勢の取り方や環境の調整が対策となる．

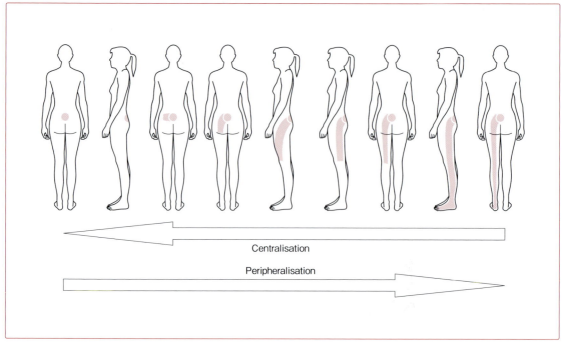

図2 Centralisation と Peripheralisation

④ OTHER

上記3つの分類のいずれのパターンにも当てはまらないもの．例えば，炎症や重篤な病理病態（悪性腫瘍，骨折の急性期，大動脈瘤解離，中枢神経疾患など）が原因である場合が含まれる．OTHERの細分類の中で，メカニカルな負荷では改善できないものについては，負荷ではない対策（薬物治療，ブロック注射，手術，鍼灸など）を考慮する．

4 負荷のかけ方と指標

MDT では，負荷を加えて対象者の状態がどのような反応を示すかということを手がかりに評価，マネージメントを進めていく．MDT での負荷のかけ方には特徴がある．それは，反復運動，姿勢保持という負荷のかけ方である．同じ負荷を続けて加えて反応を評価する．この独特の評価法は，paradox of movement という臨床事実に基づく．paradox of movement とは，同じ負荷を一度加えた場合と繰り返し加えた場合で得られる反応が逆転するという事実を指す．例えば，腰痛患者で腰を一度反らせると痛い場合でも繰り返し反らせていくと痛くなくなってくるというのは非常に多く見受けられる．この事実をどう解釈するかというと，この腰痛患者に対しては，腰を反らせる姿勢やエクササイズが適応になると判断する．

次に評価において，重要な判断指標がいくつかあるのでそれを紹介する．

① directional preference

負荷（ある特定の姿勢保持や反復動作など）を加えた時に，短時間，短期間（長くて3〜4日程度）のうちに，状態が改善するような負荷の方向を directional preference（DP）という．DP の意義は，大きく二つある．一つは，DP があれば分類としては Derangement とみなされるということ．Derangement であれば，短期間に問題が解決できる可能性が高い．もう一つは，DP を問題解決の主方向と定めることによって，方向を定めないでマネージメントを行うよりも遙かに高い効果が期待できることである[7,8]．

② Centralisation と Peripheralisation

痛みの評価において，痛みの程度のみならず痛みの分布や部位を把握することは極めて重要である．痛みの程度の変化よりも痛みの分布や部位の変化の

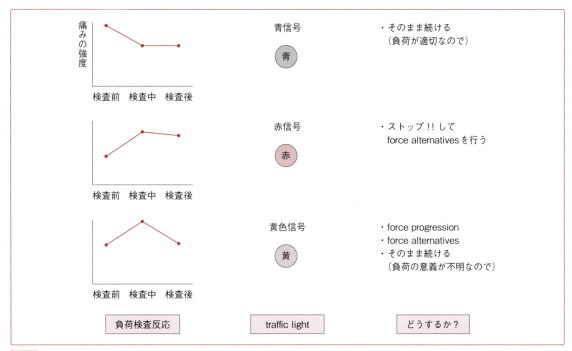

図3 Traffic light guide

方が，状態の把握，方針の決定により重要なのである．

Centralisation とは，負荷を加えた結果として，痛みの分布が体幹正中部に向かって収束してくる現象である（図2）．これは，腰痛や腰椎由来の下肢痛，頚部痛や頚椎由来の上肢痛，背部痛や胸椎由来の胸部痛において観察される．Centralisation の意義は，この現象を引き出す負荷は痛みや活動障害を改善させるものであることを示唆する．また，この現象が起こせる対象者は，起こせない対象者よりも予後が良い[9〜11]．

一方，Peripheralisation は，Centralistion と逆の現象で，負荷を加えた結果として，痛みの分布が体幹正中部からより末梢に向かって広がる現象である（図2）．これも脊椎由来の痛みで観察される．Peripheralisation を引き起こす負荷は，そのタイミングでは，それ以上続けてはならない．

③ Traffic light guide

MDT は，痛みの解消を目的としていない．目的は，心と身体の自由を取り戻して，取り戻した状態を維持することである．痛みは，存在そのものが悪いのではなく，心と身体の自由を阻害しているが故に問題なのである．心と身体の自由を阻害しない限り，痛みは悪ではないし排除すべきものでもない．むしろ，痛みを心と身体の自由を取り戻し，維持するためのガイドとして活用すべきである．

MDT では，Traffic light guide と呼ぶ判断基準を採用している．信号機の色で言う青信号，赤信号，黄色信号というように，負荷を加えた時に得られた反応を分けて解釈し，そのあとの対応を決める（図3）．例えば，負荷を加えた結果，痛みの程度が軽減したり，Centralisation が起きたり，可動性や活動性が改善したのであれば，青信号と判定する．青信号は，その負荷は適切な負荷であり，そのまま継続すべきであるという意味である．赤信号と判定されるのは，負荷を加えた結果，痛みの程度が増強したり，Peripheralisation が起きたり，可動性や活動性が悪化した場合である．赤信号であれば，そのメカニカルな負荷は中断しなければならない．黄色信号は，負荷を加える前と後とで痛みの程度，分布，可動性や活動性も変わっていない（負荷をかけている最中は一過性に変わったとしても）場合である．

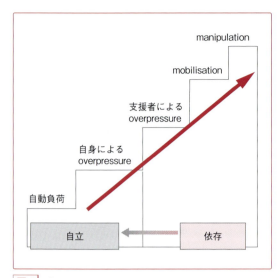

図4 force progression

この場合は，状態が改善も悪化もしていないと解釈する．

④ force progression と force alternatives

force progression（図4）は，「必要に応じて負荷の強度を上げる」，言い換えれば，「必要なければ負荷の強度は上げない」という意味である．MDTでは，大まかに言えば，自動負荷は比較的負荷強度が弱く，セラピストによる徒手手技は比較的負荷強度が強いと位置づけられている．この原則の狙いは二つあり，安全管理とセルフマネージメントの促進である．強度は必要最小限度にするため，大きな事故を抑制する意義がある．また，MDTでは，セラピストによる徒手手技は，対象者自身による負荷（自動負荷）よりも後で活用されるように順序が設定されている．必要なければ負荷は上げないので，セラピストによる徒手手技は必要なければ使用されない．こうすることで，セルフマネージメントの要素を最大限活用する．

force alternatives とは，負荷の強度を上げるのではなく負荷のかけ方を工夫するという考え方である．例えば，反復という負荷のかけ方ではなく姿勢保持という負荷のかけ方に変更する，荷重下ではなく非荷重下に変更するなどさまざまなオプションを駆使して反応をみていく．

黄色信号の場合，force progression や force alternatives という考え方で評価を進めて，適切な分類とそれに基づくマネージメントを展開していく．赤信号の場合は，force progression は使用できない．force alternatives の考え方で評価を進めて，適切な分類とそれに基づくマネージメントを展開していく．

3．症例

基本情報と主観的検査（問診）

25歳女性．システムエンジニアとして長時間，パソコン作業をする日々を送っている．休日は，家でゆっくり読書をするなど，比較的動きの少ない生活スタイル．性格的には真面目な印象で，問診では明るく受け答えをしてくれた．

数年間も，左頚部から背部，そして腰部にかけての痛み，頭痛，左上肢の重さ，違和感，しびれに悩まされていた．パソコン作業を続けていると特に頭痛，左頚部から左上肢の症状がひどくなり作業に集中できなくなってくるのを何とかしたいという希望があった．こうした主訴以外にも頚椎の左回旋可動域重度制限なども認められた．

red flags（重篤な病理病態を疑わせるような情報）はなかったが，左目の視力が生まれつき落ちていて，頚椎の左回旋可動域が重度制限されているのも，この左目の視力低下によって左にあまり振り向く習慣がなかったことが原因ではないかとのことであった．

Clinical reasoning

問診から推理，推定されたこと

分類について：red flags がなかったので，重篤な病理による可能性は低いと判断された．本人の主訴が，頭痛，左頚部から上肢にかけての症状であったため，それらの症状についての分類という観点から考察してみると，Postural と Dysfunction の可能性は低く，Derangement ないしは OTHER の可能性が高いと推測された．

DP について：仮に Derangement であるとした

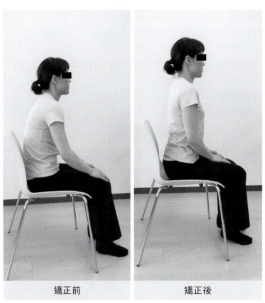

図5 座位姿勢矯正

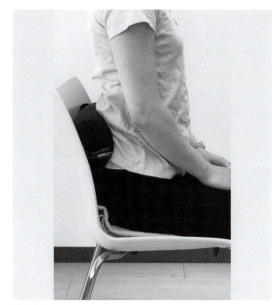

図6 マッケンジーランバーロールを使用しての座位

ら，DPはどの方向か？と考えたとき，頸椎前屈や座位を持続すると症状が悪化，パソコン作業に就業していて午前中よりも午後の方が症状はひどいという情報から，下位頸椎に屈曲負荷を継続すると状態が悪化するタイプの可能性が高いと推測された．ここから間接的に推測して，DPがあるとすれば，それは屈曲とは逆の伸展の可能性が高い．

マネージメントについて：症状が発症してから数年以上経過し治りきらないままでいるという状況を鑑みるとき，本来人間に備わっている「自然治癒力」が抑え込まれている原因を突き止め，その阻害因子を排除する必要がある．長時間のデスクワークが仕事であり，1日の中でも後半ほど症状が増強してくる傾向があるので，座位姿勢の修正はマネージメントとして必要不可欠であろう．

客観的検査（理学検査での特徴）とマネージメント

最初に，座位姿勢の矯正を実施した（図5）．この姿勢矯正によって，頭痛が改善した．上肢症状には変化なかった．

頸椎可動域制限としては，下位頸椎伸展可動域が屈曲に比べて明らかに制限が大きい，左回旋が右回旋に比べて著明に制限が大きいという特徴が認められた．

座位姿勢矯正で頭痛が改善し，頸椎伸展の制限が屈曲の制限よりも明らかに大きいことから，反復運動検査では，反復 retraction（＋overpressure（O/P））を行った．左頸部痛は，検査中は痛みが増強したが，検査後は検査前と同じ強さに戻った．左上肢症状は検査中も検査後も全く変わらず．頸椎可動域制限は変化なし．しかし，座位姿勢の矯正で頭痛は改善したため，引き続き retraction のまま負荷検査を進めていくべきであると考えた．

負荷検査の継続という意味で，ホームプログラムとして反復 retraction（＋O/P）を指導した．頻度はできるだけこまめに行うように指導した（具体的な頻度は提示せず）．注意事項として左上肢症状の悪化が認められた場合は，このエクササイズを中止するよう指導した．また，座位姿勢の矯正指導として，頸椎 retraction を意識した姿勢の保持も併せて指導し，姿勢矯正の補助具としてマッケンジーランバーロールを提供した（図6）．

暫定分類とマネージメント

頸椎 Derangement．DPは retraction．プログラムは，反復 retraction（＋O/P）と座位姿勢の矯正．

Clinical reasoning

　座位姿勢矯正検査で頭痛は改善された．座位姿勢の矯正では，頚部はretraction位となる（図5）．retractionによって頭痛が改善されたことから，頭痛についてはDPがretractionの頚椎Derangementと判断される．一方，頚部と上肢の症状については，その後引き続き行われた反復retractionでも変化が認められなかった．Traffic light guideで黄色信号である．慢性症状であるので変化が現れるまでもう少し時間が必要であろうと考え，反復retractionを引き続きホームプログラムで次回まで実行してもらうことにした．

フォローアップ1回目（2日後）

全体的な状況

　大きな変化なし．エクササイズは，3〜4セット/日は行っている．エクササイズの効果はよくわからない．

負荷検査

- 反復retraction（+O/P）：左頚部痛は，検査中は痛み増強するが，検査後は元の程度に戻る．左上肢症状は変化なし．左回旋可動域も変わらず．
- 持続retraction（+O/P）：左頚部痛が軽減し，検査後も軽減した状態が保たれていた．さらに，左手を握った際の違和感も改善した．ただし，左回旋可動域は変わらなかった．

暫定分類とマネージメント

　頚椎Derangement．DPは頚椎retraction．持続retraction（+O/P）をできるだけこまめに．姿勢矯正も引き続き実施するように指導した．

Clinical reasoning

　ホームプログラム（反復retraction，座位姿勢の矯正）は，適切に実施されているにもかかわらず大きな変化がなかった（Traffic light guideで黄色信号）．force alternativesとして持続retractionを負荷検査で行ったところ，症状の改善が認められた（Traffic light guideでの青信号）．よって，ホームプログラムでのエクササイズを持続retractionへ変更した．

フォローアップ2回目（前回から20日後）

全体的な状況

　著明な改善（主観的には70％改善）が認められた．左頚部から上肢にかけての症状，頭痛が改善し，気になる程度が明らかに減少した．左に振り向きやすくなった．エクササイズは，仕事の最中も頻繁に行うようにしている．まだ困っていることは何か？との問いには，「腰痛」と答えた．

腰椎の評価

　本人の主訴が「左頚部〜上肢症状」から「腰痛」に移行したため，腰痛に対する問診と負荷検査を実施した．腰椎反復伸展で腰痛が改善した．

暫定分類とマネージメント

　腰痛の暫定分類はDP伸展の腰椎Derangement．ホームプログラムとして，腰椎反復伸展運動を採用した．頚椎のエクササイズ，座位姿勢矯正はそのまま継続した．

Clinical reasoning

　頭痛，頚部と上肢の症状が約3週間で著明に改善したのは，ホームプログラムとして持続retractionと座位姿勢矯正を実施したことによると考えられる．それは，MDTによる介入が行われるまでは長期間にわたって改善していなかった状態が，介入3週間後には著明に改善（70％）が認められたからである．Traffic light guideで引き続き青信号なので，頭痛，頚部と上肢の症状については，方針を変更する必要がない．よって同じプログラムを継続とした．

フォローアップ3回目（初回から約40日後．簡易報告）

　左上肢のしびれが完全にとれ，腰痛もなし．歩行時の重だるい感覚もなくなり，マラソンを始めようかなと言い始めるほどの改善ぶりを示した．痛みのセルフケアが習慣になったとのことであった．

Clinical reasoning

本症例のポイント

　慢性的に頚痛や腰痛，頭痛，上肢症状に悩まされてきた本症例が，「他人任せ」ではなく，専門家からのアドバイスという補助があったにせよ，「主体的に」セルフマネージメントに取り組み，「マラソンを始めようかな」と自ら言い出すほどの心と身体の自由を取り戻した事実は，「当事者自身の中に備えられた自然治癒力を引き出すことこそが，治療や施術の本質である」という真理を鮮やかに具体化させた例と言えよう．

4. まとめ

　腰痛，頚痛，四肢の痛みなどの症状やそれに伴う活動障害に悩む人が，それによって損なわれている心と身体の自由（健康）を，主体的に取り戻し，その取り戻した状態を主体的に維持する．それがMDTの目的とするところである．MDTにおいては，徒手手技を含むあらゆる手段は，すべてこの目的を達成するために存在し活用される．MDTの哲学と軌を一にする格言を紹介してこの稿を終える．

　You cannot help men permanently by doing for them what they can and should do for themselves. 本人ができること，すべきことを他人のあなたが代わりにやってあげることで，その人をずっと助け続けることはできない．（William J.H Boetcker）

文献

1) McKenzie R：The Lumbar Spine Mechanical Diagnosis and Therapy, Spinal Publications, Waikanae, New Zealand, 1981
2) McKenzie R：The Cervical and Thoracic Spine Mechanical Diagnosis and Therapy, Spinal Publications, Waikanae, New Zealand, 1990
3) McKenzie R, et al：The Lumbar Spine Mechanical Diagnosis and Therapy, 2nd ed, Spinal Publications New Zealand Ltd, Waikanae, New Zealand, 2003
4) McKenzie R, et al：The Cervical Spine and Thoracic Spine Mechanical Diagnosis and Therapy, 2nd ed, Spinal Publications New Zealand Ltd, Waikanae, New Zealand, 2006
5) McKenzie R, et al：The Human Extremities Mechanical Diagnosis and Therapy, Spinal Publications New Zealand Ltd, Waikanae, New Zealand, 2000
6) 日本整形外科学会：腰痛診療ガイドライン 2012，南江堂，東京，2012
7) Long A, et al：Does it matter which exercise? A randomized control trial of exercises for low back pain. Spine 29：2593-2602, 2004
8) Long A, et al：Specific directional exercises for patients with low back pain：a case series. Physio Canada 60：307-317, 2008
9) Aina S, et al：The centralization phenomenon of spinal symptoms—a systematic review. Manual Therapy 9：134-143, 2004
10) Al-Obaidi SM, et al：Effectiveness of McKenzie intervention in chronic low back pain：a comparison based on the centralization phenomenon utilizing in selected bio-behavioral and physical measures. Int J Phys Med & Rehab 1：128, 2013
11) May S, et al：Centralization and directional preference：a systematic review. Manual Therapy 17：497-506, 2012

6. Mulligan concept

藤縄 理

1. Mulligan concept とは

Mulligan concept[1]はニュージーランドの理学療法士，Brian Mulliganによって開発された関節機能異常（joint dysfunction）に対する徒手理学療法の体系である．テクニックはKaltenborn[2,3]の関節運動学の原則に基づいているが，MulliganはKaltenbornの手技を基礎にして多くの新しいテクニックを開発してきた．現在は世界中のセラピストによって実践され，エビデンスも検証されている[4,5]．その特徴は，セラピストが関節モビライゼーションを行いながら対象者に自動運動をしてもらう多くの手技があるため，関節機能異常による運動痛や動作痛がある対象者には非常に有効である．そしてセラピストが実施した治療で効果があった場合は，必ずセルフトリートメントの方法を指導する[1,4~6]．

2. 基本原理

基本原理には，PILL（ピル），治療面の法則，CROCKS（クロックス）がある．これらの原理と評価治療の基本手順について述べる．

1 PILL

Mulliganは基本原理やテクニックに多くの略語を用いているが，これもその一つである．Pはpain free（無痛）を意味しており，PRPS（pain release phenomenon techniques：疼痛解放現象テクニック）を除いて決して痛みを出さないように評価治療を進める．痛みが生じる場合は，部位が違っていたり，テクニックが不適切であったりしていることを

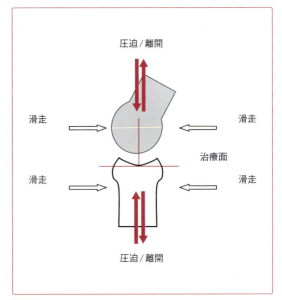

図1 治療面と関節包内運動

意味しており，痛みが生じない部位とテクニックを検討していく．Iはinstant change（瞬時的効果）のことで，テクニックと実施部位が正しければ直ちに効果が現れる．LLはlong lasting（長期間持続）で，テクニックが正しく用いられて適切な回数の治療を実施すると，効果は長期間持続する．

2 治療面の法則

評価治療では凹の関節面の中心に接する治療面（treating plane；図1）の方向を重視し，治療面と直角に動かし関節面を引き離す離開（distraction）と，平行に動かす滑走（glide）を主に用いる[1,4,5]．関節包内の回転運動（roll）は関節面を圧迫する原因となるので，PRPSの手技を除いて用いない[1,4,5]．

3 CROCKS

Cは禁忌（contraindication）である．通常の関節

への治療手技や運動療法が禁忌となる病理学的所見（赤旗所見）がある状態は，Mulligan concept でも禁忌となる．

Rは繰り返し（repetitions）の略で，治療の回数とセット数を示している．通常の手技は対象者の反応に注意して，1治療部位に原則として6～10回の治療を最大3セットまで行う（合計30回）．これ以上の治療回数は過剰治療となる．

Oは加圧（overpressure）のことで，治療効果を高めるためには運動可動域の最終域でセラピストまたは対象者に協力してもらい運動方向へ圧力を加える．こうすることでさらなる治療効果を高め，それを長く持続させることができる．

Cは対象者の協力（co-operation）および説明と同意（informed consent）のことである．Mulligan concept には関節モビライゼーションをしながら対象者に自動運動をしてもらう多くのテクニックがあるので，この点が重要になる．

Kは知識（knowledge）の略で，どの治療体系でもそうであるが，医学的知識，臨床的知識が評価治療では重要である．臨床では対象者の問題を解決するためのクリニカルリーズニングを行うときに，知識は系統的に整理され直ちに使えるようにしておかなければならない．

Sは持続（sustain）と感覚（sense）を意味している．Mulligan テクニックを実施する間は常に滑りを持続させた状態で運動を行ってもらう．テクニックには感覚が重要であり，わずかな滑りの方向や大きさを感じながら適切な治療をしなければならない．

4 評価治療の基本手順

Mulligan テクニックの適用は関節機能異常による可動域制限や痛みである．関節機能異常には低可動性（hypomobility），過可動性（hypermobility），関節位置異常（positional fault）などがある[1)]．評価治療は対象者が症状を最も訴える肢位で行う．運動痛がある場合，最も症状が強い方向で，痛みが出ないテクニックと治療部位を見出すことが評価になる．見出したら，滑り運動あるいは位置異常を修正した状態を保持してテクニックを数回（6～10回）行い，再評価をして痛みや可動域が改善することを確認する．効果があればさらに6～10回の治療を再評価しながら最大3セットまで行う[1)]．常に痛みが出ないように評価治療を進める[1)]．そしてセラピストが実施した治療で効果があった場合は，必ずセルフエクササイズの方法を指導する[1,4～6)]．

3．代表的手技

1 NAGS（natural apophyseal glides：椎間関節自然滑走法）

NAGS は中間から最終域での頚椎椎間関節モビライゼーションで，下位関節面に対し上位関節面を治療面に沿って平行に滑走（glide）させ，可動域を拡大し運動痛を減少させる手技である[1,4,5)]．第2頚椎（C2）から第7頚椎（C7）まで行うことができ，全体的な運動制限や痛みを訴えるときに適応となる．特に頚部の急性期の痛みや過敏性（irritability）に対する一つの検査としても有効である．NAGS で痛みが生じてしまう場合，あらゆる種類の徒手理学療法手技を用いるときに注意が必要である．

2 reverse NAGS（逆椎間関節自然滑走法）

NAGS の反対であり，下位関節面を上位関節面に対して治療面と平行に滑走させる[1,4,5)]．第6頚椎（C6）から第4胸椎（T4）まで行うことができ，次のような症状に対して効果的である．① 頚部の運動で最終域に制限を有する患者，② 頭部前方位（forward head posture）のため生じる頚部痛，③ 変性している下部頚椎や上部胸椎，④ 頚椎回旋最終域で一側性に制限がある場合．

3 SNAGS（sustained natural apophyseal glides：持続的椎間関節自然滑走法）

SNAGS は持続的に椎間関節の滑走を加えながら，対象者に自動運動を行ってもらう手技である[1,4,5)]．自動運動最終位で，さらに可動域を広げるために対象者が空いている手で軽く圧を加える overpressure により，さらにその治療を助ける．後頭骨から仙骨に至る脊柱の大部分の関節とすべての運動方向（屈曲・伸展，側屈，回旋）に適用できる．適応がある場合，無痛で実施でき，運動に伴う痛みを軽減する．痛みがある場合，セラピストが誤った分節へ手技を加えたか，治療面に対して適切に実施して

いないことが考えられる．この手技は疼痛を伴った運動制限が一分節で，特に一方向に運動制限がある場合に有効である．これは徒手理学療法においては比較的新しい概念である．

4 MWMS（mobilization with movement's：運動併用モビライゼーション）

MWMSは四肢の関節に対するモビライゼーションと自動運動を併用した治療手技であり，脊柱に対する手技同様治療面の原則に従って行われる[1,4,5]．Mulliganは外傷や捻挫に伴って，運動制限や痛みの原因となるわずかな関節の位置異常が起こると考えている．位置異常を治す関節モビライゼーションに合わせて，関節周囲筋の協調性をコントロールしながら収縮（自動運動）させる．Mulliganは正しい動的アライメントで自動運動を伴うモビライゼーションが何度も繰り返されると，関節運動に伴う軌道が元に戻ると述べている[1]．MWMSは仙腸関節を含めたすべての関節に応用することが可能である．この手技は簡単に行うことができ，通常の評価として組み込むこともできる．

5 PRPS

発症から6週間以上経過した，亜急性期から慢性期の痛みで，MWMSやSNAGSなどのテクニックで効果がない場合に用いる．テクニックには圧迫，伸張，筋収縮の3種類のうちのいずれかを用いる．テクニックを20秒保持し，痛みが消失するのを確認する．20秒以内で痛みが消失する場合は刺激が弱すぎるし，20秒以上痛みが持続する場合は刺激が強すぎる．ちょうど20秒くらいで痛みが消失する場合は，次にはさらに強い刺激で保持し20秒で痛みが消失するように実施し，これを数回（だいたい5回もしくはそれ以上）繰り返す．

4．症例提示

症例の基本情報

頚後面から両肩の痛み，時には頭痛も出る事務職の50歳代女性に対する評価治療とクリニカルリーズニングについて紹介する．

▶ 診断名と医学的所見

変形性頚椎症．X線所見で第6/7頚椎間（C6/7）の椎体間隙減少，椎間関節，Luschka関節の変性所見陽性．

▶ 現病歴

若い時から肩こりがひどく，3ヵ月前頃から頚後面の痛みが生じ，ひどいときは頭痛も出るので整形外科を受診した．仕事ではほぼ終日パソコン作業をしている．頚後面痛と頭痛が出るようになった3ヵ月前は決算時期で仕事が非常に忙しかった．

Clinical reasoning

症例の基本情報から何が考えられるか

診断名とX線所見，現病歴から，今回受診の理由となった症状は変形性頚椎症が直接関与しているというよりも，それを基盤として日常生活や仕事での姿勢，動作による機械的ストレスが原因と考えられた（初期仮説）．その根拠として，決算時期で仕事が忙しかったときに症状が悪化し，頭痛が発症したことからも推察できた．

主観的検査（聞き取り）

理学療法初回評価時の疼痛部位は，頚後面から両肩への痛み（#1）と後頭部から右側頭にかけての頭重感（#2）があった（図2）．上肢のしびれ，筋力低下はない．パソコンに向かっている時間が長いと頚後面から肩痛が悪化し，頭痛が生じる．パソコン業務が少ないときは比較的楽である．めまい，吐き気，嘔吐，ふらつきはない．

Clinical reasoning

主観的評価からどのような仮説が立てられるか

主観的評価により，パソコン業務が長くなると症状が悪化することが，初期仮説を裏づける根拠となった．また，めまい，吐き気，嘔吐，ふらつきがないことから，頚椎由来の重篤な病理学問題はないと考えた．疼痛部位は頚神経C2〜C4皮膚節の領域であり，上

図2 症状の部位

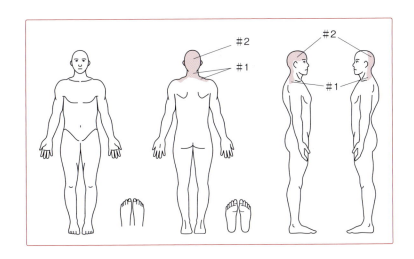

肢症状は出現していないので変形しているC6/7分節から出るC7神経由来の症状ではないと判断した．したがって，この時点で，頚椎の関節，頚部から肩甲帯の筋，そしてC2～C4神経由来の症状という仮説を立てた．

客観的検査

① **姿勢**：頭部前方位，頚椎前弯減少，胸椎後弯減少，腰椎前弯減少，両側肩甲骨外転・軽度下方回旋位．
② **自動運動検査**：頭部・頚部屈曲50°で上部頚椎（後頭骨/第1/2頚椎；O/C1/2）から第4頚椎（C4）レベルの可動性が低下し頚後面から上部胸椎に疼痛出現，伸展60°でC4～C6レベルに過可動性があり疼痛出現，右回旋50°で左頚部に疼痛出現，左回旋45°で右頚部に疼痛出現，右側屈35°で左頚部から肩に疼痛出現，左側屈30°で右頚部から肩に疼痛出現，上肢を介して肩甲骨挙上したときには右側屈50°で左頚から肩の疼痛軽減，左側屈40°で右頚から肩の疼痛軽減．各運動方向の最終可動域で加圧すると各方向とも約10°可動域が増え，組織が伸張される最終域感（エンドフィール）とともに疼痛が増加した．
③ **頚部屈曲回旋検査**[7]：右25°で頚部痛（右がより強い），左15°で頚部痛（左がより強い）が出現した（図3）．
④ **関節副運動検査**：後方前方（PA）の遊びはC1，C2低下，C3，C4正常，C5，C6過剰，C7，T1～T7低下，下部頚椎前上方滑走はC2，C3正常，C4，C5過剰，C6，C7低下，上部胸椎上方滑走はT1～T7で低下していた．
⑤ **触診**：両側の後頭下筋群，頚部伸筋群，僧帽筋上部，肩甲挙筋に筋スパズムがあった．トリガーポイントによる関連痛が，右大後頭直筋で右後頭部，右上頭斜筋で右後頭から側頭部，左小後頭直筋で左後頭部，僧帽筋上部で同側の頚から肩，肩甲挙筋で同側の頚部に出現した．

Clinical reasoning

客観的評価をどのように統合し，仮説を検証していくか

客観的評価は前述の仮説のもとに展開した．姿勢は頚椎，胸椎，および頚部～肩甲骨周囲筋群に機械的ストレスが加わる典型的な状態を示していた．自動運動検査と最終域での加圧による最終域感から，関節と筋の機能異常が推察された．頚部屈曲回旋検査[7]により，O/C1，C1/2の関節機能異常が確認できた．関節副運動検査により，頚椎・胸椎の低可動性がある分節と頚椎の過可動性がある分節を確認できた．触診により，筋スパズムと筋筋膜性トリガーポイントのある筋とそこからの頭部および頚部から肩への関連痛を確認できた．

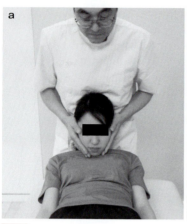 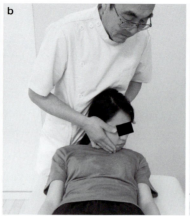 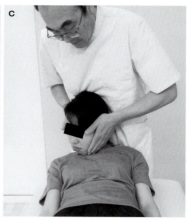

図3 頚椎屈曲回旋検査
a 開始肢位．セラピストは対象者の頭部を腹部に当て，両手で下顎を保持して下部頚椎を最大屈曲位にして運動しないように固定する．
b，c セラピストは下部頚椎の屈曲位を保持したまま，左回旋(b)または右回旋(c)する．

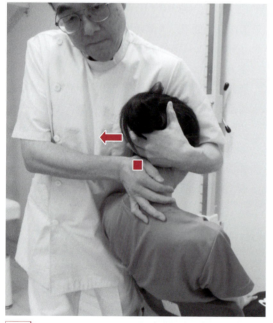

図4 頭痛のSNAGS
セラピストは対象者の側方に立ち，体幹で対象者の体幹を固定する．右手の母指球でC1後結節，C2棘突起を固定する（■）．左手で後頭部，前腕・上腕で頭部を保持し，後方滑走を加え（←）保持する．

1) 関節機能異常：O/C1，C2/3，C6/7，C7/T1，T1/2〜T7/8低可動性，C4/5，C5/6過可動性．
2) 筋機能異常：頚部・肩甲帯の筋スパズムとトリガーポイントからの頭部，頚部，肩への関連痛．

プログラム

① 上部頚椎に対する頭痛のSNAGS（図4）
② 下部頚椎と上部胸椎に対するreverse NAGS（図5）
③ 上部胸椎に対するSNAGS（図6）
④ 軟部組織モビライゼーション：頚部と肩甲骨周囲筋に対する横断的摩擦マッサージ，機能的マッサージ，ストレッチング．
⑤ 姿勢指導と仕事中の姿勢・動作指導：パソコンのディスプレイの位置や椅子の高さを調整し，頭部を後退させ，腰椎ロールを併用して脊柱を中間位に保持．
⑥ 自己治療指導：セルフSNAGS（図7），こぶし牽引（図8），セルフストレッチング，セルフマッサージ，これらを仕事中にも随時実施．

治療後の再評価

頚部の自動運動可動域と最終域での痛みが改善し，頚部屈曲回旋検査では両側45°となり，痛みは出現しなかった．後頭下筋群，頚部・肩甲骨周囲筋の圧迫では局所の圧痛は残存したが，関連痛は消失した．

アセスメント

姿勢異常と事務仕事，特にパソコン業務による機械的ストレスが要因となって次のような機能異常が生じ，症状が出現していたと考えられた．

| 図5 | reverse NAGS |

a 下部頚椎に対するreverse NAGS．左手の手指で治療部位より高位の頚椎を固定，前腕と上腕，胸部で頭部を固定する．グリップした右手の母指と示指でV字形を作り棘突起に当て，椎間関節を眼球方向へ滑走させる（↗）．
b 上部胸椎に対するreverse NAGS．左手で対象者の体幹を固定し，グリップした右手の母指と示指でaより広いV字形を作り横突起に当て，上方（胸椎後弯の接線方向）へ滑走させる（↑）．

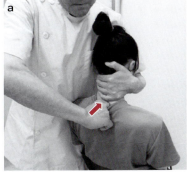
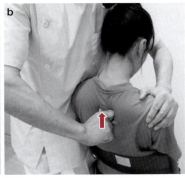

| 図6 | 上部胸椎のSNAGS |

a 開始肢位（屈曲位）．対象者に両手を組んで頚部を保持してもらい，セラピストの左手と上肢で対象者の上腕と上肢を保持して胸椎の弯曲を制御する．右手の小指球を胸椎棘突起に当て，上方へ滑走させる（↑）．
b 最終位（伸展位）．滑走を維持したまま（↑），対象者に胸椎を伸展してもらう（↖）．

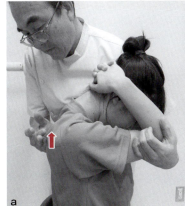
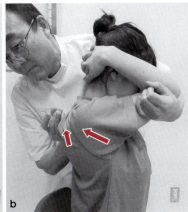

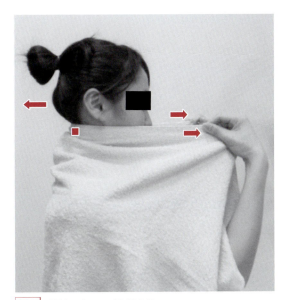

| 図7 | 頭痛のセルフSNAGS |

タオルの上端を持ち，後方をC1に当て両手で前方へ水平に引きながら（→）固定する（■）．次に，頭部を後方に引き（←）保持する．

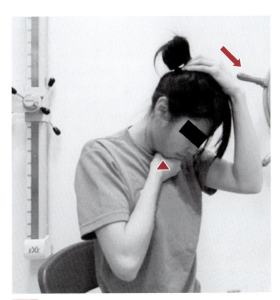

| 図8 | こぶし牽引 |

一側の手をグリップし，示指と母指をリングにして顎先を入れ，小指は胸骨に当てる．他側の手で頭部を上後方からつかみ，顎先をグリップに押し込むようした後，顎先を支点（▲）にして頭部を前下方へ傾ける（↘）．

Clinical reasoning

アセスメントに基づく治療プログラムの実施

　前述の評価結果より，対象者の症状は姿勢異常や仕事を含めた日常生活活動，および退行変性である変形性頸椎症を基盤にした，関節機能異常と筋機能異常由来であるという最終仮説を立て，これらの機能異常に対する治療プログラムを実施した．その結果，可動域制限や疼痛などの症状が改善したため仮説が証明され，実施したプログラムを継続するとともに，対象者に評価と治療結果を説明し，仕事のときの姿勢やセルフエクササイズを指導した．

5．まとめ

　徒手理学療法に限らず，理学療法の治療対象は重篤な病理学的所見のない神経筋骨格系の機能異常（dysfunction）である．神経筋骨格系の機能異常は姿勢や動作などの機械的ストレスによって症状が悪化したり改善したりする．Mulligan concept はこれらの機能異常のうち，関節機能異常に対する治療体系であり，関節モビライゼーションに自動運動を伴う手技が多い．そのため運動や動作に伴う関節機能異常による症状に対して大変有用である．軟部組織機能異常に対しては，ストレッチング，マッサージなどの軟部組織モビライゼーションが適応となる．そして，姿勢指導やセルフエクササイズの指導など，対象者自身でも治療をしてもらうように指導することが重要である．対象者の問題点を適切にとらえ，最適な治療プログラムを実施し指導するためには，クリニカルリーズニングによる問題解決手法が必須である．

文献

1) Mulligan B 著, 藤縄 理ほか訳・監訳：マリガンのマニュアルセラピー, 原著第5版, 協同医書出版社, 東京, 2007
2) Kaltenborn FM：Manual Mobilization of the Joints—Joint Examination and Basic Treatment, Vol I The Extremities 6th ed. Norlis, Oslo, 2006
3) Kaltenborn FM：Manual Mobilization of the Joints—The Kaltenborn Method of Joint Examination and Treatment, Volume II The Spine, 4th ed, Oslo, Norlis, 2005
4) Robinson K, et al：Mulligan Concept Upper Quarter Course（Course Note）, Manual Concepts Education for Health Professionals, 2015
5) Hall T, et al：Mulligan Concept Lower Quarter Course（Course Note）, Manual Concepts Education for Health Professionals, 2015
6) Mulligan B：Self Treatments for Back, Neck and Limbs — A New Approach, Plane View Services Ltd, Wellington, 2003
7) Hall TM, et al：Intertester reliability and diagnostic validity of the cervical flexion-rotation test. J Manipulative Physiol Ther 31：293-300, 2008

第Ⅰ部 総論

7. Schroth method

宇於崎 孝

1. シュロス法とは

　側弯症は，報告者により差はあるものの約1〜2％の有病率を有している．そのうち特発性が全側弯症の80〜90％を占め，10〜20％は先天性や神経原性，神経筋性などが病因である．臨床においても多くみられる脊柱変性疾患であるが，多くの仮説はあるものの原因は未だ不明[1]であり，本邦においては経過観察，手術療法，装具療法を行うことが多い．

　Schroth method（以下：シュロス法）[2]は，1921年にドイツのカタリナ・シュロスが自身の側弯症を修正することから考案され，確立された側弯症における保存的な運動療法である．1985年のカタリナの死後，娘クリスタがさらに発展させ，1972年にはクリスタが三次元的側弯治療の原理について書籍を出版し，ドイツにおいてシュロス法は，側弯症の保存的治療として最も認められる運動療法として発展した．近年では，経験的治療から治療効果のエビデンスも示されてきている[3〜5]．

　シュロス法の治療は，個別に行う場合だけでなく集団でも行う．重要な目的は，セラピストが側弯症の特徴を正確に把握し，患者自身が機能的な部分で側弯を認識し，正常な姿勢を理解することである．そして，日常生活の中でも常に修正された姿勢がとりやすい肢位を理解させ，またトレーニングの知識を取り入れ，修正された姿勢を保持できる静的・動的な姿勢の調整と安定性を獲得する．その結果，側弯症の進行を遅らせ，または手術をしなくても良いように阻止することが大きな目的である．その特徴は，頭部から下肢までを4つのブロックに分け，それぞれの変位を三次元的に観察し側弯症をいくつかのタイプ別に分類し，それぞれに適応となる特異的な運動や呼吸を利用した三次元的な変形の修正エクササイズにある．また，他動的な関節や軟部組織モビライゼーションや，セルフエクササイズ，日常生活指導も含めて行う．

2. 基本原理

　シュロス法は，側弯症のための運動療法である．まず側弯症の姿勢の特徴を正しく理解し，次にシュロス法における姿勢のタイプ分類，そして呼吸法について解説する．

1 側弯症の姿勢の特徴

　シュロス法における側弯症として捉える角度は，Cobb角10°以上としている．しかし，Cobb角は前額面での椎体の傾きを計測した角度であるため，常に前額面での側屈，矢状面での前後弯，水平面での回旋といった三次元での脊柱の変位を捉える必要がある．

　前額面では，胸部の右凸，腰部左凸の側弯が非常に多い．この時，水平面では胸部右回旋，腰部左回旋となる．また，矢状面では，腰部前弯と胸椎後弯がともに減少し平背となる．しかし，腰椎と仙骨の連結部のみ前弯が増大する．このように，各部における三次元的に相反する姿勢となる．

2 シュロス法における基本的な姿勢の分類

　側弯症を前額面における弯曲の突出部位別に，胸椎タイプ（thorax：T Type）と腰椎タイプ（lenden：L Type）の大きく2つに分類する（図1）．胸椎に大きな凸弯曲があり，それが右凸の弯曲を呈している場合は，頭文字をとってTri（thorax right）と表す．その逆であれば，Tle（thorax left）とする．腰椎に大きな凸弯曲があり，それが右凸の弯曲を呈してい

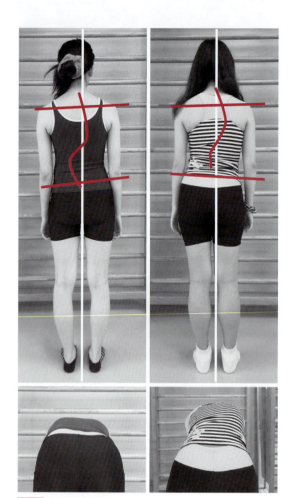

図1 側弯症の大きく分けたタイプ
左　腰椎タイプ，右　胸椎タイプ

症の原因となり得る．成長期に引き起こされる側弯症の引き金の有無に関係なく，非対称の重力負荷を取り除くことで，姿勢のバランスが回復する．それが固定された脊柱変形に進行した後でも，脊柱側弯症の徴候や症状を改善することができる．シュロス法では，4つの姿勢を定義し，修正エクササイズや日常生活指導時に使用する．

・Gewohnheitshaltung（ゲボンハイツハルトン：習慣的姿勢）（※ ドイツ語表記とする）

　側弯症の患者は習慣的に間違った姿勢や荷重を行うことが多い．これが悪循環となり，進行を避けることが難しい患者は，この姿勢を快適時にはまっすぐだと感じている．正しくない姿勢のことをゲボンハイツハルトンと呼ぶ．

・Entlastungshaltung（エントラストングスハルトン：安静姿勢）

　主たる弯曲への負荷を軽減するために，非対称な荷重に抗する簡単な方法．例えば，臥位は脊柱が免荷され，さらなる進行を減少させる最も簡単な方法である．側臥位は，通常，主たる弯曲の凹側を下にし，重力のかかる方向が逆になるようにする．このように日常生活で安静にした際でも，側弯の修正に主眼を置いた肢位をとることをエントラストングスハルトンと呼ぶ．

・Bewusste Alltagshaltung（ベヴステアルタークスハルトン：意識的な日常姿勢）

　すべての活動における静止時，動作時の姿勢，エクササイズから日常生活へ移行する際にとる姿勢をベヴステアルタークスハルトンと呼ぶ．これはバランスがとれ，大きな筋活動を必要とせず，できる限り生理的な姿勢に近いものである．患者はこの姿勢にまず慣れる必要があり，余暇活動やスポーツ，日常生活のすべての活動といった，特別でない活動中において頻繁に練習させる．

・Korrekturhaltung（コレクトワハルトン：修正姿勢）

　エクササイズ中のポジションは，構造と機能の修正アプローチの基本である．側弯カーブに応じてシュロス法では，特定の身体ブロックに，過剰な修正ポジションを用いる．この姿勢をコレクトワハルトンと呼ぶ．患者の正面や後方，上方に置いた鏡を

る場合は，Lri（lenden right）と表す．その逆であれば，Lle（lenden left）とする．さらに，これらが組み合わさったTypeは，胸椎右凸，腰椎左凸弯曲で，胸椎弯曲が大きければTri Lle，腰椎弯曲が大きければLle Triと表す．これに加え，頸椎と上部胸椎にも弯曲がある場合はSchulterの「S」を加え，骨盤帯に側方移動がみられる場合はHüeft-Beckenの「H」を加える．また，矢状面での弯曲異常は後弯（Kyphosis）が減少の場合は「KT−」，増加の場合は「KT＋」を加える．代表的な側弯症のTypeを**図2**に模式図として示す．

3 姿勢のバリエーション

　姿勢のインバランスは深刻な構造的な脊柱側弯

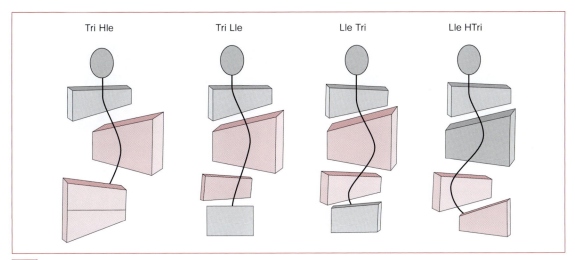

図2 代表的な側弯症のタイプ

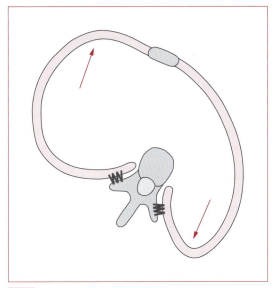

図3 側弯症の呼吸による胸郭の動きの方向
（文献2より引用）

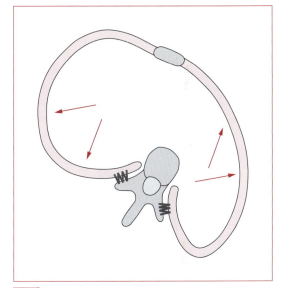

図4 修正呼吸による胸郭の動きの方向
（文献2より引用）

見て視覚的にフィードバックして確認する．この姿勢には，患者の集中と協調性，正しい呼吸，筋の長さと緊張が必要である．

4 シュロス法における呼吸法

側弯症治療では位置が変化した肋骨や胸郭に対して，三次元的に凹んだ部位を拡張し，突出した部位を平らにするように呼吸運動を行っている．胸部が変形することで呼吸運動において重要な役割を担う横隔膜の収縮がうまくできなくなる．通常，吸気時の横隔膜の収縮により肋骨が外側上方へ動く．しかし，側弯症では突出部位に大きな動きが生じるため，通常の呼吸を繰り返し行うことが変形の悪化につながる恐れがある（図3）[2]．そのため，吸気時に凹んだ部位に運動が起こるよう吸気を促し，呼気ではその状態を維持するよう呼吸を行う（図4）．側弯症の呼吸パターンを修正することができれば，毎回

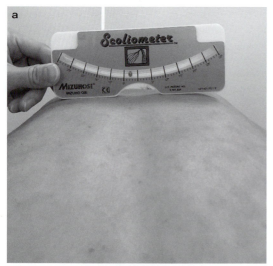

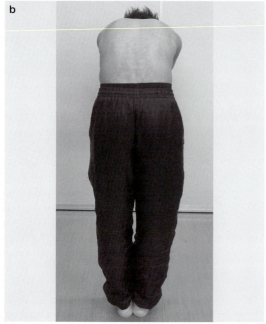

図5　scoliometer（a）と前屈検査（b）

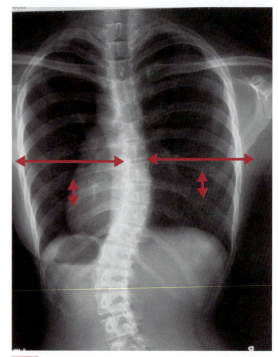

図6　X線画像の特徴

の通常呼吸を行うことが同時に修正エクササイズにもなり得る．この呼吸法は，どのエクササイズにも組み込まれており，体幹のエロンゲーションと同時に凹んだ部位を伸張した状態で行う．

5　評価治療の基本手順

　シュロス法は側弯症治療に特化した運動療法である．側弯症は自覚的な身体症状がみられることは稀であるが，姿勢異常により足部や膝，肩といった四肢にも二次的な障害が生じることもある．また，年齢を重ねるとライフスタイルの変化や妊娠出産，体重の増加などにより脊柱の変性が生じさまざまな症状を呈することもある．

　まず，側弯の状態をシュロス法の姿勢分類で分けることから始まる．三次元的に分析するため，立位にて前額面，矢状面，水平面より足部から頭部まで観察し，その特徴を捉える．また，立位や座位にて前屈検査を行い，肋骨の後方への隆起を観察し，それをscoliometerを使い計測する（図5a）．おおよそであるが，計測した値の3倍にした値が前額面でのCobb角の値に合致する．この検査では前屈角度を変化させ，上部から下部脊柱まで計測することが重要である．さらに，再現性を増すために両足を閉じそろえた状態で両手を合わせ，その指先を両膝の中央を通るように前屈するよう行う（図5b）．

　X線画像での側弯評価は，前額面像では，Cobb角に注目しがちであるが，椎弓根の左右の大きさの違いや棘突起の位置の違いで椎体の回旋の程度が判断できる．また，肋骨外側と椎体外側の距離の違い

や肋骨間の距離の違いを計測することで肋骨の変形もわかる．一般的に，側弯カーブの頂点部は椎体が水平になり，側弯カーブの移行部は椎弓根の大きさが左右対称であることからもわかるように椎体の回旋が最少となる（図6）．

分類ができれば，必要に応じてモビライゼーションを行い，体幹の可動性を獲得する．次に，シュロス法における正しい呼吸法を指導し，タイプに合わせた姿勢修正エクササイズを腹臥位や背臥位，座位，立位と徐々に肢位を変化させ行う．修正エクササイズの肢位で，開始当初は5呼吸を3セットから始め，徐々にセット数を増加する．エクササイズ中の休息でも常に意識した修正姿勢を保持する．また，ホームエクササイズや日常生活での修正姿勢の取り方や，安静時の姿勢についても必ず指導する．必要であれば，患者自身だけでなく保護者にも指導する．

3．代表的手技

1 モビライゼーション

必要であれば特定の関節や筋を伸張するが，若年者の側弯症では特定の部位に可動性の異常が生じることは稀であるため，胸郭および腰部の三次元的な最突出部位を中心に可動性を改善するよう軟部組織や関節に対してモビライゼーションを行う．

まず，座位や臥位にてクッションなどを使用し三次元的に修正された肢位をとることが重要である．次に，他動的に制限域まで動かし伸張を3回繰り返す．可能であれば，その動きを自動介助運動から，自動運動で行う．患者は制限域まで動かすが，動きが止まれば，再度他動運動にて可動域を拡大する．若年者は悪いムーブメントパターンで動いていることが多いため，他動運動で十分正常な動きを学習させてから自動介助運動へ移行することが重要である．

2 骨盤帯の修正エクササイズ

姿勢の修正は，常に下からの修正であるため，まず下肢と骨盤帯の修正は非常に重要視している．すべての姿勢修正エクササイズの前に，骨盤帯の位置を修正し，正しい位置を自己認識させることは非常に重要なことである．そして，骨盤帯を適切に調整し，それを自動的にコントロールし安定化されなければならない．そのため，まず下に示す5つの修正を行う．

・第1の修正

足は平行にし，膝を過伸展でロックせず，両足部の中心上に骨盤があるように立位を保持する．sway back姿勢を修正し，軽く腹部に緊張を与えるように腹横筋や多裂筋，骨盤底筋といった深部筋を軽く収縮させる．この状態をベーシックテンションと呼んでいる．さらに，上方へ伸び上がるように指示し脊柱を伸張するよう指示する．これをエロンゲーションと呼んでいる．

・第2の修正

座位や立位において腰仙角を約30°の正常な角度にするため，骨盤前後傾運動によって下部腰椎の調整を行う．このとき，腰椎後弯が出現しないよう特に注意する．

・第3の修正

骨盤の片側への外側突出を修正する．この時の体重負荷は，メインカーブの反対側の下肢へかける．例えば，Tri Hleタイプでは，骨盤帯は左に変位しているため，右に移動させるが，体重は右にかかる傾向があるため左下肢に負荷するよう修正する．

・第4の修正

骨盤帯が正中位になるよう回旋する．例えば，Lleタイプの場合は，骨盤帯が左に回旋していることが多いため，骨盤を右回旋する．この骨盤帯の修正で腰椎の回旋修正も行うことができる．

・第5の修正

前額面での骨盤（腸骨稜）の高さ調整を行う．例えばLle Triタイプでは，右側の股関節を下方へ押し付けるようにし，同時に左骨盤の挙上を行い正中位にする．

3 胸部の側弯に対するエクササイズ（図7）

前述したように，前額面での胸椎の弯曲異常だけでなく，水平面，矢状面での修正も必要である．特に水平面での回旋を修正することは非常に重要である．ここでは胸椎の右凸の側弯に対する修正エクササイズを示す．この場合の修正する方向は，胸椎右側屈と左回旋，そして過度な胸椎前弯がある場合はやや後弯にする．

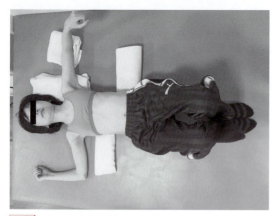

図7　胸部の側弯に対するエクササイズ

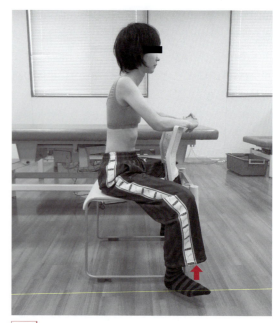

図9　腰部の側弯に対するエクササイズ

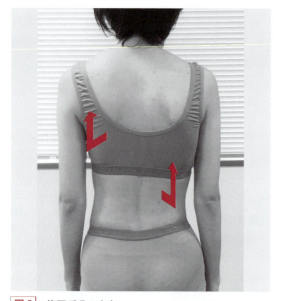

図8　修正呼吸の方向

　まず，右肩関節は外転外旋位をとることで右肩甲骨を後傾させる．これにより右肩甲骨下角が右肋骨の背部の隆起を前方に押すように作用し，肋骨を介して胸椎に左回旋を起こす．左肩関節は右に比べやや外転位を大きくし内旋位をとる．これは，胸椎の右側屈を促すことと，左肩甲骨が前傾するため，肋骨を介した胸椎の左回旋が行いやすいようにするためでもある．両下肢は，骨盤の過度な前傾を防ぐため，屈曲位をとるとこが望ましい．
　この肢位において，基本原理でもある呼吸法を繰り返し行い，側弯を修正する．初心者は5呼吸を2セットから行い，徐々にセット数を増加させる．また日常生活でも修正呼吸を意識的に行わせる．
　呼吸の方向は下記の通りになる（図8）．
　胸椎右凸の場合：左胸部の背側・外側・頭側．
　腰椎左凸の場合：右腰部の背側・外側・頭側．

4　腰部の側弯に対するエクササイズ（図9）

　腰部の修正は，呼吸法に加え大腰筋の収縮により回旋の修正を促す．大腰筋は通常，片側のみ収縮することで股関節屈曲と外旋が生じるが，股関節が固定された場合は腰椎の前弯を増強させ，同側に側屈と反対側に回旋させる作用が生じる．しかし，側弯により回旋異常が生じた場合は，正常な大腰筋の作用が生じなくなり回旋の作用が逆転する．この現象を利用した端座位で実施できる腰椎左凸の側弯に対する修正エクササイズを示す．まず，椅子の背もたれに両上肢を支持し椅子を跨ぐようにして座る．このタイプでは，腰椎が左回旋しているため，腰椎の正常な前弯を維持した状態で右股関節を屈曲し保持することで，右の大腰筋の作用により右回旋が生じる[6]．これは，側弯により腰椎には左回旋が生じているため，正常の大腰筋の作用とは異なり右肋骨突起を後方に引く作用が生じ，結果として右回旋が

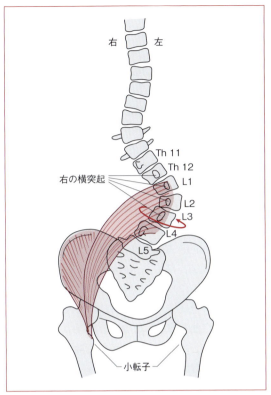

図10 側弯症における大腰筋の収縮による腰椎の回旋方向

（文献2より引用）

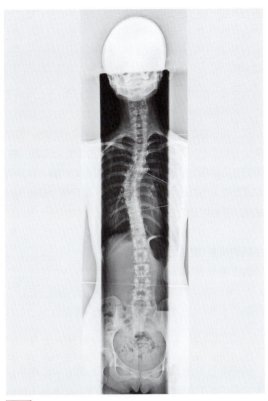

図11 前額面でのX線画像（P-A）

生じる（図10）．1回の吸気と呼気中は股関節屈曲位を保持し呼気の終わりで足を床に着ける．4回繰り返しそれを4セット行う．習熟すれば屈曲保持時間を延長する．

4．症例提示

症例の基本情報

特発性側弯症と診断された29歳女性．側弯症では身体的症状がないことが多いが，本症例は頚部と肩関節にも症状があった．この神経学的所見などの鑑別方法については他項を参照し，本項ではシュロス法における姿勢の評価からのクリニカルリーズニングを紹介する．

▶ 診断名と医学的所見

特発性側弯症．X線所見において胸部の大きな右凸の側弯と頚・腰部のわずかな左凸の側弯がみられる．Cobb角は胸部35°であった（図11）．

▶ 現病歴

20歳の時に背部の変形を他者からの指摘により気づき受診し診断された．その後，経過観察のみで特に装具療法や運動療法の治療は行っていない．22歳頃より右肩痛や頚部痛が出現したが治療せず，26歳よりシュロス法を開始し現在まで治療を継続している．

Clinical reasoning

症例の治療開始時の基本情報から何が考えられるか

画像所見からは，胸部が主たる側弯としてTriタイプと考えられ，この胸部の弯曲に対する代償として頚部と腰部に左凸の側弯が生じていると考えられた．し

たがって，シュロス法における姿勢のタイプ分類としては，Tri LSle となると考えられた．年齢は26歳であり，すでに成長期が過ぎているため進行のリスクは少ない．また，右肩痛については Tri タイプのため，右肩甲骨が前傾し肩甲帯が前方突出していると推測でき，右肩関節挙上動作の運動連鎖を妨げられた結果として，何らかの損傷が生じていると考えられた．頚部痛についても，左凸の側弯による右椎間関節の圧迫，椎間孔の狭窄，椎間板の圧迫，頚部筋の短縮・過緊張などが考えられた．これら肩関節・肩甲帯や頚椎周囲の鑑別診断は必要である．

主観的検査（聞き取り）

理学療法初回評価時は，姿勢について自覚していたのは右肩の下制と両肩甲帯の前方突出，そして左肋骨下部の突出であった．また，体重はいつも右にのせる傾向があり，就寝時はいつも右下の側臥位であった．

肩関節は挙上下制動作ともに運動途中に疼痛が生じる．頚部痛は，安静時運動時ともにあり上肢への放散痛はみられない．また，めまいや吐き気，頭痛はない．

Clinical reasoning
主観的評価からどのような仮説が立てられるか

胸部の右凸の側弯のみであれば左肩が下制し，右肩甲帯前方突出，左肩甲帯後退するはずであるが，本症例は頚部に代償としての左凸の側弯が生じているため，右肩が下制している．さらに頚椎および上部胸椎の左回旋により左肩甲骨が前方に押され，それにより左肩甲帯がやや前方突出する．

また体重負荷の方向は，主たる側弯の部位の方にかかることが多い．本症例の体重負荷方向はいつも右にのせることが多いことから，主たる側弯は腰部の左凸ではなく胸部の右凸であることがわかる．

肩関節については，有痛弧がありインピンジメントサイン陽性と思われる．また，上肢への神経症状やめまいなどがないことから重篤な頚部の問題ではないと思われた．

客観的検査

① **姿勢**：頚部左凸で左回旋，胸部右凸で右回旋，腰部左凸で左回旋，骨盤帯は前額面において右骨盤帯が挙上し左回旋していた．胸椎はやや後弯が減少していたが，上部胸椎はやや後弯が増強し頭部前方位，腰部はやや前弯が減少し，sway back 姿勢であった．後方から見ると肩甲帯の高さは水平である（図 12b）が，前方から見ると右肩甲帯が下制している（図 12a）．側面から見ると両側の肩甲帯は前方突出している（図 12c, d）．また，左肋骨下部の突出がみられた（図 12d）．

scoliometer では，上部胸椎で右への傾斜 3°，胸部最大突出部で左への傾斜 8°，腰部で 2°であった（図 13）．

② **可動性**：全脊柱，胸郭の可動性は大きくないものの，弯曲を修正し正中にほぼ近づくまでの可動性は有している．骨盤帯も正常な位置までの可動域は有している．

③ **呼吸パターン**：胸式呼吸優位で，吸気時に胸郭の最大突出部の拡張のみで凹んだ部分の拡張はあまりみられない．

Clinical reasoning
客観的評価からどのように統合し，仮説を検証していくか

scoliometer の傾斜からも左頚部，右胸部，左腰部の背部への突出がみられる．また姿勢の評価から，前方から見たときに右肩甲帯が下制し，側面からも両側の肩甲帯が前方突出しているため胸部の側弯を代償する頚部の側弯がみられる Tri LSle タイプだと判断できた．

また平背であり，頭部前方位もみられたことから，頭頚部への慢性的な機械的ストレスが生じていることも推測できた．scoliometer の結果から，前額面のCobb 角に比べ脊柱の回旋変形は少ないタイプであり，すでに成人していたが可動性も有しており姿勢の修正が十分可能であると考えられた．呼吸パターンからも，横隔膜の収縮が困難であることが推測できた．肩甲帯が前傾されることで，肩甲胸郭関節の可動性は減少し，

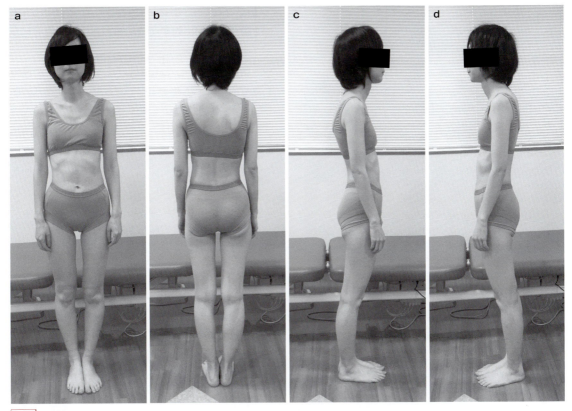

図12 立位姿勢

a, b 前額面, c, d 矢状面

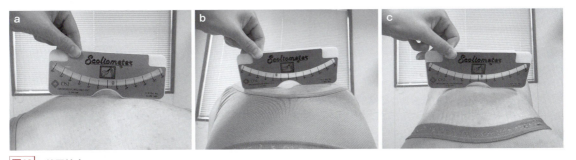

図13 前屈検査

a 上部胸椎, b 胸椎, c 腰椎

肩関節の挙上角度に制限が出現したと推測できる．この状態で日常生活を過ごすことで，腱板機能が低下しインピンジメントによる疼痛が出現していると思われた．

アセスメント

特発性側弯からの二次的な症状もすでに出現しており，早期の姿勢修正をする必要があると判断した．

1) 主たる側弯の胸部における低可動性
2) 胸郭の変形に伴う呼吸パターンの異常
3) Tri LSle タイプの側弯

プログラム

① 胸部・腰部に対する軟部組織および関節モビライゼーション

- 胸部①（図14）：患者は端座位にてやや左荷重し前方にて両腕を組む．セラピストは患者の側方より右手で患者の左肩を把持し，右脇を患者の肩甲帯に当て挟み込む．左手は胸部の右凸頂椎の肋骨背部に当て，腹側・内側・頭側の順に押すと同時に，右側屈を促す．この時，側屈を修正しようと内側に先に押すと胸部の右回旋が強くなる恐れがあるため十分注意する．

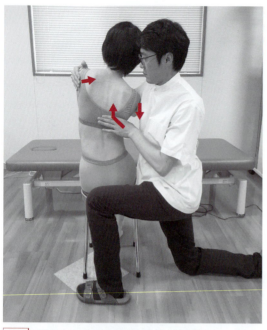

図14　胸部に対する軟部組織および関節モビライゼーション

- 胸部②（図15）：患者は胸部右凸突出部にクッションを置き，右下側臥位となる．この時，やや背臥位から側臥位になるようクッションに乗ることで，腹側から内側に背部を押すことができる．さらに，側臥位になった後にクッションを腹側に引き胸部を左回旋する．次に，患者自身の右手で左手関節を把持し頭側へ引く．そして左骨盤を下制し過ぎると腰部の左凸の側弯を助長するため右骨盤を下制するようにすることも重要である．

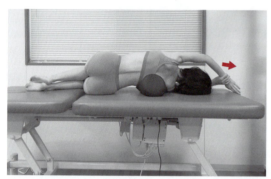

図15　胸部に対する軟部組織および関節モビライゼーション

- 腰部①（図16）：患者は，腰部の最突出部にクッションを入れた状態で左下側臥位をとる．このとき，やや背臥位から側臥位になり，腰部の最突出部を前方へ引くようにし右回旋方向を促す．さらに，このクッションを前方に引き出す．患者は左下肢を屈曲，右下肢を伸展し右骨盤を下制することで腰部の側屈と回旋を修正する．セラピストは，凹側である右側の短縮された腰方形筋を中心に軟部組織モビライゼーションを組み合わせて行う．

- 腰部②（図17）：右下肢を下ろした端座位をとる．患者は右膝下に置いたクッションを押すよう骨盤を下制する．セラピストは，左手で腰部最突出部の肋骨突起を前方に押し腰椎の右回旋を誘導し，右手で骨盤の右回旋と下制を行う．

② エクササイズ姿勢をとった呼吸パターンの修正（図18）：座位にて，右肩関節外転・外旋位，左肩関節外転位にて体幹を左へ過剰な修正を行う．そして，肋骨の凹み部分を意識させ拡張するよう口頭指示，視覚でのフィードバック，クイッ

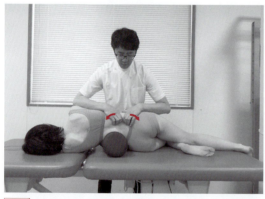

図16　腰部に対する軟部組織および関節モビライゼーション

クストレッチや抵抗を与え，動きを誘導する．

③ **腰部と頸部の左凸弯曲を強めないよう配慮した肢位での胸部右凸の側弯を修正するためのエクササイズ**（図19）：左下側臥位で，腰部の側弯を強めないよう左腰部にタオルを置き，右下肢もクッションなどでやや外転位とし修正する．右肩は外転・外旋位とし，右肩甲帯の前方突出を修正する．この肢位でシュロスの呼吸法を行う．胸郭を拡張するよう意識するのは，この肢位では特に右上部胸郭を腹側頭側方向であるが，左胸部後方の背側頭側方向にもやや意識は入れておく．セラピストは，この部位に拡張方向とは反対のクイックストレッチを入れ，さらに動きを促す．

④ **日常生活での姿勢指導**：パソコンを使った作業時間も長いため，端座位では左に荷重がかかりやすいよう左の肘掛けをやや上げてそれに支持する．また，臥床時は，主たる胸部の側弯を上にして重力による修正がかかるよう左下側臥位をとるよう指導した．また，電車のつり革は左で捕まること，立位休息時は左足が右足の前に来るよう交差して骨盤の傾斜を修正し左の壁にもたれることも加えた．

⑤ **ホームエクササイズ指導**：右肩外転・外旋位，左肩外転・内旋位とし，修正した姿勢にてシュロスの呼吸法を指導した．左肩はやや屈曲するためタオルなどで調整する．

治療後の再評価

肩関節や頸部痛は完全には消失しないものの，軽減した状態で増悪せず3年経過している．また，脊柱弯曲については胸部のCobb角は若干減少し，頸部と腰部も増悪していない．また，身長も治療開始から現在まで2cm伸び，肋骨の突出部もやや減少し美的な観点からも本人の満足度は高い．

Clinical reasoning

アセスメントに基づく治療プログラムの実施

主観的，客観的評価結果から側弯のタイプ分類を

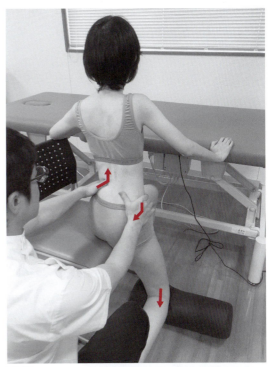

図17　セルフエクササイズとしても行える腰部に対する軟部組織および関節モビライゼーション

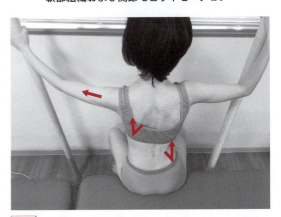

図18　エクササイズ姿勢をとった呼吸パターンの修正

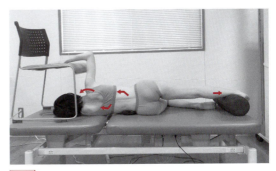

図19　胸部右凸の側弯を修正するためのエクササイズ

行い，主たる側弯とそれに付随した代償的な側弯に対して配慮した肢位でのエクササイズを実施した．その結果，数年にわたり症状を軽減した状態を維持し，さらに脊柱の弯曲や肋骨の変形を軽減することができた．

5. まとめ

特発性側弯症は，自覚症状がないことがほとんどであり，自ら発見することは少ない．そのため学校検診や健康診断などで指摘されることが多い．しかし，軽度の側弯や青年期で発症すると他者に背部を見せることも少なく，両親も気づかないことが多い．提示した症例も20歳で発見されたが，発症時期は不明である．

体幹の変形が生じると，精神的にネガティブな影響を与え，美容上の問題も大きいが，カーブが大きくなると肺や心臓を圧迫するようになり，心臓血管機能を障害する．現在の日本では，治療として有効とされているのは手術療法，装具療法であり，Cobb角が小さい者は，発見後でも経過観察のみであることが多い．我々理学療法士が行うことができる運動療法や日常生活指導はエビデンスがないとされ，実際の臨床場面で実施されることは少なく，理学療法士自身も有効な運動療法を実施する知識や技術を教育課程において習得することはない．

シュロス法は，三次元的に側弯症を捉え，正しい姿勢に自ら導く運動療法である．側弯症に伴う二次的な機能障害が生じている場合は，他項に記述されるさまざまな徒手理学療法技術による分析と治療が必要になる．シュロス法は側弯症に特化した運動療法であるため，他項とは違い自覚的症状がないため，クリニカルリーズニングによる問題解決方法が姿勢分析となることが多い．しかし，三次元的に正しい分析を行い適切な運動療法を選択できれば，修正された姿勢を得ることができる．側弯症は生涯を通して付き合わなければいけない疾患でもあり，幼児や学童，思春期から運動療法を開始するためシュロスセラピストには，さまざまな治療と患者に学習を促す知識と表現が求められる．側弯症は若年女性が多く，美容的観点からも多くの人が対応に悩み困惑し，経過観察に不安を感じ医療機関以外の施設に頼ることも少なくない．今後，医師と協力し適切な運動療法や指導を行うことは，徒手理学療法を実践する我々には重要なことと考える．理学療法士が正しく側弯症を理解し，多くの人に正しい知識と技術を伝えることを強く望む．

文献

1) 日本側彎症学会編：側弯症治療の最前線－基礎編－，医薬ジャーナル社，東京，2014
2) クリスタ・レーネルト・シュロス，中村尚人（日本語版監修）：シュロス法による側弯症治療，ガイヤブックス，東京，2015
3) Kuru T, et al：The efficacy of three-dimensional Schroth exercises in adolescent idiopathic scoliosis：a randomised controlled clinical trial. Clin Rehabil 30：181-190, 2016
4) Kyoung-Don Kim, et al：Effects of the Schroth exercise on the Cobb's angle and vital capacity of patients with idiopathic scoliosis that is an operative indication. J Phys Ther Sci 28：923-926, 2016
5) Schreiber S, et al：The effect of Schroth exercises added to the standard of care on the quality of life and muscle endurance in adolescents with idiopathic scoliosis－an assessor and statistician blinded randomized controlled trial："SOSORT 2015 Award Winner". Scoliosis 10：24, 2015
6) アンチェ・ヒューター-ベッカー編：整形外科における理学療法，ガイヤブックス，東京，2014

第Ⅰ部 総論

8. 神経系モビライゼーション

中山 孝

1. 神経系モビライゼーションとは

　神経モビライゼーションは，近年オーストラリアのElvy[1]やButler[2]により紹介され，徒手理学療法においても広く知られ，臨床実践のみならず研究も行われている．Butlerは，歴史的に眺めると整形外科医のCharnleyが腰痛に関する論文において，下肢伸展挙上テスト（strait leg raising test：SLRテスト）は臨床的にも画像診断学的にも最も重要であると述べ，また尺骨神経の神経ダイナミックテストに至っては，1929年にBragardがそれに類似したテストについて専門誌に論述していると報告している[3]．つまりその概念は決して新しいものではない．しかし，時代を経て神経モビライゼーションは神経ダイナミクスとして捉えられ[4]，さらに近年は疼痛に関する生物医学的研究のみならず，疼痛治療の生物心理社会的研究領域の発展・進歩に従い"神経免疫系モビライゼーション（mobilization of the neuroimmune system）"と呼ぶことも提唱されている[5]．

　神経ダイナミクスについて，Shacklockは"神経系のメカニクスと生理学，またそれらの関連について研究する学問である"と定義した[4]．近年，神経系モビライゼーションの適応を考察する場合に，中枢神経性感作，神経圧迫障害，末梢神経性感作および筋骨格系障害の4つのカテゴリーに分類し，神経モビライゼーションの適応は中2つのカテゴリーが適切とする報告[6]がある．しかし一方で，このような分類の妥当性に慎重な意見もある[7]．かつては神経伸張（nerve stretch, nerve tension）と呼ばれ，単に機械的特性に着目するだけであったが，現在は皮膚・筋骨格系のみならず，神経細胞，神経グリア細胞，末梢神経および中枢神経，神経内分泌，免疫系に至るまで幅広い領域に影響を及ぼすことを理解したうえで，神経モビライゼーションを実践することが望まれる．このように，神経モビライゼーションは，今後ますます発展が期待できる治療体系の一つとして注目されている．

2. 基本原理

1 神経組織の構造学的連続性

　全身の皮膚，筋・筋膜，関節周辺組織，骨膜などに分布する体性神経，内臓の求心性や遠心性（交感・副交感）神経，特殊受容器求心性神経などがあり，それらは構造的に連結している．

2 神経組織の電気化学的連続性

　神経経路は活動電位が発生すると，それをシナプス結合した隣接の神経細胞に電気的信号を送るとともに，他の神経細胞から興奮性・抑制性作用を及ぼされる．シナプス間隙では神経伝達物質により修飾された電位が次々と伝達され，その連続体を通して瞬時に信号が駆け巡る．また，神経細胞体で産生された伝達物質関連蛋白質や酵素，神経成長因子などは軸索輸送を介して順行性にも逆行性にも行き交い，軸索の成長・再生，側枝発芽などのほかシナプス形成や更新に作用する重要な役割を果たす．

3 神経結合組織と周辺組織

　伝導性を持つ神経組織を取り囲む結合組織は，中枢神経では深部から順に軟膜，くも膜，硬膜，また末梢神経では内膜，周膜，外膜より構成される．有髄線維ではミエリンと呼ばれる髄鞘が存在する．髄鞘や神経内膜により各神経線維は互いに電気的干渉を受けない．神経系をモビライゼーションすると，

電導性を有する組織と結合組織の両方が機械的刺激を受ける．また，末梢神経の神経周膜には血管が入り込み，その血管に分布する外在性の血管周囲神経のほか，神経軸索から分岐した側枝（神経幹神経：神経の神経）が神経周膜や外膜に存在し，恒常性を維持している．脊髄神経では自律神経系と体性神経系の両方から分岐した脊椎洞神経が椎間板や硬膜，くも膜を支配し，疼痛の伝導に関与していることが示唆されている．

4 機械的特性と生理学的可塑性

神経は伸張，摩擦，圧迫，捻転などの外力に応ずる機械的特性を持ち，同時に生理学的にも変容する可塑性を持つ構造体と見なすことができる．したがって，例えば腹臥位膝屈曲（prone knee bend：PKB）テストによる神経ダイナミクスによって期待する機械的要素の評価では，大腿神経が伸張されることにより，上位腰椎椎間板のような周辺組織間での動き（滑走）や制限があるか確認することは重要である．また生理学的要素では血流，イオンチャネルの活動性，炎症，および大腿神経の中枢神経性変化を象徴する下肢の運動学的特性の変化が起こり得る．

5 神経ダイナミックテストによる評価

神経組織は身体重量の約2％に過ぎないが，血液供給は全体の20％に達するといわれている[8]．しかし神経系はリザーブできる酸素がないため，血液供給が絶たれた場合は酸素や栄養不足に陥り，容易にダメージを受ける．組織の腫脹，浮腫によってもダメージを受けることは明白である．そのため，機械的，生理学的な変化が生じた神経の走行に隣接する組織の伸張性を変化させ，誤入力された信号は血流障害を惹起させ，神経系全体に影響を及ぼす．

以上のように，神経ダイナミックテストでは単に神経構造体の伸張・滑走能力を評価するのではなく，神経と連結する組織全体にもたらす変化を含めた分析を怠らないことが重要である．

6 神経ダイナミックテスト実施上の留意事項

(1) 神経損傷の起こりやすい部位

神経系は全身の他の組織とくまなく接しており，組織が損傷されると神経系も影響を受ける．その中でも特に神経が損傷されやすい場所や通路に関してButlerは以下の5つを列挙している[2]．

① **軟部組織や骨性の管内**：好例は正中神経が手関節の手根管を通過する部位である．
② **急な角度で神経枝が合流・分岐する部位**：好例は足第3～4指間で，総足底指神経がその囲まれた境界構造との間で滑走できず，神経腫を生じやすくなるMorton's神経腫である．
③ **神経が相対的に固定された部位**：好例は腓骨頭部位の総腓骨神経である．
④ **神経が高い摩擦力に曝される部位**：神経系が硬い領域と接して走行する場合によくみられ，好例は第1肋骨上を通過する腕神経叢である．
⑤ **テンション・ポイント**：伸張力が集中する点で，膝窩での脛骨神経やT6レベルの胸髄神経が好例．

(2) 評価治療の基本手順と解釈

① 実施にあたって留意する点として，神経系モビライゼーションは，徒手療法の中でも最も慎重に，しかも正確に行う必要のある徒手療法手技の一つとして認識する必要がある．したがって神経の解剖学，生理学を含めた正しい知識のもとに，治療施行後の起こり得る反応に対する適切な対応についても十分認識しておくことが重要である．

② 神経組織の伸張性を失った状態では，末梢神経や神経根が伸張された際に伸張負荷が加わることは明らかである．上肢に分布する神経支配を考慮すると，例えば頸椎神経根障害が存在する場合に神経ダイナミックテストを実施すると，手根管症候群様の痛みや症状が出現することが起こり得る．

③ 神経は動かした関節の方向に向かって動くため，一般的には肘関節を動かすと肘関節より遠位は肘関節に向かって近位に動き，肘関節より近位は逆に肘関節に向かって遠位に動く．同時にいくつかの関節が動く場合，伸張力が集中するテンション・ポイントに留意して滑走制限を評価するとよい[3]．一般的には，そのポイントで痛みが生じる場合が多い．

④ 神経ダイナミックテストは，神経への機械的ストレスに対する可動性と過敏性を評価するもの

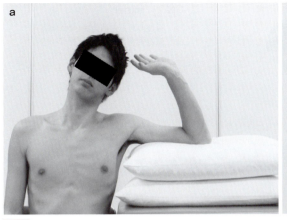 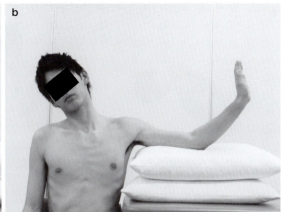

図1 slider
a 近位弛緩＋末梢伸張（尺骨神経）
b 近位伸張＋末梢弛緩（尺骨神経）

である．したがってテストを試行し，患者の症状が再現したり，動かした肢節から離れた部位に症状が出現したり，あるいは健側と比較して反応が異なる場合（非対称性）に陽性であることを示唆している．

⑤ セラピストは，制限を呈した関節，方向，角度，およびその時の患者の主観的表現を正確に記録しておく必要がある．特に刺激反応性が高い（irritable）場合は，陽性反応が一部出現するのみにとどめて慎重に実施することが大切である．例えばSLRテストで股関節45°で症状が出現した場合，足関節背屈や股関節内転の追加操作をする必要はない．

⑥ セラピストは，自動，他動，機能的運動やその他のテストなど，身体が動いているときには神経も同時に動いていることを認識することが重要である．

3．代表的手技

1 スライダー（slider）

神経組織に隣接する組織と神経との間で，神経が滑走する動きを生じさせる神経ダイナミック手技である．この手技では一方の神経端を開放した状態で他方の神経端を長軸方向に運動させることにより，神経への伸張や圧迫を起こさずに運動（滑走）させることが重要なポイントである．この方法により疼痛の軽減と同時に神経の往復運動の改善を期待する．例えば左尺骨神経のスライダー手技では，頚椎を左側屈した状態で前腕回内位とした肘関節の屈曲を行う（遠位スライダー），または逆に前腕回内位・肘関節伸展した肢位で，頚椎を右側へ側屈させる（近位スライダー）（図1）．例えば，膝を軽度屈曲位で体幹前屈運動させても坐骨神経伸張による疼痛のため指先が床につかない症例に対し，slump肢位で頚部屈曲と膝屈曲，頚部伸展と膝伸展を組み合わせ，神経スライダー手技を適用する（図2）．それによって神経の滑走性を高め，神経伸張時痛を軽減させ，体幹前屈動作を改善させることができる．

2 テンショナー（tensioner）

神経の粘弾性に基づいて神経組織に張力を生じさせる手技である．弾性限界に到達させるものではなく，神経に損傷を与えてはならない．慎重に行えば神経の粘弾性や生理学的機能の改善が図られる．例えばスランプテストでは，頚部屈曲と同時に膝伸展と足関節背屈を組み合わせることができる．より積極的な神経モビライゼーションであるため，著しい神経感作を有する時期は適用を避け，積極的な介入時期に実施することが推奨される（図3）．スライダー手技では痛みを生じることがなくなり，神経伸張位での活動が要求される場合に本手技を適用する．

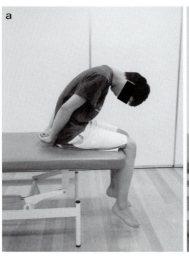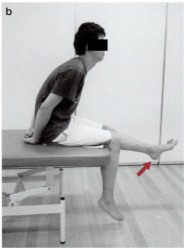

図2 slider
a 近位伸張＋末梢弛緩（坐骨神経）
b 近位弛緩＋末梢伸張（坐骨神経）

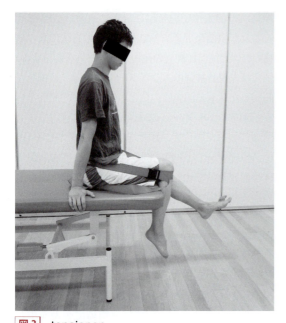

図3 tensioner
坐骨神経感作に対するselfトレーニング.

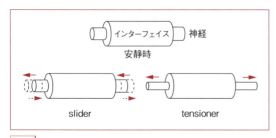

図4 sliderとtensionerの模式図

一例を挙げるならば，最大の伸張位でのパフォーマンスを要求されるやり投げのアスリートに対し，正中神経に対するテンショナー手技を適用し，バックスウィング時の神経性疼痛や肩の可動性改善につなげる．図4は上記2つの手技を模式的に示した．

4．症例提示

症例の基本情報

58歳男性．主訴は左頸部〜肩の痛み，前腕外側〜母指・示指のしびれ．最近は左肩の運動時痛（結帯動作および肩の外転・挙上動作）が強くなった．本症例に対するクリニカルリーズニングと一連の評価・治療を紹介する．

▶ **診断名と医学的所見**

X線所見ではC5/6椎間孔部の骨棘による狭窄，Luschka関節部の退行変性所見が認められた．問診，経過，症状とX線所見より変形性頸椎症＋肩関節周囲炎と診断された．

▶ **現病歴**

42歳頃から胸椎部の痛みを初発症状に，左母指のしびれが出現．次第に示指〜前腕外側部へとしびれや痛みが出現した．仕事は教員であり，コンピュータを使った座業，立位での授業，長時間の会議などで頸部痛や肩の疼痛が増悪する．経年に従い

図5 症状の部位

✓：問題ない部位
P：痛み(pain)
P+N：しびれ(pain and needles)

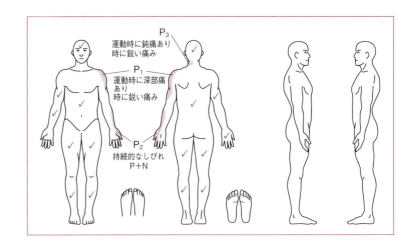

C6レベルの筋力低下が著明となるも日常生活には大きな支障はなく，現在に至るまで自己管理で経過した．最近，肩関節周囲の筋力低下に伴い，重量物運搬時の肩の痛み，関節可動域制限が増強された．今朝，通勤中の電車で揺れた瞬間に頭上のつり革をつかもうと左手を伸ばしたときに左肩に激痛が走り，30秒程度耐えがたい痛みを経験した．その後，肩の痛みと挙上困難の症状を呈したため，整形外科を受診し理学療法を開始した．

Clinical reasoning

症例の基本情報から何が考えられるか

本症例の症状，現病歴，経過より診断名である変形性頚椎症によるC6頚髄神経根症が基礎疾患として存在し，外傷が加わり症状が悪化したものと推察された．長い経過から末梢神経性感作は存在すると思われたが，痛みの強度(severity)，刺激反応性(イリタビリティ：irritability)は強くなかったことを勘案すると，中枢神経性感作は否定できると考えた．今回の激痛の直接的原因は突然の外乱に反応するための肩挙上による軟部組織を含めた筋骨格系の外傷であると考えられるが(肩関節周囲炎(五十肩))，神経系の関与も推察され，さらに詳しく理学療法検査を実施すべきと判断した．

主観的検査（聞き取り）

Day 1の訴えは，手を挙上できない，手を後方に回せないであった．また母指〜前腕外側のしびれや感覚が左右で異なると訴えた．左側臥位は以前より頚部痛のため避けていた．2ヵ月前より明け方の寝返りや起き上がり時に肩の痛みがあり，注意して動作を行っていた．受診当日の来院途中で左肩に激痛が走った(VAS：10/10)．現在は肩に安静時痛はない．運動痛は，肩の外転，内・外旋，結帯動作(hand behind back：HBB)．疼痛動作時の痛みはVASで5/10．痛みは動作終了後10秒程度で収まった．安静時のしびれはC6髄節に沿い，前腕外側〜母指・示指にみられ，時に中指〜小指にもしびれがあると訴えた．左肩痛(P1)，左前腕外側〜母指・示指しびれ(P2)，左下位頚部痛(P3)をbody chartに図示した(図5)．

Clinical reasoning

主観的評価からどのような仮説が立てられるか

典型的なC6神経根症状を呈し，髄節に沿った末梢神経のしびれを認めた．発症からの経過が長いため肩甲帯周囲筋の萎縮，廃用性症状により肩関節運動制限が出現していると思われたが，疼痛を伴った肩関節周囲炎症状も出現していた(疼痛〜拘縮期移行期)．末梢神経感作を確認する必要があり，あわせて神経学

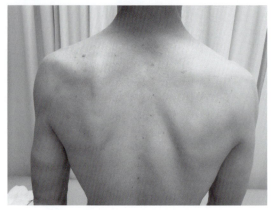

図6 肩甲骨の位置と肩甲帯周囲筋萎縮

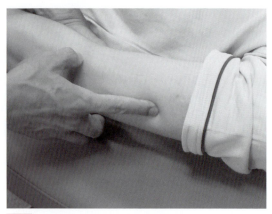

図7 橈骨神経の圧迫による疼痛誘発

的検査は必要であった．その他，疼痛誘発は極力抑えたうえで，肩関節の関節可動域，筋力テストも可能な範囲で行う方針とした．

客観的評価

Day 1

① **姿勢・肩甲骨の位置確認**：左肩甲帯周囲筋の萎縮（＋）．特に棘下筋，棘上筋．左肩甲骨の上方挙上・内旋および前方突出が顕著（図6）．頭部前方位なし．

② **神経学的検査**：
1) 深部腱反射：上腕二頭筋，上腕三頭筋，腕橈骨筋に左右差なし．
2) 神経根症：spurling test（頚部自動伸展・左側屈・左回旋）左陽性（放散痛：上腕外側〜母指・示指），右陰性．
3) 感覚検査：C6髄節に合致した感覚異常（しびれ）あり．またC6領域の触覚過敏あり．

③ **関節可動域**：
右側：正常可動域内．
左側：肩屈曲130°，外転75°（それ以上では肩甲骨面上で外転），外旋15°，内旋0°（肩外転75°肢位），水平屈曲90°，水平伸展0°，HBB：母指到達L1棘突起（右ではT7棘突起）．
どの運動方向でも最終可動域付近で肩に疼痛あり（VAS 7-8/10）．
追加検査（左肩の疼痛・拘縮の確認）：手関節掌屈および肘屈曲位では肩関節外転90°可能（疼痛回避肢位），それ以上の挙上では肩甲骨面運動となった．頚椎右側へ屈曲させた肢位での肩外転は60°で疼痛あり．

④ **筋力検査**：
右側：肩〜手指は5レベル．
左側：肩外転4，屈曲4＋，外旋（第1肢位にて）4，内旋4＋，水平屈曲・伸展4＋．肘屈曲4＋，伸展4，手関節伸展4，手指屈筋・手内筋5，筋萎縮は棘上筋，棘下筋，大胸筋に著しい．手指屈筋・手内筋5（CR：C6レベルを中心に髄節上下で筋力低下を認める）．

⑤ **ニューロダイナミックテスト（upper limb neurodynamic test 1：ULNT1）**：肩外転80°，手関節背屈70°，前腕回外90°，肘伸展−40°（イリタビリティVAS 8/10）．正中神経系障害の関与が疑われた．

⑥ **末梢神経感作**：腕神経叢の胸郭出口部の圧痛あり．また橈骨神経の圧迫による疼痛誘発を認めた（図7）．

Clinical reasoning

客観的評価から何がわかるか

左肩甲帯周囲筋，特に棘上・棘下筋の萎縮や肩の前方突出肢位，末梢神経性感作の客観的検査所見から推察すると，腕神経叢の中でもC6髄節レベルを中

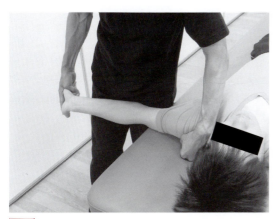

図8　正中神経 slider 最終肢位

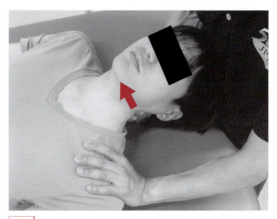

図9　左C5/6 外側滑り

心とした神経障害が疑われた．またニューロダイナミックテストにおいて橈骨神経と正中神経の障害が示唆されること，spurling test で生じた上肢外側〜母指・示指への放散痛やC6領域の皮膚の過敏症状から統合すると，C6神経根絞扼症状と思われた．関節可動域制限は筋力低下によるもの，日常生活における最大可動域での活動頻度の減少，および今回の疼痛発症の原因となったエピソードによるものが重複して生じたと推察した．しかし，比較的高い活動性のため肩関節可動性は比較的良好に維持され，腱反射に異常がないことから中枢神経性障害は否定され，中枢性感作が認められないことは治療への好材料と捉えた．

評価から得られた問題点

1) 頚椎症由来のC6神経根症状
2) 髄節に沿ったしびれと痛み
3) 急性外傷による肩関節痛
4) 末梢神経感作症状
5) 左肩甲骨周囲筋の筋力低下
6) 肩関節の可動域制限

Day 1 治療

治療①：ULNT 1 の slider 手技（図8）を10回×2セット：頚椎症の影響を考慮し，肘の伸展による末梢 slider を選択した．

治療②：頚椎由来の末梢神経感作症状に対し効果が示されている手技である外側滑り手技（図9）をC5/6間で行った．具体的にはC5椎体をC6に対して右側へ滑らせる手技（lateral glide）を10回行った．

Day 1 治療結果

肩関節ROMの改善（＋）：外転90°，HBBは母指到達T10レベル．ULNT 1：肩外転90°，手背屈90°，前腕回外90°，外旋30°，肘伸展0°と改善した．

Clinical reasoning

Day 1 は急激な疼痛の発症当日であったため，急性症状と捉え，増悪回避のため最小限の評価・治療にとどめた．治療は slider 手技による神経モビライゼーション（10×2セット）とC5/6間の外側滑り運動を行ったが，疼痛の軽減とULNT 1 テストの改善および肩の自動運動可動域の改善を認めた．しかし肩関節の疼痛，可動域制限は残存し，橈骨神経末梢性感作症状もあることから，次回は橈骨神経のテストおよび頚椎の椎間関節副運動（PAIVMs）による副運動評価，ならびに感作症状の確認も必要と考えた．さらに肩関節ROM関節可動域の制限は，筋・関節包の短縮など，廃用性の変性要素も考えられたため，特殊テストも加味し，追加評価を必要とした．同時に頚椎の可動性（自動ROM），PAIVMsの評価も実施する方針とした．ホームプログラムは，自動 slider 肘伸展，手背屈パターンを1日20回程度（分割）実施するよう指導した．

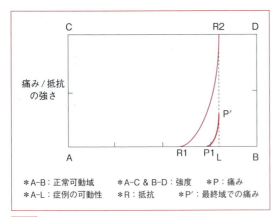

図10 左肩甲上腕関節 A-P 副運動ムーブメントダイアグラム

*A-B：正常可動域 　*A-C & B-D：強度 　*P：痛み
*A-L：症例の可動性 　*R：抵抗 　*P'：最終域での痛み

Day 2（Day 1 より 10 日後）

主観的検査（聞き取り） Subjective

上腕外側部の圧痛点を訴えた．HBB の際，手関節を掌屈肘伸展位で前腕外側に張りがあり，時々痛みがあると訴えた．Day 1 終了後，特に痛みは増強しなかった．ホームプログラムは 5/10 日実施したと述べた．

客観的評価 Objective

① 頚椎 ROM テスト：自動屈曲正常範囲内．伸展・左回旋最終域 P1．側屈右 30°，左 15° P1．
② 肩関節 ROM (Lt)：HBB 母指 L3 レベル（右 T10）(*)，屈曲 140° P1，外転 100° P1 (*)．外旋（第 1 肢位）30° P1，肩内旋（第 2 肢位）0°，水平内転 10°（対側肩に手が届かない）P1．左肩関節 A-P（前後）副運動の可動域は正常の 3/4 程度であり，ムーブメントダイアグラムでは R（抵抗）による制限であった（図10）．
③ full-can test：左右ともに陰性．empty can test：P1．Hawkins-Kennedy：P1．
④ 圧痛点：棘下筋，小円筋に著明．
⑤ neurodynamic：ULNT 1 肩 90°外転，手関節背屈 90°，前腕回外 90°，肩外旋 40°，肘伸展 −60°(*)．
ULNT 2b：手関節掌屈 2/3，肩外転 20° P2（右 40°）(図 11)(*)．
⑥ PAIVMs：左一側性（椎間関節）PA：C3/4〜C5/6 左・右側ともに硬さ (stiffness) および P3 局所痛あり（図 12）．特に C5/6 は痛みを訴えた．頚部の筋性防御 (muscle-guarding) を認めた．

（注）：*印は特に治療上重要な評価項目．

Clinical reasoning

客観的評価から何がわかるか

頚椎の伸展，左回旋・側屈に可動域制限を認め，理由は明らかでないが HBB 肢位では初回治療後の可動域と比べ両側ともに制限が強かった．肩関節の屈曲方向への可動性は改善していた．2 つの棘上筋への負荷テストで陽性を示し，急性外傷または慢性的な筋力低下による影響が示唆された．水平内転に痛みと可動域制限が確認できたため内側インピンジメントを調べた．その結果，テスト上で陽性となった．これは肩関節外旋筋群に圧痛点が存在することを考慮に入れると，肩関節外旋筋や後方関節包のタイトネスが原因と考えた．ULNT 1 では改善を認めたが，ホームプログラムでの継続的トレーニングが効果的であったと推察された．また ULNT 2b で制限を認めたこと，ならびに該当する頚椎神経髄節レベル C5/6 椎間関節の A-P 副運動による痛みの誘発とスティフネス (stiffness) から，C6 髄節レベルの末梢神経感作症状と判断した．

Day 2 治療

① PAIVMs：C3/4〜C5/6 grade III+P3 　結果 ⇒ ULNT 1 　肩関節外転：100°，手背屈 90°，前腕回外 90°，外旋 45°，肘伸展 0°(*)．
② 正中神経 slider（肘伸展−屈曲，頚椎左側屈−右側屈）．橈骨神経 slider：肩甲骨の下制−肩内転，肩甲骨挙上−肩外転 　結果 ⇒ ULNT 2b：肩関節外転：40° P(−)(*)．
③ フリクションマッサージ (friction massage)：棘下筋，小円筋，三角筋後部線維　結果 ⇒ HBB 左母指 L1 レベル(*)　外転 105°，水平内転 20°（対側肩に手が届いた）．

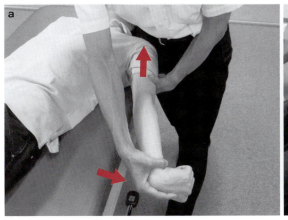 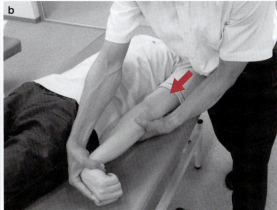

図11 橈骨神経 slider
a　C5/6 左一側性椎間関節 PA 手技
b　橈骨神経 slider 頚部伸張−肩関節弛緩

5. 治療後の再評価

① **ULNT1**：肩関節外転：100°，手背屈 90°，前腕回外 90°，外旋 45°，肘伸展 0°（*）．
② **ULNT2b**：肩関節外転：40° P（−）（*）．
③ **HBB L**：母指到達レベル L1（*）外転 105°，水平内転 20°（対側肩に手が届いた）．

Clinical reasoning

Day1 で C6 神経根症状とそれに伴う末梢神経性感作症状に対する治療として選択した神経モビライゼーションを実施し，またホームプログラムとして指導したところ，一定の効果を認めた．主症状である左肩の運動時痛の発症機転は，C6 レベルを中心とした肩甲骨周囲筋（三角筋，棘上・棘下筋・小円筋（腱板構成筋）），上腕三頭筋，手関節背屈筋の筋力低下状態での日常生活活動において，繰り返す微細な損傷が肩関節周囲筋，軟部組織に加わり，肩関節周囲炎（五十肩）の症状に至ったと推察された．圧痛点に対する痛みの症状，empty can，Hawkins-Kennedy test，ROM などからも仮説は支持された．また，少なからず神経系障害を有し，末梢神経性感作による頚椎〜肩〜前腕外側〜母・示指の疼痛や末梢のしびれは C6 髄節領域に合致し，頚椎の触診，特に PAIVMs によって明

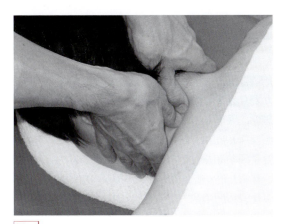

図12 PAIVMs 左 C5/6 unilateral PA

らかに関節副運動に対する痛み，スティフネス所見が見出されたことで仮説が支持された．

本症例の主訴である「左肩が挙がらない，左手を腰に持っていけない，動かすと痛みが伴い，左親指・示指がしびれている」という症状の発症原因の基盤は C6 頚髄神経根症である．発症からの経緯が長く，その間特に診療を必要としなかったことから，中枢神経性の神経障害性疼痛の発症には至らず，末梢神経性感作を併存した状態で推移したと判断した．神経系モビライゼーションは正中神経・橈骨神経に対し，それぞれ肘運動によるスライダーと，肩甲骨運動によるスライダー手技を用いて治療を行い，即時効果を得ることができた．Day 2 においても継続した神経モビライ

ゼーション治療の効果を認めた．

今後 C5/6 椎間関節の感作症状による痛みとスティッフネスに対する治療は，末梢神経性感作症状の経過を見ながら症状が継続するならば治療を検討してもよいだろう．またホームエクササイズには，正中神経や橈骨神経のセルフモビライゼーション，特に経過に従いスライダーからテンショナーへの発展も指導したい．さらに肩関節副運動獲得治療で得られた結果を踏まえ，獲得された可動域を維持するセルフエクササイズや，肩甲帯～上肢の筋力トレーニングメニューも加え，積極的な患者自身の治療への参画を促せば，予後はよい方向に向かうと予測された．

6．まとめ

神経系モビライゼーションは，適用と禁忌を十分理解し，症例の症状，回復段階，必要度に応じて的確に臨床応用すると同時に，研究活動により明らかとなる事実が増えると予測される．また痛みの生理学，薬理学，免疫学，内分泌学，精神・心理学，疫学など幅広い集学的アプローチのもとに，今後も徒手理学療法の発展を牽引する領域であり，可能性を秘めた治療概念である[9]．今後，医師やセラピストを含めた医療提供者，患者，患者を取り巻く家族や友人を含めた関係者が，神経性の痛みを含む筋骨格系障害についてどのように考え，どのようなアプローチを行っていくか，重大な課題の解決に向けた継続的な努力が求められている．

謝辞：稿を終えるにあたり多大なるご理解ご協力をいただいた理学療法士，藤平慎一氏と三根幸彌氏に感謝申し上げます．

文献

1) Elvey RL：Treatment arm pain associated with abnormal brachial plexus tension. Aust J Physiother 32：225-230, 1986
2) Butler DS：Mobilisation of the Nervous System, Churchill Living Stone, Melbourne, 1991
3) Butler DS：The Sensitive Nervous System. Noi, Adelaide, 2000
4) Shacklock M：Clinical Neurodynamics－A New System of Musculoskeletal Treatment, Butterworth-Heinemann, Elsevier, 2005
5) Coppieters M, et al：Mobilisation of the Neuroimmune System, Course Note, Adelaide, 2015
6) Toby H, et al：Manual Concept, Classification & Management of Neural Pain Disorders, Course Note, 2013
7) Nijis J, et al：Low back pain：Guidelines for the clinical classification of predominant neuropathic, nociceptive, or central sensitization pain. Pain Physician 18：E333-E346, 2015
8) Dommisse GF：The blood supply of the spinal cord and consequences of failure. Grieve's Modern Manual Therapy, 2nd ed, Churchill Livingstone, Edinburgh, 1994
9) Butler DS, et al：Explain Pain, 2nd ed, Noi, Adelaide, 2013

第Ⅰ部　総論

9. 筋と筋膜に対するアプローチ

竹井　仁

1. 筋と筋膜に対するアプローチとは

　治療手技は患者の身体状態に合わせて選択されるべきであり，治療手技に患者を当てはめるべきではない．患者の身体状態に対して治療手技は選択されるべきであり，患者の身体状態の変化・回復に合わせて手技を取捨選択していかなければならない．

　そのためには，包括的アプローチ（包括的治療手技）＝構造的アプローチ（徒手理学療法）＋機能的アプローチの考え方が必要となる．

　構造的アプローチは，各系（感覚器系，リンパ系，結合組織と筋系，関節系，神経系，循環系，内臓系など）を評価・診断した上で，最も適する治療手技を選択するアプローチである．このアプローチは，人間だれしもが持つ構造に対してアプローチする方法であり，疾患という枠組みは不要である．一方，機能的アプローチは，初期の伝統的理学療法（自動的・他動的関節可動域運動や運動療法，歩行訓練，漸増的抵抗運動，電気療法など）と，その後の神経学的な抑制と促通の理論からなる方法（RoodやBobath，Knott，Brunnstromら）が含まれる．これら構造と機能に対するアプローチは同時進行で考える必要がある．どちらかが欠けたり，どちらかに偏ってしまうような治療は，包括的アプローチとはいえない．

　表1は，構造的アプローチの中でも，結合組織と筋系に対するアプローチを示す．ここでは，筋膜リリースと筋膜マニピュレーションに関して概説する．

2. 基本原理

　これまでの癖，生活環境，過用，不良姿勢，誤った運動パターンに加え，既往歴（外傷，障害，手術）が複雑に絡み合い，筋膜機能異常が生じる．年齢が高くなるほど，筋膜機能異常は広範囲に及ぶことになる．

　筋膜機能異常は，筋膜高密度化・基質のゲル化・ヒアルロン酸凝集化の3つが原因として生じる[1〜5]．

　筋膜は，全身に連なる三次元的に連続した結合組織であり，筋膜は全体として身体のすべての他の要素を被っており第2の骨格とも言われる（図1）．筋膜は，膜に強度と形態を与えるⅠ型コラーゲン（膠原）線維と，形態記憶性と伸張性を与えるエラスチン（弾性）線維からなる．これらの役割は，いずれも姿勢と運動のコントロールにとって重要な要素である．

　深筋膜はエラスチン線維が乏しく，1本1本の筋線維を覆う筋内膜はコラーゲン線維のみである．筋外膜は筋周膜に，筋周膜は筋内膜へと連続的なつながりを持っている．深筋膜を腱膜筋膜と呼ぶこともあり，この場合は腱膜筋膜と筋外膜を併せて深筋膜と表現する．ここでは，深筋膜と筋外膜という表現で解説する．

　筋外膜からは深筋膜へと筋線維の一部が挿入しており（図2）[6]，これによって，深筋膜は関節を越えて，筋外膜の緊張を他の筋へと伝播する（図3）．

　また，腱は筋外膜の延長である．腱線維は，筋周膜と筋内膜の波状コラーゲン線維が，平行かつ伸張しないコラーゲン線維へ形質転換したものである[1,2]．よって，筋の過用による収縮は，腱を通して関節包の機械的受容器のタイプⅢ受容器（ゴルジ

表1　結合組織と筋系に対するアプローチ

手技	概要
muscle pain relief	strain-counterstrain を筋膜配列に沿った筋筋膜治療として，竹井がオリジナルに発展させた技術．筋力のベクトルが収束する筋外膜上の協調中心 (centre of coordination：CC) の痛みに対して，他動的に最も痛みが少ない楽な姿勢をとらせて，筋紡錘を他動的に短縮させ，不適切な固有受容器活動を減少もしくは抑制し，痛みを軽減する
筋膜リリース myofascial release	全身の膜組織を対象として，単なる膜の伸張ではなく，膜のねじれをリリース（解きほぐす）し，基質の粘稠度を変化させ筋・筋膜のバランスを整える．協調中心 (CC) と筋膜配列の考えでさらに効果があがる
筋膜マニピュレーション fascial manipulation®	協調中心 (CC) と，幾つかの筋膜の単位力が収束するより幅広い領域または点としての融合中心 (centre of fusion：CF) を治療対象とする．高密度化した CC に対しては，筋膜配列に沿って評価と治療を行う．各 CC に対して十分な時間の摩擦を与え，基質の粘稠性を修正する．動筋と拮抗筋のバランスも考慮する 融合中心 (CF) は，複合的な運動の協調に関与する．筋膜対角線と筋膜螺旋に沿って評価と治療を行う．CC より圧を少なめにして，摩擦の滑りを増やす
軟部組織モビライゼーション soft tissue mobilization	徒手的接触，圧迫，運動にて，伸展性を回復させ，痛みを軽減させる方法 伝統的マッサージ，結合組織マッサージ，伝統的軟部組織モビライゼーション，Kaltenborn と Evjenth による Nordic system の軟部組織モビライゼーション（横断マッサージ，機能マッサージ，等尺性収縮後弛緩 hold & relax，静的ストレッチング，拮抗筋の最大随意収縮，オートストレッチング）
その他	トリガーポイント圧迫リリース法，随意収縮を用いたリリース法，各種ストレッチング，Rolfing など

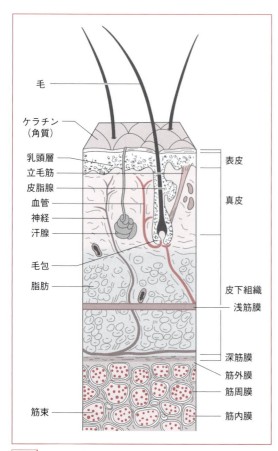

図1　筋膜の構造

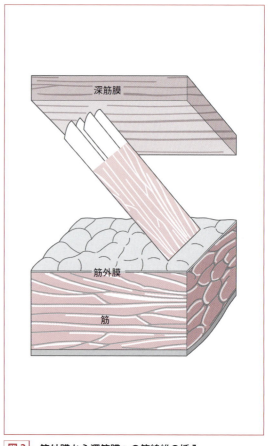

図2　筋外膜から深筋膜への筋線維の挿入
（文献6より引用）

腱器官様）と侵害受容器のタイプⅣ受容器（自由神経終末，神経叢）を刺激することになり，患者は関節周囲に痛みを訴えるようになる．この疼痛を感じる部位を，認知中心（centre of perception：CP）と呼ぶ[1,2]．

仮に，ギックリ腰（仙腸関節後屈ロック），出産後の腰痛（仙骨前屈下制），facet syndrome（腰椎伸展ロック）などのように疼痛が関節由来であるとはっきりしている場合は，関節に対するアプローチを行うのが適切である．しかしながら，筋外膜の機能異常が原因で関節周囲に痛みが生じている場合は，関節に対するアプローチだけでは一時しのぎにしかならず，その認知中心の痛みは再発することになる．よって，適切な評価による，構造的アプローチの選択が重要になる．

筋膜リリースと筋膜マニピュレーションは，一方向の筋力が収束する筋外膜上の点である協調中心（centre of coordination：CC）と，幾つかの筋膜の単位の力が収束するより幅広い領域または点としての融合中心（centre of fusion：CF）を治療対象とする[1〜5]．このCCとCFは，万人に共通した部位にあり，経験則のトリガーポイントや経穴と8割程度は一致する．このCCとCFはイタリアの理学療法士Luigi Steccoを中心に発見された点で，解剖学・生理学的なエビデンスも示された明確な点である[1,2]．

高密度化したCCとCFに対しては，筋膜配列に沿って評価と治療を行う．

筋膜リリースでは，各CCを両手で挟み込むようにして，圧と伸張によってその筋膜の高度化を解除（リリース）していく．

筋膜マニピュレーションでは，各CCに対して十分な時間の摩擦を与え，基質の粘稠性を修正する．融合中心（CF）は，複合的な運動の協調に関与する．筋膜対角線と筋膜螺旋に沿って評価と治療を行う．CCより圧を少なめにして，摩擦の滑りを増やす．

筋の過用により，筋外膜の一部に筋膜が高密度化し，基質がゾル状からゲル状へと変化し，コラーゲン線維とエラスチン線維が自由に動けなくなる．その基質の粘稠性を修正するのに加え，筋膜の滑走性を改善することも治療目的となる．その滑走性は，

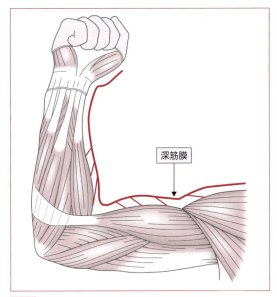

図3 関節を越えての深筋膜のつながり

筋膜の疎性結合組織内にあり，潤滑油として作用するヒアルロン酸（図4）が筋膜の高密度化に伴い凝集化することで，円滑性が障害される[7]．筋膜機能異常を解消することで，このヒアルロン酸の凝集化を解消することも主な治療目的となる．

治療は，筋膜配列のパズルを解くことが重要となる．まず，身体を体幹5分節，下肢4分節，上肢5分節の合計14の分節に分ける（表2）．CCの筋膜配列は，矢状面（前方運動 antemotion（AN）・後方運動 retromotion（RE）），前額面（内方運動 mediomotion（ME）・外方運動 lateromotion（LA）），水平面（内旋運動 intrarotation（IR）・外旋運動 extrarotation（ER））の6方向の筋膜配列がある（図5）．CFの筋膜配列は，4つの対角線（図6）と4つの筋膜螺旋（図7）がある．

評価項目は，まず診断名，手術歴，X線やMRI画像所見，疼痛部位（実際に示してもらう），疼痛が急性か慢性か反復性か，その時の痛みの程度はVASで0〜10のどの程度か，疼痛を伴う運動は何か（実際に見せてもらう），四肢末端や頭部の異常感覚の有無，随伴性疼痛の有無，既往歴（時系列で）の有無を聴取する．

これらの問診と観察から，どの面のどの分節が問題なのか仮説を設定する．

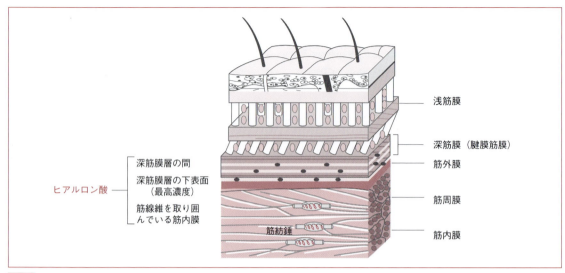

図4 筋膜内のヒアルロン酸

表2 身体の14分節

	略語	ラテン語	英語	日本語	構成要素
体幹	CP	Caput	head	頭部	3要素：眼，耳，顎関節 頭蓋骨と顎関節，眼の筋，側頭筋
	CL	Collum	neck	頚部	頚椎，頚部筋膜，頚腸肋筋
	TH	Thorax	thorax	胸郭	胸椎，胸肋関節，胸腸肋筋，胸筋
	LU	Lumbi	lumbar	腰部	腰椎，筋膜，腰腸肋筋，腹直筋
	PV	Pelvi	pelvis	骨盤	仙腸関節，恥骨結合，殿筋，腹斜筋，腹直筋
下肢	CX	Coxa	thigh	股	股関節，大腿，内閉鎖筋，恥骨筋，梨状筋
	GE	Genu	knee	膝	膝関節，大腿筋膜，大腿四頭筋，大腿二頭筋
	TA	Talus	ankle	距骨	足関節（距腿関節），下腿筋膜，腓腹筋，脛骨筋
	PE	Pes	foot	足趾	足根骨間および趾節間関節，筋膜，骨間筋
上肢	SC	Scapula	scapula	肩甲骨	肩甲胸郭および鎖骨の関節，僧帽筋，前鋸筋，菱形筋
	HU	Humerus	shoulder	上腕	肩甲上腕関節，三角筋，上腕二頭筋，棘上筋
	CU	Cubitus	elbow	肘	肘関節，上腕筋膜，上腕二頭筋，上腕三頭筋，腕橈骨筋
	CA	Carpus	wrist	手根	橈骨手根関節，橈側手根伸筋と尺側手根伸筋
	DI	Digiti	fingers	手指	手根骨間および指節間関節，骨間筋

　その上で，運動検証と触診検証を行い，筋膜配列を決定する．治療においては，動筋と拮抗筋のバランスを調整することも考慮する．治療後には，再評価を行う．

　治療によって筋膜を正常な配列に再構築することで，筋・筋膜痛解消，筋出力・柔軟性・運動パフォーマンス・ADLの改善に効果が生じる．

3．代表的手技

　筋膜リリースの基本的な3手技を図8に示す．特にCCの筋膜制限を取るために実施する．筋膜は網目模様なので，長軸方向といっても，頭側か，頭側・外側か，頭側・内側のどの方向の制限が強いかを感じ取る．同様に，尾側か，尾側・外側か，尾

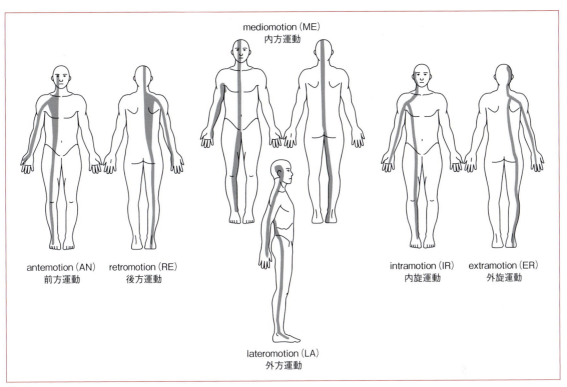

図5 CCの筋膜配列

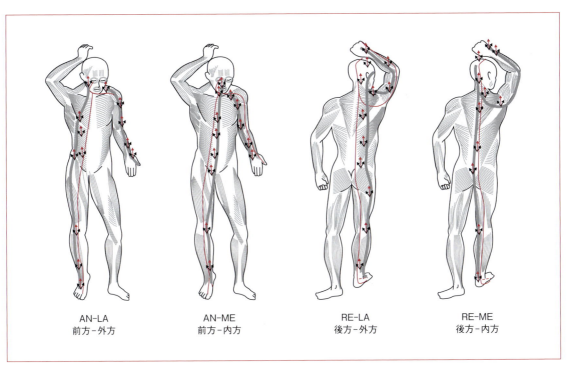

図6 4つの筋膜対角線配列

9．筋と筋膜に対するアプローチ

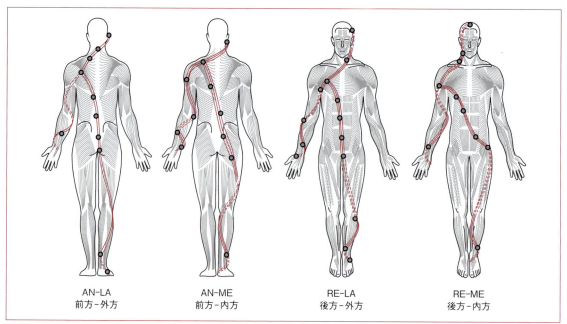

| AN-LA | AN-ME | RE-LA | RE-ME |
| 前方-外方 | 前方-内方 | 後方-外方 | 後方-内方 |

図7 4つの筋膜螺旋配列

側・内側のどの方向の制限が強いかを感じ取り，深筋膜まで圧を加えた後に，それぞれの制限されている方向に伸張を加えていく．また，骨盤隔膜，横隔膜，胸郭上口，舌骨周囲，後頭顆の領域は，横断面の筋膜をリリースする．pullは，arm pullとleg pullを用いて，筋膜リリースの最終調整として筒状に筋膜をリリースする．

筋膜マニピュレーションはCCとCFに対して治療を実施する(表3)．治療には，肘頭，Hüter三角面，手指のPIP関節を屈曲したナックル，指先などの部位を用いて，疼痛部位の面積や症状によって使い分ける．治療は，これらの部位を用いて，CCあるいはCFの筋外膜または深筋膜まで十分な圧を加え，皮膚を滑らないように十分な摩擦を加える．筋膜の高密度化が強く，治療時に関連痛を生じる場合は治療時間も3分以上必要とする．痛みの程度に応じて強さも調整し，患者が感じる痛みが治療中に8/10を超えるようなことはあってはならない．

筋膜マニピュレーションの治療後すぐに，患者は治療部位周辺の症状とある程度の局所熱感の改善を感じる．腫脹はなく，患者の気分は治療前よりも良い．この領域では，疎性結合組織の変化のために小さい陥凹を生じるかもしれない．10〜15分後，患者は症状の悪化と局所痛の増加に気がつくことがある．これは，血液流入の増加とともに滲出期の結果として形成される浮腫に起因する．筋膜マニピュレーションは，線維芽細胞の新しい配向を可能にするために基質の結合を妨げる．筋膜の炎症期に続く数時間は，マクロファージに追従する好中球が出現している時期であり，それは同時に新しく形成された壊死物質を除去する．筋線維芽細胞は活動的となり，新しいⅢ型コラーゲン線維を生産する．次の3日間，治療部位に最終的に小さい血腫が現れ，個々の素因にもよるが，症状を一時的に悪化させる可能性がある．治療の5日後には，局所痛は減少し，筋膜の張力バランスが整い症状と腫脹が改善する．次の治療も可能となる．次の20日で，最初のⅢ型コラーゲンは牽引のラインの方向にゆっくりと配置していき，より安定したⅠ型コラーゲンに置き換えられる[1,2]．

これらの経過を考慮すれば，筋膜マニピュレーションを用いた治療は週に2〜3回程度で十分である．患者には治療後の数日間は負荷のかかる動作は控えさせるが，通常の日常生活活動は制限しなくて

もよい．また，生じている炎症反応は正常な反応なので，冷湿布を貼ったり，鎮痛薬を飲むことは控えさせる．

4．症例提示

ここで，筋膜マニピュレーションを用いた症例を提示する．

1 CC を用いた矢状面の治療例

症例の基本情報

患者は35歳男性．右側後部の骨盤，大腿，膝，踵に分布する坐骨神経痛様の疼痛を訴えていた．

主観的検査（聞き取り）

疼痛は，約6ヵ月間みられ，この2週間で特に強くなった．2年前，患者は右膝蓋骨の骨折を負ったが，2ヵ月以内に寛解した．階段や坂道を降りる際に膝前部に疼痛があった．

Clinical reasoning

基本情報と主観的検査から何が考えられるか

ヘルニアの所見はみられないことから，筋膜配列による機能異常が考えられた．既往歴に右膝蓋骨の骨折があることから，その痛みの代償として筋膜がバランスをとることで，下肢後面の筋膜も高密度化を生じたことが考えられた．

客観的検査

運動検証として，一側下肢に体重を完全にかけて，同側膝を屈曲（ランジ動作）し，膝-前方の筋膜単位を収縮させると，疼痛は膝蓋腱（CP）に現れた．運動検証の結果，矢状面の運動で明らかな疼痛が確認できた．

触診検証によって，AN-GE（膝-前方）のCCの高密度化と強い疼痛が，大腿直筋中央部の外側に確認できた．さらに，RE-PV（骨盤-後方）の大殿筋下部線維と，RE-TA（距骨-後方）の腓腹筋外側頭のCCにも高密度化と強い疼痛が確認できた．

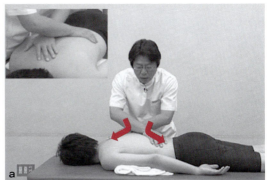
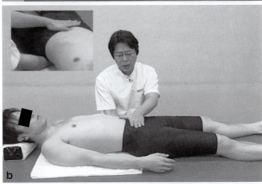
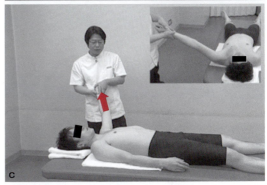

図8 筋膜リリースの基本的な3手技
a 長軸方向リリース
b 横断面リリース
c pull

表3 CCとCFの治療

	CC	CF
治療領域	小 1〜2cm²	大 2〜3cm²
治療手段	肘頭（70％） PIP関節のナックル（28％） 指先（2％）	ナックルまたは指節骨（80％） 肘（20％）
組織	深筋膜 筋外膜	支帯（深筋膜）
動かし方	80％ 圧 20％ 滑り	60％ 圧 40％ 滑り
疼痛の型	重度，針刺し感	針刺し感，灼熱感

9．筋と筋膜に対するアプローチ

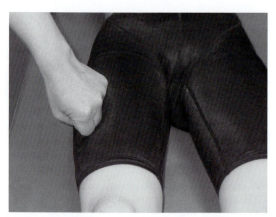

図9　右 AN-GE の CC の治療

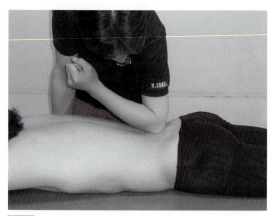

図10　右 RE-PV の CC の治療

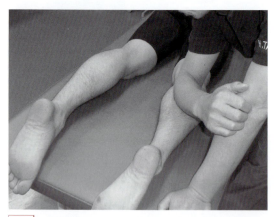

図11　右 RE-TA の CC の治療

Clinical reasoning

客観的評価をどのように統合し，仮説を検証していくか

患者が訴えている後方運動配列のスパズムは，前方運動機能異常の代償として生じたと考えられた．つまり，筋膜配列に沿うだけでなく拮抗筋の筋膜配列も含む機能障害である．

アセスメント　　Assessment

2年前の右膝蓋骨の骨折による大腿四頭筋の緊張が AN-GE（膝-前方）の筋膜機能異常を生じさせ，その拮抗筋のハムストリングスに同時収縮を生じさせることで，後方運動配列が活性化し，RE-PV（骨盤-後方）と RE-TA（距骨-後方）に筋膜機能異常が伝播したと考えられた．右膝蓋骨の骨折は治癒しても，後方運動配列の筋膜機能異常は継続しており，患者の主訴になったのであろう．AN-GE（膝-前方）の痛みは，触診されて初めて気がつく痛みであり，潜在性の CC へと変化していたのである．

プログラム　　Plan

最初に右 AN-GE の CC に対して治療を実施（図9）した．続いて，拮抗筋の右 RE-PV（図10）と RE-TA（図11）にもマニピュレーションを実施した．

治療後の再評価

運動検証での CP の疼痛は解消し，後方運動配列のスパズムも解消した．

Clinical reasoning

最終的に確定した機能診断

AN-GE の筋膜機能異常の代償が後方の痛みを生じさせ，AN-GE の機能異常は潜在性の CC へと変化していた．よって，後方だけを治療しても不十分で，前方の治療が必須となる．

2 CF 筋膜対角線の治療例

症例の基本情報

患者は62歳男性．4年前から左大腿後面の外側

から下腿外側にかけて痛みがあった．

主観的検査（聞き取り）

既往歴を確認すると，35年前に左足関節の重度の捻挫があった．その後，ゴルフを趣味としていたが，10年前からフォロースルーで腰の痛みが悪化し，ゴルフも中止した．左後面の腰部，大腿外側，下腿外側に疼痛があった．

Clinical reasoning
基本情報と主観的検査から何が考えられるか

ヘルニアの所見はみられないことから，筋膜配列による機能異常が考えられた．既往歴に左足関節の重度の捻挫があることから，その痛みの代償として上行性で腰部にまで痛みが生じたことが考えられた．

客観的検査

腰部と股関節のREの運動検証で痛みが出現したが，運動検証ではその症状ははっきりしなかったため，触診検査に重点を置いた．

触診検証の結果，疼痛は，左RE-LA-PE（後方-外方-足趾），左RE-LA-GE（後方-外方-膝），左RE-LA-CX（後方-外方-股），左RE-LA-PV（後方-外方-骨盤），左RE-LA-LU（後方-外方-腰部），右AN-LA-LU（前方-外方-腰部）のCFに強くみられた．

Clinical reasoning
客観的評価をどのように統合し，仮説を検証していくか

左足関節の既往歴から，左RE-LA-PEから始まって左RE-LA-LUまで上行したことで筋膜対角線によるCFの筋膜配列に沿って，腰部痛に至ったと考えられた（図12）．また，腰部においては，対角線配列に沿うだけでなく拮抗筋の筋膜配列も含む機能障害である．

アセスメント

35年前の左足関節の重度の捻挫後も十分な治療

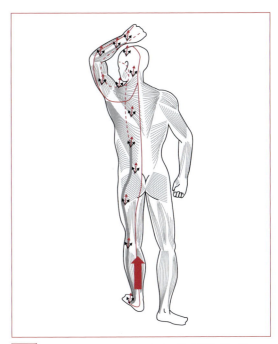

図12 左RE-LA-PEから開始する筋膜対角線配列

を行わず，走らなければならない職業であったのが筋膜機能異常の始まりである．その後のゴルフのスイングでフォロースルー時に，左RE-LA-PEからRE-LA-LUまでの筋膜対角線配列が活性化され，現状では，腰部の痛みが主訴になったと考えられた．左RE-LA-PEの痛みは，触診されて初めて気がつく痛みであり，潜在性のCCへと変化していたのである．

プログラム

左RE-LA-PE（図13），左RE-LA-GE（図14），左RE-LA-CX，左RE-LA-PV，左RE-LA-LUのCFに対して実施した．さらに拮抗筋の右AN-LA-LUの治療を実施した．

治療後の再評価

下肢の痛みは緩和し，運動検証にて可動域も増加し痛みも軽減した．

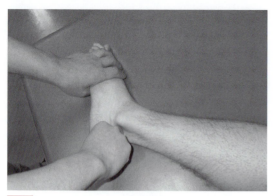

図13　RE-LA-PE（上・下腓骨筋支帯）の CF 治療

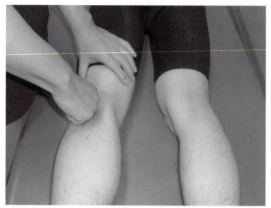

図14　RE-LA-GE（大腿二頭筋の遠位腱内側部・腓腹筋外側頭近位部）の CF 治療

Clinical reasoning

最終的に確定した機能診断

35年前の左足関節の重度の捻挫が RE-LA の配列を通して腰部まで至り，左腰部から下肢後外側に痛みを生じていた．

❸ CF 筋膜螺旋の治療例

症例の基本情報

患者は48歳女性．2年前から右肩の前方脱臼のような感覚と下制した感覚を訴えていた．

主観的検査（聞き取り）　Subjective

実際に右骨頭は前下方に偏位していた．右肩の前方と後方に痛みを訴えていた．随伴性疼痛が左恥骨部にあった．既往歴として，4年前に自動車に接触されて左足関節捻挫があった．疼痛は，右腋窩部と上腕下方中間部，そして左恥骨にあった．

Clinical reasoning

基本情報と主観的検査から何が考えられるか

2年間さまざまな病院で治療を受けてきたが，内容は肩関節周囲の治療だけで，即時的な改善はみられたが，翌日には症状が再発していた．このことからも，問題は肩関節ではなく，筋膜配列による機能異常が考えられた．主な問題は左足部にあることが考えられ，そこを発端に，対側の右肩へと筋膜螺旋配列に沿った CF の筋膜機能異常が示唆された．

客観的検査　Objective

肩関節屈曲可動域は150°．運動検証では症状がはっきりしないため，触診検証に重点を置いた．触診検証の結果，左 RE-LA-PE（後方-外方-足趾），左 AN-ME-TA（前方-内方-距骨），左 AN-ME-CX（前方-内方-股），右 AN-ME-TH（前方-内方-胸郭），右 AN-ME-SC（前方-内方-肩甲骨）の CF に強くみられた．

Clinical reasoning

客観的評価をどのように統合し，仮説を検証していくか

左 RE-LA-PE の代償として立位や歩行を通して筋膜螺旋として左恥骨を上行して，右肩関節に至ったと考えられた（図15）．

アセスメント　Assessment

4年前の事故による左足関節捻挫後，左下肢に荷重がかけられず，左股関節内転筋を代償的に使用する歩容を呈していたと考えられた．その内転筋の筋膜機能異常が随伴性疼痛部位の左腹直筋外側部に伝播し，さらに，右胸骨外側の大胸筋付着部，そして右大胸筋と小胸筋の肋骨付着部へと筋膜機能異常を伝播したと考えられた．左 RE-LA-PE，左 AN-ME-

TA，左 AN-ME-CX の痛みは，触診されて初めて気がつく痛みであり，潜在性の CC へと変化していたのである．

プログラム

左 RE-LA-PE，左 AN-ME-TA，左 RE-LA-GE，左 AN-ME-CX，右 AN-ME-TH，右 AN-ME-SC の CF に対して実施した．

治療後の再評価

CF の疼痛は緩和した．患者からは，後日，「翌日起床した際に，右肩の偏位が元に戻っていてびっくりした．今は，肩が自分の物に戻ったようで嬉しい」と報告があった．

Clinical reasoning

最終的に確定した機能診断

4年前の事故による左足関節捻挫後の異常歩行が，左股関節の筋膜を介して右胸部の筋膜にまで機能異常をきたしていた．

5．まとめ

例えば，CF 筋膜螺旋の治療例を考える際に，以下のような仮説は立てられるであろう．大胸筋・広背筋の短縮，肩甲下筋の弱化，小胸筋の短縮，胸椎椎間関節伸展方向への動きが障害，肋骨の離開と尾側滑りが障害，胸鎖関節と肩鎖関節の機能異常，肩関節後方関節包の短縮による上腕骨頭背側滑り障害．結果的にはこれらの仮説は全く意味がないことに気がついていただきたい．

ヒトの身体はロボットではないので，そこの部位だけを取り替えたら解決とはいかないことに気がついていただきたい．〇〇関節のスペシャリスト，〇〇関節周囲は任せろ，という考えはもうすでに古いのである．筋膜配列に沿い，ヒトの身体全体を見ることがセラピストには重要なのである．筋膜を整

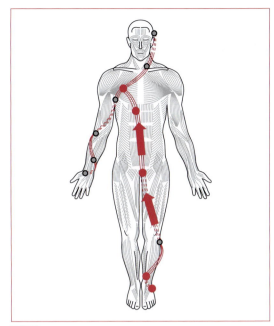

図15　左 RE-LA-PE から開始する筋膜螺旋配列

えた後に，その関節の問題がピックアップされたなら，その時にはスペシャリストとしての知識も技術も必要となるが，最初から局所しか見ないようなセラピストにはならないようにしていただきたい．

文献

1) 竹井　仁（全訳）：筋膜マニピュレーション理論編筋骨格系疼痛治療（Stecco L），医歯薬出版，東京，2011
2) 竹井　仁（全訳）：筋膜マニピュレーション実践編筋骨格系疼痛治療（Stecco L, et al），医歯薬出版，東京，2011
3) 竹井　仁：筋膜マニピュレーション．臨床思考を踏まえる理学療法プラクティス　新人・若手理学療法士のための最近知見の臨床応用ガイダンス　筋・骨格系理学療法，嶋田智明ほか編，文光堂，東京，46-60，2013
4) 竹井　仁：理学療法における構造的アプローチ，機能的アプローチ，包括的アプローチ．3-5，各系統別解剖・生理・運動学的基礎．7-51，結合組織（非収縮組織）と筋系．113-125，マッスルペインリリーフ．126-137，筋膜リリース．138-158，筋膜マニピュレーション．165-176，砂川勇ほか：軟部組織モビライゼーション．206-224，系統別・治療手技の展開，第3版，竹井　仁ほか編，協同医書出版，東京，2014
5) 竹井　仁（監訳）：人体の張力ネットワーク 膜・筋膜 最新知見と治療アプローチ（Schleip R, et al），医歯薬出版，東京，2015
6) Findley T, et al：Fascia research — a narrative review. J Bodyw Mov Ther 16：67-75, 2012
7) Stecco C, et al：Hyaluronan within fascia in the etiology of myofascial pain. Surg Radiol Anat 33：891-896, 2011

第Ⅰ部 総論

10. 徒手理学療法のエビデンス

高﨑博司

1. evidence-based medicine (EBM) を行うために

1 EBM とは

　EBM「根拠に基づいた医学」とは「個々の患者のケアに関する意思決定の際に良心的に，明確に，分別を持って，最新最良の医学知見を用いること」と定義され[1]，近年，理学療法の領域でも盛んに言われていることである．しかし，EBM という言葉が生まれた背景を理解しておかなければ，真の EBM を行うことはできない．ここではまず，EBM の誤解を解き，EBM を行うために何が必要かを述べる．

2 EBM の誤解

　EBM が言われ始める以前の治療法選択では，生理学的原則についての知識が重視され，不足分は医療者の個人的経験や権威者の推奨により補われていた．このような限られた情報ではなく，研究で得られた客観的な経験知を共有し，自分で情報を分析して判断できる必要があるということで EBM が広がっていった．

　EBM の E：エビデンス（根拠）にはエビデンスレベルというものが存在し，研究デザインによる情報のバイアスの大小に関する格付けがある．システマティックレビューメタアナリシスが最も高く，randomized control trial（RCT：無作為臨床試験）と続き，ケーススタディー・専門家のコメントとエビデンスレベルが下がっていく．この格付けが時には EBM の誤解を招くことがある．例えば，「RCT のみがエビデンスである」と誤解してしまうことや，「ガイドラインに沿った治療こそが EBM である」と思うことが挙げられる．また，研究データが臨床的に意味のある差かどうかではなく，統計学的な差があるかないかだけで判断しないことも重要である．そして何よりも，エビデンス至上主義になってしまい，治療者個々の経験や能力（clinical expertise）を否定してしまうことがあってはならない．

3 EBM を行う時の注意点

　EBM を行うためには，5つの段階が必要である．① 問題の定量化，② 情報検索，③ 情報の吟味，④ 吟味した情報の患者への適応検討，⑤ 上記の4段階の評価．特に，④ の段階では「得られた最終的なエビデンスが目の前の患者の心理社会的側面を考慮した上で，そのまま適用できるかどうか」を判断するためには，clinical expertise（臨床技術・経験）を高めるトレーニングを積む必要がある．だからこそ，プロフェッショナルな理学療法士は bio-medical（生物学的）な側面だけをみるのではなく bio-psycho-social（生物心理社会的）な視点[2]を忘れずに患者と向き合わなければならない．

4 臨床家が効率よくエビデンスを得るために

　臨床の場では，治療を通じて貴重な「問い」を得ても，情報を集める時間が確保できずに，その「問い」をなかったことにしようとしてしまうことはないだろうか．臨床家が，少しでも効率的に情報収集ができるよう作られたのが，physiotherapy evidence database（PEDro）である．

　PEDro は，理学療法に関する，RCT，システマティックレビューや診療ガイドラインを網羅する，誰でもどこからでもアクセスができる無料のデータベースである．RCT に関しては，その研究方法のバイアスの程度が評価されており，臨床家がどの文献を優先的に読むべきかを判断する際に有効である．

2. 徒手理学療法のエビデンス

徒手理学療法（徒手療法）とは，「神経筋骨格系のコンディションに対する，臨床推論・卓越した徒手的技術や運動指導を含む理学療法の専門分野であり，科学的また臨床的根拠や心理社会的枠組みに基づいて，患者ひとりひとり個別に行うもの」とInternational Federation of Orthopaedic Manipulative Physical Therapists（IFOMPT：世界整形徒手理学療法士連盟）では定義されている．2015年12月までの徒手療法のエビデンスとして，PubMedを以下の検索条件で検索したところ，74件の文献が得られた：("manual therapy" [Title] OR "manipulative therapy" [Title] OR "manipulative physical therapy" [Title]) AND "systematic")．そのうち，重複論文と取り下げ論文を抜かす72件のシステマティックレビューについて考察する．

72文献の出版年別分布と内容・部位別の分布を図1に示す．1990年後半から徐々に2000年後半にかけて文献の数が増えている．しかも，2015年には過去最多のシステマティックレビューが出版された．内容では，脊柱に関するもの，特に腰部に関する内容が多いことがわかる．一方で，肘や手・膝の徒手療法のシステマティックレビューはまだまだ少ない．さらに，徒手療法におけるリスクに関するシステマティックレビューが2000年後半から出てき始めており，徒手療法の神経生理学的側面をまとめたシステマティックレビューも近年出始めている．

このように，徒手療法のエビデンスは近年徐々に増えつつあり，技術としての徒手療法から学問としての徒手療法へと時代が動いていることがわかった．そこで，次は将来どのような方向に研究が進んでいくのかについて，国際的に言われていることをまとめる．

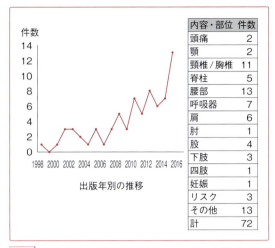

図1 72文献の出版年別文献分布と内容・部位別分布
左の折れ線グラフは72件のシステマティックレビューの出版年別の推移を示しており，右の表は72件のシステマティックレビューがどのような内容・部位に関するものであったかを示す．

3. 運動器理学療法および徒手的理学療法の研究が進むべき未来

1 research priority（研究の第一優先事項）

近年，どのような研究が必要とされているのかについて，Fosterら[3]は優先順位の最も高い5つの研究課題は以下のものであると述べている．① 研究の臨床応用，② 小さな臨床研究をサポートし，大きな研究プロジェクトを立ち上げる全国規模の運動器研究ネットワークの構築，③ より革新的な臨床研究デザインでの研究（患者のサブグループ化を用いるなど），④ 患者個人の状況をより反映できる指標を用いること，⑤ 臨床研究の比較が可能となる共通の評価指標の開発．

上記の③に関して，最近の臨床研究では，対象者の基準を病理学的診断名での分類ではなく，治療方針の意思決定に関わるサブグループにより分類することで行うRCTが報告され始めている[4]．このようなサブグループ化を行うメリットとしては，治療方針の意思決定までのプロセスが簡略化し，治療者間における治療方針の一致性が増すという点にある．しかしながら，どのようなサブグループ化を行うことが最も良いかについては現時点で結論が出ていない[5,6]．そして，おそらく，すべての患者の予後予測を可能とする完璧な分類システムは存在しないと考えられている[7]．

2 徒手療法の今後の研究モデル

徒手療法に関する今後の研究モデルとして，ADTOモデルが注目を集めている[8]．ADTOモデル

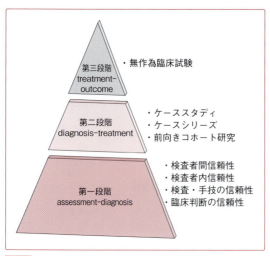

図2 ADTOモデル

第一段階のassessment-diagnosisでは，サブグループ化を行う際の検者内信頼性や検者間信頼性を確立することが求められる．RCTなどのエビデンスレベルの高い研究は膨大な時間と労力・費用がかかる．信頼性が確立したサブグループの方法を用いたデザインで行わなければ，対象者がそもそも変わってしまうので，その研究による結論が変化してしまう危険性があることを意味している．

第二段階のdiagnosis-treatmentでは，前向きコホート研究やケースシリーズなどある特定の介入の効果の根拠を示していくことである．介入効果が初めから期待できないものをRCTに組み込むことは非効率的である．さまざまなdiagnosis-treatmentレベルでの研究が集まって初めて，どの介入が最も効果が高いのかを検証する意義が提示できる．

第三段階のtreatment-outcomeはRCTを行う段階である．さまざまなdiagnosis-treatmentレベルでの研究がある中で，どの介入が最も介入効果があるのかを特定する．

とは，Spratt[9]により提唱された研究モデルで，研究は図2のような3つの段階（第一段階：assessment-diagnosis（評価―診断），第二段階：diagnosis-treatment（診断―治療），第三段階：treatment-outcome（治療―結果））を経て進められるべきであるというものである．

本当に臨床的に意味のあるRCTを行うためには，まず基礎となるassessment-diagnosisレベルの研究をよりいっそう押し進めることが重要である．そこで，次は特に腰痛に関する徒手療法におけるサブグループ化で代表的な，Mechanical Diagnosis and Therapy (MDT) と Treatment-Based Classification (TBC) におけるサブグループ化の信頼性についての知見を概説する．

① MDT分類の信頼性

MDTでは最低限の運用能力を証明するクリデンシャル資格と，高度な運用能力を証明するディプロマ資格が用意されている．2006年のシステマティックレビューでは，腰痛に関して，MDTのサブグループ分類検査者間信頼性は担保されていることが結論づけられた[10]．しかし，信頼性が担保されているのはクリデンシャル資格以上を持つ検査者同士であり，クリデンシャル資格がない者の分類一致性は担保されていない[11]．

MDTは脊柱だけではなく，四肢への適応も行われている[12]．四肢のMDT分類に関する信頼性検討はまだ始まったばかりであり[13～15]，今後更なる研究が求められている．

② TBCの信頼性

TBCの分類アルゴリズム[16]は図3に示した．TBCでは階層的に，基準を満たすか満たさないかでどのような治療選択を行うべきかが示されている．これらの判断基準は，さまざまなdiagnosis-treatmentレベルの研究から導き出された予後予測因子が含まれている．

TBCに関する分類信頼性のメタアナリシスはまだ行われていないが，全般的に信頼性がないわけではないようである[17～20]．しかし，TBCのトレーニングを1日受けただけでは，全員が信頼性が高く分類できるわけではないこと[21]や，TBCのエキスパート間よりも初心者間の方が問診票からの分類一致性が高いこと[20]は非常に興味深い点で，更なる研究の必要性を示唆しているかもしれない．また，各分類に明確に分類できないケースも少なくないことも今後の更なる研究の必要性を示唆しているかもしれない．

以上のように，MDTもTBCもまだまだassessment-diagnosisレベルの研究が必要である．

3 臨床につながる研究を拡充していくために

EBMが言われ始め，数十年さまざまな研究が巨額な費用を投じて行われてきた．しかし，そのエビデンスによりどの程度我々の実際の治療が変わったであろうか．さらに，システマティックレビューにより多くの研究が分析されると，結果的に「決定的なことが言えない」という結論に至ることが非常に

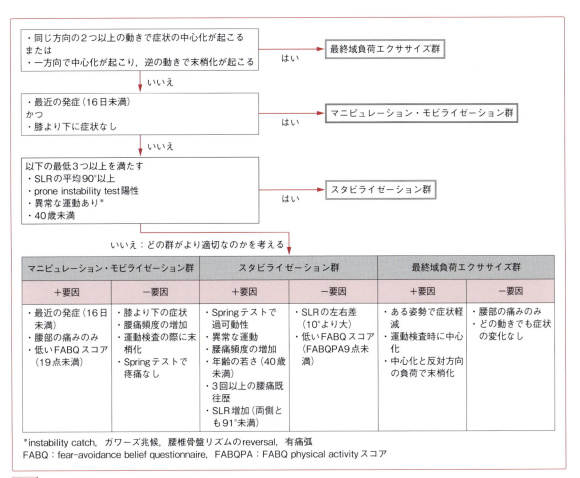

図3 TBCの分類アルゴリズム

TBCの臨床判断の流れはred flagsがあれば適切な医学的処置に紹介するところから始まる．red flagsがなければ次は，yellow flagsがあるかどうかの検討になり，yellow flagsがあれば認知行動療法を治療プログラムに組み込むことを意識する．最後に，4つの治療選択を行う．選択肢は，① 牽引群，② 最終域負荷エクササイズ群，③ マニピュレーション・モビライゼーション群，④ スタビライゼーション群である．牽引群の基準となる所見は，① 殿部に広がる症状，② 神経根の圧迫症状，③ 腰椎伸展で末梢化，もしくは，crossed SLR（straight leg raising）陽性の3つである．最終域負荷エクササイズ群，マニピュレーション・モビライゼーション群，スタビライゼーション群の判断基準はこの図のように考える．

多い．このような，臨床の改善につながらないエビデンスが増えつつある．だからこそ，システマティックレビューの結果を基に盲目的に治療選択を制限していくのではなく，現在臨床で観察されている事象をいかにして客観的な方法で立証できるかを考える逆転の発想が必要となってくるのではないか．この現在臨床で観察されている事象を立証できた状態を，ここではpractice based evidence（臨床に即したエビデンス）と言うことにする．

practice based evidenceを生み出すためには，研究者自身が研ぎ澄まされた臨床感覚と経験を持つことが必要であろう．「今現場で何が一番問題となっているのか」，「既知のエビデンスと目の前の患者で起こっている事象とに乖離があるのか」などの疑問を常に考えながら臨床に向き合う必要がある．今後は臨床と研究の両方を極めた臨床研究者がますます必要となってくると考えられる．そこで，次はpractice based evidenceを生み出すためにはどのようなことに気をつけるべきかについて述べる．

① 研究デザイン組み立て時の注意

（1）症例報告の重要性

確かに症例報告はエビデンスレベルが低いこと

になっている．しかし，バイアスが少なくエビデンスレベルの高い研究デザインは，費用も労力も時間もかかってしまう．だからこそ，費用・労力・時間を無駄にしないためにも，十分な症例報告を行い，正当な投資であることを証明してからよりエビデンスレベルの高い研究を行うべきである．また，臨床報告・ケースコントロール・前向きコホートと順に研究デザインを発展させていくことで，臨床応用性の欠如したRCTを行う危険性が軽減するであろう．

（2）介入者の質の担保

介入研究の結果は，誰が介入したかによって大きく変わってしまうものである．だからこそ，これからのRCTは介入者の質を担保する何らかの合理的な工夫が求められている[22]．臨床修士を取得していることなどの基準が使われることがあるが，各国での教育カリキュラムが一定していないことや，徒手的能力は人によって一定化することが難しいことを考えると不十分であると考えられる．国際的な教育カリキュラムの整備を進め，ADTOモデルのassessment-diagnosisに関する研究をより一層充実させることが急務であろう．

（3）ホームエクササイズの実行率の評価

いかに効果的な介入を行ったとしても，必要な量をこなさなければ研究目的とする治療効果の比較は意味がない．だからこそ，介入研究ではホームエクササイズの実行率を評価する必要があるだろう．運動日誌をつけてもらうこと（当事者による自己申告）や，第三者による評価（推測）が行われているが，現時点では信頼性・妥当性ともに担保された評価方法は確立していない．妥当性・信頼性が担保された評価法の開発が求められている．

4．日本がこの先やらなければならない課題

日本は2008年にIFOMPTに正式加盟した．あん摩や柔道整復といった独自の徒手療法的歴史背景を持ちながら，国際的には徒手療法の歴史の浅い国と認識されているかもしれない．そのような認識の一背景にあるものは，共通理解を困難にさせる多種多様な評価法を使っていることがあると考えられる．英語が国際標準語として使われている以上，英語の評価指標を日本語化して用いる努力が今後一層必要になってくるのではないかと考えられる．

また，徒手理学療法についての卒前・卒後教育が不十分であることも挙げられる．技術や体系を独自に編み出す能力は素晴らしいことではある．しかし，それは国際的に認知された知識・技術を修得し，型を持っている人だからこそできること（型破り）である．「型破り」と「型なし」は全く別のものである．国際水準の教育を受けた臨床家がもっと増えることがこれから必要であろう．

3点目は，科学者の育成である．日本独自の大学院カリキュラムが整備されたのはつい15年ほど前のことである．それ以前は，日本人であっても海外で教育を受けて修士や博士を取るしか方法がなかった．現在では，日本育ちの理学療法学博士号取得者（つまり，完全なJAPANブランド）も生まれてきている．しかしながら，博士号を取るまでの過程が日本は海外先進国に比べて甘いと言わざるを得ない．その結果，博士号を取得した時点ですでに，海外先進国の博士号取得者と日本での博士号取得者に学術業績に大きな差が存在している．今後，日本が海外先進国と渡り合っていくためには，このような日本育ちの研究者が，日本で求められるハードルで満足しないことが重要であろう．

日本における徒手療法の科学者育成は始まったばかりである．若き才能を最大限伸ばせる教育の整備にこれからの日本の徒手療法の未来がかかっているといっても過言ではないだろう．

5．まとめ

本項では，エビデンスをテーマに，運動器理学療法・徒手療法の臨床家から研究者に至るすべての人に向けて，「忘れてはいけないこと」，「これから進んでいく方向」を整理した．データが示すように，加速度的に徒手療法のエビデンスが蓄積されてきている．世界で最も理学療法士の多い日本だからこそ，日々の臨床や我々の研究が世界の理学療法に与える影響は大きいことを忘れてはならないと思う．

文献

1) Sackett DL, et al：Evidence based medicine：what it is and what it isn't. BMJ 312：71-72, 1996
2) Engel GL：The need for a new medical model：a challenge for biomedicine. Science 196：129-136, 1977
3) Foster NE, et al：Research priorities for non-pharmacological therapies for common musculoskeletal problems：Nationally and internationally agreed recommendations. BMC Musculoskelet Disord 10：3, 2009
4) Rosedale R, et al：Efficacy of exercise intervention as determined by the McKenzie system of mechanical diagnosis and therapy for knee osteoarthritis：a randomized controlled trial. J Orthop Sports Phys Ther 44：173-181, 2014
5) Fritz J：Disentangling classification systems from their individual categories and the category-specific criteria：an essential consideration to evaluate clinical utility. J Man Manip Ther 18：205-208, 2010
6) Werneke MW, et al：Prevalence of classification methods for patients with lumbar impairments using the McKenzie syndromes, pain pattern, manipulation, and stabilization clinical prediction rules. J Man Manip Ther 18：197-204, 2010
7) Fairbank J, et al：The role of classification of chronic low back pain. Spine 36：S19-S42, 2011
8) Huijbregts PA：A new model for orthopaedic manual therapy research：description and implications. J Man Manip Ther 15：197-199, 2007
9) Spratt K：Statistical relevance. Orthopaedic Knowledge Update：Spine, 2nd ed, Fardon D ed, American Academy of Orthopaedic Surgeons, Rosemont, 2002
10) May S, et al：Reliability of procedures used in the physical examination of non-specific low back pain：a systematic review. Aust J Physiother 52：91-102, 2006
11) Werneke MW, et al：McKenzie lumbar classification：inter-rater agreement by physical therapists with different levels of formal McKenzie postgraduate training. Spine 39：E182-E190, 2014
12) May SJ, et al：A Survey of the McKenzie classification system in the extremities：prevalence of mechanical syndromes and preferred loading strategies. Phys Ther 92：1175-1186, 2012
13) Takasaki H, et al：Attitude towards the use of mechanical diagnosis and therapy and reliability of classification extremity problems by credentialed therapists. J Chiro Med 14：32-38, 2015
14) Abady AH, et al：Inter-examiner reliability of diplomats in the mechanical diagnosis and therapy system in assessing patients with shoulder pain. J Man Manip Ther 22：199-205, 2014
15) May S, et al：The McKenzie classification system in the extremities：a reliability study using Mckenzie assessment forms and experienced clinicians. J Manipulative Physiol Ther 32：556-563, 2009
16) Hebert JJ, et al：Subgrouping patients with low back pain：A treatment-based approach to classification. Sports Health 3：534-542, 2011
17) Fritz JM, et al：An examination of the reliability of a classification algorithm for subgrouping patients with low back pain. Spine 31：77-82, 2006
18) Heiss DG, et al：The interrater reliability among physical therapists newly trained in a classification system for acute low back pain. J Orthop Sports Phys Ther 34：430-439, 2004
19) Fritz JM, et al：The use of a classification approach to identify subgroups of patients with acute low back pain. Interrater reliability and short-term treatment outcomes. Spine 25：106-114, 2000
20) Henry SM, et al：Reliability of a treatment-based classification system for subgrouping people with low back pain. J Orthop Sports Phys Ther 42：797-805, 2012
21) Fritz JM, et al：Subgrouping patients with low back pain：evolution of a classification approach to physical therapy. J Orthop Sports Phys Ther 37：290-302, 2007
22) Herbert RD, et al：Analysis of quality of interventions in systematic reviews. BMJ 331：507-509, 2005

第Ⅱ部
各 論

第Ⅱ部 各論／A. 頭部および頚椎の評価と治療

1. 頚椎捻挫（むち打ち症）

市川和奈

エッセンス
- 頚椎捻挫（むち打ち症）は受傷機転により多彩な症状を呈する.
- 頚椎疾患の場合, 重篤な病変が隠れている場合がある.
- 患者を安全に評価し治療を行うためにはKaltenborn-Evjenth (K-E) conceptに基づく仮説の立案, 検証の作業は非常に有効である.

1. 頚椎捻挫（むち打ち症）とは

　頚椎捻挫, いわゆるむち打ち症では, 頚椎に何らかの外力が加わり, 結果として頚部痛などの症状が発現する. 主たる病態は筋, 靱帯, 椎間板などの頚椎支持組織の損傷と考えられており, 一種の捻挫状態とされている[1]. 受傷機転は, ① 直接頭部に物がぶつかり頚椎が強制的に可動域を越えて屈曲や伸展, 側屈や捻転して損傷したもの, ② 体幹に加速度あるいは減加速的な力が加わることで慣性の法則により頚椎がむちのようにしなり, 過伸展と過屈曲が生じて損傷するものがある[1]. 発症の多くは後者であり, 交通事故の追突事故による被害者であることが多い.

　最も多い症状は頚部痛であるが, 関節の可動域制限, しびれ, 頭痛, めまい, 耳鳴り, 吐き気, 嘔吐の症状を訴えることもある. 受傷機転が複雑であるため, このように頚椎捻挫, いわゆるむち打ち症による症状は非常に多彩である. 特に上位頚椎の靱帯損傷を伴う頚椎の不安定性を呈する場合, 上位頚椎領域の血管や神経構造にも障害を引き起こすことが知られており, その程度によっては生命を脅かすことになる. また頚部の既往歴も症状を悪化させる原因となるため, 徒手理学療法を実施する際には問診を含めしっかり評価を行う必要がある[2].

2. 症例提示

症例の基本情報
50歳代女性, 会社員（デスクワーク）.

診断名：頚椎捻挫.

X線所見：第4～7頚椎の椎体間狭小化, 頚椎前弯減少. 事故による骨折はみられない.

現病歴：半年前に高速道路で渋滞中に後方より追突された後（後部座席中央に乗車, シートベルト非使用）, 右頚部の痛み, 左手のしびれ, めまい, 頭痛が続き下を向くと吐き気があった. また, 仕事で長時間パソコンを使用すると左肩甲骨周囲および頚部後面に痛みが出現していたが, 事故後より強くなっていた. 左手のしびれ, めまい, 頭痛, 吐き気の症状は1週間で軽減した. しかし, 疼痛が続いていたため当院受診し理学療法開始. 治療歴なし.

Clinical reasoning

症例の基本情報から何が考えられるか

　自動車事故で後方から追突された場合, 追突された車は衝撃により前方に加速する. それに伴い乗車者も前方に押し出されるが頭部は元の位置を保とうとするため急激に後屈し, その後, 反動で前屈方向へ動く. この間, 頚椎は上位および下位で瞬時に異なる動きを

| 図1 | 症状の部位

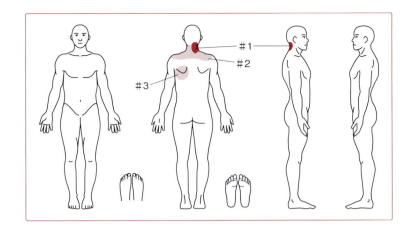

するとされており，上位の分節が屈曲，下位の分節が伸展する非生理的なS字状のカーブを呈する．その際，下位頸椎，特にC5/6間の椎間関節が部分的に圧迫され関節包や周辺組織を損傷するとされている[3]．本症例は渋滞中に低速で追突されたが，シートベルトを締めておらず，追突の衝撃を受けた際に上記のメカニズムが生じたと考えた．

めまい，頭痛，吐き気は事故以前にはみられなかった症状である．松本ら[4]によるとむち打ちを含む外傷性頸部症候群では自覚症状の頻度として頸部痛94％，肩こり63％，頭痛47％，嘔吐19％，めまい8％とされている．よって頭痛，めまい，吐き気は事故の衝撃によって出現した症状であると考えた．また，頸部痛は肩甲骨間まで放散することもあるとされている[5]．しかし本症例は事故以前にも頸部痛と左肩甲骨周囲の痛みがあり，仕事をすると悪化していたことから，頭頸部の位置が症状に影響していると考えた（初期仮説）．

主観的検査

局所症状：理学療法初回評価時の局所症状は，#1頸部右後方部分の疼痛，#2頸部後面から肩にかけての疼痛，#3左肩甲骨周囲の疼痛（図1）．この時，しびれ，めまい，頭痛，吐き気などはみられなかった．

悪化要因：#1は下を向く，背臥位で頭部を持ち上げる，就寝中に悪化．#2，#3はパソコンの長時間の使用．

軽減要因：#1は悪化することはあっても軽減することはない．#2，#3は歩くことと仕事をしないこと．

Clinical reasoning
主観的評価からどのような仮説が立てられるか

本症例では事故直後から1週間の間，下を向いた際の吐き気があったため，上位頸椎の不安定性が疑われた．そのため上記の仮説を支持するため，およびこの先の評価を安全に進めるためにsecurity testの実施が必要であると考えた．security testとは，翼状靱帯，環椎横靱帯，椎骨動脈に対するテストが主となるがどれか1種類でも陽性所見がみられれば，基本的にred flagsとなる．

K-E conceptでは安全性を確認するために図2～5に示したsecurity testを実施する[6]．また，神経症状の訴えはなかったが，頸椎の肢位，動きによって症状が悪化していることから，神経への機械的刺激により症状が悪化している可能性があると考えた．そのため評価を進める前に神経系のテストの実施も必要であると考えた．神経が関与している場合，頸椎の可動域の検査および筋力の検査で症状を悪化させる可能性がある．

主観的評価から骨折，神経症状，全身症状，炎症症状など重篤な病変であることを示す所見はみられなかった．神経症状や全身症状を伴わない頸部後方の疼痛が主症状の患者は，腫瘍などの重篤な病変が存在することはないとされている[7]．そこで，初期仮説と主

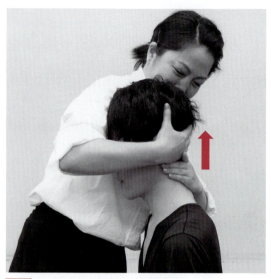

図2 security test：① 牽引検査

環椎後頭関節，環椎軸椎関節に対し実施する．エンドフィールがfirmでなく緩みが感じられれば，翼状靱帯，歯尖靱帯，前縦靱帯，後縦靱帯などの損傷が疑われる．通常動きはほとんど感じられない．
【方法】環椎後頭関節：C1を固定してC0を頭側方向へ引き離す．
環椎軸椎関節：C2を固定してC1を頭側方向へ引き離す．

観的評価を踏まえ，

1）事故直後に生じていたしびれ，めまい，頭痛，吐き気はred flagsを示唆する可能性がある．そのため，事故の衝撃により頚椎に器質的な変化が生じていないかsecurity testで確認する必要がある．

2）局所症状#1は頭部および頚部がある特定の肢位，動きをした場合に症状が悪化していることから，頭頚部への機械的な刺激により症状が悪化しており，#2，#3は頚部が長時間同一肢位に置かれていると症状が悪化していた．これらのことから初期評価時の局所症状は頚椎の筋骨格系由来の症状であるという仮説を立てた．

客観的検査 **O**bjective

① security test：環椎横靱帯（±），その他（−）
② 神経ダイナミックテスト：正中神経 左（＋），肩甲骨下制で悪化，肩甲骨挙上で軽減
③ 観察・視診：C5/6領域に深いしわがみられる．
・座位
矢状面：頭部前方変位，胸椎後弯減少，体幹前傾位，腰椎前弯減少
前額面：両肩甲骨軽度外転，下方回旋位
・パソコン作業姿勢
画面を見るために座位姿勢より両股関節屈曲させ体幹を大きく前傾（図6）．
④ 機能運動テスト
・自動運動
屈曲，伸展，側屈，回旋の全方向に可動域制限がみられる．特に伸展は著しい可動域制限がみられる．屈曲および左側屈ではそれぞれ最終域で疼痛出現．屈曲の際は上位頚椎での動きはみられず下位の頚椎から動きが始まる．上位頚椎での屈曲を指示するが自動運動では実施できず．伸展では逆に下位頚椎での動きはみられず頭頚部の伸展のみで恐怖感から疼痛が出現する前に動きを止めている．
・他動運動
頚部を他動的に動かされることに対し，恐怖感があり防御性の筋収縮が強いため，実施せず．
エンドフィール：全方向でempty．
⑤ 症状局在化テスト：頚胸椎の屈曲で実施．
胸椎：陰性
頚椎：陽性，分節は特定できず．
⑥ Joint play test：他動運動テストと同様であったため，実施せず．
⑦ 触診：両僧帽筋，肩甲挙筋，胸鎖乳突筋，斜角筋，後頭下筋群に硬さおよび中等度の安静時痛．

Clinical reasoning

客観的評価をどのように統合し，仮説を検証していくか

環椎横靱帯のテストでは，明らかな陽性所見は得られず，症状の主原因となっている可能性は低いと考えた．また神経ダイナミックテストの結果，しびれが頚椎の動きでは誘発軽減ができず，肩甲骨下制で悪化し，肩甲骨挙上で軽減したため頚椎での神経系への関与はなく斜角筋が過緊張を起こしていることにより神経が絞扼されている可能性が示唆された．

security testで上位頚椎の関節の機能異常は認めなかったが，機能運動テストの自動運動から後頭骨−

図3 security test：② 翼状靱帯の検査

上位頚椎の側屈により翼状靱帯の安定性を確認する．
【方法】自動運動で確認：C2を固定すると，頭部の側屈は困難．動きがあれば翼状靱帯の断裂を疑う．他動運動で確認：C2棘突起を触診し，自動で頭部の側屈．正常では側屈によりC2棘突起が反対側に動き，end feelはfirmである．

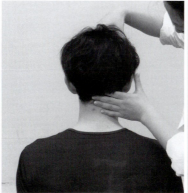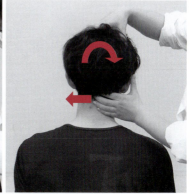

図4 security test：③ 横靱帯の検査

上位頚椎の屈曲を用いて横靱帯の安定性の確認を行う．
【方法】症状が出るところまで自動運動で頚部を屈曲する．症状を確認したらその位置でC2を腹側へ押す．横靱帯が緩んでいると，頚部を前屈した際，C1が前に移動するため脊髄が圧迫され，ブラックアウト（気を失う）や気分が悪くなるといった症状がみられるが，C2を前方に押すことで軸椎と環椎の位置関係が戻り脊髄の圧迫が取れ症状が軽減する．

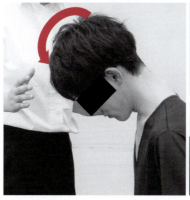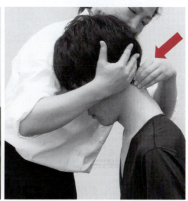

図5 security test：④ 椎骨動脈の検査

頚部の回旋を用いて椎骨動脈の狭窄がないかを確認する．
【方法】ベッドの端より頭を出して背臥位になりPTの目を見るように指示する．頚椎を中間位から徐々に他動的に伸展．症状を確認しながら，回旋を加えて症状を確認．頚部を動かしている間は患者に話しかけ，意識の確認をしながら行う．座位でも可能であるが，症状を誘発するため背臥位で行うほうがより安全である．

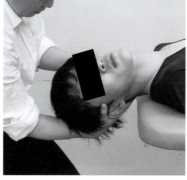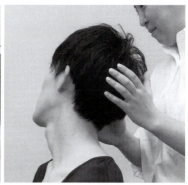

第一頚椎（O/A）間の屈曲制限が示唆された．触診で後頭下筋群に筋スパズムを認めたため，これらの筋の過剰な収縮によりO/Aの屈曲制限が生じ，前方頭位姿勢につながっていると考えた．また屈曲時には下位頚椎の動きが大きく，伸展時には動きがみられなかった．頚椎伸展の際，頚椎深層屈筋群の遠心性の制御が必要であり，これに障害がある場合，頭部の後方移動を最小限にし，頭頚部を伸展させることがあるとされている[5]．

過伸展によるむち打ち損傷の場合，頚長筋，頭長筋が損傷を受けやすいとされている[8]．本症例も過伸展により損傷している可能性があるため，頚椎深層屈筋群の収縮が乏しく，頚部の表層の筋が代償的に過剰に収縮していると考えた．

初期評価時には他動運動に対する不安感が強かったため，Joint play testは次回以降に評価すること

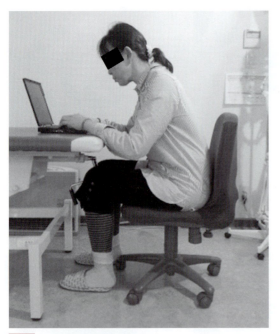

図6 仕事時の姿勢（再現）

とした．そのためこの時点では交通事故により，頚椎深層屈筋群が損傷を受け，頚椎の安定性を保つ協調的な筋活動が損なわれ頚椎に不安定性が生じ症状を誘発していると結論づけた．よって，正しい姿勢での筋活動を再学習させる必要があると考えた．

アセスメント

交通事故が原因となり次のような機能異常が生じ，症状が出現したと考えた．
1) O/A の屈曲可動域制限
2) 頚椎深部屈筋群の機能異常
3) 頚部および頚部から肩甲骨をつなぐ筋の筋スパズム

治療プログラム

① 試験治療
・O/A 周辺組織の friction massage

② 短期治療
・試験治療の継続

③ 長期治療
・姿勢指導
　頚部に対し頭部を後退させる．

・環境設定指導
　仕事で使用するパソコンディスプレイ，机，椅子の高さ，アームレストの使用．

④ エクササイズ
・頚部深層屈筋群の低負荷エクササイズ
　胸鎖乳突筋と前斜角筋が過剰に収縮しないように患者自身で触診しながら，後頭部をベッドに押し付けるように頭頚部の屈曲運動を行う．

⑤ 生活指導
・体幹前傾を改善するためディスプレイの高さを上げる．
・頚部に上肢の重さがかからないよう，日常生活ではアームレストを使用．
・就寝時は，頚部の下に隙間ができないようタオルを入れ安定性を確保．
　初回評価では試験治療，自宅でエクササイズ，生活指導を行った．

初回治療後の再評価とその後の評価治療

試験治療後，安静時の #1 の疼痛が軽減したが関節可動域には大きな変化はなかった．

2 回目の理学療法の際には，就寝中の痛みがほぼ消失し，全体的に症状の改善がみられた．また，1 回目の評価の際実施できなかった他動運動検査および筋の長さ検査を実施した．

3 回目の理学療法の際には，仕事がない日は事故後に出現した痛みはほぼ消失した．また頚部の屈曲伸展の動作パターンも改善した．

2 回目評価治療

① Joint play test

0～6 scale を使用．0：不動，1：明らかな運動の減少，2：軽度の運動の減少，3：正常，4：軽度の運動の増加，5：明らかな運動の増加，6：完全な不安定，と定義されている．

・左 C3/4 間屈曲方向へ hypo mobility（0～6 scale：1）
・C5/6 間椎間関節 hyper mobility（0～6 scale：4）
・C7-T3 間椎間関節 hypo mobility（0～6 scale：1）
・左第一肋椎 hypo mobility（0～6 scale：1）

② 筋の長さテスト
・両側の肩甲挙筋の短縮.

③ プログラム追加
・左C3/4関節モビライゼーション（離開）
・左第一肋骨関節モビライゼーション（離開）
・C7/T1関節モビライゼーション（伸展）
・左斜角筋の軟部組織モビライゼーション

3回目評価治療

① 局在症状
・仕事のない日は①②の痛みが消失.

② 自動運動テスト
・屈曲時，上位頸椎での屈曲が可能.
・伸展時，下位頸椎での伸展が改善し，天井を見ることが可能.

③ Joint play test
・左C3/4間屈曲方向へ hypo mobility（0〜6scale：2）
・C5/6間椎間関節 hyper mobility（0〜6scale：4）
・C7-T1間椎間関節 hypo mobility（0〜6scale：2）
・左第一肋椎 normal mobility（0〜6scale：3）

④ 治療プログラム
・左C3/4関節モビライゼーション（離開）
・C7/T1関節モビライゼーション（伸展）
・頸部深層屈筋群の低負荷エクササイズ

Clinical reasoning

アセスメントに基づく治療プログラムの実施

1回目では確認できなかった下位頸椎，および胸椎・肋骨の関節機能異常が認められた．

C3/4間および頸胸移行部の低可動性がC5/6間の過可動性を増長させていると考え，低可動性の関節に対し関節モビライゼーションを実施した．また第一肋椎関節の関節機能異常には斜角筋の機能異常が関与していると考え，前回の斜角筋症候群の評価も踏まえ，斜角筋の軟部組織モビライゼーションおよび第一肋椎関節の関節モビライゼーションを行った．

2回目終了後，さらなる症状の改善がみられた．その後，自宅や職場の環境設定，自宅でのエクササイズを積極的に行ってもらうことができた．そのため，3回目理学療法時には頸部深部屈筋群を含めた頸部の協調した筋活動が改善し，頸椎の安定性が回復したことにより症状の改善が図れたと考えた．よって交通事故による頸部の不安定性が主問題であるという仮説が証明された．その後は実施したプログラムのうちエクササイズを中心に行い，仕事時の姿勢指導を重点的に行った．

3. まとめ

頸椎捻挫によって生じる症状は非常に多彩であり，受傷起点が複雑であるため，生命を脅かす重篤な病変が隠れている可能性がある．そのため問診で徒手理学療法が適応の患者かを鑑別することが非常に重要である．K-E concept では問診で red flags の可能性が示唆された場合，客観的評価に入る前に security test や神経系の評価を行うことが義務づけられている．医師の診断に基づき理学療法を行う日本のような環境においてもこれらの知識は非常に重要である．また安全に評価し，治療を行うためには K-E concept に基づく仮説の立案，検証の作業は非常に有効であると考える．また正確な評価には日々の繰り返しの練習が必要である．

文献

1) 矢吹省司：外傷性頸部症候群・頸椎捻挫．J Clin Rehabil 22：249-256, 2013
2) 山内正雄：頸椎捻挫（むち打ち損傷）と徒手理学療法．理学療法学 41：622-629, 2014
3) Narayan Y, et al：Patient mechanisms of injury in Whiplash-associated disorders. Seminars in Spine Surgery 25：67-74, 2013
4) 松本守雄ほか：外傷性頸部症候群における画像所見と診断的意義について―無症候性健常者との比較検討から―．Orthopaedics 12：37-43, 1999
5) Jull G, et al：頸部障害の理学療法マネージメント，新田収ほか監訳，NAP，東京，2009
6) Krauss JR, et al：Spinal Orthopedics Lab Manual, OPTP, 2012
7) ガイドライン特別委員会，理学療法診療ガイドライン部会：理学療法診療ガイドライン，第1版，2011
8) Neumann DA 著：筋骨格系のキネシオロジー，嶋田智明ほか監訳，医歯薬出版，東京，2005

第Ⅱ部 各論／A. 頭部および頚椎の評価と治療

2. 頚椎椎間板症

堀口達也

エッセンス
- 頚椎椎間板症とは椎間板の変性により局所症状を示したものである．
- 頚椎椎間板症は画像所見のみで主訴の原因か否かを判断することは困難である．
- Kaltenborn-Evjenth concept における評価手順に基づき，主訴に対する原因部位，組織，可動性についての仮説を立案し，その仮説に対する評価結果を分析する．
- 分析によって得られた問題点に適切な治療を行うことで有用な結果を得ることが可能であると考える．

1．頚椎椎間板症とは

　頚椎椎間板症とは椎間板の変性により椎間の異常可動性や軽度の不安定性を生じ局所症状を示したものである[1]．多くの場合に頚椎後屈制限が著明で，後屈で椎間板性疼痛が出現・悪化する．椎間板性疼痛は深部の疼痛であり，また原則片側のみで，圧痛ではない[2]．

　椎間板の変性の原因は，機械的刺激や持続的な圧刺激，退行性変化などが考えられている．退行性変化は，それ自体は加齢的変化であり生理的現象である．すなわち，画像で加齢的変化があるからといって，この変化が主訴の原因か否かについては別の評価が必要であると考えられている[3]．ここで言われる別の評価が必要とは，臨床診断のことであり，画像上で頚椎に退行性変化が認められても，診察によって椎間板性疼痛が把握されなければ決して頚椎椎間板症という臨床診断はできないと考えられている[2]．これはその他の原因についても同様であると推察される．

　したがって，本項では頚椎椎間板症に対して徒手理学療法の評価方法を用いて問題を導き，それに対して治療を試みた．

2．症例提示

症例の基本情報
　40歳女性．職業は精神発達遅滞の利用者を介護する施設に勤務しており，重介助下での動作のみならず俊敏に動かなければならない仕事も非常に多い．

　現病歴：子供の参観日に出席した際，子供の（約20kg）腋を抱えて高く持ち上げないといけない場面があった．その際，持ち上げた瞬間に頚部後面に違和感が生じ，その後気にせず仕事も行っていたが，その2日後の起居時に疼痛が出現した．その際のVASは9/10，3日後には5/10まで低下したが，その状態が持続し，1週間経過しても軽減が得られなかったことから当院整形外科を受診．

　診断名：頚椎椎間板症．

　医学的所見（X線像）：C5/6に椎間板高の低下が認められ，生理的前弯は消失していた．C6の椎体前方部に骨過形成が確認されたが，椎間関節の明らかな変性は認められなかった．

　既往歴：特記事項は認められなかった．
　家族歴：特記事項は認められなかった．

Clinical reasoning

　職業と現病歴の関連性は非常に重要であり詳細に

図1 症状の部位

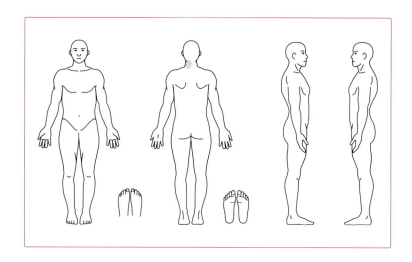

確認しなければならない問診の一つである．

　ヒトの椎間板は，脊椎に与えられる長軸方向の圧迫刺激を緩衝すると同時に伸展，屈曲，側屈，ねじれ，あるいは剪断といった脊椎の多方向の運動を可能にしている．一方，椎間板変性の発生機序には，組織に繰り返し加わるこれら機械的刺激の関与が考えられている[4]．

　本症例の職業は長軸方向への圧迫負荷が加えられた状態での動作が頻繁に繰り返される環境であった．医学的所見においても椎間板の変性が確認されることから，その部位に重度の負荷を加えたことにより誘発された可能性が高く，その後，仕事を通常通りに行い，さらに負荷を加えた結果，症状を出現させるに至ったのではないかと推測した．

　また症状増悪時の VAS 9/10 から3日後に 5/10 まで軽減が得られていることから急性炎症期は脱しているものと考えられたため，徒手理学療法の施行が可能な状態であると推測した．

主観的評価 ubjective

1 局在症状（図1）

　頸部左後面に疼痛が認められていた（図1）．

2 症状の悪化要因

　症状悪化に対する訴えは，頸部を後へ倒すことが痛くてできず，夜間仰向けにもなれない状態であった．また顔を左に振り向くこともやや行いにくいとのことであった．

3 症状の軽減要因

　疼痛が出現する運動方向から逆方向に運動させると疼痛は軽減し，夜間は頸部屈曲位となるようポジショニングすると仰向けでの就寝ができると訴えていた．

4 スクリーニングのための問診

　頭痛，しびれ，めまい，吐き気は認められず，また肩関節運動に伴って頸部左後面の疼痛が悪化することはないと訴えていた．頸部左後面の疼痛は表層ではなく深部で認められるとのことであった．

5 趣味

　趣味はテレビ観賞．1日平均約3時間で，毎日同様の姿勢で観賞している．その姿勢はとんび座位にてクッションを胸の前に置き両前腕をその上にのせ胸部は円背傾向で頭部は前方位の状態であった．

Clinical reasoning

　局在症状では，疼痛の出現範囲から考えると，おそらく頸椎または上部胸椎周辺にて，疼痛が誘発されている可能性が高いものと推測した．

　症状の悪化要因，軽減要因では頸部運動時に疼痛が認められる運動方向から逆方向に運動させると改善され，また背臥位で頸部を屈曲位にすると疼痛が軽減することから，頸部に問題がある可能性が疑われた．

スクリーニングのための問診において頭痛，めまい，吐き気は認められず，現病歴，既往歴に交通事故や転倒などが確認されなかったことから，理学療法の禁忌にあたる上位頸椎の不安定性やその他のリスクは認められないものと推測した．またしびれ症状も確認されないことから，神経性の問題は引き起こされていないものと考えた．現病歴から考えると肩関節の関与も疑われたが，肩関節運動で症状を伴わないことから，肩関節周囲が原因で症状を誘発している可能性は低いことが示唆された．

趣味は習慣的に行うことから，症状の原因となる根拠が認められることが多い．よって詳細に確認することが重要とされている．本症例ではテレビ観賞時の姿勢で長時間保持することは特に頸部周囲への負荷が大きいことが示唆される．特に尾椎静的圧迫モデル（ラットの尾椎椎間板に静的圧迫力を加え，外傷性の変性ではなく比較的緩やかに変性が生じるモデル）において，持続的に圧迫負荷を加えた検討では，臨床で経験する椎間板変性と同様にX線像における椎間板高の低下がみられる[4]ことから考えてもその可能性は高いものと推測した．

以上の主観的評価から得られた本症例の状況から原因部位および組織，可動性に対する仮説を考える．

まず症状の悪化および軽減要因から頸椎に問題がある可能性が高く，症例提示での職業状況や趣味から以前より頸椎に負荷が加わっていた可能性が高いと推測した．また現病歴についても頸椎に負荷が加えられる動作であった．疼痛出現部位周辺の胸椎，肩関節にも同様の負荷が加わるが，軽減要因において頸椎のポジショニングで症状が軽減し，スクリーニングのための問診から肩関節運動にて症状を伴わないことから，胸椎，肩関節に由来する症状でないと推測した．

次に原因の組織についてであるが，神経性の問題を疑う症状の訴えは確認されなかった．また症状の悪化要因および軽減要因より重力負荷を除いた臥位姿勢でも頸部の症状が確認されることから，筋性の症状の可能性も低いと考えた．これはスクリーニングのための問診において表層での症状は認めらなかったことからも同様のことが示唆された．

職業，現病歴，趣味において椎間板，椎間関節には日常的に負荷が加わる環境であった．脊柱の退行性病変は年齢に依存し，30歳を超えると明らかに頻度が高くなると考えられている．椎間板は加齢とともに変性を生じ，椎体の辺縁には骨棘が形成され，これによって荷重のかかる面積が拡大するため，椎体関節面への負担が軽減し，運動部分の安定性が高まり，似たようなプロセスが小さな椎間関節でも生じる[5]．本症例のX線像では椎間板高の低下は認められるものの椎間関節の明らかな変性は確認されなかった．したがって椎間板には変性が生じている可能性は高く，また頸椎椎間板症の特徴的な症状である頸椎椎間板性疼痛は，頸椎伸展位で誘発され，症状は片側かつ深部性である．これは本症例の訴えと合致し，症状は椎間板性の疼痛によって誘発されている可能性が示唆された．

また可動性の仮説については，椎間板の変性が疑われることから安定性の低下が生じていると考えられ，過可動性が生じている可能性が高いと推測した．

客観的評価 Objective

1 静的アライメント

頭部前方位，頸椎前弯の減少，胸椎後弯の減少，腰椎前弯の減少，両側肩甲骨外転位．

2 機能的運動テスト（自動運動）

頸椎伸展運動，左回旋運動では可動域制限が認められ，頸部左後面に疼痛が確認された．制限，疼痛ともに伸展運動にて著明でありVASは伸展運動で5/10，左回旋運動で3/10であった．エンドフィールはempty．頸椎屈曲運動ではわずかな制限と頸部後面に伸張感が認められた．その運動の最終域から他動運動（over pressure）を行った際のエンドフィールはmore elastic．

3 鑑別診断

上位頸椎と下位頸椎，胸椎の鑑別診断を行った．

まず誘発テスト（図2a）では，患者の頸椎から胸椎までを屈曲し，セラピストは肩甲帯を介して胸椎を固定しこれを保持する．そして患者は頸椎のみを伸展する．この時，上位頸椎のみを伸展するように顎を前方に突き出す運動を行ったが症状は誘発されず，さらに頸椎を伸展させた際に症状が誘発された．次に軽減テスト（図2b）として患者は症状が誘発されるまで頸椎から胸椎までを伸展し，セラピストは肩甲帯を介して胸椎を固定しこれを保持する．そし

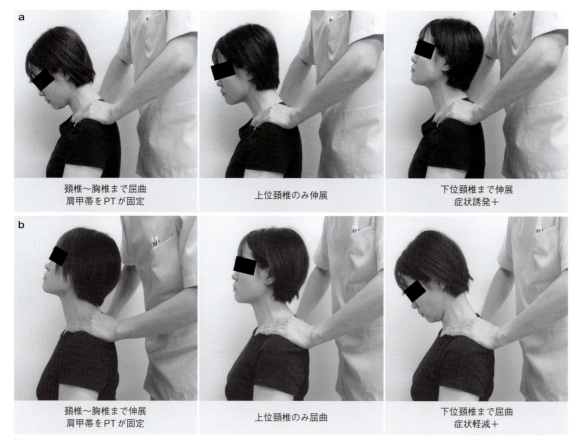

図2 鑑別診断
a 誘発テスト，b 軽減テスト

て患者は頚椎のみを屈曲する．この時，上位頚椎のみを屈曲するように顎を後方に引く運動を行ったが症状は軽減されず，さらに頚椎を屈曲させた際に症状の軽減が確認された．以上の結果から下位頚椎にて陽性所見が得られた．

4 症状局在化テスト[6]（図3）

頚椎伸展にてC5/6で陽性．

5 Joint play test

C5/6に過可動性，C6/7，C7/Th1，Th1/2，TH2/3に低可動性が確認された．

6 筋短縮

僧帽筋．

7 筋スパズム

僧帽筋，後頭下筋群，小胸筋．

Clinical reasoning

静的アライメントについては頭部前方位と頚椎前弯の減少が確認され，頚部に機械的ストレスが生じる姿勢を呈していた．

機能的運動テスト（自動運動）において本症例では頚椎伸展運動，左回旋運動にて疼痛が誘発され，それぞれの運動方向で可動域制限が確認された．著明な可動域制限と疼痛が確認されたのは伸展運動であったため，鑑別診断および症状局在化テストで使用する運動方向に頚椎伸展運動を選択した．

鑑別診断では，仮説を立てた頚椎からの症状であることを確認するため，誘発と軽減テストで特定する評価を行った．その結果，鑑別診断では頚椎の問題で生じている可能性が高く，特に下位頚椎の可

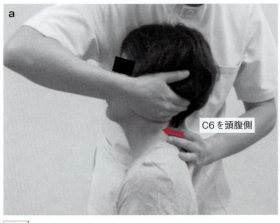 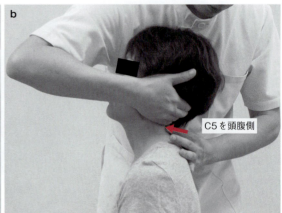

図3 症状局在化テスト
a 誘発テスト．まず疼痛が生じるまで頚椎を伸展し，少し症状が緩和されるまで少し戻し，この肢位を保持する．頭側の分節からテストを行い，個々の椎骨を頭腹側に動かす．本症例はC6を頭腹側に動かした際に疼痛が誘発．
b 軽減テスト．疼痛が出現するまで伸展し，この肢位を保持する．この時，誘発テストで椎骨を動かし症状が誘発された分節の一つ上の分節を頭腹側方向に動かす．この時，本症例ではC5を頭腹側に動かした際に疼痛が軽減．

能性が示唆された．これは主観的評価より推測した仮説と一致した．

次に鑑別診断にて特定した頚椎の原因分節を明確にするために症状局在化テストを行った．その結果，頚椎伸展運動において，C5/6で陽性所見が確認された．

Joint play testでは症状局在化テストにて，陽性所見が得られたC5/6に過可動性が確認されたことから，仮説と同様の所見が得られた．X線像における椎間板高の低下の部位とも一致し，椎間板の変性が生じている可能性が高いことが示唆された．また低可動性となっている分節については，過可動性分節への負担を増強させている可能性が示唆された．

各々の確認された筋短縮およびスパズムは原因分節への負担を増加させているものと考えた．

よって主観的および客観的評価により得られた結果から，仕事のみならず日常生活においても胸椎の円背，頭部前方位となる姿勢が多い関係から椎間板へのストレスが加えられる状況が多く，その結果，椎間板の変性が生じるに至ったものと考えられた．そして現病歴で行った動作において椎間板へのストレスを加えた際に症状が誘発され，頚部運動に支障をきたすほどの症状が誘発されたものと推測された．また頚部周囲の筋短縮（僧帽筋）およびスパズム（僧帽筋，後頭下筋群，小胸筋），低可動性の分節（C6/7，C7/Th1，Th1/2，Th2/3）がさらに症状を助長しているものと考えた．

また症状が増悪する方向へ過度な運動を行うことは，変性および今回生じた症状を再度増悪させる可能性があるため，禁忌と考えた．

アセスメント

1）関節機能異常（C5/6の過可動性，C6/7，C7/Th1，Th1/2，Th2/3低可動性）
2）筋機能異常（僧帽筋の筋短縮，僧帽筋，後頭下筋群，小胸筋の筋スパズム）
3）静的アライメントの異常（頭部前方位，頚椎前弯の減少，胸椎後弯の減少，両肩甲骨外転位）

試験治療プログラム

① ジョイントモビライゼーション（図4a）：C5/6に対して頚椎traction GradeⅡを施行．

試験治療後の再評価と治療プログラム

試験治療後，高枕をせずに臥床が可能となり，頚椎の可動域制限に改善が確認された．その3日後に来院した際には夜間のポジショニングは必要なく入眠可能であり，可動域制限も改善が確認されたが，

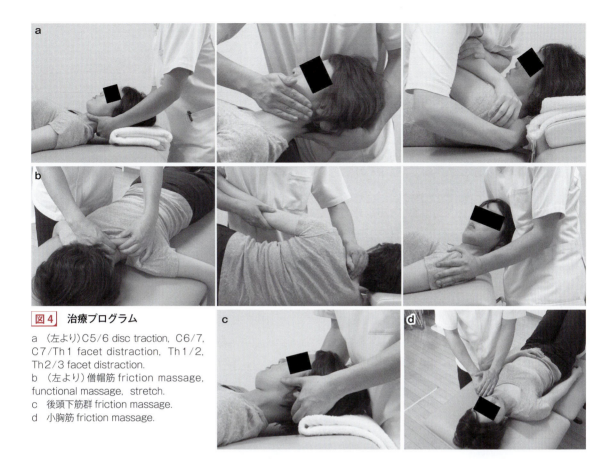

図4 治療プログラム
a （左より）C5/6 disc traction, C6/7, C7/Th1 facet distraction, Th1/2, Th2/3 facet distraction.
b （左より）僧帽筋 friction massage, functional massage, stretch.
c 後頭下筋群 friction massage.
d 小胸筋 friction massage.

完全な消失には至っていなかった。

治療プログラム lan

① ジョイントモビライゼーション（図4a）：C5/6へのdisc traction GradeⅡに加え，C6/7，C7/Th1，Th1/2，Th2/3にfacet distraction GradeⅢを施行．
② マッサージ，ストレッチ（図4b〜d）：筋短縮，筋スパズムの認められる僧帽筋に対して，friction massageおよびfunctional massage，ストレッチを施行．その他，筋スパズムが認められた後頭下筋群，小胸筋にはfriction massageを施行．
③ 頸椎のスタビライゼーションエクササイズ（図5a）
④ セルフエクササイズ（図5b）：セルフエクササイズとして頸椎スタビライゼーションエクササ

イズおよび静的アライメントの修正を目的に不良座位姿勢修正エクササイズを指導[7]した．

Clinical reasoning

原因がC5/6の過可動性であり，問題となる組織が椎間板と考えたことからdisc tractionを試験治療として選択した．その結果，症状の軽減が確認されたため，治療プログラムについては試験治療にて使用した治療に加え，原因分節への負担を増加させている低可動性のC6/7，C7/Th1，Th1/2，Th2/3に対して可動性改善を目的にfacet distractionを実施した．また筋短縮またはスパズムが確認された僧帽筋，後頭下筋群，小胸筋に対してはマッサージおよびストレッチを施行した．過可動性が確認されたC5/6に対しては安定化を図るためスタビライゼーションエクササイズを施行し，セルフエクササイズでも同様の内

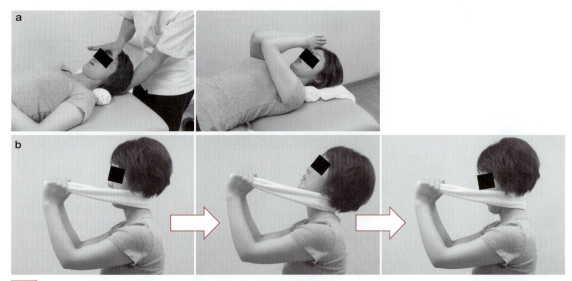

図5 頸椎スタビライゼーションエクササイズとセルフエクササイズ
a 口を開けることで，長い筋をリラックスさせ深部屈曲筋のex（左図）．また眼球運動を利用し深部伸展筋も同時にex．頸椎スタビライゼーションエクササイズのセルフエクササイズ（右図）．
b 不良座位姿勢修正エクササイズ．正しい座位姿勢で座る．両手でタオルを持って，首の後ろに当てる．次に頸椎全体を伸展するのに合わせて，タオルを前に引く．これにより頸椎中央の前弯カーブを作る．そして環椎後頭関節を屈曲するために喉仏に向かって近づけるように顎を引く．

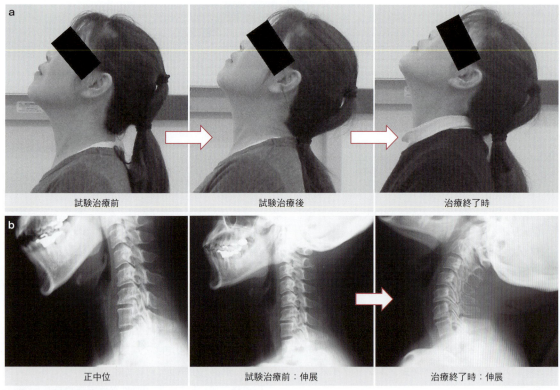

図6 各治療経過の伸展可動域（自動）
a 試験治療前・後，治療終了後の伸展可動域．
b X線像．正中位，試験治療前，治療終了時の伸展可動域．

容を実施するよう指導した．そして静的アライメントの修正を目的に不良座位姿勢修正エクササイズも取り入れた．

その結果，症状は改善が確認され残存していた伸展での症状も消失した（図6）．セルフエクササイズについて，変性は今後残存するため，状態の維持を行う上でも継続して行うように指導した．

3. まとめ

頚椎椎間板症において，画像診断のみでなく臨床での評価が非常に重要であるとされている．主観的評価より原因の仮説を立案したが，これには文献による情報も加え明確な仮説を導き出すよう試みた．そして導き出されたその仮説に対して客観的評価を行うことで，原因部位および組織，可動性について，それぞれの問題を特定することができた．これが適切な治療プログラムの立案と治療結果につながり，これにより有用な結果を得ることができたものと考えられる．

文献

1) 腰野富久：エッセンシャル整形外科，医歯薬出版，東京，320, 1994
2) 渡辺靖之：頚肩腕症候群と頚椎椎間板症の鑑別診断．社会労働衛生 10：49-55, 2013
3) 鳥巣岳彦ほか：標準整形外科学，医学書院，東京，429, 2005
4) 西田康太郎ほか：椎間板変性の発生機序と臨床関連について．日整会誌 89：579-584, 2015
5) Schünke M, et al 編，坂井建雄ほか監訳：プロメテウス解剖学アトラス 解剖学総論/運動器系，医学書院，東京，128, 2013
6) Evjenth O, et al：Symptom Localization in the Spine and the Extremity Joints, OPTP, Minneapolis, 11, 2000
7) 竹井 仁：正しく理想的な姿勢を取り戻す 姿勢の教科書，ナツメ社，東京，210, 2016

第Ⅱ部 各論／A．頭部および頚椎の評価と治療

3. 頚椎椎間板ヘルニア

佐野 華

エッセンス

- 上肢の神経症状を伴い，画像上，症状と相関する髄節レベルで髄核の突出・脱出がみられる時に頚椎椎間板ヘルニアと診断されている．
- 問診情報から，理学療法が適切でないと危惧される red flags 情報が得られた場合は，専門的な検査を優先する．
- 姿勢，動作などの力学的(mechanical)な負荷をかけること(負荷検査)で得られた反応のパターンから症状を分類し，症状改善に適切な負荷方向(directional preference：DP)を判断する．
- 負荷検査の際，Traffic light guide：TLG[注1]と force progression：FP[注2]の原則に沿ってリスク管理を行う．
- 患者が自立して症状のセルフマネジメントが行えるよう，セラピストはサポートをする．

1. 頚椎椎間板ヘルニアとは

整形外科的には「脊髄・神経根に対して圧迫障害を起こす頚椎椎間板症候群のうち，破綻した線維輪から髄核が脊柱管・椎間孔内に脱出し」[1]，解剖学的に頚椎椎間板の髄核が偏位した状態を指す．臨床上は画像所見が神経症状(神経根症：radiculopathy，脊髄症：myelopathy)を説明しうると判断される時に「頚椎椎間板ヘルニア」と診断されている[2]．

しかし画像上の変化(椎間板の脊柱管内への膨隆：bulging，髄核の脱出：extrusion)は必ずしも臨床所見と一致しないため(偽陽性：false-positive)[3]，画像のみで判断できる割合は低く，現段階では整形外科的な診療ガイドラインも作成されていない．

したがって理学療法施行の際，上肢症状が中枢神経系への刺激症状(radiculopathy，myelopathy)であることを念頭に入れ，症状を慎重にモニターしながら評価を行うことが求められる．

2. 症例提示

症例の基本情報

40歳代女性，会社員(事務職)．ヨガ 2～3/月実施．

[注1] Traffic light guide (TLG)：負荷検査の際，自動運動による弱い負荷から開始し，必要に応じて段階的に負荷強度を上げていく際の指標となる考え方．検査後に症状の悪化(worse：W)がみられた場合にはその検査負荷は不適切とみなし，その負荷検査は中止し他の負荷検査を検討する．検査後の反応が変化なし(no effect：NE)であれば FP などを活用して，さらなる検査を継続する．症状の改善(better：B)がみられた場合にはその負荷のまま，継続する(総論 McKenzie method，30頁参照)．

[注2] force progression (FP)：負荷検査を行う際，安全性の確保とセラピストへの依存度を必要最小限に抑え，セルフマネジメントにつなげるために利用されている．まずは患者自身による外力の加わらない弱い負荷での姿勢保持，反復運動から開始する．必要に応じて(負荷検査に対する反応が NE であった場合)段階的に負荷の強度を増加する．症状が「B」であった場合はそれ以上負荷を上げずに継続する(総論 McKenzie method 参照)．

図1 症状の部位

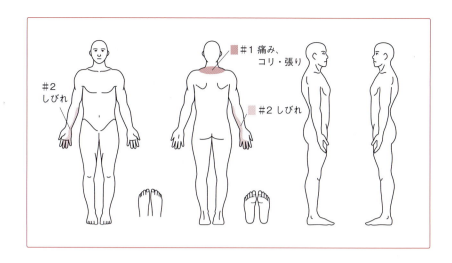

診断名：頚椎椎間板ヘルニア.

X線所見：T1レベルに骨棘，頚椎後弯.

症状（図1）：頚部から両肩に広がる痛み，コリ・張り（#1），右前腕尺側から第3，4，5指のしびれ（#2）．

現病歴：約6年前，頚部の痛みと手指のしびれが出現．他医院にてMRI所見より「頚椎椎間板ヘルニア」と診断された．頚椎牽引も実施したが完治せず，慢性的な頚部の「コリ・張り」が継続．不定期にマッサージを受けていたが一時的な効果であった．

発症時の症状：4日前ヨガの後，誘因なく持続的な頚部の症状が増悪（#1），右前腕尺側から第3，4，5指のしびれが出現（#2）．

日常生活上の姿勢の特徴：長時間の座位（デスクワーク，パソコン（PC）作業）．

余暇活動：月2〜3回のヨガ．

既往歴：特になし．

Clinical reasoning

症例の基本情報から何が考えられるか

分類：DerangementまたはMechanical Diagnosis and Therapy（MDT）における3つの分類に該当しない4つ目の分類としての「その他の病態」OTHER，directional preference（DP）：伸展，側方．

症例は発症以降もADLに大きな支障もなく，重篤な病理の可能性は低いと思われるが，誘因なく急性に前腕に神経症状が出現し，既存の症状も悪化・持続的となっているため，red flagsの確認をする．前腕のしびれは，下部頚椎の神経根への刺激症状とも考えられ，神経学的検査を行う．

病期と，上肢に神経症状があることから，MDT分類のPosture，Dysfunctionの可能性は低い．Derangementが確認されなければ，OTHERの可能性も否定できないため，負荷検査で症状の反応パターンを検出する．

DPについて．症状が悪化するデスクワーク時の姿勢は一般的に屈曲位であり，逆の伸展がDPである可能性が高く，姿勢と姿勢矯正の反応から判断する．

同時に，症状は一側性で，DPが側方である可能性も考慮しておく．

主観的評価

本人の主訴：4日前に出現した前腕のしびれの改善．

ニード（need）：慢性的な肩の「張り」への対処法を知りたい．

症状の悪化因子：午後，持続的なPC作業，同じ姿勢を続けている時，上を向く，枕なしでの背臥位．

症状の改善因子：午前，動いている時．

red flags：夜間痛，極端な体重減少など，相当する情報なし．

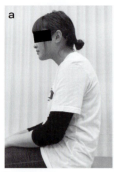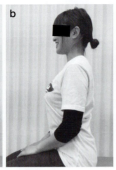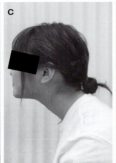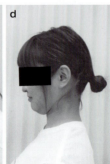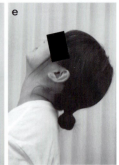

図2 座位姿勢と可動域検査動作
a 頭部が前方突出し脊柱全体が屈曲した座位姿勢(slouch sitting)
b 下部頚椎，腰椎が前弯しS字カーブが保たれた座位姿勢(erect sitting)
c 頭部の前方突出(protrusion：PRO)
d 頭部の後退(retruction：RET)
e RETから伸展(extention：EXT)した頚椎全体のEXT(RET＋EXT)

Clinical reasoning

主観的評価からどのような仮説が立てられるか

　主観的評価から特に悪化・改善因子に注目し，分類・DPのヒントとなる情報を捉える．

　就業中は荷重下で持続的に脊柱全体が後弯した座位姿勢(slouch sitting，図2a)で，特に下部頚椎は屈曲し頭部が前方に突出した肢位(protruded head)である可能性が高く，これが慢性的な頚部の「張り」の原因であるとすると，伸展がDPとなる可能性が考えられる．

　一方，悪化因子の「上を向く」「枕なしでの背臥位」は伸展負荷となっている可能性があり，ここからはDPは屈曲の可能性も挙げられる．

　また，症状に左右差があるため，DPが側方(側屈・回旋)となる場合もある．この段階でDPは複数(屈曲，伸展，側方)の可能性が考えられ，評価の結果から判断する．

　また，荷重，時間経過が症状に影響することから，評価の際，非荷重や持続といった負荷のかけ方も考慮しておく．

客観的評価　Objective

① 姿勢評価：protruded head
② 座位姿勢：年齢，性別を考慮した上で過度な腰椎の前弯あるいは後弯はみられず，自然な座位姿勢と判断されたため評価としては「普通」とした．
③ 斜頚：なし
④ 姿勢矯正[注3]時の反応：(右)前腕のしびれ，頚部痛増悪(症状増悪：↑)．矯正後は検査前の症状に戻る(not worse：NW)．
⑤ 神経学的検査：筋力，深部腱反射：問題なし．感覚鈍麻(C6〜8)，上肢神経伸張テスト(upper limb tension test：ULTT)：陽性．
⑥ 可動域検査：
　1. 頭部の前方突出(protrusion：PRO，図2c)：軽度制限，右頚部の「張り」，前腕のしびれ↑
　2. 屈曲(FLEX)：軽度制限，右頚部の「張り」↑
　3. retraction(RET[注4]，図2d)：重度可動域制限と右前腕のしびれ，頚部痛↑

[注3]姿勢矯正は通常その患者にとってニュートラルな姿勢から過度に腰椎，下部頚椎の前弯を強調した座位を取らせ，反応を見る．この矯正によりEXT方向の負荷が強調されるため，DP：EXTの判断材料となりうる．

[注4]運動学的には，RETでは上部頚椎の屈曲と下部頚椎から上部胸椎にかけて伸展が起こる．RETからさらに伸展を加える(RET＋EXT)ことで下部頚椎の最大伸展が起こる[4,5]．

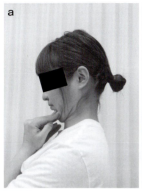 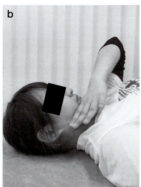 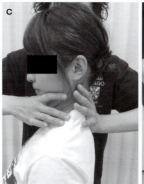 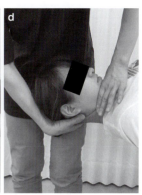

図3 患者自身による，およびセラピストによるオーバープレッシャーを加えた RET
a 座位で患者自身がオーバープレッシャーを加えた RET（RET＋o/p by pt）
b 非荷重位（背臥位）での RET＋o/p by pt
c 座位でセラピストによる RET オーバープレッシャー（RET＋o/p by Thrp）
d 非荷重位（背臥位）での RET＋o/p by Thrp

4. 伸展（RET＋伸展：RET＋EXT[注4]，図2e）：
   RET と同様の反応
5. 左側屈：中等度制限，右頚部痛↑
6. 右側屈：中等度制限，痛みの変化なし
7. 左回旋：著明な制限なし，左頚部痛↑
8. 右回旋：著明な制限，痛みなし

⑦ 負荷検査：

（座位）
1. 反復（Rep）RET
2. 患者自身による（by pt）およびセラピストによる（by Thrp）Rep RET＋オーバープレッシャー（o/p）（図3a, c）

（背臥位）
3. Rep RET＋o/p by pt および by Thrp（図3b, d）
4. 持続 RET＋o/p

いずれも検査中の反応は，前腕の症状↑，反復ごとに症状軽減（↓），検査後の状態は，屈曲，伸展の可動域，しびれ，改善（Better：B）．背臥位での検査時は，痛みの誘発は軽度．

検査中の反応：前腕の症状↑，反復ごとに症状軽減（↓），非荷重位での検査時は，痛みの誘発は軽度．
検査後の状態：屈曲，伸展の可動域，しびれ，改善（better：B）

上記1～4各検査項目において，検査中，検査後ともに同様の反応．非荷重位での検査時は痛みの誘発は軽度．

Clinical reasoning
客観的評価をどのように統合し，仮説を検証していくか

神経学的検査では，感覚鈍麻，ULTT 陽性で，下部頸椎神経根への刺激症状（radiculopathy）と考えられる．検査の際に神経組織への過剰な刺激を避け神経症状の悪化を避けるよう慎重に，負荷の加え方を工夫する．またこの結果は，今後の効果判定のベースラインとすることができる．

症状の分類を行うために，負荷検査として反復および持続での RET を荷重位（座位）と，非荷重位（背臥位）で行った．一般的には負荷検査は，例外として症状と関連した斜頸がある場合は側方から開始するが，本症例のように斜頸がない場合は，矢状面方向（屈曲・伸展）から開始する．

問診時に slouch sitting の保持，可動域検査（PRO）（いずれも下部頸椎 FLEX）において，しびれが増悪した．一方で，姿勢矯正でしびれの増悪，RET，RET＋EXT（下部頸椎 EXT）の可動域検査で重度制限と症状悪化がみられたため，屈曲と伸展に対する反応を明確にするために，RET から検査を開始した．その結果，検査中一時的にしびれは増強したが，反復とともに軽減した．

さらに非荷重位で持続的 RET を行った結果，荷重位に比べ症状誘発が少なく，良好な反応が得られた．

アセスメント

① 分類：Derangement
② DP：EXT（下部頚椎から上部胸椎）

反復負荷検査において，痛みの中央化現象（centralisation）はみられなかったが，痛みや可動域の変化と検査後も症状の改善が持続した．また，この段階で OTHER の可能性は低いと考えられる．

プログラム

① 姿勢指導：良姿勢の保持（図 2b）
　症状悪化要因である slouch sitting をできるだけ避け，erect sitting を保ち，下部頚椎の伸展を促す．
② ホームエクササイズ（Exs）：仰臥位での Rep RET＋o/p（可能であれば仰臥位での RET＋EXT）．就業中は座位で，定期的に頻回行い，特に症状悪化時に実施し，効果を確認する．
③ 注意事項：症状悪化（ADL 障害・しびれ・可動域制限の増悪，痛みの末梢化現象（Peripheralisation）の際は Exs 中止．

2 回目フォローアップ（7 日後）

MDT における，フォローアップ時のチェック項目
- 前回選択した「Exs」と日常生活上の姿勢を含めた「注意点」を患者自身が理解できていたかを確認する（来院時の姿勢，Exs の方法，頻度，症状の反応，症状悪化時の対処の仕方，など）．
- 初回と比べ「変化なし」「悪化」の場合：その原因を問診・理学検査で確認する．
- 「改善」の場合：FP の原則に従い，Exs は変更せず．

主観的評価

「姿勢には気をつけていた」ことで全般的に症状（可動域，頚部の「張り」）は改善したが，依然しびれは持続的であった．時に就業時の午後，以前より症状が悪化することもあり，新たに深呼吸で左肩甲骨下部の痛みが出現していた．Exs は自宅にて仰臥位での持続 RET＋EXT，1～2 セット（各 2 回程度）実施していた（症状の誘発なし）．

Clinical reasoning

主観的評価からどのような仮説が立てられるか

全般的には改善傾向である一方，しびれと痛みの悪化もあり，改めて初回時に立てた分類（Derangement）と，DP（下部頚椎の EXT）が妥当であるのか，確認が必要である．

良姿勢保持で効果を自覚しているが，「午後」の症状悪化は変わらないため，就業時の姿勢に対する再評価を行う．Exs は実施頻度，反復回数から，症状改善に影響しているとは考えにくく，Exs（方法，タイミングなど）の見直しを行う．

本症例のように非対称的な症状では，矢状面方向の負荷で反応が芳しくないことがあり，その場合 force alternatives（FA）[注5] として側方（側屈・回旋）負荷が検討される．神経症状が下部頚椎髄節に起因するのであれば，運動学的に下部頚椎は側屈で可動域が大きい[5]ため，側屈を優先的に検査するのが妥当であろう．

客観的評価

① 姿勢：依然，protruded head はみられるが，初回来院時より意識的に良姿勢を保つようにしていた．
② 姿勢矯正：症状軽減．
③ Exs（実施状況）：RET＋EXT は上部から中部頚椎で伸展が起こり，下部頚椎はほとんど伸展しないまま行われていた．
④ 症状のベースライン（今後行う負荷検査の効果

[注5] force alternative（FA）：負荷検査の際，負荷の加え方の工夫が必要な場合がある．例えば，同じ伸展でも荷重位（座位，立位）・非荷重位（臥位），その肢位を保持して持続的に行う・反復して間欠的に行う，1 方向のみでなく他の方向を組み合わせた複合的な動きを使うなど，反応に応じて調整をする（総論 McKenzie method 参照）．

判定として）：深呼吸時の左肩甲骨下部の痛み，頸椎可動域，しびれとした．

⑤ 可動域：
1. RET，RET＋EXT：初回より改善（中等度制限）
2. 右および左側屈：第4，5指のしびれ↑
3. 右回旋：可動域改善，前腕のしびれ↓
4. 左回旋：可動域改善，痛み，しびれなし

⑥ 負荷検査：
1. Rep RET，RET＋o/p by pt：しびれ↑．検査後，症状悪化が残存（worse：W）W
2. Rep RET＋o/p by Thrp：しびれ↑，NW
3. 持続牽引（traction：TR，図4a）：しびれ↓，範囲も縮小
4. Rep RET＋o/p by Thrp：
5. 持続TR＋RET＋EXT by Thrp（図4b）：
   4，5ともに検査中の反応は，しびれ↑，反復ごとに↓．

すべての検査終了後，B（ベースラインの症状消失，可動域改善）．

Clinical reasoning

客観的評価をどのように統合し，仮説を検証していくか

座位でのRep RET＋o/p by pt後，しびれが「W」となった．この結果，初回評価時に立てた分類とDP（下部頸椎から上部胸椎EXT）が適切であったのかを確認するため，さらにFPとして荷重位（座位）でのRep RET＋o/p by Thrpを行った．反復ごとに同程度のしびれが誘発したが，検査後NWであった．ここで，持続的な荷重（就業時，午後）は症状悪化しやすいという問診情報から，FAとして非荷重位（背臥位）でのRETを選択した結果，反復ごとにしびれが軽減．さらにTR＋RET＋EXTで，頸椎から上部胸椎の伸展最終可動域まで負荷をかけた結果，すべてのベースライン症状の改善が得られた．

アセスメント

① 分類：Derangement
② DP：EXT（下部頸椎から上部胸椎）

MDTでは，フォローアップの都度，分類とDPの見直しを行う．

さらに再評価として負荷検査を行った結果，継続的に，良姿勢の保持と，上部胸椎まで含めた頸椎伸展最終可動域まで十分な負荷が必要と判断した．

プログラム Plan
① 姿勢：特に就業中の良姿勢の保持（継続）．
② **Exs**：背臥位でのRep RET＋o/p（可能であればRET＋EXT）．就業時は座位でのRep RET＋o/p．特に午後や症状悪化時に実施．
③ **注意事項**：反復により症状悪化の場合はExs中止し，良姿勢保持のみとする．

主観的評価（3回目（7日後）以降の経過） Subjective

徐々に症状が改善，ADL上しびれは消失した．Exsは不定期ではあったが，特に症状悪化時にRET＋o/pを実施し，その都度，症状が軽減できた．特に就業中は積極的に姿勢矯正を行うことで，症状も出現しにくくなった．症状悪化の原因とその解決法が理解でき，コントロールができるようになった．

客観的評価（最終評価時，17回目，8ヵ月後）

① 姿勢：外見上protruded head改善．
② 神経学的検査：ULTT，感覚検査，ともに問題なし．
③ ベースライン：頸椎可動域（屈曲，伸展）．
④ 可動域：
  1. 屈曲：軽度制限，頸部の「張り」↑
  2. 伸展：可動域　改善．しびれ↓
  3. 右側屈：軽度制限，しびれ↑
  4. 左側屈，右および左回旋：特に影響なし
⑤ 負荷検査：
  （座位）
  1. Rep RET＋o/p by pt
  2. Rep RET＋o/p by Thrp，EXT＋mobilisation（図4c）
  3. Rep RET＋o/p by pt（図4d）
  4. Rep RET＋EXT by pt（図4e）

いずれも検査中，しびれ↑，反復ごとに↓，検査後，B．

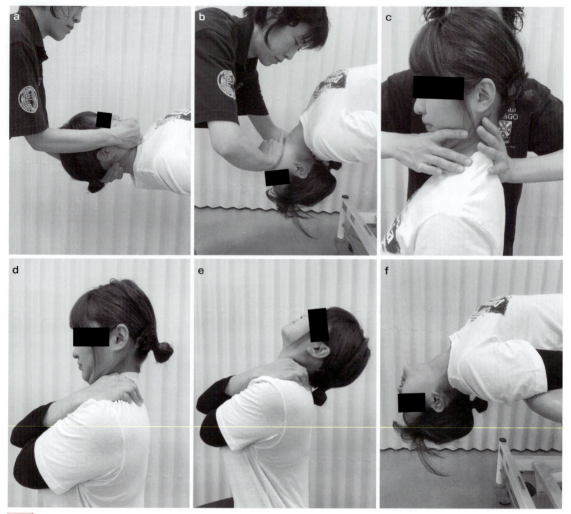

図4 セラピストによる負荷および患者自身による負荷（RET, RET＋EXT）
a セラピストによる頚椎牽引（traction：TR by Thrp）
b TR＋RET＋EXT by Thrp
c 伸展モビライゼーション（EXT＋mobilisation）
d RET＋o/p by pt（別法）
e RET＋EXT by pt（肩甲帯を固定しながら）
f 背臥位での RET＋EXT by pt

（背臥位）
5. Rep RET＋o/p by Thrp
6. RET＋EXT by pt（図4f）

いずれも検査中，しびれ↑，反復ごとに↓，検査後，B. 座位でのしびれ消失．

Clinical reasoning

客観的評価をどのように統合し，仮説を検証していくか

「張り」は，ADL 上ほぼ消失したが，デスクワークが長時間になると以前ほどではないが再発した．仕事中の姿勢に対しては，フォローアップ途中から Exs 以上に重点が置かれた．

3回目以降，可動域検査での屈曲の「硬さ」と，しびれの有無に応じてExsの方法の調整と負荷量を漸増する必要があったが，その都度改善が得られた．

今後は症例自ら状態の維持と再発予防のために，Exsと，良姿勢の保持を続けていくこととなる．毎回の評価時，セルフマネジメントを意識したアドバイスと，症例とともにExsの調整を行った．

アセスメント

① 分類：Derangement
② DP：EXT（下部頚椎から上部胸椎）

外見上の姿勢は変化がみられ，症例も姿勢の重要性を理解できていたと思われた．頚部の「張り」は十分な負荷をかけることで，その都度改善でき，継続してDerangementの整復と維持に向けたExsが必要と判断した．

プログラム

① 姿勢：erect sitting 継続．特に就業時は頻繁に修正する．
② Exs：伸展原則で継続（座位でのRep RET＋o/p by pt，RET＋EXT，背臥位でのRET＋EXT）．伸展最終可動域を意識して行う．特に症状再発・悪化時は速やかにExsを行う．Exsによる悪化時はTLGに従いExsの見直し，中止をする．

Clinical reasoning

最終的なアセスメント，プログラムに基づき，今後の方針を検証する

毎回のフォローアップ時の負荷検査とアセスメント，DP（下部頚椎から上部胸椎EXT）に沿った運動方向のExsを継続した結果，症状は改善した．改善した状態の維持のために，良姿勢を維持し，適切なタイミングと負荷量でExsを継続する必要がある．最終的には症例が「（症状に対して）自信を持って対処できる」ようになり，本人のneedは達したと判断し，定期的なフォローアップは終了とした．

今後は患者自身が自らのDPを理解し，TLGに従って自立して症状のマネジメントが可能となると考える．

3．まとめ

上肢の神経症状が急性に出現した，頚椎椎間板ヘルニアの症例の評価・治療とクリニカルリーズニングについて述べた．「MDT分類：Derangement，DP：下部頚椎から上部胸椎EXT」の原則に基づき，症状の変化に応じてFP，FAを活用しながら評価，分類，DPの確認を行った．最終的には，主訴である症状が改善し，自ら症状をマネジメントできると判断したため，終了となった．

MDTでは患者が自立してセルフマネジメントを行うため，TLGに従って症状をモニターし，リスク管理をしながら適切な負荷とタイミングでExsを行うことを目指す．Exsの効果を持続するためには，① 十分な負荷で最終可動域まで動かす，② 常に良姿勢を保つことが不可欠である．セラピストの役割は，患者とコミュニケーションを取りながら，患者のセルフマネジメントのサポートを行うことである．

文献

1) 徳橋泰明監修：脊椎脊髄ハンドブック，第2版，三輪書店，東京，91-94，2010
2) 松野丈夫ほか総編集：標準整形外科学，第12版，医学書院，東京，529-532，2014
3) Schellhas KP, et al：Cervical discogenic pain. Prospective correlation of magnetic resonance imaging and discography in asymptomatic subjects and pain sufferers. Spine 21：300-311, 1996
4) Ordway NR, et al：Cervical flexion, extension, protrusion, and retraction. A radiographic segmental analysis. Spine 24：240-247, 1999
5) Taylor J, et al：Contrasts between cervical and lumbar motion segments. Clin Rev Phys Rehabil Med 12：343-371, 2000
6) McKenzie R, et al：The Cervical & Thoracic Spine Mechanical Diagnosis and Therapy-Volume One and Two, 2nd ed, Spinal Publications, New Zealand Ltd, New Zealand, 2007

第Ⅱ部 各論／A. 頭部および頚椎の評価と治療

4. 変形性頚椎症

大森 圭

エッセンス

- 変形性頚椎症において，症状発現に至る経緯に神経症状を伴う病態がみられる場合がある．
- 症状の訴えから問題のある部位や組織の推察を行い，症状の誘発軽減テストによって局所の特定を行う．
- 問題局所に機能異常が起こった原因となっている日常姿勢や動作を変容させて，症状発現や再発を予防することが重要である．

1. 変形性頚椎症とは

　変形性頚椎症の原因は主として加齢変化（退行変性）によるとされており，症状は頚部痛，肩こり，胸背部痛などの局所症状を伴う．一般的には加齢により椎間板中心部の髄核の水分が失われ，椎間板の弾性力低下によって支持性の低下や不安定性を呈し，椎体の骨棘形成や椎間関節に変性が生じることで，脊椎の局所や頚椎全体の形状が変形するため変形性頚椎症と呼ばれる．

　加齢変化を主とする疾患であるが，高齢者のみならず不良姿勢や偏った動作の繰り返しなどによる頚椎への負荷によっても変性は起こる．神経症状を伴うものは頚椎症性脊髄症，頚椎症性神経根症と診断される．変性への機序は，頚椎の局所への長期にわたる物理的ストレスによって関節不安定性を生じることから始まり，椎間板症，椎間板ヘルニア，神経根症，脊柱管狭窄症などの経過をたどる．

2. 症例提示

症例の基本情報

　30歳代女性．1年前より強い肩こりがあったが神経症状はなかった．前日より誘因なく後頭部痛，左肩甲骨周囲に放散痛出現．左上腕外側部～前腕橈側～母指，示指にしびれあり（図1）．頭部を上や左に向けることが困難．事故や外傷の既往なし．以前ハードな身体訓練を行っており頚部には負担がかかっていたとのこと（重いヘルメットを被ってのランニングや重量物の運搬など）．パソコンやスマートフォン使用による不良姿勢の自覚あり．症状発現時以外は表情良くコミュニケーション良好．日常生活，仕事ともに順調である．

主観的検査

症例の訴える症状（問診）

① **疼痛**：安静時，両肩上部痛（肩こりによる疼痛）あり．運動時，後頚部中央部痛出現（特に頚部伸展，左側屈最終可動域にて出現）．日中活動量が増加すると左肩甲骨内側縁の違和感と疼痛が出現（疼痛はいずれも NRS 3〜4/10 程度）．

② **感覚**：座位，立位など長時間の抗重力位にてしびれ出現．就寝時は軽減するが起き上がり動作が困難．頚部伸展―左回旋時にしびれ増強する．

③ **筋力**：左手に力が入りづらい．

④ **可動性**：頚部伸展，左回旋困難．頚部伸展位からの屈曲時に不安定感があるため屈曲位に戻しにくい．

⑤ **頭痛**：肩こりがひどくなると頭痛が出現することあり．

⑥ **めまい・吐き気**：なし．

図1 症状の部位

#1 両肩上部痛および後頚部痛，#2 肩甲骨内側縁部痛，#3 左上腕外側〜前腕橈骨側〜母指，示指しびれ

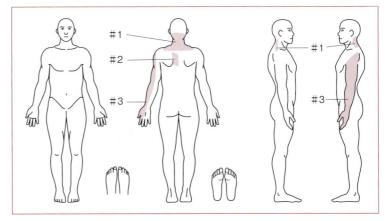

⑦ その他：日常生活において家事動作で症状が出現しやすい．特に頚部伸展や左回旋を伴う動作が辛い．

Clinical reasoning

症例の基本情報と訴えからわかること

　肩こり症状などから頚部の慢性的な筋緊張亢進が疑われる．同時に不良姿勢による筋の短縮や萎縮の可能性が示唆される．

　しびれの領域と手の力が入りにくいとの症状からC5〜6の神経根症状が疑われる．また肩甲骨内側縁の疼痛は椎間関節や椎間板由来の可能性を示唆している．抗重力位において症状増悪傾向で，就寝時は軽減することから，椎間板，神経根，過剰筋緊張などによる神経圧迫などのさまざまな重複した原因が考えられる．

　頚部の屈曲動作時に不安定感があることから，局所的な hypermobility と頚椎深部安定化筋群の筋力低下が示唆される．

　過去の身体訓練や日常的な不良姿勢から，脊椎局所に機械的な負荷がかかり，頚椎の椎体や椎間関節の変性の可能性が高い．

　外傷歴はなく，めまい・吐き気などがないことから，上部頚椎の問題からくる red flags の可能性は低い．

客観的検査

① セキュリティーテスト：C0-C2 不安定性テスト，翼状靱帯・環椎横靱帯テストは所見なし．椎骨動脈テストは頚部伸展制限と疼痛にて精査不可．
② 神経ダイナミックテスト：橈骨神経テスト（＋）．
③ 視診：座位・立位姿勢にて頭部前方位，軽度円背様姿勢，骨盤後傾位．症状出現を避けるように頚部を常に軽度右回旋右側屈位をとる．身体動作時に頚部の動きが少なく緩徐である．
④ 自動運動：頚部伸展 1/3，右回旋 1/2，左回旋 1/3（最終域にて疼痛出現）．伸展位からの屈曲運動開始時に頭部のうなずき運動がみられず不安定な頭部を下部頚椎屈曲で代償することで可能．回旋運動時は最終域に近づくにつれて上部頚椎伸展運動を伴う．
⑤ 他動運動：可動域は自動運動と同様（最終域にて疼痛出現）．エンドフィールは premature（終末直前には more elastic）．
⑥ **Joint play test**：C0-C1-2 hypomobility (Grade 1)，C4-6 hypermobility (Grade 5)，C7-T4 hypomobility (Grade 1)．
⑦ 症状局在化テスト：C5 および C6 の牽引にて頚部痛と左母指しびれ軽減（＋），圧迫にて症状誘発（＋）．
⑧ 筋の長さテスト：後頭下筋群，肩甲挙筋，大・小胸筋短縮（＋）．
⑨ 触診：後頭下筋群，斜角筋群，僧帽筋上部，肩甲挙筋に過緊張（筋スパズム）（＋）．

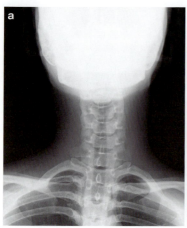 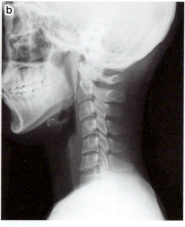

図2 前額面像と矢状面像
a 前額面像では右側屈右回旋位が認められる.
b 矢状面ではC5-6を中心とした後弯が認められる.

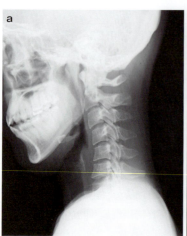 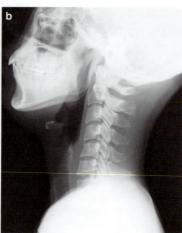

図3 屈曲位像と伸展位像
a 屈曲位像. C5-6に局在した屈曲可動性制限が認められる.
b 伸展位像. C5-6に局限した伸展可動性制限が認められる.

⑩ **筋力**：握力右36.5kg左24.0kg, 上部頸椎うなずき動作困難にて椎前筋群（頭長筋, 頸長筋）および肩甲帯安定化筋群（菱形筋, 前鋸筋）筋力低下（＋）.
⑪ **反射**：腱反射正常, 病的反射（－）.
⑫ **特殊検査**：Jacsonテスト（＋）, Spurlingテスト（＋）, Eatonテスト（＋）.
⑬ **X線所見**：頸椎後弯変形（＋）, C5/6 instability（＋）（図2, 3）.

Clinical reasoning

左上肢のしびれ, 橈骨神経テスト陽性, 左握力低下, Joint play testはC4-6 hypermobility, 特殊テストの陽性所見や筋短縮および筋スパズムの状況からは神経根症状が疑われ, 椎間孔狭小化, 筋による神経圧迫の可能性も疑われる. 運動時の左肩甲骨内側縁症状から椎間板症および椎間板由来による神経症状が疑われる.

また, 症状局在化テストにてC5-6において現在最も深刻な症状を発現していることが明らかとなった.

アセスメント ssessment

① **姿勢アライメント異常**：頭部前方位, 頸椎後弯, 円背様姿勢, 骨盤後傾によって中部頸椎への機械的ストレスが生じ頸椎変性の主要因を形成している. 抗重力活動に伴う体幹深部安定化（いわゆるローカルマッスル）の不活性によって姿

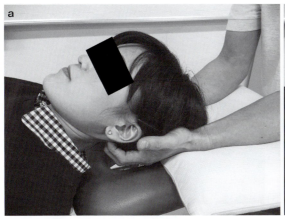 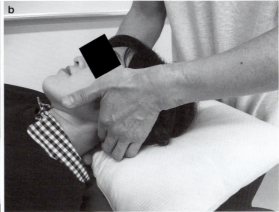

図4 後頭下リリースとフリクションマッサージ
a 後頭下リリース．指尖部を後頭下筋群に当て極軽度（Grade Ⅰ）の牽引をかけながら筋緊張が緩和するのを触知する．
b フリクションマッサージ．後頭下および後頚部筋群の筋線維に対して垂直にマッサージを行う．

勢保持能力が低下した状態といえる．
② **筋筋膜機能異常**：姿勢アライメント異常によって引き起こされた筋筋膜バランスの不均衡によって椎前筋群，肩甲帯安定化筋群の不活性化と後頭下筋群および大・小胸筋の短縮が生じている．また疼痛により頚部全体が過緊張となり症状の誘発要因となっている．
③ **関節機能異常**：上記の結果，上部頚椎および上部胸椎 hypomobility による椎間関節可動性制限，C4-6 hypermobility による不安定性の関節機能異常が生じている．特にC5-6椎間関節の症状発現が著しく関節変性と椎間孔の狭小化もみられる．
　以上の要因から椎間板症から変形性頚椎症を呈し頚椎症性神経根症に至ったと考えられる．

治療方針

　疼痛やしびれの軽減消失を第一とし，正しい姿勢と動作パターンおよび筋機能を再獲得することで関節局所への機械的ストレスを軽減し，増悪と再発予防を目的とする．
　軟部組織の粘弾性と伸張性，上部頚椎および上部胸椎の mobility を向上させることでC5-6への局所的なストレスを減少させる．またC5-6椎間関節の離開を実施する．

プログラム

① **軟部組織に対するアプローチ**：症状が増悪しないよう確認しながら，できる限りマイルドに行う．マッサージは緊張が軽減消失するまで約1～3分施行．
　a. 後頭下リリース，フリクションマッサージ（図4）
　b. 僧帽筋上部線維および肩甲挙筋フリクションおよびファンクショナルマッサージ（図5），ストレッチング（図6）
② **牽引および離解とモビライゼーション**：下位の頚椎を保護したポジションにて，いずれもGrade 2 を 7秒×10回を基本とし症状の出現を確認しながら調整．
　a. C2 disk traction および facet mobilization（図7）
　b. C5-6 disk traction（図8）
　c. C5-6 facet distraction（図9）
③ **頚部安定化エクササイズ**：頚椎の正常な後弯をセラピストが誘導し，表層筋の収縮が起こらないようモニターしながら，できる限り長時間そのポジションを保持するよう指示．保持ができなくなるまでの時間計測を行う．症状や疲労感の出現があればそのセッションは終了し，休息回復後再度行う．これを2～3回繰り返し保持

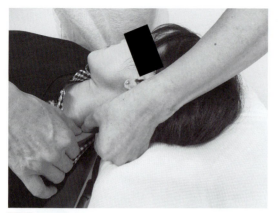

図5 僧帽筋上部線維およびファンクショナルマッサージ
筋を伸張しながら行う．

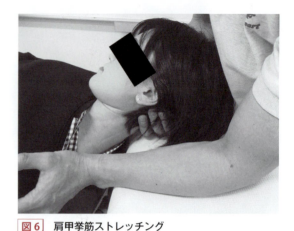

図6 肩甲挙筋ストレッチング
頸部屈曲右側屈右回旋位で固定し肩甲骨下制によって伸張する．

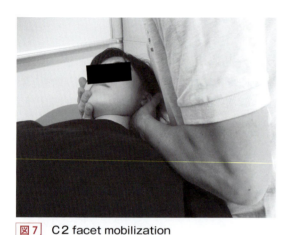

図7 C2 facet mobilization
C2椎間関節治療面の並進滑り運動の局在可動性を他動的に促す．

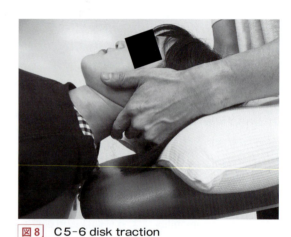

図8 C5-6 disk traction
C5-6椎体間の治療面を垂直に牽引する．

時間の延長を図る．
④ 頭長筋，頸長筋収縮保持エクササイズ（図10）
⑤ 座位姿勢アライメント修正：骨盤正中位とし，胸腰椎の自然な弯曲を保てるよう腹横筋収縮と深呼吸による上部胸郭拡大に伴う胸椎伸展，肩甲帯安定化のためのわずかな肩甲骨内転収縮，頭部の軽度うなずき姿勢と頸椎のわずかな牽引のために頭頂方向へ伸びるよう姿勢を保持する．
⑥ セルフエクササイズ指導（図11）：頸椎安定化エクササイズと姿勢修正（鏡にて確認）を主に，良姿勢での頸椎自動運動を代償動作がなく，疼痛のない範囲で繰り返す．

日常生活や仕事時には可能な限り数多く上記姿勢修正を行うよう指導する．

治療後の再評価

後頭下筋群の筋膜リリースとマッサージによって僧帽筋上部線維，肩甲挙筋の緊張が低減し肩こり症状が軽減した．さらにフリクションマッサージとファンクショナルマッサージおよびストレッチングによって肩こりの自覚症状がほぼ消失した．
次にC2の椎間関節牽引とモビライゼーションによって頸椎回旋可動性が増加，さらにC5-6椎体牽引後に肩甲骨内側縁の椎間板由来の疼痛は消失し

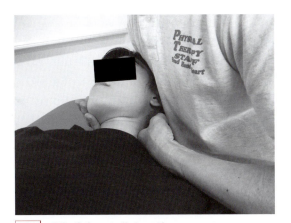

図9　C5-6 facet distraction
椎間関節の治療面を垂直に離解する．

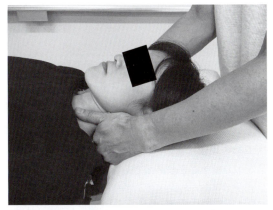

図10　頭長筋，頚長筋収縮保持エクササイズ
軽くアゴを引き頚椎前弯がわずかにとれるようセラピストが誘導し，その位置で保持させる．

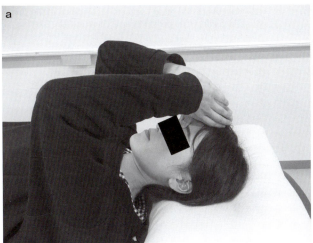

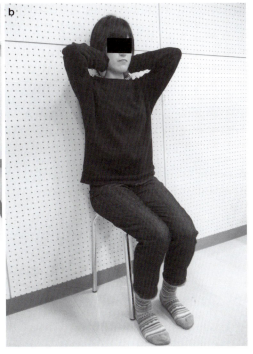

図11　セルフエクササイズ指導
a　背臥位．頚部ニュートラルポジションで眼窩上部に指を当て，うなずき運動にわずかな抵抗をかける．
b　座位．背部を壁に沿わせて脊柱全体をニュートラルポジションとし，後頚部に手を当て，わずかに頚部を押し付けて保持する．

た．同時に左母指のしびれは消失したが示指のしびれは低減するも残存していた．

　上部頚椎のhypomobilityは，C2へのアプローチによって椎間関節の関節機能不全が改善したことと，筋筋膜へのアプローチで疼痛消失によって筋筋膜の過緊張が原因であったことの仮説が証明された．またC4-6 hypermobilityはC5頚椎椎間板症状を発現させており，椎間板厚の狭小によって変形性頚椎症を誘発させている．これは椎体牽引によって症状が消失したことにより仮説が証明されたと考える．これらの症状は不良姿勢によって後頭下筋群の過緊張と頚椎後弯を助長させているため，良姿勢保持に必要な前頚筋群が活性化されるようセルフエクササイズを継続する必要がある．

3. まとめ

　変形性頸椎症における診断において，それに至る経過や関節機能異常によって神経症状を呈している状態が確認された．症状発現においては局所的なストレスが主要因であるため，その機械的負荷の原因である近隣椎体のhypomobility部位の正常な動きを取り戻すことが必須である．そのためには評価において正確な問題部位の抽出が要求される．また関節や筋筋膜の機能異常に至る経緯に良姿勢を保持する活動の不活性化があることが多く，日常的に常に正しい刺激が入力できるよう指導が必要である．

　本症例におけるポイントは，神経症状の発現が椎間板および神経根ともに主原因である可能性があったことと，それに伴う筋スパズムおよび関節機能異常によって関節可動性制限が生じており，混在した症状誘発原因を特定することが困難であったが，最終的には症状局在化テストによって部位の特定が明確となったことである．

　一般的に変形性頸椎症の診断は神経症状のあるものや若年者は除外されることが多い．本症例のように強い外力を伴う作業を長年行っており，かつ関節不安定性があり神経症状を重複して呈することは臨床では時折みられる．診断名にとらわれることなく，症状発現部位の特定と機械的ストレスを受けるに至った原因を見つけること，重度化と再発を予防することが理学療法において最も重要であると考える．

文献

1) 越智隆弘ほか：整形外科外来シリーズ5 頸椎の外来，メジカルビュー社，東京，164-195，1998
2) Kaltenborn FM, et al：Manual Mobilization of the Joints. The Spine, Orthopedic Physical Therapy, Oslo, 2003
3) Evjenth O, et al：Symptom Localization in the Spine and the Extremity Joints, OPTP, Oslo, 6-13, 2000
4) Krauss JR, et al：Translatoric Spinal Manipulation, OPTP, 40-80, 2006

第Ⅱ部 各論／A. 頭部および頚椎の評価と治療

5. 頚性頭痛

来間弘展

エッセンス
- 頭痛にはさまざまなタイプがあるが，頚性頭痛は頚部の異常に由来する頭痛である．
- 主観的検査と客観的評価を組み合わせて，頭痛の原因を特定することが必要である．
- 頚部のアプローチの前には，セキュリティテストを行う必要がある．
- 特定の組織のみをみるのではなく，筋・関節など広く評価をした上で，アプローチする必要がある．
- 日常生活の動作にも注目して，指導していくことが必要である．

1. 頚性頭痛とは

頚性頭痛（cervicogenic headache）は1983年にSjaastadにより提唱された用語であり[1]，頚椎を原因として頭部へ関連痛が生じる疾患[2]である．頚性頭痛の症状としては，常に同側の片側性頭痛であり，後頭部より痛みが生じて前頭部へ痛みが広がる．また時に上肢の不快感や頚部の可動域低下が生じる[1]疾患である．頚性頭痛の発症は早くて10歳代終わりで，平均発症年齢は33歳，頚性頭痛の発生率は4.1％であり，片頭痛や緊張型頭痛とは症状が異なる[3]．そのため，理学療法もこれらの頭痛と鑑別をし，適切な治療をすることが求められる疾患である．

2. 症例紹介

症例の基本情報

23歳男性，職業は理学療法士．18歳の頃より時々頭痛が起こるようになってきて，現在は週1～2度の頻度で頭痛が生じている．既往歴としては，5歳の時に自転車に乗っていて，右側から衝突して頭部を殴打．13歳時に左足関節前距腓靱帯損傷，15歳時に右膝内側半月板・内側側副靱帯損傷で縫合術施行．16歳頃から腰痛が出現し，17歳時に腰椎分離症と診断された．

Clinical reasoning

重要な既往歴に幼少期の自転車事故があり，その際に頚部を痛めている可能性がある．頭痛には，片頭痛・緊張型頭痛・群発頭痛・頚性頭痛などがあり[4,5]，頚部の既往が頭痛へ影響することもあるため，頚部を確認する必要がある．ただし，事故であるために頚椎のセキュリティテストをまずは行う必要がある．また下肢既往が多いことや腰痛既往があることより，アライメントもチェックする必要がある．

3. 初期評価

主観的評価

頭痛は夕方以降に起こることが多く，まず右頚部が重くなり，その後，右頭頂部から前頭部，側頭部にかけて痛みが走る（図1）．時々，目の奥が痛いこともある．痛みが出るとなかなか痛みが引かず，仕事をしていると痛みが増強する．痛みが強いときは，安静にして翌日に痛みが楽になるのを待っている．また頭痛が出ると左手が動かしにくい感じがする．また腰の痛みも同時に出てくることもある．

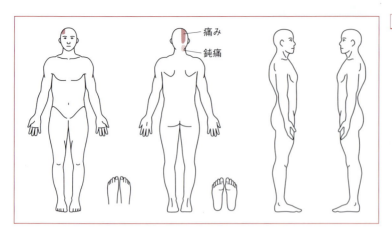

図1　症状の部位

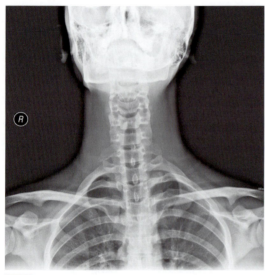

図2　正面像

Clinical reasoning

　頚性頭痛の発症としては，Sjaastadらの発症年齢報告（平均27.8歳）[3]よりは若いが，症状が，① 頚の違和感から生じ，頭痛が起きること，② 頭痛が一側性に強く出ていること，③ 上肢の症状が出ていることが頚性頭痛の診断基準に合致する．Sjaastadら[6]による診断基準としては，1) 片側性の痛み，2) 頚部の可動域制限，3) 片側性の肩不快感，4) 片側性の上肢不快感であり，5) 頚部の位置が不快になるか，6) 過敏な眼輪部への外的刺激により症状が悪化

するものである．このうち，三つが問診の時点で当てはまり，目の症状と頚部の既往があるため，頭痛のタイプの中でまずは頚性頭痛を一番に疑ってよさそうである．

　検査としては頚部を主に行うが，上肢の症状が神経系や血管性か，または局所の症状なのかを鑑別することが重要となる．また問診のところでリーズニングした通り，頚部の検査においては，X線の確認およびセキュリティテストを最初に行う必要がある．

X線所見

　正面像（図2）では，頚椎がまっすぐに揃っておらず，中位〜下位頚椎の左側屈が認められる．またC1/2は左の椎間関節間が広く，右側屈を呈している．C4の椎体と棘突起をみると，左にシフトをし，右回旋を呈している．側面像（図3）では，頚椎アライメントがストレートである．斜位像では椎間孔の狭小化は認めなかった．動態画像の屈曲（図4）では側面像と比較しC1/2間の間隙が変わっておらず，この分節の動きがない．伸展（図5）では下位頚椎から上位胸椎の動きが非常に少なくなっている．

Clinical reasoning

　X線画像からは，前額面において頚部アライメントが非常に崩れていることがわかる．姿勢評価で，この原因を探る必要がある．また動態画像からは上位胸

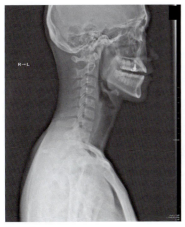
図3 側面像

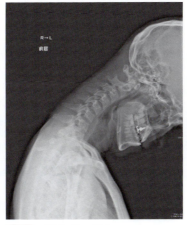
図4 動態画像：屈曲

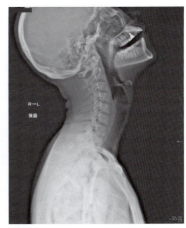
図5 動態画像：伸展

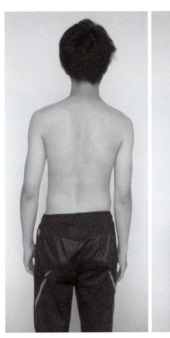
図6 立位姿勢
胸椎部の左凸の側弯を認める．

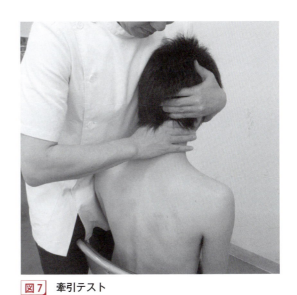
図7 牽引テスト
頸椎を固定して，乳様突起を持ち上げる．次にC2の横突起を固定して，C1を持ち上げる．正常では動きはほとんどなくfirmである．

椎の可動域制限も出ているようなので，上位胸椎の検査が必要であろう．

客観的評価　Objective

① **姿勢評価**（図6）：前額面では，骨盤が左傾斜し，右骨盤挙上位．胸椎部で左凸の側弯を呈し，右肩が下がっている．頭部は軽度左側屈位．矢状面では頭部がわずかに前方突出であるが，頸部はストレートネックとなっており，少し顎が上がっている．側弯は座位においても同様にみられた．

② **セキュリティテスト**：牽引テスト（図7），翼状靱帯テスト（Sharp-Purser test）（図8），軸椎支持性テスト（lateral shear test）（図9），横靱帯

5．頸性頭痛　117

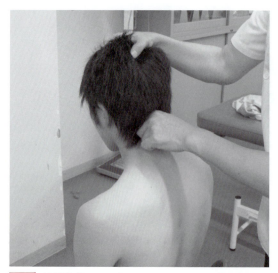

図8 翼状靱帯テスト (Sharp-Purser test)

C2棘突起を触診し，側屈を行ってもらう．側屈に伴い，C2はすぐに反対側へ動く．またC2棘突起を固定して，頭部を側屈させる．すると頭部はほとんど側屈できない．

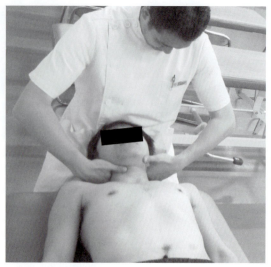

図9 軸椎支持性テスト (lateral shear test)

頭部，C1を固定して，C2を側方へ動かす．正常ではほとんど動きはなく，エンドフィールは hard である．

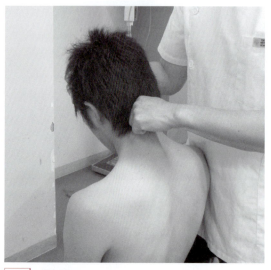

図10 横靱帯テスト (Sharp-Purser test)

頸部を屈曲して気分不良などの症状が出るか確認する．症状が出た場合，頭部を固定し，C2を腹側に押して症状が軽減するかを確かめる．

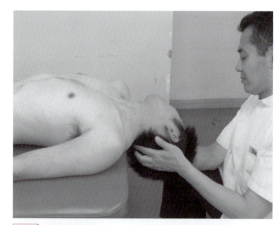

図11 椎骨動脈テスト

頸椎を徐々に回旋・伸展して10秒保持をする．この時 5Ds and 3Ns が出現するかを確認する．5Ds and 3Ns とは，dizziness（めまい），drop attacks（発作），diplopia（複視），dysarthria（構音障害），dysphagia（嚥下障害），nausea（吐き気），numbness（しびれ），nystagmus（眼振）である[7]．

テスト (Sharp-Purser test)（図10），椎骨動脈テスト（図11）は，すべて陰性であった．
③ **神経学的検査**：上肢の腱反射は正常であった．
④ **筋力検査**：筋力は左肩関節屈曲・肘屈曲がMMT4，左上腕二頭筋にわずかに萎縮を認めた．握力は右28kg，左22kgであった．また両股関節外転・伸展のMMTが4であった．
⑤ **ニューロダイナミックテスト**：上肢のニューロダイナミックテスト (upper limb neurodynamic tests：ULNTs) では，正中神経において左側前

腕にしびれが強く出現．頚部牽引で症状が軽減した．神経の絞扼は認めなかった．血管系のテストとしてRoos testおよびHalstead maneuverを実施，陰性であった．

⑥ **生理的自動運動・関節可動域**：頚部屈曲・伸展では上位頚椎の動きは認められるが，上位胸椎の動きがみられず，伸展は可動域制限を生じている．伸展のオーバープレッシャーで頚部の痛みが出現．頚部回旋は右50°，左35°，側屈は右45°，左40°と制限があり，左回旋時にオーバープレッシャーで頚部へ痛みが出現した．またflexion-rotationテストでは，左回旋で制限を認めた．

体幹屈曲は胸椎の動きがあまりみられず，腰椎中心での屈曲であった．オーバープレッシャーで腰椎への痛みを訴えた．

両股関節の屈曲がわずかに制限されていた．

⑦ **Joint play test**：L3/4/5がhypermobility，胸椎はhypomobility．頚椎はC1/2左椎間関節，C2/3，3/4右椎間関節，両側のC7/T1がhypomobility，両側のC5/6がhypermobilityであった．

⑧ **筋短縮テスト**：後頭下筋群の筋短縮および筋緊張亢進・圧痛を認めた．

⑨ **運動機能テスト**：背臥位からの起き上がりは，顎を突き上げて起き上がる．椅子からの立ち上がりや座る時は，腰椎の屈曲・伸展を大きく使い，股関節屈曲があまりみられなかった．

Clinical reasoning

姿勢評価において胸椎部で側弯を認めたが，これが頚椎に影響を及ぼし，X線前額面での不良アライメントとなっていたのだろう．このことより，頚椎だけを治療しても症状は改善せず，胸椎や腰椎にもアプローチする必要がある．セキュリティテストはすべて陰性であったのは非常によい情報である．この結果から，さらに詳細な上位頚椎の評価・治療へ進めていくことができる．左上肢の違和感があるため，神経系と脈管系のテストを行うこととした．

神経学的検査・筋力検査において，重篤な神経障害が出ていないかを確認した．腱反射などが正常であり，血管系は正常であり，頚椎牽引で症状が軽減したことより，ULNTsのしびれ感増強は，椎間孔部での圧迫が疑われた．頚椎の詳細な検査が必要であると考えた．

頚部の可動域制限や後頭下筋群のスパズムが頭痛の直接の原因ではあるが，頚部にhypomobilityな部分があるため，仕事で頚部を動かすことが多いときなど，他の部分へストレスがかかり頭痛の誘因となっているのではないかと推測される．ただ頚椎のhypomobilityを引き起こしているのは，胸椎以下の部分，胸椎と上位腰椎の側弯とhypomobilityおよび下位腰椎のhypermobilityに由来する．さらに腰椎のhypermobiltyを引き起こしているのは，日常動作でhip-hingeをうまく使えず，腰椎を過度に使用しているためである．頭痛の治療ではあるが，まずは股関節から動きを出していき，腰椎の安定化，胸椎の可動域改善，頚椎の可動域改善と順を追って治療していく必要がある．

また頚部はストレートネックであり，起き上がりに顎を突き上げてしまっているため，頚部深部筋の弱化が示唆される．再発を繰り返す頭痛経験者ではこの起き上がりパターンがよく当てはまる[8]ため，このパターンを変えていく必要もある．

アセスメント

① **アライメント異常**：側弯が頚椎のアライメント不良を起こしてしまっている．

② **頚椎・胸椎のhypomobility**：胸椎と頚椎のhypomobilityがC5/6など他の部位へ負荷をかけてしまい，頭痛を引き起こす原因となっている．

③ **股関節機能不全**：股関節を動作でうまく使えないために，腰椎を過剰に使うこととなり，腰椎のhypermobilityを引き起こしている．股関節を活性化させ，股関節から動きを出すように誘導していく必要がある．

④ **頚部筋群の筋バランス障害**：後頭下筋群の短縮および屈筋深部筋の機能不全が頚部アライメント不良を増強し，また動作時の不安定性を引き起こし，頚部へのストレスを増強させている．この筋バランスを整え，頚部深部筋の活性化を

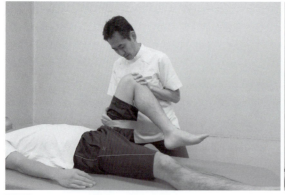
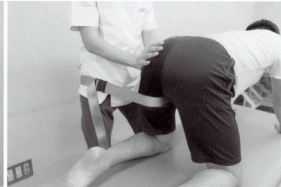

図12　股関節 MWM

促す必要がある.

治療プログラム　Plan

① 股関節 Mulligan の mobilisation with movement（MWM）（図 12）：背臥位および四つ這いでの MWM を行い，hip-hinge が使用できるようにする.

② 股関節周囲筋の筋力強化運動およびスクワット動作での股関節屈曲誘導（図 13）：スクワット動作時に殿部に抵抗をかけて，日常生活動作で hip-hinge が使用できるようにする.

③ 胸椎椎間関節および頚椎椎間関節の traction マニピュレーション（図 14）：胸椎・頚椎の hypomobility に対して，可動域改善を図る.

④ 体幹右側腹筋群の伸張：左凸の側弯を呈しているため，短縮してしまっている右側腹筋群を伸張し，側弯の改善を促す．またこの運動はセルフトレーニングとしても行ってもらう.

⑤ 軟部組織モビライゼーション：頚部後頭下筋群への diacutaneous fibrolysis（DF）アプローチ[9]，横断マッサージ，機能的マッサージおよびストレッチング（図 15）.

⑥ 頚部深部筋のトレーニングおよび起き上がり時の動作指導：頚部深部筋を働かせながら常に動作を行うことを指導.

治療後の再評価

治療後，胸椎の動きが出て頚部の屈曲や回旋が

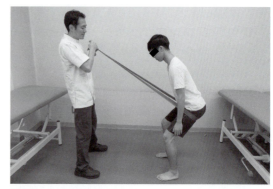

図13　スクワット動作

殿部に抵抗をかけて，股関節屈曲を強調したスクワット動作を学習させる.

楽に行えるようになった．頚椎の可動域は右 55°，左 50°，側屈は両側 50°と改善した．ULNTs では，しびれが消失した．頭痛は治療前の 2 割程度に軽減した．起き上がり運動では，注意して顎を引きながら起きるようになったが，意識を頚部に向けないと顎を突き上げて起きてしまう動作がまだみられた.

Clinical reasoning

症状の出ている頚部の前に，頚部に影響を及ぼしている股関節・腰椎・胸椎を先にアプローチした．これは頚部のみをアプローチしても，その下のアライメントが崩れているために，荷重位にするとすぐに頚椎のアライメントも崩れてしまい，治療効果がなくなっ

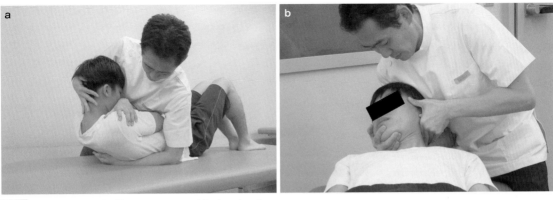

図14 胸椎・頚椎椎間関節 traction マニピュレーション
a：胸椎，b：頚椎

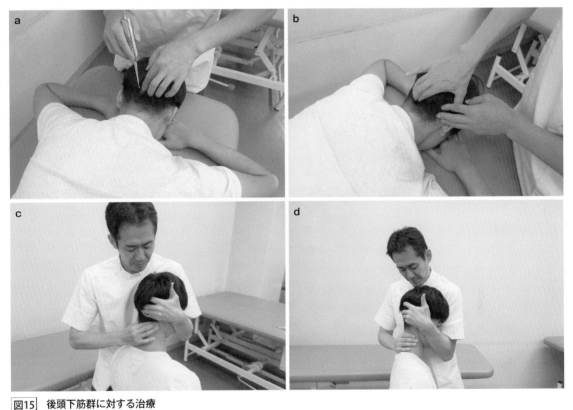

図15 後頭下筋群に対する治療
a：DF，b：横断マッサージ，c：機能的マッサージ，d：ストレッチング

てしまうからである．また胸椎の可動性を出すことにより，頚椎のアプローチもしやすくなった．

　立ち上がりや座るときに股関節の hip-hinge を使えるようにするには，単に股関節のモビライゼーションをして可動域を出すだけでは不十分である．高校時代に腰椎分離症の既往歴があることからも，長期間にわたって腰椎優位の動作をしていたと推察できる．常に股関節を使って動作を行うことを習得させなくてはならない．そのため，まずは自動運動で股関節の屈曲を促す．Mulligan の MWM を用い，股関節の屈曲可

動域改善を図った．特に四つ這いでのMWMは腰椎を屈曲させずに股関節を屈曲することを強調し，股関節をkey driverとして運動を行うことを学習させた．その後，スクワット動作で殿部にセラバンドで抵抗をかけて，股関節屈曲を誘導した動きを学習させた．この時も，同時に腰椎の安定化を図りながら股関節屈曲をすることを強調した．

頚椎へのアプローチに関しては，セキュリティテストで上位頚椎に問題がないことが確認できているので，椎間関節のマニピュレーションによる，積極的アプローチを行った．これらにより，flexion-rotationテスト，頚椎の可動域は改善した．特にflexion-rotationテストの可動域減少は頚性頭痛と相関する[10]ため，この改善は頚性頭痛の症状改善につながる．また自主トレーニングとして，Mulliganの頚椎セルフsustained natural apophyseal glides（SNAGs）を指導した．

また腰部だけでなく頚部の動きも改善していく必要がある．起き上がり動作では，顎を突き出しながら起き上がっているため，常に後頭下筋群が収縮している状況となっている．後頭下筋群周囲には後頭下神経や大後頭神経などが走行しているため，これらの筋群が短縮および筋緊張亢進をしていると，頭痛を引き起こす．また後頭下筋群の筋緊張亢進は拮抗筋である頚部屈曲深部筋群の弱化を引き起こす．そのため，後頭下筋群のリラクセーションおよび筋の伸張を図る必要がある．ただ本症例では後頭下筋群の疼痛閾値が低かったために，まず後頭下筋群起始部周囲の骨膜に対してDFアプローチをして，少し筋が緩んだ状態を作ってから筋に対して直接アプローチをした．その後，うなずき運動を行い，頚部屈曲深部筋の活性化を図り，動作において常に顎を引きながら動作をすることを学習させた．この動作を習得することにより，頚部への負荷が減少し，頭痛軽減へとつながる．

日常生活においては，立ち上がりや起き上がり時の動作に常に気をつけ，仕事中はヘッドフォワードにならずに，顎を引くように心がけさせた．しかし，まだ意識しないと顎を突き出しながらの起き上がり動作となってしまうため，自主トレーニングではうなずき運動と顎を引きながらの動作を行うように指導した．

これら総合的なアプローチにより，頚部可動域は改善，後頭下筋群の緊張軽減を維持し，頭痛の軽減を図ることができる．

4．まとめ

頚性頭痛においては，まず問診から頚性頭痛に該当するのかを判断する必要がある．そして頚部セキュリティテストにおいて安全性を確かめた上で，頚椎の評価・アプローチをしなければならない．ただ今回の症例のように，他の部位の機能障害が頚椎への機能障害を起こしていることもあるため，既往歴を参考に，姿勢・動作分析をしっかり行い，頚椎へ影響を及ぼしている因子に対してもしっかりとアプローチすることが望まれる．長期間に及び頚性頭痛を患っている患者ほど，動作の異常がみられるので，最終的には動作改善が必須となる．

文献

1) Antonaci F, et al：Cervicogenic headache：a real headache. Curr Neurol Neurosci Rep 11：149-155, 2011
2) Bogduk N, et al：Cervicogenic headache：an assessment of the evidence on clinical diagnosis, invasive tests, and treatment. Lancet Neurol 8：959-968, 2009
3) Sjaastad O, et al：Prevalence of cervicogenic headache：Vågå study of headache epidemiology. Acta Neurol Scand 117：173-180, 2008
4) 内野 誠：頭痛の診断と治療 頭痛の鑑別診断．医学のあゆみ 215：1092-1096, 2005
5) 平田幸一ほか：慢性頭痛．Practice in Management 5：4-16, 2014
6) Sjaastad O, et al：Cervicogenic headache：diagnostic criteria. The Cervicogenic Headache International Study Group. Headache 38：442-445, 1998
7) Kerry R, et al：Cervical arterial dysfunction assessment and manual therapy. Man Ther 11：243-253, 2006
8) Page P, et al, 小倉秀子監訳：ヤンダアプローチ マッスルインバランスに対する評価と治療，三輪書店，東京, 88-89, 2013
9) 来間弘展ほか：スポーツ障害に対する徒手理学療法 筋・筋膜アプローチとスポーツ障害への適用．臨スポーツ医 32：946-950, 2015
10) Hall T, et al：The flexion-rotation test and active cervical mobility－A comparative measurement study in cervicogenic headache. Man Ther 9：197-202, 2004

第Ⅱ部 各論／A．頭部および頸椎の評価と治療

6. 顎関節機能障害

瓜谷大輔

エッセンス
- 開口障害，顎関節痛・咀嚼筋痛，関節雑音は顎関節症の診断基準となる主要症候である．
- 顎関節症は多因子性に発症し，理学療法によるアプローチが効果的な場合がある．
- 顎関節障害に対する理学療法では顎関節以外にも不良姿勢に対する治療的・教育的アプローチや日常の口腔悪習癖の是正などが含まれ，包括的な評価と治療が必要になる．

1. 顎関節障害とは

　顎関節障害の中でも顎関節症は代表的なものの一つである．日本では「顎関節症は，顎関節や咀嚼筋の疼痛，関節（雑）音，開口障害あるいは顎運動異常を主要症候とする障害の包括的診断名である．その病態は咀嚼筋痛障害，顎関節痛障害，顎関節円板障害および変形性顎関節症である」[1]とその概念が示されており，「顎関節診療に関する診療ガイドライン」で顎関節症の診断手順が示されている．また顎関節症は多因子性に発症し，理学療法では顎関節のみならず姿勢の評価[2,3]やトレーニング[4]，口腔悪習癖の是正指導なども含めた包括的な関わりが重要である．なお本稿で紹介する症例は，上記診療ガイドラインに則った診断ではないため，顎関節周囲の痛みを伴う開口障害を有する症例として紹介する．

2. 症例提示

症例の基本情報
　49歳女性，主婦．約3年前に齲蝕歯の治療を行った頃より左顎関節の雑音を自覚，その後，別の歯科医院で再治療した後に左顎関節痛と開口障害を発症．以降レーザー治療やステロイド注射，鎮痛薬の処方を受けながら緩解，増悪を繰り返していた．1ヵ月前に左顎関節痛と開口障害が増強し，理学療法開始となった．問診時に日中パソコンを長時間使用することがある，歯ごたえのある食材を好む，うつぶせ寝の習慣がある，日中は上下の歯が接触していることがあり（tooth contacting habit：TCH[4]），パソコン使用時や運転中などに歯を軽く食いしばっていること（クレンチング）に気づくことがある，などということがわかった．また問診時の印象では非常に神経質な性格であった．

Clinical reasoning

　歯ごたえのある食材を好んで食べることや日中のクレンチングがあることなどから，咀嚼筋のoveruseによる過緊張によって開口制限や咀嚼筋痛が生じている可能性がある．また日中パソコンを長時間使用することがあることから，姿勢による顎関節への影響も考えられる．頭部前方位での不良姿勢はクレンチングを自覚する作業時や車の運転中にも生じていることが推察され，顎関節症症状への影響をより強めている可能性がある．さらに発症からの経過が長く，症例の性格も考慮すると，心理社会的な要因によって痛みが修飾されている可能性も考えられる．

主観的検査　　　　　　　　　　　　　　　Subjective
　左頸部から肩甲帯周囲にかけての安静時痛（#1），

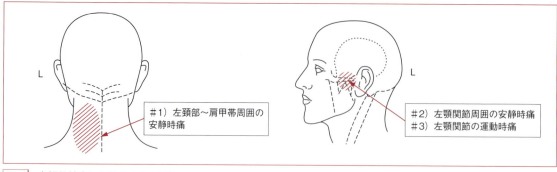

図1 主観的検査における痛みの部位

左顎関節周囲の安静時痛（#2），および運動時痛（#3）を訴えた（図1）．#1），#2）に関しては長時間のパソコン使用時や高速道路での運転中，あるいはその後に増強するとのことであった．また#1）の増強とともに#2）も増強し，開口時の制限感もより強く感じるとのことであった．開口に対する恐怖感も訴えた．

Clinical reasoning

#1）については頭部前方位姿勢によって生じた可能性のある筋緊張亢進による影響，#2）については顎関節周囲組織に対する何らかのメカニカルストレスによる炎症やTCHあるいはクレンチングなどによる咀嚼筋の過用による筋疲労に由来する痛みなどが考えられる．#3）については関節由来の痛みと咀嚼筋の伸張痛が考えられる．

客観的検査

① 開口量：10mm.
② 姿勢：頭部前方位姿勢を呈し，両側胸鎖乳突筋，後頭下筋群，小胸筋に過緊張を認め，上部交差症候群と考えられる姿勢であった．また軽度の翼状肩甲を認めた．
③ 疼痛：左の咬筋，側頭筋，内・外側翼突筋に圧痛を認めた．
④ 筋緊張：左咬筋，左側頭筋，後頭下筋群に触診で筋緊張の亢進を認めた．
⑤ 他動運動検査：環椎後頭関節での屈曲に制限を認めた．

Clinical reasoning

頭部前方位姿勢が主観的検査での#1）の一因と考えられる．また頭部前方位姿勢によって下顎が上顎に対して後方に変位し，顎関節のアライメントが不良な状態で関節運動を反復することによって生じるメカニカルストレスに起因した炎症や，TCHあるいはクレンチングなどに起因する筋疲労による痛みが#2）の原因となっているのではないかと考えられる．上記の不良なアライメントでの顎関節運動は#3）の原因にもなっていると考えられる．また過緊張を呈する咀嚼筋の伸張痛は#3）や開口制限の要因と考えられ，環椎後頭関節での屈曲制限は後頭下筋群の過緊張や関節の滑りの制限が原因として考えられる．

アセスメント

① 咀嚼筋の過緊張
　TCH，クレンチングや咀嚼筋のoveruseによる左の咀嚼筋の過緊張．
② 不良姿勢（上部交差症候群）
　耳珠からの鉛直線が肩峰より前方を通り頭部前方位を呈し，肩甲帯の前方突出および軽度の翼状肩甲を呈していたことから，小胸筋および後頭下筋群の過緊張，肩甲帯周囲筋の筋力低下が考えられる．また胸鎖乳突筋の過緊張から頚部の深部屈筋群の筋力低下の可能性が考えられる．
③ 口腔悪習癖
　TCHによって非機能的に常時咀嚼筋が緊張していることや，うつぶせでの就寝姿勢によって下顎が後方変位を強制されていることによる顎関節や咀嚼

図2 咀嚼筋リリース
a 咬筋，b 側頭筋

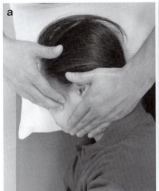
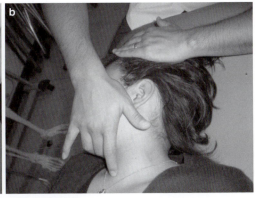

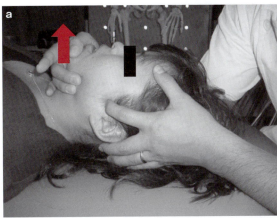
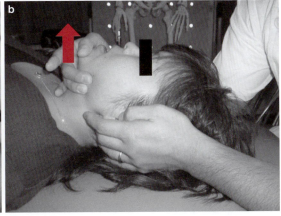

図3 positional release
a 外側翼突筋．下顎頚の1cm前方を内後方に圧迫しtender point（TP）の痛みを確認．口を2cm程度開き，TPと反対側に顎を押し，痛みのないところで約90秒間保持．
b 内側翼突筋．下顎枝後面かつ下顎角約2cm頭方を前方に圧迫しTPの痛みを確認．口を軽く開き，TPと反対側に顎を押し，痛みのないところで約90秒間保持．

筋に対するメカニカルストレスの増強が考えられる．

プログラム Plan

・治療初回

① 咀嚼筋リリース（図2），② positional release（図3），③ セルフエクササイズ指導（自動開口運動を指導．舌尖を上顎の左右切歯間に当てた状態で開閉口を反復させる．），④ 口腔悪習癖の是正指導（TCH予防を目的に，唇を閉じ，舌尖を上顎の粘膜に触れた状態で上下の歯は接触しないように保つよう指導）を実施した．

・治療2回目

⑤ 小胸筋 hold relax（図4），⑥ 後頭下筋群リリース（図5），⑦ 環椎後頭関節モビライゼーション（図6），⑧ 姿勢指導（図7）を実施した．

治療後の再評価

治療3回目に症状の改善がみられた．開口量が20mmまで改善し，口腔内からの評価が可能となったため，顎関節の遊びを評価したところ，左顎関節の遊びの減少が認められた．

プログラム Plan

・治療3回目

⑨ 顎関節モビライゼーション（離開）（図8），⑩ 肩甲帯周囲筋トレーニング（肩甲帯のアライメント

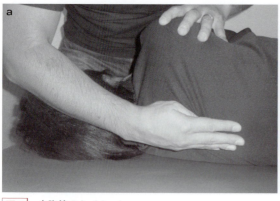 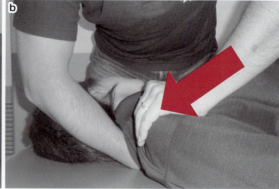

図4 小胸筋の hold relax
a 一方の手を楔型にして肩甲骨内側縁の内側にコンタクトし,肩甲骨とベッドの間に空間を作る.
b もう一方の手で肩甲骨を肩屈曲30°の方向へ後上方へと押す.最終域で hold relax を行う.

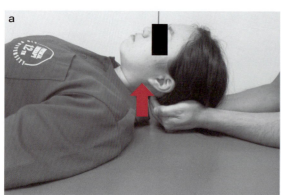 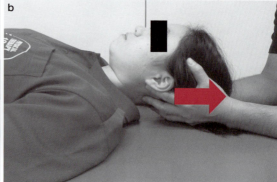

図5 後頭下筋群リリース
a 治療者の前腕をベッドで支え,両側の示指から環指の指腹で後頭骨底部を支持し患者の頭部の重みを支持.指は IP 関節を伸展した状態で MP 関節を屈曲し患者の頭部と治療者の手掌との間に空間を確保する.
b 後頭下筋群の緊張が軽減すれば,手掌で長軸方向へ牽引.

不良に対して行い,セルフエクササイズとしても指導した)を実施した.以後の治療では①〜⑩について適宜選択し,治療6回目まで実施した.週に1〜2回の治療の結果,6回目の治療で#1)〜#3)の症状はほぼ消失し,開口量は40mmに改善した.

Clinical reasoning

#1)に対しては小胸筋の hold relax,後頭下筋群リリースによって筋緊張の亢進がみられた筋に対する治療を行い,肩甲帯周囲筋トレーニングによって弱化していた筋の強化を図り,環椎後頭関節モビライゼーションによって環椎後頭関節の屈曲を可能にしたうえ

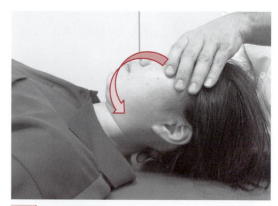

図6 環椎後頭関節モビライゼーション
治療者の一側の中指を環椎の左横突起(棘突起から1〜2cm外側)付近に置く.もう一側の手掌は左前頭部上に置く.一側の中指で環椎を固定し,もう一側の前頭部を前下方に動かし,うなずきを起こす.

で，姿勢指導を行ったことが奏功したと考えられる．#2) については咀嚼筋リリースやpositional release を用いて咀嚼筋の緊張を軽減し，顎関節の離開や頭部前方位姿勢の是正によって顎関節運動の正常化を図ったことで筋疲労や炎症症状による安静時痛を改善できたと考えられる．#3) についても#2) 同様に咀嚼筋の過緊張の軽減や顎関節運動の正常化によって症状改善に至ったものと考えられる．また開口運動や肩甲帯周囲筋トレーニングのセルフエクササイズ指導，姿勢指導，口腔悪習癖の是正指導などを行い，本症例がそれを実行したことが治療効果の維持につながったものと考えられる．

3. まとめ

顎関節機能障害に対しては顎関節だけでなく包括的な理学療法評価と治療が必要である．顎関節症患者においては症状が慢性化する患者や症状に対する不安や不定愁訴を強く訴える患者がしばしばみられ，慢性顎関節症患者と抑うつ不安などの心理社会的要因との関係も報告されている[5]．咀嚼筋群の運動神経は口腔組織・顔面の知覚神経と同様に三叉神経に支配されており，不安や怒り，ストレスなどで活動が亢進する[6]．その結果，咀嚼筋症状をさらに増強するという悪循環を招きうる．よって身体的側面にとどまらず心理社会的側面も考慮に入れた評価と治療・指導が必要である．

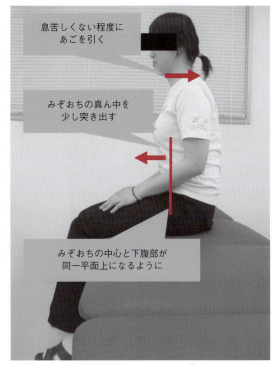

図7 姿勢指導例

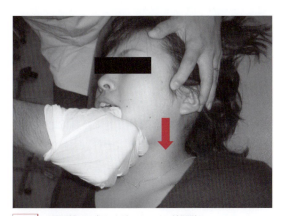

図8 顎関節モビライゼーション（離開）

母指の指腹で臼歯にコンタクトし，尾側へ力を加える．

文献

1) 日本顎関節学会：「顎関節症の概念（2013年）」「顎関節症と鑑別を要する疾患あるいは障害（2014年）」「顎関節・咀嚼筋の疾患あるいは障害（2014年）」および「顎関節症の病態分類（2013年）」の公表にあたって．日顎誌 26：120-125, 2014
2) Uritani D, et al：Characteristics of upper quadrant posture of young women with temporomandibular disorders. J Phys Ther Sci 26：1469-1472, 2014
3) Wright EF, et al：Usefulness of posture training for patients with temporomandibular disorders. J Am Dent Assoc 131：202-210, 2000
4) Sato F, et al：Teeth contacting habit as a contributing factor to chronic pain in patients with temporomandibular disorders. J Med Dent Sci 53：103-109, 2006
5) Dworkin SF：Perspectives on the Interaction of Biological, Psychological and Social Factors in TMD. J Am Dent Assoc 125：856-863, 1994
6) 竹井 仁：顎関節疾患の理学療法のための検査・測定のポイントとその実際．理学療法 21：192-198, 2004

第Ⅱ部 各論／B. 胸椎・肋骨と腰椎の評価と治療

1. 胸椎由来の背部痛

髙木貴史

エッセンス
- 胸椎由来の背部痛は重篤な内科疾患との鑑別を行う必要がある．
- Kaltenborn-Evjenth (K-E) concept では，症状局在化テストを行うことで症状の原因となる脊柱の分節を限局することができる．
- 脊柱全体の可動性を評価し，低可動性・過可動性の分節や関連因子に対して介入することが大切である．

1. 胸椎由来の背部痛とは

胸部痛の問題では筋骨格系以外の原因で症状が生じていることも多い．そのため，命にかかわるような重篤な内科疾患の可能性も考慮して評価を進めていくことが大切である．

筋骨格系に原因をもつ背部痛は，胸椎椎間結合の障害と肋骨における多数の関節障害であり，椎間板や椎間関節の損傷，局所の疼痛や関連痛を引き起こす胸椎の侵害構造などがある[1]．胸椎は肋骨や胸骨とともに胸郭を構成している．そのため，頚椎や腰椎に比べて構造的に安定性が高く，胸椎における椎間結合の問題では一つまたはそれ以上の椎間結合の低可動性が原因となっていることが多い．

2. 症例提示

症例の基本情報

60歳代後半女性，専業主婦．立位にて体幹左回旋時に左肩甲骨下に疼痛出現．明らかな受傷起点はなく，4年ほど前から徐々に症状が出現するようになった．

診断名：変形性腰椎症．

Clinical reasoning

症例の基本情報から何が考えられるか

胸部領域に疼痛を生じるものとして，心血管系，呼吸器系，消化器系といった内科の要因や，心因性，筋骨格系の要因があげられる．プライマリケア診療所での有病率は，筋骨格系51％，心血管系16％，心因性11％，肺10％，消化器系8％，原因不明4％との報告[2]がある．特に，症状が急性の場合は命にかかわる病態の可能性を考えながら，評価を進めていくことが大切である．

本症例の場合は，症状が急性でのものではなく，呼吸困難などの訴えがないことから，重篤な疾患の可能性は低いと考える．

主観的評価

疼痛部位は左肩甲骨下（図1）．立位にて体幹左回旋時に VAS60～70mm の鋭敏な疼痛が出現した．腰部には違和感がある．症状は4年ほど前から気になるようになった．誘因は不明で，徐々に自覚するようになった．現在までの変化は増悪と寛解を繰り返している．悪化要因としては，立位にて左側に体を捻じるとき，上の物を取ろうと左手を伸ばしたときである．季節の変わり目や，同一肢位が続くと症状が強くなるときがある．軽減要因は，休む，温める，悪化要因となる運動をやめること．

図1　症状の部位

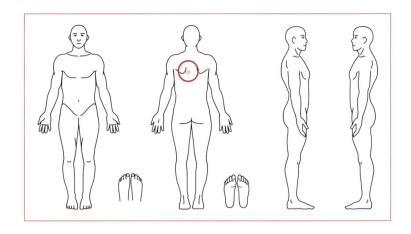

呼吸による影響はない．咀嚼や嚥下動作，胸やけや食べ物による影響もない．また，発熱や動悸，息切れ，発汗といった症状もない．恐怖を感じることや強いストレスを感じるといったことも特にない．

既往歴：20年前に腰のヘルニアを指摘され，その時は温熱や電気療法により寛解した．

Clinical reasoning

主観的評価からどのような仮説が立てられるか

K-E conceptでは，問診により症状の原因となっている組織や領域を鑑別していく．とりわけ悪化要因と軽減要因は重要で，どのような機械的ストレスがどのような組織に加わっているかを考えながら進めていく．また，問診から重篤な疾患の可能性がないかを確認することも重要である．こうして得られた情報を基に仮説を立て，続く客観的評価において検証を行う．

本症例の胸背部の疼痛が主訴の場合では，まず問診により重篤な疾患の可能性を示唆する内容を精査する．心負荷のかかる労作性ではないか，情動的なストレスや食事や食べ物による影響はないかなど，内科的，社会心理的な要素について確認する．

本症例では，重篤な疾患を疑わせる内科的，また社会心理的な所見は認められなかった．疼痛部位は左肩甲骨下（図1）に限局している．このような疼痛部位をはっきりと指し示せる場合は，筋骨格系の症状の可能性が高い．悪化要因は，いずれも脊柱の左回旋が伴う動きである．また軽減要因は，悪化する動作を行わないことである．

本症例は，鋭敏な疼痛で，再現性があり，限局した部位に症状が出現していることから，関連痛ではなく，筋骨格系に原因があると考える．そして脊柱の左回旋により負荷が増す組織の障害で，領域は左肩甲骨下レベルの胸椎周囲組織と考える．

客観的評価 bjective

1 アライメント

① **静的アライメント**：前額面では，立位にて上位腰椎部を頂点として緩やかな右に凸の側弯．胸骨下角は90°以上であった．矢状面では，骨盤はやや前傾位，下位腰椎の前弯強く，胸椎は後弯強く，頭部はやや前方位．両肩甲骨はやや外転位であった．

② **動的アライメント**：左上肢の屈曲では体幹の右側屈左回旋がみられ頭上まで手を伸ばすと症状が出現する．体幹の伸展と回旋を徒手的に抑制すると，左上肢を最終域まで屈曲しても症状は出現しない．体幹の伸展運動は主に腰椎部で行われており下位胸椎部の動きが少ない．背側からみた体幹の左回旋運動では棘突起がなすカーブが胸椎部では少ない．

2 神経系のテスト

左の脛骨神経に対するBowstring test陽性．

3 機能的運動テスト

① **自動運動**：

・左回旋にて中位胸椎の可動域制限（＋），エンドフィール*はempty

1．胸椎由来の背部痛

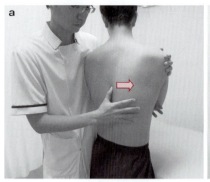
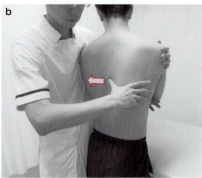

図2 症状局在化テスト
a 誘発．症状のないところから，右手の親指でTh7の棘突起を左回旋させる．
b 軽減．症状のあるところから，右手の親指でTh7の棘突起を右回旋させる．

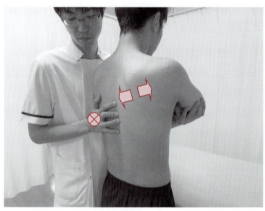

図3 Joint play test
右手の示指と中指で棘間を触診し，左手で胸椎の椎間関節に対して並進の動きを加える．

- 左側屈，伸展にて上位・中位胸椎の可動域制限（＋），エンドフィール＊はfirm
- 伸展位での右側屈左回旋の複合運動にて上位・中位胸椎の可動域制限（＋），エンドフィール＊はempty
- 屈曲位での左側屈左回旋の複合運動にて中位胸椎の可動域制限（＋），エンドフィール＊はempty

＊エンドフィール：自動運動の最終域で他動的な加圧をした際の抵抗感．

② 症状局在化テスト：立位にて左回旋を用いて実施（図2）

誘発：症状のないところからTh7をTh8に対して左回旋を強めると症状出現した（図2a）．
軽減：症状のあるところからTh7をTh8に対して右回旋を強めると症状消失した（図2b）．

以上の結果よりTh7/8間に限局した機能障害（＋）の所見が得られた．

③ **Joint play test**（図3）：
- Th2/3，3/4間の伸展，6/7，7/8，8/9間の伸展・左回旋に低可動性（＋），エンドフィールはいずれもfirm
- L4/5，L5/S間の伸展・屈曲に過可動性（＋），エンドフィールはいずれもfirm

④ 筋の長さテスト：両側ともに，大胸筋，小胸筋，広背筋，大腿直筋，梨状筋，ハムストリングス，腸腰筋に短縮（＋）

⑤ 抵抗運動テスト：体幹腹筋群の弱化

⑥ 触診：下位胸椎部から腰椎部の両脊柱起立筋群に圧痛（＋）

Clinical reasoning

客観的評価をどのように統合し，仮説を検証していくか

静的アライメントより，短縮位にあり緊張している筋，伸張されて弱化している筋を考える．本症例では股関節屈筋群，腰椎部の脊柱起立筋群，肩甲上腕筋群の短縮と，胸椎部の脊柱起立筋群，体幹屈筋群の弱化を予想する．

動的アライメントより，脊柱の動きを制限した肩の挙上では症状がないことから，上肢の挙上時に生じる疼痛は肩ではなく脊柱の動きによるものと考える．また脊柱の伸展時に腰椎の動きが大きく，胸椎の動きが少ないことから，分節の動きとして腰椎は過可動性，下位胸椎は低可動性となっていると予想する．

疼痛に関連した評価では神経学的所見の有無が重要である．神経学的検査には深部腱反射，筋力検査，感覚検査，神経伸張・可動性検査，病的反射などが含まれる[3]．K-E conceptでは，他動的な評価の前に神経の影響に関して評価する．末梢神経系か中枢神経系かを判断し，評価を進めていくうえでのリスク管理や，治療選択にその結果を反映させる．

本症例では左の脛骨神経の易刺激性を認めたが，主訴を増悪させるものではなかった．

脊柱の自動運動テストにおいては，前後屈，側屈，回旋だけではなく，それらを組み合わせた三次元的な動きも評価することが大切である．脊柱においてはその分節において側屈と回旋が同時に生じる．胸椎部での生理的な運動は，屈曲位では側屈と回旋が同側方向（右側屈であれば回旋は右方向），伸展位では側屈と回旋が対側方向（右側屈であれば回旋は左方向）に生じる[3]とされている．

本症例では，単一の運動方向では，左側屈，左回旋，伸展の要素にて症状が出現した．

それらはいずれも下位の椎間関節に対して上位の左の椎間関節が後下方へ移動するという共通点がある．また複合運動では左の椎間関節の離解を伴う後下方への動きが生じる．このことから左の椎間関節の後下方への動きが制限されていると考える．

症状局在化テストは症状の誘発と軽減の徒手的な操作を行うことにより実施される．症状のないところから，尾側から頭側へ，頭側の分節を含む椎骨が動かされるときに疼痛が誘発される．また，症状のあるところから，尾側から頭側へ，頭側の分節を含む椎骨が動かされるときに疼痛が軽減される[4]．本症例では症状局在化テストの結果より，症状の責任分節はTh7/8と考える．

Joint play testより，胸椎の低可動性がある．エンドフィールはfirmであり，低可動性の原因となっている組織は非収縮性組織と考える．また，下位腰椎には過可動性がある．脊柱全体でみると胸椎の低可動性と腰椎の過可動性が相互に影響していると考える．

筋の長さテストより，胸郭に付着部を持つ筋，股関節の運動に関与する筋にそれぞれ短縮を認めた．これらの筋の短縮も胸椎の低可動性，股関節の可動域制限による代償としての腰椎の過可動性を引き起こす一

因となる．

抵抗運動テストやアライメントより示唆された腹筋群の弱化が認められた．

触診では，下位胸椎の両脊柱起立筋群に圧痛が認められた．筋による下位胸椎部の可動性低下への影響も考える．

これらの評価結果より，左Th7/8椎間関節の後下方への可動性低下が疼痛と可動域制限の原因と考える．増悪因子として，静的な不良アライメント，下位腰椎の過可動性，股関節・胸郭周囲の筋の短縮，体幹筋の弱化が関与している．

アセスメント
① **胸椎由来の背部痛**：Th7/8左椎間関節の非収縮性組織の可動性低下によるもの．
② **アライメント異常**：静的アライメントから骨盤前傾，腰椎前弯，胸椎後弯あり．
③ **関節機能異常**：胸椎の伸展・回旋に低可動性，下位腰椎の伸展・屈曲に過可動性あり．
④ **筋機能異常**：静的アライメントに関連して大胸筋・小胸筋・広背筋・大腿直筋・梨状筋・ハムストリングス・腸腰筋に短縮が発生した．また，下位胸椎から腰部にかけて脊柱起立筋群に圧痛があり，拮抗筋である腹部の屈筋群に筋力低下があった．

治療プログラム
① **軟部組織に対するモビライゼーション**：短縮，および圧痛を認めた筋に対して，横断マッサージ，機能的マッサージ，ストレッチを実施した．
② **関節モビライゼーション**：Th2/3，3/4，6/7，7/8，8/9間へ胸椎の椎間関節の離解（gradeⅢ）を実施（図4）した．

治療後の再評価

体幹のすべての自動運動において疼痛なく実施可能であった．また可動域も拡大した．そのため，体幹筋のトレーニングと筋のストレッチを中心としたセルフエクササイズを追加した．
① **体幹筋のトレーニング**：背臥位での体幹筋群の等尺性収縮を促すモーターコントロールエクサ

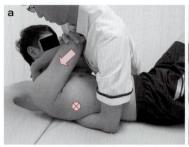
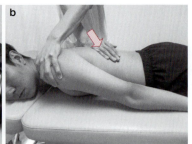

図4 胸椎椎間関節の離解
a 上位胸椎に対する椎間関節の離解
b 左の胸椎椎間関節の離解．患者は治療する分節まで脊柱を伸展・左側屈・左回旋位にて固定する．

サイズを指導した．また日常生活において良肢位の保持，特に骨盤の中間位保持と腰部の生理的前弯を維持することを指導した．

② **セルフエクササイズの指導**：短縮している筋に対して，大胸筋・小胸筋・広背筋・大腿直筋・梨状筋・ハムストリングス・腸腰筋のセルフストレッチ（図5）を指導した．

Clinical reasoning

アセスメントに基づく治療プログラムの実施

関節の低可動性を改善する治療方法として，K-E concept における関節のモビライゼーション Grade Ⅲは正常な Joint play を修復するのに最も効果的な手段の一つ[3]とされている．

また胸椎由来の背部痛に対する治療として，関節に対するマニピュレーション，軟部組織への治療，エクササイズ，患者教育といった包括的な治療が有効である[5]と報告されている．本症例においても，低可動性に対して可動域改善を目的とした関節のモビライゼーションを行うことで即時効果が得られた．加えて，軟部組織の柔軟性の改善や，正常なモーターコントロールの運動学習，患者自身が行うエクササイズの指導といった包括的な理学療法を行った．本症例では，腰椎部の過可動性が理学所見としてあり，体幹の適切な安定性を向上させるプログラムが必要である．体幹筋のトレーニングに関しては，正常な可動域を再獲得したのちに筋の再学習を目的としたエクササイズを実施した．

本症例では治療プログラム実施後，可動域は改善し胸背部痛の訴えはなくなった．

3. まとめ

胸椎由来の背部痛に対する K-E concept に基づく理学療法の評価と治療について述べた．胸部に症状が出現するという所見から，問診により，重篤な疾患がないことを確認し，徒手理学療法の適応であるかを評価することが重要である．

仮説を立てる際には，客観的評価から病態メカニズムを推論し，障害部位，関連因子を明らかにしていく．脊柱は一つの分節のみで機能障害を引き起こしていることはまれである．そのため，脊柱全体の評価を行い，必要であれば上肢や下肢までその対象を広げる必要がある．そしてそこで得られた評価結果を統合し，総合的に考えることが大切である．

また治療においても低可動性を改善する治療だけでなく，関連因子に対しても行うことが必要である．モーターコントロールやセルフエクササイズといった包括的な治療が重要である．

文献

1) Brukner P, et al, 籾山日出樹（訳）：臨床スポーツ医学，医学映像教育センター，2009
2) Verdon F, et al：Chest wall syndrome among primary care patients：a cohort study. BMC Fam Pract 8：51, 2007
3) Kaltenborn FM：Manual Mobilization of the Joints, Volume Ⅱ，The Spine, Norli, Norway, 2009
4) Evjenth O, et al：Symptom Localization in the Spine and the Extremity Joints, OPTP, 2000
5) Southerst D, et al：The effectiveness of noninvasive interventions for musculoskeletal thoracic spine and chest wall pain：a systematic review by the Ontario protocol for traffic injury management collaboration. J Manipulative Physiol Ther 38：521-531, 2015

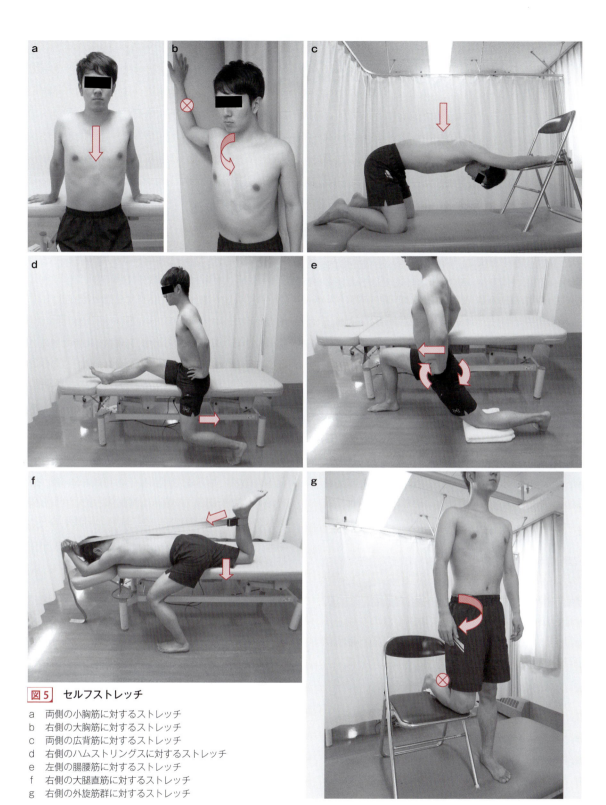

図5 セルフストレッチ
a 両側の小胸筋に対するストレッチ
b 右側の大胸筋に対するストレッチ
c 両側の広背筋に対するストレッチ
d 右側のハムストリングスに対するストレッチ
e 左側の腸腰筋に対するストレッチ
f 右側の大腿直筋に対するストレッチ
g 右側の外旋筋群に対するストレッチ

第Ⅱ部　各論／B．胸椎・肋骨と腰椎の評価と治療

2. 肋椎関節由来の胸背部痛

河元岩男

エッセンス
- 胸背部痛は，単に関節，筋のみならず内臓からの関連痛により生じることある．
- 胸背部痛は，肋椎関節と胸椎の鑑別が必要である．
- 肋椎関節は，呼吸運動に関係するため呼吸との関連を分析する必要がある．
- 肋椎関節の問題が，胸椎，頚椎へどのような影響を及ぼすか考える必要がある．
- 肋椎関節由来の胸背部痛は，姿勢，精神的ストレスにより増悪するため自己管理の指導が重要である．

1．肋椎関節由来の胸背部痛とは

　胸背部痛は，単に関節，筋のみならず内臓からの関連痛により生じることもあるため鑑別がより重要となる[1]．特に，内臓からの関連痛は重篤なこともあり評価は慎重に実施する必要がある．機能的運動テストで症状に変化のないものは，内臓の疾患を疑い臓器のメディカルチェックを考える．関節，筋由来であれば胸椎との鑑別が重要となる．

2．肋椎関節と胸椎の鑑別および肋骨の局在化の考え方と方法

　評価の手順としては，まず神経症状の有無をテストし，次に肋椎関節と胸椎の鑑別を行う．肋椎関節と胸椎の鑑別は，呼吸を利用することで可能である[2]．例えば屈曲と呼気に伴う痛みの場合は息を吐きながら体幹を屈曲し，症状の生じるところで屈曲を止めて，次に息を吸って，症状が軽減するようならさらに屈曲する．屈曲がさらに可能ならば，問題は胸椎ではなく肋骨にある．息を吐きながら屈曲することで肋骨は下に動いている．胸椎も屈曲しているため，症状のあるところで止まって息を吸うことで肋骨は上に動く．胸椎は，そのままの状態で肋骨のみ上に動いている（つまり伸展の方向）．症状が軽減しさらに屈曲できるので，問題は肋骨にあることになる．肋骨の局在化は（図1）[3]，前述と同様に屈曲し痛みのないところで，前胸部（あるいは側胸部）で肋骨を頭側から尾側へと順に尾側方向に押していく．屈曲した時と同様の痛みが生じるところがあればそれが原因の肋骨である．これが症状の誘発テストである．次に症状を緩和するテストで確認を行う．痛みのあるところまで屈曲しその位置を維持する．その位置で前胸部（あるいは側胸部）を尾側から頭側へと順に肋骨を押していく．痛みの軽減するところがあればそこが原因である．症状の誘発とそれが軽減される肋骨が一致することが重要である．

3．肋横突関節と肋骨頭関節の評価

　肋椎関節の問題であれば，肋横突関節と肋骨頭関節のテストを行う[2]．この領域の問題は，肋横突関節に多いことから，肋横突関節のテストから始める．肋横突関節のテストは，図2（左肋横突関節）のように腹臥位で，テストする肋横突関節の反対の胸椎横突起を右手小指球で腹側に押し固定する．左手小指球をテストする肋骨（横突起外側）に当て，肋骨を腹側に押し段階Ⅱまでの牽引を加える．この時の症状とJoint playを確認する．肋横突関節で変化がなければ，次に肋骨頭関節のテストを行う．腹

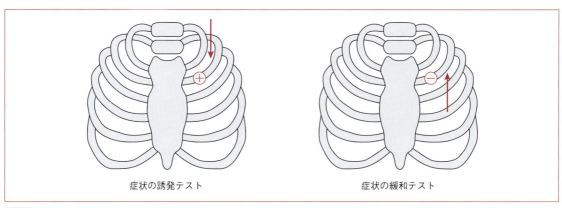

図1 肋骨の局在化のテスト

症状の誘発テストは,痛みのないところから,痛みを生じる尾側方向へ肋骨を動かす.症状の緩和テストは,痛みのあるところから,痛みが軽減する頭側方向へ動かす.誘発と軽減は必ず実施する.

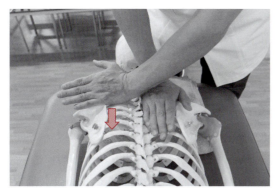

図2 肋横突関節のテスト

肋骨を胸椎に対して腹側やや外側に押す肋横突関節の症状と joint play のテストを示す.

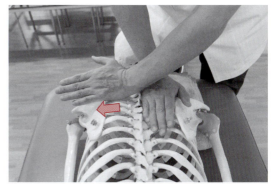

図3 肋骨頭関節のテスト

肋骨を胸椎に対して外側に押す肋骨頭関節の症状と joint play のテストを示す.

臥位でテストする胸椎の反対の胸椎横突起を右手小指球で図3(左肋骨頭関節)のように,腹側に押し固定する.左手小指球は肋骨の横突起の近い部分にあて,左手を少し腹側,肋骨の長軸方向の外側に押し段階Ⅱまでの牽引を加える.この時の症状とJoint play を確認する.この方法で症状が軽減するようなら肋骨頭関節の問題と考えられる.

4. 症例提示

症例の基本情報

50歳代女性,言語聴覚士(非常勤).

主訴:慢性の頭痛と頚部から肩部にかけての疼痛および胸背部痛.

診断名:頚肩腕症候群.

X線所見:特別な所見なし.

現病歴:慢性の頭痛と頚部から肩部にかけての疼痛および胸背部痛があり整骨院でマッサージの治療を受けていたが,最近マッサージが効かなくなり,むしろ疼痛が増悪してきたため来院.仕事では最近環境が変わり精神的なストレスを感じていた.

既往歴:小児喘息.現在も喘息発作が出ることがあり,ひどい時は薬剤(サルタノール,噴霧式気管支拡張薬)を服用している.頻度は高くない.

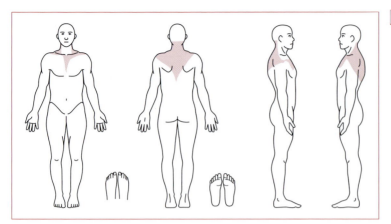

図4 症状の部位

Clinical reasoning

症例の基本情報から何が考えられるか

既往歴に小児喘息があることより，呼吸補助筋による胸式呼吸優位な呼吸パターンを呈していた可能性が高い．このことから頚部から体幹上部の筋の過緊張が起こり胸椎，胸肋関節，肋椎関節の可動域制限による胸郭の可動性の低下があると考えられる．胸郭の低可動性は，下位頚椎の過可動性を助長し上位頚椎の後頭下筋群の過緊張を引き起こしやすいことから，今回受診の理由となった症状である慢性の頭痛と頚部から肩部にかけての疼痛および胸背部痛と広い範囲の疼痛を引き起こしていると考えられる．それを基盤として仕事での精神的ストレスと50歳代女性ということから更年期障害も影響し疼痛が増悪していると推察した．

主観的検査（問診） Subjective

理学療法初回評価時の疼痛部位は，胸背部痛，両側，特に左頚部から肩部にかけての疼痛，頭痛であり胸背部痛が最も強い（図4）．下肢のしびれ，下肢の筋力低下はない．悪化要因として，仕事の日にストレスを感じ，時には呼吸が苦しくなることもあり，疼痛が増悪していた．仕事のない日に安静にしていると疼痛はあまり感じないことが多かったが，最近は楽な時間が少なくなってきていた．めまい，吐き気，嘔吐，ふらつきはない．更年期障害と考えられる，不眠，イライラ，動悸，ほてりなどは訴えていた．

Clinical reasoning

主観的評価からどのような仮説が立てられるか

主観的評価により，仕事による精神的ストレスが呼吸に影響を及ぼし症状が悪化することが，初期仮説を裏づける根拠となった．また，めまい，吐き気，嘔吐，ふらつきがないことから頚椎由来の red flags はない．また，下肢のしびれ，下肢の筋力低下もないことから胸椎以下に神経系の問題はないと考えた．胸背部痛を最も強く訴えられ「数値的評価スケール（numerical rating scale：NRS）」は 7．呼吸により症状が変化することより，肋椎関節の低可動性と呼吸に関与する肋間筋，呼吸補助筋である僧帽筋，肩甲挙筋，前・中斜角筋の過緊張が疼痛の原因と仮説を立てた．

客観的検査 Objective

① **姿勢**：頭部前方位，頚椎前弯減少，胸椎後弯減少，両肩部挙上・前方位（右＜左）．
② **自動運動検査（肋椎関節と胸椎の鑑別）**：胸椎の自動屈曲と伸展により屈曲時に胸背部に疼痛が出現した．次に胸背部の疼痛が生じるまで，息を吐きながら胸椎を屈曲し，疼痛の生じると

ろで屈曲を止めて，息を吸うと屈曲が可能となった．これにより問題は肋椎関節にあると考えられた．

③ **症状局在化テスト（肋椎関節の局在の鑑別）**：症状の誘発テスト，胸背部痛が生じるところまで屈曲するとともに息を吐き，緩和されるところまで戻し，頭側から順に個々の肋骨を尾側へと押したところ，第1〜4肋骨で疼痛が誘発された．症状の緩和テスト，胸背部痛が生じるところまで屈曲するとともに息を吐き，この肢位を保持し，尾側から個々の肋骨を頭側へと押したところ，第1〜4肋骨で疼痛が緩和された．

④ **他動運動検査**：胸椎屈曲に可動域制限があり，エンドフィールは less elastic であった．

⑤ **Joint play test**：
C4，C5：過可動性
C7，T1〜T4：低可動性
両側の第1〜4の肋横突関節：低可動性

⑥ **筋の長さテスト**：両側の僧帽筋，肩甲挙筋，前・中斜角筋，小胸筋に短縮がみられた．

⑦ **筋スパズム**：短縮筋に加え，両側の後頭下筋群，肋間筋，胸腸肋筋，胸最長筋，胸棘筋，回旋筋にみられた．

Clinical reasoning

客観的評価をどのように統合し，仮説を検証していくか

姿勢の観察でみられる胸椎後弯減少，両肩部挙上・前方位（右＜左）は，両側の僧帽筋・肩甲挙筋，前・中斜角筋，小胸筋の短縮からきていると推察された．これは，喘息患者でみられる肋骨の頭側への位置異常があるといえる．また，他動運動による胸椎屈曲のエンドフィールは less elastic であり，Joint play test では，C7，T1〜T4の低可動性と両側の第1〜4肋横突関節の低可動性が確認でき，関節機能異常が推察された．症状局在化テストにおいて呼吸との関連が認められたため，関節機能異常は，主に両側の第1〜4肋横突関節が原因であると推察された．筋の長さテストと触診により，両側の僧帽筋，肩甲挙筋，前・中斜角筋，小胸筋，後頭下筋群，肋間筋，胸腸肋筋，胸最長筋，胸棘筋，回旋筋の筋スパズムが確認できた．以上の関節機能異常と筋の機能異常により，C4，C5の過可動性と後頭下筋群の筋スパズムを引き起こしていると推察した．

アセスメント

既往歴である小児喘息による筋の機能異常と関節機能異常から慢性の頭痛と頚部から肩部にかけての疼痛および胸背部痛があり，仕事のストレスと更年期障害が症状を増悪していると考えられた．この中で，胸背部痛が最も強く以下が原因と考えられる．

1）関節機能異常：
① 両側の第1〜4肋横突関節：低可動性
② C7，T1〜T4：低可動性
③ C4，C5：過可動性

2）筋機能異常：両側の僧帽筋，肩甲挙筋，前・中斜角筋，小胸筋，肋間筋，胸腸肋筋，胸最長筋，胸棘筋，回旋筋，後頭下筋群

プログラム

① **軟部組織モビライゼーション（図5〜9）**[4〜6]

胸椎部の横断的マッサージ（図5）：右図の回旋筋に対しては，頭側へ横断的にマッサージする．左図の胸腸肋筋，胸最長筋，胸棘筋に対しては，母指をあてがい左手掌を重ねて外側へ横断的にマッサージする．

肋間筋の横断的マッサージ（図6）：右手で患者の右肩を固定し，治療する肋間に左示指を置き，中指を重ねて横断的にマッサージする．

僧帽筋，肩甲挙筋の機能的マッサージ（図7）：右図のように肩甲骨を挙上し，右母指球で筋腹を圧迫するとともに左図のように左手で上腕を尾側へ引き肩甲骨を下制する．これをゆっくりリズミカルに繰り返す．

前・中斜角筋のストレッチング（図8）：頚部を軽度伸展，左側屈，右回旋にし，頭側に牽引する．吸気時に抵抗をかけ，呼気時に肋骨を押し下げる．最終肢位で15〜60秒間保持する．

上部肋間筋のストレッチング（図9）：下がらない肋骨（第2〜4，図は第3肋骨）の上に母指と母指球を置き，吸気に合わせて第3肋骨が頭側に動く

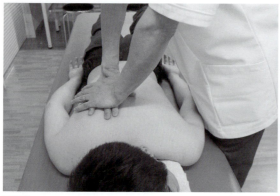 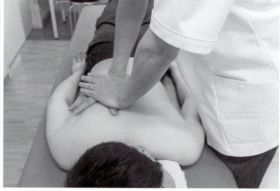

図5 胸椎部の横断的マッサージ

右図の回旋筋に対しては,頭側へ横断的にマッサージする.左図の胸腸肋筋,胸最長筋,胸棘筋に対しては,母指をあてがい左手掌を重ねて外側へ横断的にマッサージする.

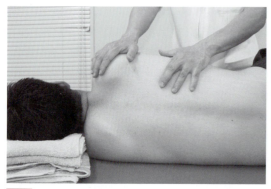 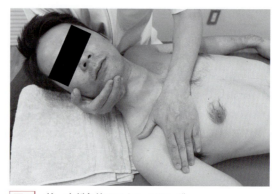

図6 肋間筋の横断的マッサージ

右手で患者の右肩を固定し,治療する肋間に左示指を置き,中指を重ねて横断的にマッサージする.

図8 前・中斜角筋のストレッチング

頚部を軽度伸展,左側屈,右回旋にし,頭側に牽引する.吸気時に抵抗をかけ,呼気時に肋骨を押し下げる.最終肢位で15〜60秒間保持する.

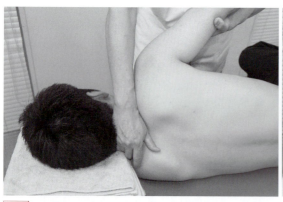 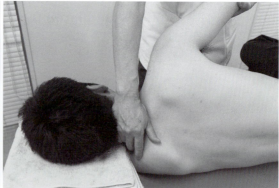

図7 僧帽筋,肩甲挙筋の機能的マッサージ

右図のように肩甲骨を挙上し,右母指球で筋腹を圧迫するとともに左図のように左手で上腕を尾側へ引き肩甲骨を下制する.これをゆっくりリズミカルに繰り返す.

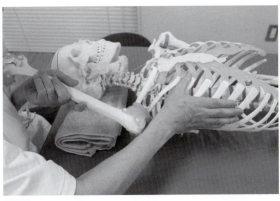 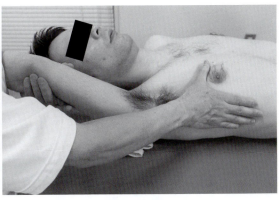

図9 上部肋間筋のストレッチング

下がらない肋骨（第2~4，図は第3肋骨）の上に母指と母指球を置き，吸気に合わせて第3肋骨が頭側に動くのに抵抗するように尾側へ押す．呼気に合わせて第3肋骨を尾側へ押す．呼気の間，右上腕と肩甲骨を固定する．

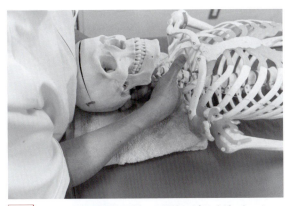 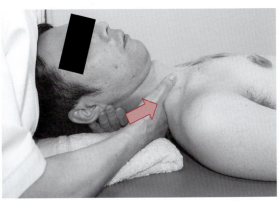

図10 第1肋骨の腹側-尾側への関節モビライゼーション

第1胸椎を含む頚椎を右回旋し，第1胸椎の左回旋を阻止する．左前腕で患者の頭部と頚椎の左側を固定する．右示指の橈側を患者の第1肋骨の背側に置き腹側とやや尾側方向へ段階Ⅲの離開を加える．

のに抵抗するように尾側へ押す．呼気に合わせて第3肋骨を尾側へ押す．呼気の間，右上腕と肩甲骨を固定する．

② 関節モビライゼーション（図10, 11）[4,6]

第1肋骨の腹側-尾側への関節モビライゼーション（図10）：第1胸椎を含む頚椎を左側屈右回旋し，第1胸椎の左回旋を阻止する．左前腕で患者の頭部と頚椎の左側を固定する．右示指の橈側を患者の第1肋骨の背側に置き腹側とやや尾側方向へ段階Ⅲの離開を加える．

第2~4の腹側への関節モビライゼーション（図11）：右手豆状骨を目的胸椎横突起（できるだけ外側）に置き固定する．左手第5指を治療する左肋骨に沿って置き，肋横突関節に分離が起こるように，腹側-外側-尾側方向へ段階Ⅲの離開を呼気に合わせて加える．

③ 腹式呼吸の指導

④ 仕事のストレス：臨床心理士によるカウンセリングの勧め

⑤ 更年期障害：内科（婦人科）受診の勧め

⑥ セルフエクササイズ（図12）[7]

肋間筋のオートストレッチング（図は右肋間筋）（図12）：背臥位で腰部を保護するために膝関節屈曲し左踵を右膝の上に置く．頚と頭に大きなクッション，背中に小さなクッションを動きの悪い肋骨の下に置く．この肢位で顎を引き，息を吐き右肩関

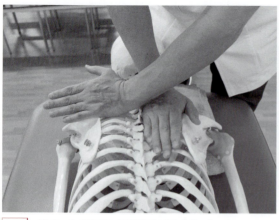 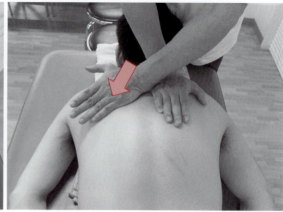

図11 第2～4の腹側への関節モビライゼーション

右手豆状骨を目的胸椎横突起（できるだけ外側）に置き固定する．左手第5指を治療する左肋骨に沿って置き，肋横突関節に分離が起こるように，腹側-外側-尾側方向へ段階Ⅲの離開を呼気に合わせて加える．

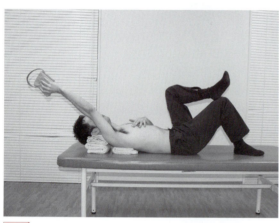 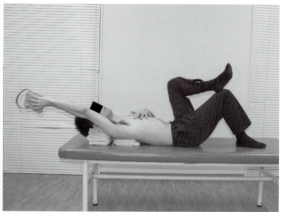

図12 肋間筋のオートストレッチング（図は右肋間筋）

背臥位で腰部を保護するために膝関節屈曲し左踵を右膝の上に置く．頸と頭に大きなクッション，背中に小さなクッションを動きの悪い肋骨の下に置く．この肢位で顎を引き，息を吐き右肩関節を屈曲し，同時に左手で肋骨を尾側へ押すことにより胸の前にストレッチを感じる．この状態で息を吐き，右肩関節を伸展し重錘を少し持ち上げ約5秒間保持し，その後，リラックスする．リラックス後，息を吸い，左手で肋骨を尾側に押しながら，最大に屈曲する．最大屈曲位で15～60秒間保持する．

節を屈曲し，同時に左手で肋骨を尾側へ押すことにより胸の前にストレッチを感じる．この状態で息を吐き，右肩関節を伸展し重錘を少し持ち上げ約5秒間保持し，その後，リラックスする．リラックス後，息を吸い，左手で肋骨を尾側に押しながら，最大に屈曲する．最大屈曲位で15～60秒間保持する．

治療後の再評価

両側の第1～4肋横突関節の低可動性，C7，T1～T4の低可動性と両側の胸鎖乳突筋，斜角筋群，肋間筋，胸腸肋筋，胸最長筋，胸棘筋，回旋筋の筋スパズムには改善がみられ，胸椎の自動屈曲時の胸背部痛は軽減した（NRS 4）．C4，C5の過可動性と後頭下筋群の筋スパズムおよび姿勢異常である頭部前方位，頸椎前弯減少，胸椎後弯減少，両肩部挙上・前方位（右＜左）は残存している．

Clinical reasoning

アセスメントに基づく治療プログラムの実施

　プログラムの内容は，胸背部痛を認めた部位周辺の筋に対する軟部組織モビライゼーション，低可動性を示した両側の第1～4肋横突関節に対しての離開と肋間拡大の関節モビライゼーションを行った．プログラムを実施した結果，胸背部痛の軽減を認めたため，仮説が証明されたことになる．実施したプログラムを継続するとともに，対象者に評価と治療結果を説明し，腹式呼吸の指導，仕事のストレスへの対処法，更年期障害の受診の勧め，およびセルフエクササイズを指導した．

5．まとめ

　胸背部痛は，関節，筋以外に内臓からの関連痛など多くの原因があり，主訴，診断名，現病歴，合併症，既往歴，職業，趣味などの基本情報が確かな仮説を立てるためにより重要といえる．また，問診による主観的な検査も詳細にポイントを押さえて実施する必要がある．今回の症例は，既往に小児喘息があり，姿勢の観察と問診により呼吸との関連があったことから，肋椎関節の問題の仮説を考えるに至った．また，胸背部痛は，精神的ストレスや更年期障害との関連も深く，その影響も含めての評価と治療になった．治療により，主訴である胸背部痛は軽減したが，その原因となる問題は残存していることより，対象者に自身の胸背部痛のメカニズムについての理解を促し，今後の自己管理法を学んでもらうことが重要といえる．

文献

1) Cleland J 著，柳澤　健ほか監訳：エビデンスに基づく整形外科徒手検査法，エルゼビア・ジャパン，2007
2) 鳥本　茂：胸椎領域の評価に必要な知識について．日本整形徒手療法協会誌 1：1-8, 2006
3) Evjenth O, et al：Symptom Localization in the Spine and the Extremity Joints, OPTP, Minneapolis, 2000
4) Kaltenborn FM：Manual Mobilization of the Joints－Joint Examination and Basic Treatment, Vol II The Spine, 6th ed, Norli, Oslo, 2012
5) Evjenth O, et al：Muscle Stretching in Manual Therapy－A Clinical Manual, Volume II，Alfta Rehab Forlag, Oslo, Alfta, 1980
6) Krauss JR, et al：Spinal Orthopedics Lab Manual, OPTP, Rochester Hills, 2010
7) Evjenth O, et al：Auto Stretching－The Complete Manual of Specific Stretching, Alfta Rehab Forlag, Oslo, Alfta, 1990

第Ⅱ部 各論／B．胸椎・肋骨と腰椎の評価と治療

3. 骨粗鬆症による胸腰椎圧迫骨折後の腰背部痛

田中久友

> **エッセンス**
> - 骨粗鬆症性骨折で頻度が多いのは脊椎圧迫骨折である．
> - 脊椎圧迫骨折による痛みは急性痛と慢性痛に分けられ発痛原因はさまざまである．
> - Kaltenborn-Evjenth (K-E) concept では，問診で得た情報を基に仮説を立て，評価検証し，痛みを手がかりに問題部位を特定していく．
> - 最終的には，問題組織の状態を把握し選択的治療を実施し効果判定を行い，ADLにおける注意点を指導していく．

1. 骨粗鬆症による胸腰椎圧迫骨折後の腰背部痛について

　骨折頻度の高い部位は胸腰椎移行部や中部胸椎であり，圧迫骨折は急性腰背痛を起こし，残存した椎体変形は脊柱後弯を持続させ，それに関連して慢性腰背痛が発生する[1]．

　当院の脊椎圧迫骨折患者における骨粗鬆症（young adult mean：YAM70％未満）を罹患している患者は，1椎体骨折においては47例中38.3％，2椎体以上（以下：多椎体）の骨折においては41例中63.4％と多椎体の骨折患者に骨粗鬆症を罹患している割合が高い．また，受傷機転において骨粗鬆症でない患者は，尻もち・転倒が40例中42.5％，明らかな受傷原因なしが40例中40.0％と比較的近いパーセンテージに対し，骨粗鬆症患者は尻もち・転倒が24例中66.7％，明らかな受傷原因なしが24例中20.8％と尻もち・転倒によるものが明らかに多い．さらに，この24例中66.7％が慢性疼痛に移行し，このうちの62.5％が尻もち・転倒によるものであり，受傷機転がはっきりしていることが窺える．

2. 症例提示

症例の基本情報

　70歳代女性．起床時に腰背部に激痛が出現，体動困難となり入院の運びとなる．軟性コルセットを装着し6週間の安静保存療法を行い，その後2週かけて日常生活動作（以下：ADL）の獲得を図った．経過良好のため15週間後，軟性コルセットを脱着，長く歩行すると若干の腰背痛が出現するがADLに影響はなかった．16週目に階段昇降，激痛が発生し起き上がり動作困難となる．

　診断名：第11胸椎（以下：Th11）・第1, 2, 4腰椎（以下：L1.2.4）圧迫骨折，骨粗鬆症（腰椎YAM58％）．

　MRI所見：T2強調画像にてL1.2.4にて高信号を示す（図1）．

Clinical reasoning

症例の基本情報から何が考えられるか

　脊椎圧迫骨折において胸腰椎移行部が骨折の好発部位であり，第12胸椎と第1腰椎は著しく椎体圧潰に陥る場合が多く，後弯変形が起こりやすい[2,3]．ま

た，椎体終板の骨折は隣接する椎間板の変性を促進する因子となり，椎体の楔状化は当該椎体の椎間関節の不適合を惹起して体動時の痛みの原因となる可能性がある[4]．

腰背痛は急性疼痛と慢性疼痛に分けられるが，前者は骨折により発生し，骨折部より遠位で自覚されることもあり，時に関連痛として体側部へ放散する．後者は偽関節や骨折による脊柱変形に関連して発生することが多い．痛みが慢性化する原因としては，脊柱後弯変形が残存する以外に，骨折部の癒合が遷延し偽関節に陥って，椎体内部での異常可動性が残存し続ける状態となることがあげられる．椎体偽関節は骨粗鬆症で骨の脆弱性があり骨形成能も低下しているところに発生しやすい．そこに胸腰椎移行部の大きな力学的負担となる屈曲-伸展あるいは軸圧ストレスが繰り返し加えられると骨折の正常な修復機転が障害されて椎体が進行性に圧潰し，やがて椎体内部が線維組織や壊死骨に置き換えられる[5]．よって，圧迫骨折による痛みは椎体の圧潰や偽関節に起因することもあり，徒手理学療法の対象外となる場合があることを念頭に入れておく必要がある．

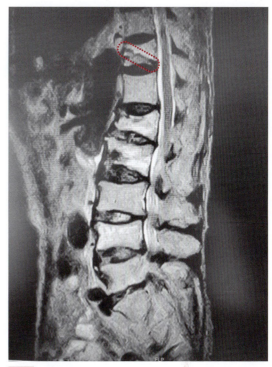

図1 MRI画像
Th11は椎体を横断するように前上方から斜め下方に向かって線状の低信号を認める．

主観的評価

圧迫骨折の保存療法としては15週まで経過良好であったが，軟性コルセットを脱着してから痛みが発生している．また，階段昇降動作は常に前屈みで行われており，前屈位で脊柱にストレスが生じていたことが窺える．

本症例における疼痛出現動作は起き上がり動作であり，動作開始時よりも中盤から終盤にかけて発生し，動作終了後，徐々に緩和するが消失することはなかった．特に左側臥位からの起き上がりに対して明らかな腰背痛が発生している（図2）．

Clinical reasoning
主観的評価からどのような仮説が立てられるか

K-E conceptは，問診にてあらかじめ生体内にどのような変化が生じているかを推測することが重要であり，次に行う客観的評価を左右することとなる．特に原因となる領域を特定するため，痛みの誘発・軽減要因を明確にすることは必要不可欠である．主観的評価より，脊柱の可動性が増すにつれて痛みの増強が確認でき，明らかな痛みは，階段昇降を行ったのちに生じ始めた起き上がり動作時の腰背痛である．

ここで十分注意しなければならないことは，椎体の圧潰や新たな骨折が生じている可能性である．MRIやX線画像にて痛みの生じていない時と痛みを発症してからの椎体の変化を必ず確認することが必要である．本症例はMRIならびにX線画像において椎体の圧潰や新たな骨折が確認されなかった．また，痛みの漸進的な増悪が確認されなかったことより，徒手療法において改善が見込める適応症例と判断した．

痛みは起き上がり動作時に強く症状が出現している．また，安静時と動作時を比較すると明らかに動作時であり，基本情報からの仮説にもあったように，椎体の楔状化が当該椎体の椎間関節の不適合を惹起して体動時の痛みの原因となっている可能性も考えられる．こ

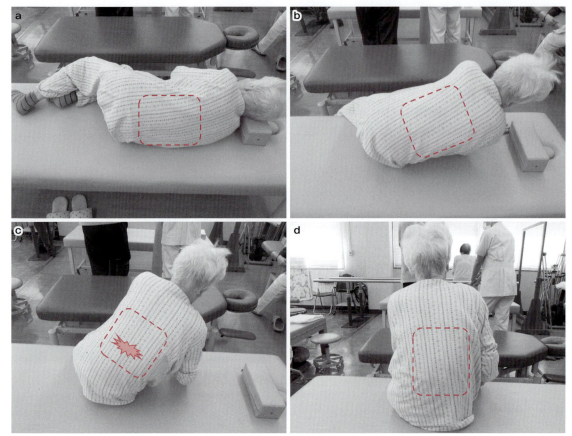

図2 起き上がり動作（疼痛出現動作）
a 臥位では腰背痛（点線で囲んである部分）消失．
b 始動時からこの起き上がり肢位までは痛みの訴えなし．
c 中盤〜終盤にかけて腰背部に痛みが出現．特にジャコビー線辺りの痛みが強い（#1）．
d 動作終了後（座位），少し痛みは低下するが持続痛が生じている（#2）．

れより，痛みの原因となる領域は脊柱であり，脊柱の動きに伴い痛みの増強が確認されたため，椎間関節構成体，またその周囲の軟部組織に問題があると仮説を立てた．

客観的評価

1 静的アライメント
胸腰椎後弯・骨盤後傾左傾斜，腰椎は右側屈を呈している．

2 動的アライメント
左側臥位からの起き上がりの際，脊柱は安静時の右側屈位よりやや正中位に偏位するが，痛みが生じてから座位になるまで脊柱はロックした状態で椎間関節の動きは消失している．

3 機能的運動テスト
① **関節可動域**：体幹前屈・後屈・側屈・回旋で制限あり（+），終末感覚（エンドフィール）は firm であった．
② **疼痛**：ジャコビーライン（L4 レベル）より Th10 レベルにかけて腰背痛（図3）．
安静時痛（-）：臥位になると痛みは消失，visual analog scale（以下 VAS）：0/10．
起き上がり動作にて腰背部痛（+）：特に左側からの起き上がり時に激痛あり，VAS：8/10（#1）．
座位（+）：起き上がり動作時の痛みと比較する

図3 症状の部位

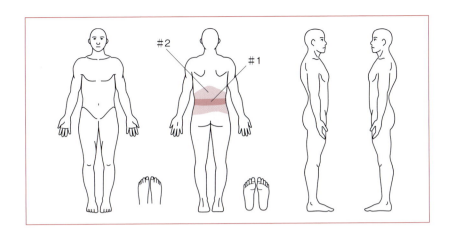

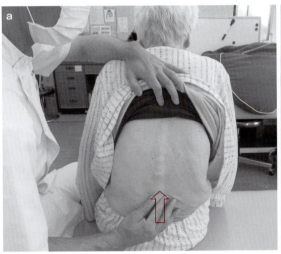
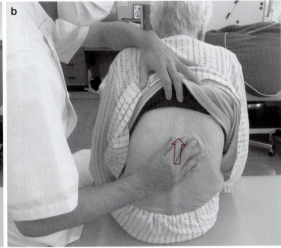

図4 疼痛誘発テスト
a　L3レベル．L3の棘突起を母指と示指で摘み矢印の方向へ軽く押し上げる．
b　Th11レベル．Th11の棘突起を母指と示指で摘み矢印の方向へ軽く押し上げる．

と低下しているが，痛みの継続が認められ消失はしていない，VAS：6/10（#2）．

③ **神経テスト**：坐骨神経・大腿神経伸張にてともに症状なし．

④ **症状局在化テスト**：起き上がり時，体幹前屈にて痛みがあるため，痛みが誘発されないぎりぎりの境界線まで前屈させ，第5腰椎から順番に棘突起を上方へ軽く押し上げる．この時，第3腰椎（L3）とTh11の棘突起を押し上げた時，痛みが誘発された（図4）．次に，痛みが誘発され始める瞬間まで前屈させ，順に棘突起を軽く押し下げる．この時，L3とTh11の棘突起を押し下げると痛みの軽減が認められた．

⑤ **Joint play test（図5a）と正面から撮影したX線画像（図5b）**

L3椎間関節：右側 高可動性，左側 低可動性
L2椎間関節：右側 高可動性，左側 正常
L1椎間関節：右側 高可動性，左側 高可動性
Th12椎間関節：右側 正常，左側 正常
Th11椎間関節：右側 低可動性，左側 低可動性

⑥ **筋の長さテスト**：左腸腰筋の短縮（+）

⑦ **筋力テスト**：両大殿筋・腸腰筋に筋力低下
徒手筋力テスト（MMT）3〜4

⑧ **感覚テスト**：異常なし．

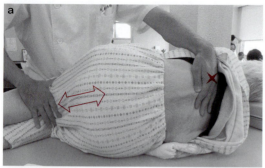

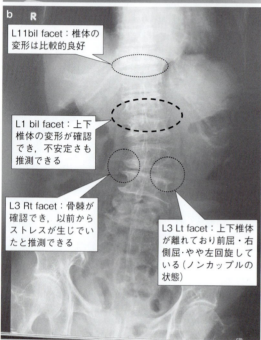

図5 Joint play test

a L3レベルの上下棘突起間を触診しながら左手掌は上方の椎体を固定する。股関節は約60°屈曲させ、膝を押したり引いたりしながら大腿骨が矢印の方向へ前後するように動かす。対側の側腹にタオルなどを敷いて脊柱ができるだけ正中位になるようにする。

b Joint play test から得られた関節の質と量とX線画像をもとに関節の状態を推測していく。

Clinical reasoning

客観的評価をどのように統合し，仮説を検証していくか

客観的評価より悪化要因が起き上がり動作であることから，体幹前屈にて痛みの誘発が確認されたため，この誘発される痛みを基に局在化テストを行いTh11とL3椎間関節にて陽性が認められた。体幹可動性によるエンドフィールは firm であることから関節包性の問題が浮かび上がり，Joint play test では，症状局在化テストにて陽性反応を示したTh11椎間関節と左側のL3椎間関節において低可動性が認められた。しかし，ここで注意しなければならないことは，体幹の可動域におけるエンドフィールは firm にもかかわらずJoint play test では椎間関節に低可動性と高可動性が混在していることである。特にL3椎間関節は右側が高可動性，左側が低可動性でアンバランスが生じている。また，筋においては左側の腸腰筋において短縮がみられ，大殿筋の筋力低下も認められた。

これらを統合すると，椎間関節において低可動性とそれに伴う高可動性が存在し脊柱の可動性を保とうとしているが，個々の椎間関節には不均等な力学的ストレスが生じていると考えられ，特に脊柱の動きを伴う動作時に痛みが生じていることから椎間関節の低可動性が痛みを引き起こしていると考えられる。

二次的問題点として，痛みのため十分な脊柱の動きが制限された状態で，椎体側面に起始部をもつ大腰筋の伸縮は低下短縮し，拮抗筋である大殿筋の筋力低下を招いていると考えられ，基本情報より立てた仮説と一致している結果となった。

アセスメント

① Th11・L1.2.4 圧迫骨折
② **アライメント異常**：静的アライメントは胸腰椎後弯し，常に前傾姿勢である。動的アライメントはTh11・L3椎間関節の動きによって痛みが生じるため，疼痛誘発を避けて脊柱をロックした状態である。
③ **筋機能異常**：静的・動的アライメント異常より腸腰筋が短縮し機能不全を呈し，大殿筋の筋力低下を起こしている。
④ **関節機能異常**：症状局在化テストならびに関節可動域のエンドフィール・Joint play test にてTh11椎間関節・L3左椎間関節の低可動性が認められ，椎間関節の上方滑りの機能不全を起こしている。

治療プログラム

① **筋ストレッチング**：短縮を認めた左腸腰筋に対

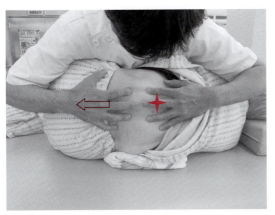

図6 L3トラクション・マニピュレーション

左前腕を上方の脊柱に添わせるようにおき，左手指で上方の椎体を固定する．患者の大腿前面と骨盤の前方に右体側で押し当て，右前腕を仙骨に添わせ右手指を下方の椎体に位置させる．体と右前腕をゆっくり矢印の方向へ動かし椎間関節の弛みを取る．次にゆっくり患者に息を吐かせ，瞬間的に右前腕と体を矢印の方向へ動かす．この時，左手は上方の椎体を固定したままの状態である．

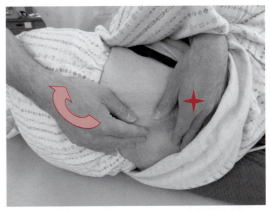

図7 関節モビライゼーション（L3椎間関節）

左前腕を下位肋骨にあてがい左親指と示指で上位の棘突起を固定する．右手は患者の骨盤の背側にあてがい下位の棘突起を母指と示指で固定し矢印の方向へ動かす．この時のターゲットとしているL3椎間関節は屈曲・左側屈・左回旋の動きとなる．

してストレッチを実施．

② トラクション・マニピュレーション（図6）：Th11・L3の椎間関節に対してトラクション・マニピュレーションを実施．

　関節内にて位置異常が生じてロックしている高可動性の椎間関節は，低可動性の関節として認識されることがある．関節可動域テスト（他動的）を実施するにあたり，低可動性の関節なのか，あるいは高可動性の関節がロックされている状態なのかを識別することは困難である．試験治療におけるトラクション・マニピュレーションは，位置異常を生じている関節のロックを解除することができ，ベースに高可動性が問題であることを明らかにすることができる[6]．

治療後の再評価

　1回目の治療後，起き上がり動作時の痛みはVASにて8/10から5/10に低下し，Th11の椎間関節の痛みが改善していることが確認できた．しかし，L3椎間関節の痛みと動作のスムーズさは改善しなかった．そこで，再度，体幹側屈にて症状局在化テストを行った．結果，L3左椎間関節の屈曲回旋にて痛みの誘発・軽減が確認できた．

また，腸腰筋の伸張性に関して若干の改善は認められたものの十分なものではなかった．

再アセスメント

　試験治療よりTh11・L3椎間関節にトラクション・マニピュレーションを施行したがL3椎間関節の痛みの軽減は認められなかった．よって，L3左椎間関節の低可動性はベースに高可動性を呈していないと判断した．また，側屈を用いた症状局在化テストにて痛みの誘発が認められたため，左椎間関節の機能不全は，頭側滑りと離開にあると判断した．

再治療プログラム

① 関節モビライゼーション（図7）：L3左椎間関節に対して，屈曲・側屈・回旋を用いたモビライゼーションを施行した．
② 筋力トレーニング：大殿筋に筋再教育を行う．

再治療後の再評価

　再治療後，起き上がり動作時の痛みはVASにて5/10から0/10に低下し，悪化要因は消失した．これにより脊柱の可動性も増大し動作がスムーズに行えるようになり動作時間の短縮が認められた．ま

た，腸腰筋の短縮も改善し，伸張性の左右差がなくなり大殿筋の筋出力も向上した．

Clinical reasoning
アセスメントに基づく治療プログラムの実施

前述している評価を統合すると，患者は階段昇降時の前屈姿勢により，脊柱に対して過度の屈曲ストレスが生じていたことが推測される．結果，L3椎間関節において左側は低可動性，右側は高可動性といった同レベルにおける椎間関節のアンバランスが生じていたと思われる．初回評価にてL3椎間関節の左側が低可動性であることは確認できたが，それが高可動性による関節の位置異常であるのか，関節包の伸張性低下によるものかどちらに起因するものかを同定できなかった．しかし，初回治療プログラム②を実施し再評価した結果，この関節は伸張性が低下していることが同定できた．再治療プログラム①の実施にて起き上がり動作時の痛みが消失したため，今回の動作困難にさせている悪化要因はL3の左椎間関節にあったことが証明された．再治療後，起き上がり動作の痛みはなく，基本動作をスムーズに行えている．今後の再発予防として，動作時は脊柱ストレスが生じないようにコルセットの着用を指導し，体幹を深く前屈しないよう注意を促した．

3．まとめ

脊椎圧迫骨折の痛みは多種存在し，痛みや期間もさまざまである．一般的には筋・筋膜性の疼痛が多いともいわれているが，今回紹介した症例のように関節性の激しい痛みによって基本動作が困難となるケースも少なくない．K-E conceptは，この痛みを評価の手がかりとし，原因となっている部位を特定することができ，問題となっている組織の状態を理解することが可能である．

今回，仮説から評価，1回目の治療（試験治療），再評価を経て一番問題となっている組織の特定ができ，問題組織がどのような状態で存在しているのかまで深く把握できた．これにより治療の選択が可能となり施行した結果，痛みが消失し起き上がり動作がスムーズとなった．

骨粗鬆症患者に徒手理学療法を実施する際，最も注意する点は骨折の有無である．激しい痛みを生じている場合はもちろんのこと，評価において痛みの特定が不明確な場合はX線画像で確認できない潜在骨折（オカルト骨折）を生じていることもある．よって，評価や試験治療は愛護的に施行し，もし試験治療において痛みの軽減が認められない場合，また痛みが増強した場合は再度X線撮影にて骨折の有無を確認することが重要である．

文献

1) 佐藤光三ほか：脊椎骨粗鬆症における腰背痛と画像所見．骨・関節・靱帯 15：297-305, 2002
2) 吉田 徹ほか：高齢者脊椎圧迫骨折の保存療法－早期診断と経過予測－．骨・関節・靱帯 18：395-401, 2005
3) 久芳昭一ほか：胸腰椎圧迫骨折の臨床経過と予後予測．整形外科と災害外科 59：368-371, 2010
4) 武政龍一：骨粗鬆性椎体骨折の病態．関節外科 29：522-529, 2010
5) 伊東 学ほか：脊椎圧迫骨折に対する前方法による脊椎再建．リウマチ科 29：363-370, 2003
6) Kaltenborn FM：Traction-Manipulation of the Extremities and Spine Basic Thrust Techniques, Volume Ⅲ, OPTP, Oslo, 2008

第Ⅱ部 各論／B. 胸椎・肋骨と腰椎の評価と治療

4. 腰椎椎間板ヘルニア

宮本真由美

エッセンス

- 力学的作用を利用した診断と治療法（mechanical diagnosis and therapy：MDT）であるMcKenzie法[1]に基づき腰椎椎間板ヘルニアと診断された患者のマネジメントについて述べる
- MDTでは患者の呈する病態を診断名とは別に，問診および理学検査から4つのカテゴリー（Derangement, Dysfunction, Posture, OTHER）に分類する．問診から得た情報をもとに仮説を立て，反復運動検査などを用い分類を確認し，適切な運動方向や負荷の強さを決定する．
- 腰椎椎間板ヘルニアはDerangement（関節内・椎間板内での変位）に分類されることが多い．主に反復運動を利用した力学的負荷検査により即時的な変化が確認できる．力学的負荷検査の結果をもとに，患者自身で症状をマネジメントできるように患者教育を行い治療する．

1. 腰椎椎間板ヘルニアとは

　腰椎椎間板ヘルニアは椎間板の退行変性によって生じた線維輪の亀裂から，変性髄核が脊柱管に突出または脱出して神経根や硬膜管を圧迫し，腰痛または根性坐骨神経痛（下肢放散痛）をきたす疾患である[2]．その疼痛出現部位や誘発パターンはさまざまで，各症例に応じた評価と治療法の選択が必要である．MDTであるMcKenzie法では，問診と理学検査から病態を4つのカテゴリーに分類し，適切なマネジメントを患者自身で行えるよう教育していく．腰椎椎間板ヘルニアは主にDerangementに分類され，理論モデルでは椎間板内での髄核変位を基に説明されている．Derangementの場合，適切な方向（directional preference：DP）への負荷では，症状の軽減や中央化が認められ，不適切な方向への負荷では，症状の増強や末梢化が即時的に認められることが多い．また，膝下までの症状が発症から12週以上継続している場合，Dysfunction（拘縮・癒着）の一種である神経根癒着を形成している場合がある．

2. 症例提示

症例の基本情報

　20歳代前半男性．
　診断名：腰椎椎間板ヘルニア．
　仕事：製造業（2ヵ月前に開始）．前傾の同一姿勢での立ち仕事が多い．立ち仕事中に疼痛が増強し，座位で休むと改善するのを繰り返している．20～30kgの重量物を持つことがある．
　環境：自宅では床にあぐらで座る．
　趣味：テニス・マラソン．マラソンのみ症状増悪するため休止．テニスで疼痛出現はない．
　健康状態：問題なし．
　投薬：NSAIDSを処方されたが服用していない．
　既往歴：事故や外傷，手術歴などの既往はなし．
　膀胱機能：正常．

Clinical reasoning

症例の基本情報から何が考えられるか

　基本情報からは日常での椎間板への負荷のかかり

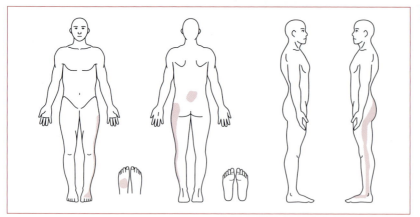

図1 症状の部位

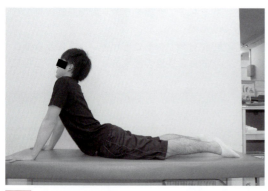

図2 腹臥位での伸展運動
最終可動域まで反復して行う．

方や力学的負荷検査を行うにあたってのリスクを考察する．病態を分類した後に，症例に即した生活指導を行うためにも利用する．

椎間板は20歳を過ぎると髄核組織内に多量に含まれているプロテオグリカン（水を吸って膨れ上がる性質を持つ）の減少が始まり，クッション作用は減っていく[2]．この髄核の退行性変化により線維輪に亀裂が生じ，髄核組織が侵入しやすい状態となる．

本症例は，椎間板の変性が始まっている年齢である．仕事中の姿勢や動作，趣味のマラソン，自宅でのあぐら座位など，日常的に椎間板前方に繰り返し負荷がかかってDerangementが生じたと推測される．症状がDerangementによるものである場合，これらの姿勢や動作に対するマネジメントが必要である．力学的負荷検査を行うにあたって注意すべき重篤な病理を示唆する情報はない．

主観的評価

- **現在の症状**：マラソン，仕事中に左殿部〜足部に疼痛，しびれが出現する（図1）．
- **発症時期**：7ヵ月前
- **発症機転**：マラソン中現在と同部位にしびれと疼痛が出現した．以降7ヵ月間，症状が消失した状態で過ごせた日はない．
- **疼痛の持続性**：すべて間欠的
- **疼痛増悪因子**：立位，歩行，前屈，夕方
- **疼痛改善因子**：座位，臥位
- **睡眠障害**：なし
- **以前の病歴**：現職の前は学生で，実験やデスクワークで前傾姿勢をとっていると腰痛が出現していたが自然に改善していた．
- **今までに行った治療**：他院で投薬・注射をしていたが症状変化なし．自身でMcKenzie法の本を読み，腹臥位での伸展運動（図2）を行って，少し疼痛強度は軽減したが大きな変化はなし．
- **咳・くしゃみで影響**：以前はあったが最近はない．

Clinical reasoning

症例の主観的評価から何が考えられるか

症例の全体像を把握し，疼痛の部位・病期・増減パターンなどから4つの分類（Derangement, Dysfunction, Posture, OTHER）のどこに当てはまるのかの仮説を立てる．

- **Derangement**：急性期から慢性期まで．動作を

継続すると疼痛や可動域などが短時間・短期間で変化する（例：長時間しゃがむと腰痛が出現し，立ち上がる際に伸びにくくなるが，伸ばしていけば伸びてくる）．疼痛は間欠的・持続的どちらもあり，部位も局所的なものと下肢症状を伴うものがある．

- **Dysfunction**：慢性期．可動域制限があり，制限域でのみ疼痛が生じる．同じ角度で毎回必ず疼痛が誘発されるが，戻せば消失する．疼痛は間欠的かつ基本的には局所的．ただし神経根癒着を形成している場合，間欠的な下肢症状が制限域でのみ生じる．
- **Posture**：慢性期．可動域制限はなく，長時間同一負荷が正常な組織にかかり続けたことで疼痛が誘発される．姿勢を変えれば消失するため疼痛は間欠的かつ局所的．
- **OTHER**：他の3つの分類に入らないすべて．

発症時期の聴取では，慢性的な疼痛を訴える場合でも，実際には繰り返している疼痛で，今回の疼痛は最近出現し来院したという場合は慢性期とはならないため，細かく聴取することが必要である．

本症例では，7ヵ月間症状が消失した時期はなかったことより，病期は慢性期である．特定の動作や姿勢を継続することで，出現・増悪・軽減などの変化が短時間で生じていることより，Derangementがある可能性は高い．症状の増減を繰り返しているのは，髄核が症状を誘発しないところまで戻ってもまた症状を誘発するところまで変位するといった，不十分な整復と変位によるものと考えられる．発症からの期間が12週以上であることより，神経根癒着も起こりうる．分類としては，Derangement単独かDysfunctionとの合併の可能性が考えられる．マネジメントの際には，Dysfunctionの要素があってもDerangementがある場合，その整復を優先する．OTHERの可能性は残るが，これらの可能性がすべて否定されるまで判断しない．

Derangementのマネジメントを行う際には，

1. 整復：全可動域痛みなく可能な状態まで
2. 整復した状態の維持
3. 機能回復
4. 再発予防

の4段階がある．Derangementであれば，DPを検出しその方向に運動を行うことで短期間・短時間で改善が得られる．一般に日常生活では腰椎屈曲動作が大半であり，屈曲によって髄核は後方に移動するため，腰椎のDerangementでは伸展をDPとする症例が多い．DPの仮説を立てるには，症状誘発動作の中で，その動作や姿勢を継続することによって症状が増悪や改善など変化していくものが特に重要である．しかし，下肢まで症状が出現している場合，増悪や改善の判断をする際には，単純に症状の増減だけで判断できないので注意が必要である．悪化している所見である末梢化では，動作の継続によって近位の疼痛が軽減し，より末梢の症状が増悪する．改善している所見である中央化では腰痛は増強するが，同時に末梢の症状が軽減する．増悪か改善かを判断する場合，腰痛の増減にとらわれず最も末梢の症状の変化に注意して問診し判断する．

本症例では以前から長時間前傾姿勢で腰痛があり，後方への髄核変位が生じやすくなっていた．マラソンで長時間椎間板に振動負荷をかけたことで変位が強くなり下肢症状が出現したと推測できる．仕事中立位での前傾姿勢でも末梢化していることより，変位の方向に後方要素はあると考えられる．また，自身で腹臥位での伸展運動を行って症状はいくらか軽減していたことより，DPは伸展方向の可能性が高い．しかし，片側の膝下までの症状があるため，髄核変位の方向が後方だけでなく側方要素を伴う可能性もある．

客観的評価 Objective

理学検査では姿勢の評価・神経学的検査・可動域検査に加え，主に反復運動検査を行う．腰椎の関節可動域は屈曲・伸展と左右の側方すべり（side glide：SG）で検査する（図3）．可動域は重度・中等度・軽度・なしの4段階を基本に評価する．

1 姿勢

座位：骨盤後傾位．問診中の座位で疼痛誘発なし．姿勢矯正を行うと最終域で腰痛が出現．そのまま持続しても増強・軽減なし．

立位：右側方シフト（図4）あり．出現時期不明．

2 神経学的検査

筋力・感覚ともに明らかな低下なし．

SLR：右60°

　　　左40°（制限域で左大腿外側〜左足部痛）

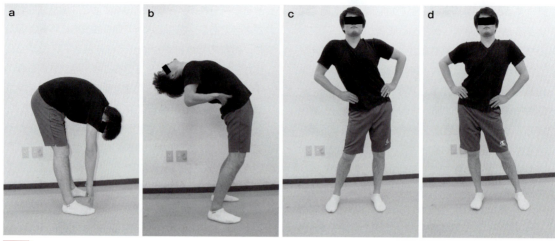

図3 可動域検査の方法
a 屈曲, b 伸展, c 右側方すべり（右SG）, d 左側方すべり（左SG）

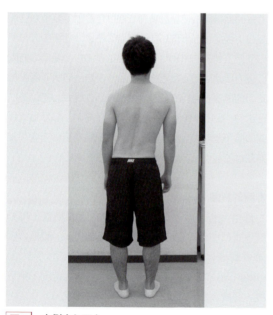

図4 右側方シフト
逃避ではなく構造的に制限があり，自力では矯正できない状態．上部体幹の位置する方向で表記する．

3 関節可動域検査：（検査前立位疼痛なし）
　腰椎屈曲　重度〜中等度制限（可動域途中から左殿部痛）

　伸展　中等度制限（制限域で腰痛）
　右SG　重度〜中等度制限（制限域で左腰痛）
　左SG　中等度制限（症状誘発なし）

4 反復運動検査
　ベースライン：腰椎の可動範囲とその時の疼痛
・腹臥位での伸展運動
　運動中　左腰〜左大腿外側痛誘発
　運動後　ベースラインに変化なし
・立位での左SG運動（図5）
　運動中　腰痛誘発
　運動後　伸展・左右SG可動域・疼痛改善
　　　　　屈曲可動域はわずかに改善

Clinical reasoning

客観的評価をどのように統合し，仮説を検証していくか

　客観的評価では，広範囲にわたる神経学的欠損所見がなければ，疼痛を誘発することを恐れず積極的に力学的な負荷をかけ，疼痛がどのようなパターンを示すのか注意深く確認する．

　問診を背もたれのない座面に座って行い，日常的にとりがちな座位姿勢を確認する．また，腰椎屈曲位で座っていれば，長時間の屈曲負荷をかけた時の症状

の変化を同時に確認することができる．その後，腰椎伸展方向に姿勢矯正を行い，症状の変化が確認できればDPの推察ができる．矯正した際に腰部周囲に集中した疼痛を強く訴えることもあるが，そのまま保持し続けると症状が軽減する場合も少なくない．そのため誘発したところで中止せずそのまま継続して反応をみることが重要である．

立位姿勢の観察では，特に側方シフトの有無を確認する．シフトとは上部体幹が明らかに片側に偏位し，患者が自動運動では矯正できない状態である．症状の発生と同時に出現している場合は症状と関連があると考えられ，その場合の反復運動検査はシフトを矯正する負荷から行う．関連がないか，または関連が不明な場合は原則的に矢状面の負荷検査から開始する．

可動域検査は，可動範囲を確認するだけでなく，各方向に1回動かした時の症状の変化を確認する．可動域途中に症状が誘発されるとDerangementであることが多い．

反復運動検査の結果をはっきりさせるため，必ず事前にベースラインとなる動作や姿勢を設定し，検査前後で変化を確認する．ベースラインは，症例が訴える症状をはっきりと誘発できる再現性のある動作や姿勢を選択する．

反復運動検査は1セット10回を基本に行い，結果は次に示すTraffic light guideに従って判定する．これは主に運動後の状態で判定する．

- 青：運動中に疼痛軽減や中央化し，運動後にもその状態が持続する．ホームエクササイズとして採用すべき．
- 黄：運動中に症状の増減はあるが，運動後には元に戻る．症状の変化に注意しながらホームエクササイズとして採用してもよい．
- 赤：運動中に疼痛増強や末梢化し，運動後にもその状態が持続する．ホームエクササイズとして採用すべきではない．

本症例では，座位保持で症状誘発はなく，姿勢矯正でも変化がなかったため，座位からはDPの指標は得られなかった．また，立位で明らかな右シフトが認められたが，出現した時期は不明であり，シフト矯正から反復運動検査を行う選択には至らなかった．屈曲では可動域途中からの疼痛があり，Derangement

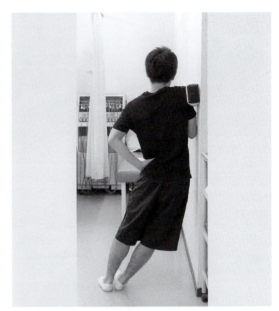

図5 立位での左SG運動

の可能性は高い．そのため反復運動検査は矢状面である伸展方向から行った．症例の主訴は立位・歩行時痛であったが，症状を誘発するまで時間がかかるため，来室時にはっきり疼痛を誘発できた伸展・SG・屈曲動作をベースラインに設定した．

本症例が自宅で行っていた腹臥位での伸展運動の方法は適切に行えていたが，ベースラインにはっきりした変化が認められなかった．黄色信号のエクササイズを継続して行っていたにもかかわらず大きな変化がなかったことより，シフトを矯正する方向に反復運動検査も行った．運動直後に伸展・SGで明らかな可動域および疼痛の改善が認められ，青信号であった．これより仮分類はDerangementでDPは左側方方向であると判断した．

アセスメント

① **仮分類**：Derangement．DPは左側方方向

分類の確定は2回目以降の状態で行う．側方原則で開始しても症状の経過をみて最終的には伸展原則に移行する．運動の方法を誤ると現在より悪化する可能性がある．

② **神経根癒着合併の可能性**：経過をみて必要に応じて検査を行う．

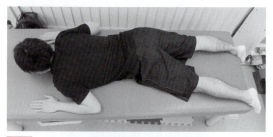

図6 側方要素を加えた腹臥位での伸展運動
この開始姿勢から運動を行う．

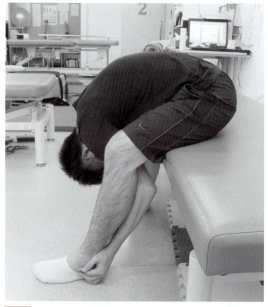

図7 座位での屈曲運動
疼痛が出現するところまで反復して行う．徐々に膝の伸展角度を増やす．

③ 椎間板に負荷がかかりやすい要因
- 仕事での前傾姿勢・重量物挙上
- 自宅内座位が床にあぐら
- 趣味マラソン

これらは椎間板に負荷がかかりやすく，整復した状態の維持の妨げになる可能性がある．

初回治療プログラム

1 整復
立位での左SG運動，1セット10回．
整復した位置で安定するまでは再発しやすいため，2時間おきを目安になるべく頻回に行う．疼痛出現時ほど運動を行う．万が一，日常生活で状態が悪化した場合には早期にこの運動を行い，患者自身で回復することを試みる．運動中または直後に下肢症状が軽減し腰椎周囲の疼痛が増強する場合は積極的に行う．運動中または直後に膝より遠位の症状が万が一増強する場合は，運動の方法を誤っている可能性があるため中止する．

2 整復した状態の維持（生活指導）
仕事の直前・途中にも左SG運動を行う．立位で前傾姿勢が続く際には長くても15分に1度は直立になり，可能であれば数回立位で反らす．自宅で過ごす際には椅子がないためクッションなどで可能な限り座面を高くして座り，腰椎前弯を維持する．またはpuppy肢位で過ごす．テニスは実施可，マラソンは休止する．

治療後の再評価

1週後：立位可能な時間は延長．仕事中作業を長く行ってしまうと足部までしびれが出現した．運動は頻回に行えており，来室時は伸展時の腰痛と屈曲時の大腿後面痛が制限域でのみ誘発された．屈曲可動域は大きな変化なし．シフトは改善．指導した運動では症状誘発はなく可動域の変化もなし．側方要素を加えた腹臥位での伸展運動（図6）で，より伸展可動域の改善がありホームエクササイズを変更した．仕事中は引き続きまめに直立するか立位で数回反らすよう指導した．

以降，仕事中に症状の出現と運動での改善を繰り返し，徐々に出現までの時間や屈曲以外の可動域は改善が認められたため，変化に合わせて腹臥位での伸展運動に変更した．

8週目では仕事中も疼痛誘発なく生活できるようになり，多少の屈曲負荷では症状は再発しなくなった．腰椎屈曲のみ左大腿後面痛を伴って可動域制限が残存し，左SLRでも40°で同部位に疼痛を誘発した．神経根癒着の状態が残存している可能性が高くなったため，座位での屈曲運動（図7）を開始した．制限域で左大腿後面痛を誘発するが運動後に残存しない範囲でオーバーストレッチにならないよう運動を行い，Derangementが再発しないよう腹臥位で

の伸展運動を組み合わせて行うよう指導した．徐々に座位での屈曲運動で膝伸展角度を増やして実施し，18週後には屈曲，SLRでの制限・疼痛は改善した．

Clinical reasoning
アセスメントに基づく治療プログラムの実施

初回の評価で立てた仮分類は2回目以降で確定する．随時ホームエクササイズが適切な回数・方向・負荷・頻度で行えるよう問診と反復運動検査を繰り返しながらマネジメントを行う．軽い負荷から開始し，徐々に強度を上げていく．負荷の上げ方が急激すぎるとDPが適切でも悪化の反応を示すことがあるので注意が必要である．

本症例は髄核変位が後側方のDerangementで神経根癒着が混合した症状を呈していた．側方原則から整復を開始し，伸展原則に切り替えて負荷を上げながら最終域まで整復を行い，安定した後，癒着部にも積極的に伸張負荷をかけた．その結果，癒着部周囲のリモデリングが行われ，最終的には前屈可動域も含めすべての方向の可動域が改善し，疼痛誘発もなく生活が行えるようになった．

3. まとめ

腰椎椎間板ヘルニアと診断された症例のマネジメントでは，各症例の症状がさまざまな負荷に対しどのような反応を示すのかを随時把握することが重要である．反復運動検査より中央化やDPを確認できれば予後は良好である[3]．評価結果をもとに各症例に適したホームエクササイズや生活指導を行い，患者自身でマネジメントすることで症状を改善するだけでなく，再発や慢性化を予防していくことが重要である．

文献

1) McKenzie R, May S：The Lumbar Spine Mechanical Diagnosis and Therapy, 2nd ed, Spinal Publications, Waikanae, 2003
2) 堀尾重治：骨・関節X線写真の撮りかたと見方，第8版，医学書院，東京，190，2010
3) May S：Centralization and directional preference：A systematic review. Man Ther 17：497-506, 2012

第Ⅱ部 各論／B．胸椎・肋骨と腰椎の評価と治療

5. 下肢の神経症状を伴う変形性腰椎症

大森 圭

> **エッセンス**
> - 変形性腰椎症において，症状発現に至る経緯に神経症状を伴う病態がみられる場合がある．
> - 症状の訴えから問題のある部位や組織の推察を行い，症状の誘発軽減テストによって局所の特定を行う．
> - 問題局所に機能異常が起こった原因を見出し日常姿勢や動作を変容させて，症状発現や再発を予防することが重要である．

1．変形性腰椎症とは

変形性腰椎症は加齢に伴う退行性の変性症で，局所の腰痛や下肢症状を伴う場合があり，腰椎の不安定性に起因し骨棘形成に至る．40歳代からX線所見により腰椎の骨棘などの変性が確認され診断される．急性や慢性の腰痛，坐骨神経痛，間欠跛行，神経症状など腰椎の他疾患症状を伴うことが多く鑑別が重要であり，確定診断されない他疾患の前駆症状である場合も多い．症状発現の状況から非特異的腰痛と考える場合も多いとされる．

2．症例提示

症例の基本情報

70歳代男性．若年の頃より腰痛をたびたび発症していた．8年前に腰痛が強くなり動作困難となる．しびれや筋力低下などの神経症状はなく，腰部の両側局所の疼痛が強い状態であった（図1#1）．特に起床直後や前屈姿勢，座位，立位での長時間同一姿勢をとるとその後の動き始めにおいて激しい腰痛が出現していた．

病院受診にて椎間の狭小化と変形性脊椎症にて固定術（L2/L3/L4）を勧められ施行し，半年間は症状安定したが，その後，以前の腰痛より下部の腰痛と下腿から足部のしびれを伴った疼痛が出現した（図1#2）．病院受診するが手術の適応ではないとの診断があり，鎮痛薬とマッサージの施術などにて症状の緩解と増悪を繰り返してきた．体操や散歩などの運動を行っているが常に腰痛のある状態であり，徐々に姿勢が軽度前屈位の状態となってきた．就寝時の疼痛はない．

主観的検査

症例の訴える症状（問診）

① **疼痛**：長時間の同一姿勢やその後の動作開始時に腰痛（＋），運動時は立位前屈時同部に疼痛（＋），歩行時痛も同部に限局した疼痛（＋），さまざまな体幹の動作にて疼痛を伴う（腰痛はいずれも両側性でL5を中心とした限局的な疼痛NRS 5～6/10程度），背中全体の筋の張り感と疼痛（＋）である．

② **感覚**：座位，立位，歩行時にて両下腿外側～踵部～外果の領域にしびれ（＋），前屈時に増強する．

③ **筋力**：階段昇降など力が入りにくくなってきた．長距離の歩行で両下肢の易疲労性が出現する．

④ **可動性**：体幹屈曲－伸展，左右側屈，左右回旋ともに動かしにくい．

図1　症状の部位

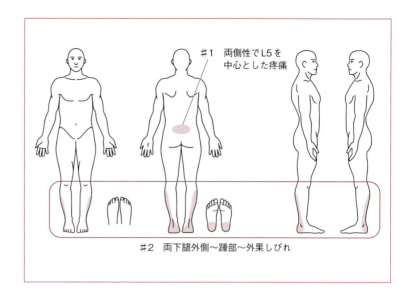

#1 両側性でL5を中心とした疼痛
#2 両下腿外側〜踵部〜外果しびれ

Clinical reasoning

症例の基本情報と訴えからわかること

　背部全体の張り感や疼痛から慢性的な筋筋膜の緊張亢進が疑われる．また長期にわたる腰痛回避によって不良姿勢となり，筋の短縮や萎縮の可能性が示唆される．

　しびれはL5/S1の椎間板症状や神経根症状が疑われる．またL5の限局した疼痛は椎間板や椎間関節由来の疼痛あるいは脊椎変性の関連痛の可能性を示唆している．荷重時において症状増悪し就寝時は疼痛がないことから，椎間板，神経根，過剰筋緊張，骨変性由来などの重複した原因が考えられる．

　長年の体幹屈曲不良姿勢から腰椎深部安定化筋群の筋力低下と脊柱および股関節伸展可動性の制限と抗重力筋力低下と筋萎縮が示唆される．また，腰部固定術の可動制限によって近隣のL4/5，L5/S1の不安定性が起こっている可能性が高い．

客観的検査 bjective

① 視診：座位・立位姿勢にて頭部前方位，軽度円背様姿勢，骨盤後傾位．身体動作時に腰部の動きが少なく緩徐である．
② 神経テスト：坐骨神経テスト(−)．
③ 自動運動：腰部屈曲1/3，伸展ほぼ0°，左右回旋1/2，左右側屈1/2．
④ 他動運動：可動域は自動運動と同様．エンドフィールはless-elastic（短縮した結合組織）もしくはpremature（骨変性による正常より早く起こる停止感）．腰椎各分節の屈曲可動性はL4/5およびL5/S1において過可動性(+)．エンドフィールはless-elastic．回旋可動性は左右とも椎間関節圧迫時痛(+)．springテストはL5にて局所痛(+)（図2, 3）．
⑤ Joint play test：L2/3/4 hypomobility (GradeⅠ)，L4/L5/S1 hypermobility (GradeⅤ)，仙腸関節 hypomobility (GradeⅠ)．
⑥ 症状局在化テスト：L4/5の牽引にて腰痛の軽減(+)，圧迫にて症状誘発(−)，左右回旋による椎間関節圧迫による疼痛誘発(+)，L5/S1の牽引にて下肢しびれの軽減(+)，圧迫にて症状誘発(−)．
⑦ 筋の長さテスト：両腸腰筋短縮(+)，両ハムストリングス短縮(+)，両大腿筋膜張筋短縮(+)，両広背筋短縮(+)，胸腰筋膜短縮(+)，腰部多裂筋短縮(+)，梨状筋短縮(−)．
⑧ 触診：胸腰脊柱起立筋群筋スパズムによる過剰緊張(+)，多裂筋萎縮(+)，腸腰靱帯圧痛(+)，胸腰筋膜過剰緊張(+)．
⑨ 筋力：腹横筋収縮持続困難(10秒程度)，両股外転・伸展・屈曲および膝伸展筋力MMT 4．

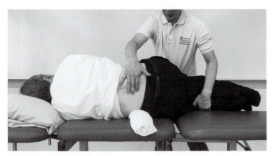

図2 Joint play test

大腿骨長軸に並進運動をわずかに加え,腰椎棘突起間に当てた指尖触知する.

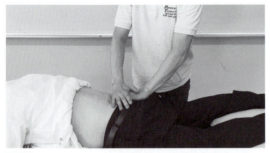

図3 spring テスト

尾側の肋骨突起を腹側に軽く跳ねるように動かす検査.症状やエンドフィールから問題のある部位の特定を行う.

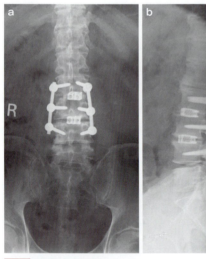

図4 腰部 X 線画像

a 正面像:椎体辺縁の骨棘形成,椎間腔の狭小化が認められる.
b 側面像:椎体前・後骨棘形成,前弯の減少,椎間孔の狭小化が認められる.

⑩ **関節可動域**:両股関節伸展0°,両上肢挙上130°,胸郭可動性低下.
⑪ **反射**:腱反射,病的反射ともに正常.
⑫ **X線所見**:腰椎前弯減少,椎体骨棘形成(+),L4/5 椎体間狭小化(+),L5/S1 instability(+)(図4).

Clinical reasoning

客観的検査から確認できたこと

両下肢のしびれはL5領域であるが,神経テストおよび反射などは陰性所見であったことから明確な神経根や椎間板ヘルニアではないと考えられる.X線所見からL4/5間の狭小化が認められ同部の椎間板症が示唆された.L5/S1 は instability(+)で Joint play test は hypermobility であり,動作時に椎間板にかかる負荷によって神経刺激性症状が出現している可能性が窺えた.これは症状局在化テストの牽引による症状軽減からも示唆されている.さらに骨棘形成に起因する骨変性による局所の疼痛と,随伴する腰部筋スパズムによる疼痛が腰椎分節の他動運動によって示唆された.

いずれも手術固定した箇所の下部に限局した機械的ストレスが加わることによって hypermobility が助長されたものと考えられた.加えて仙腸関節の hypomobility と股関節の可動制限によって,さらに L4/L5/S1 に過剰な負荷が加わっていると推察された.

長期間の腰痛を経て,疼痛回避姿勢を余儀なくされてきた.その不良姿勢は,加齢に伴う筋力低下と相まって抗重力活動を制約していると考えられた.またその結果,背部の筋筋膜の過剰筋緊張と筋萎縮をもたらし,体幹深部安定化筋群の活動を抑制してきたと考えられた.

アセスメント

① **姿勢アライメント異常**:頭部前方位,腰椎前弯減少,軽度前屈位姿勢,骨盤後傾によって腰椎 L4/L5/S1 レベルに局所の機械的ストレスが生じ,脊椎変性の主要因を形成している.抗重力活動に伴う体幹深部安定化(いわゆるローカル

マッスル）の不活性も随伴して姿勢保持能力低下が認められる．
② **筋筋膜機能異常**：姿勢アライメント異常によって引き起こされた筋筋膜バランスの不均衡と疼痛により背部全体が過緊張となり，症状の誘発要因となっている．またローカルマッスル機能不全と腸腰筋とハムストリングス短縮，膝と股関節伸展筋力低下により姿勢の自己修正が行えず筋筋膜機能異常の悪循環が助長されている．
③ **関節機能異常**：L4/L5 および L5/S1 の hyper-mobility による神経刺激症状からくる下肢のしびれと腰部局所痛，L4/5 椎間関節の hyper-mobility による不安定性からくる関節機能異常で圧迫による疼痛が生じている．

以上の要因から変形性腰椎症により，腰椎椎間板症，椎間関節症に至った可能性がある．

治療方針

疼痛やしびれの軽減消失を優先し，正しい姿勢と動作パターンおよび筋機能を再獲得することで関節局所への機械的ストレスを軽減し，症状の増悪と再発予防を目的とする．

軟部組織の粘弾性と伸張性，ローカルマッスルおよび抗重力筋機能活性による姿勢修正，L4/L5/S1 の hypermobility の安定化により局所的なストレスを減少させる．

加齢に伴う身体機能弱化と，身体的要因としての腰痛による，いわゆるフレイルの状態からの脱却によって社会生活の維持に努める．そのために必要な治療体操や運動と適切な栄養摂取，休息の良循環を継続する必要がある．

プログラム

① **軟部組織に対するアプローチ**：症状が増悪しないよう確認しながら，できる限りマイルドに行う．筋膜リリースとマッサージは緊張が軽減消失するまで約 1〜3 分施行．
   a. 腰背部フリクションおよびファンクショナルマッサージ（図5）．
   b. 腸腰靱帯フリクションマッサージ（図6）．
   c. 胸腰筋膜リリース．

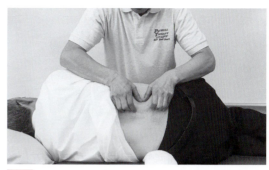

図5 腰部脊柱起立筋群のファンクショナルマッサージ
四指で筋を持ち上げ母指で押し下げて，筋を伸張しながらマッサージを行う．

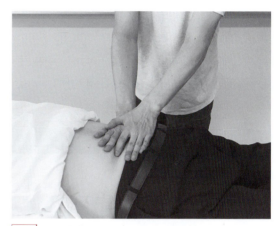

図6 腸腰靱帯フリクションマッサージ
短縮した靱帯組織を触知しながら，線維に垂直方向にマッサージを行う．

   d. 各短縮筋ストレッチング．
② **牽引および離解とモビライゼーション**：いずれも Grade Ⅱ を 7 秒 × 10 回を基本とし症状の出現を確認しながら調整．
   a. L4/5 および L5/S1 disc traction（図7）．
   b. L4/5 および L5/S1 facet traction（図8）．
③ **腰部安定化エクササイズ**：腰椎の正常な後弯をセラピストが誘導し，表層筋の収縮が起こらないようモニターしながらできる限り長時間そのポジションを保持するよう指示．保持ができなくなるまでの時間計測を行う．症状や疲労感の出現があればそのセッションは終了し，休息回復後再度行う．これを 2〜3 回繰り返し保持時間の延長を図る．

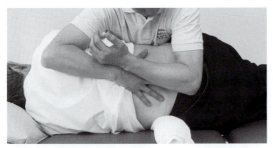

図7　L5/S1 disc traction
第5腰椎関節突起を示指と中指で固定し，第1仙椎を前腕近位部で尾側方向に牽引する．

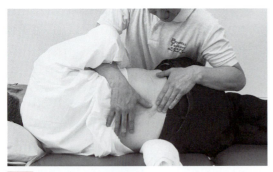

図8　L4/5 facet traction
第4腰椎棘突起を母指で右側から固定し，第5腰椎棘突起に左側から力を加え，右椎間関節の牽引を行う．写真は伸展・左側屈・右回旋位で腰椎を頭側からL4まで回旋している．

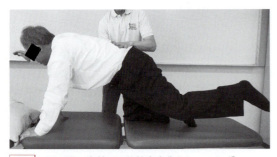

図9　四つ這い姿勢での体幹安定化トレーニング
腰椎のニュートラルポジションの保持を促しながら，段階的に四つ這い位保持，上肢挙上，下肢挙上と可能な範囲で徐々に負荷を増加させる．

　a．四つ這い位でのエクササイズ（図9）．
④ **座位姿勢アライメント修正**：骨盤正中位とし，胸腰椎の自然な弯曲を保てるよう腹横筋収縮と深呼吸による上部胸郭拡大に伴う胸椎伸展，肩甲帯安定化のためのわずかな肩甲骨内転収縮，脊椎全体のわずかな牽引のために頭頂方向へ伸びるよう姿勢を保持する．
⑤ **セルフエクササイズ指導**（図10, 11）：背臥位にて上肢と下肢を体幹を中心に反対方向へ伸びるエロンゲーション体操を指導した．いわゆるツーウェイストレッチングを吸気呼気各4秒の合計8秒間持続的伸張を4セット行う．特に腰部ローカルマッスルが刺激されるよう腹横筋収縮を意識しながら行う．起床直後，就寝直前，日中随時行うよう指導．伸張している間，疼痛がどこにも起こらないよう注意する．同様に座位，立位でのエロンゲーション体操と片脚立位の指導を行った．

治療後の再評価

　脊柱起立筋群と胸腰筋膜のリリースとマッサージおよび椎間関節 traction によって局所の腰痛症状が軽減し背部筋緊張が低減した．
　次にL4/L5 および L5/S1 の disc traction によって両下肢しびれ症状が減少した．これは治療を3ヵ月継続することで後にほぼ消失している．腰痛は残存しているが NRS 3〜4/10 程度に低減した．
　立位歩行姿勢が軽度修正され歩行時の歩幅延長，抗重力伸展向上，つまずきやすさの減少を自覚している．ただし長時間歩行では腰痛出現しやすい．

3．まとめ

　変形性腰椎症は非特異的症状を呈しやすいが，診断においてはそれに至る経過や関節機能異常などの限局的な評価が重要である．今回は神経症状を呈している状態が確認されたが，症状発現においては局所的なストレスが主要因であるため，その機械的負荷の原因である椎体と椎間板への牽引と hypermobility 部位の安定化のためのエクササイズが特に重要である．日常生活において症状を誘発させないためには正常な動きを取り戻すことが必須であり，そのためにはセラピストによる定期的な介入と自己トレーニングおよび姿勢修正の日常化が重要である．

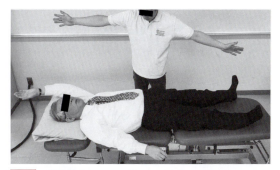

図10 背臥位でのエロンゲーショントレーニング
写真は左上肢の挙上方向へのストレッチングと右下肢の踵部方向へのストレッチングの組み合わせを行っている.

よってセルフコンディショニングの方法は，できる限り簡単でわかりやすい方法を指導しないと継続困難となりやすい．今回行ったツーウェイストレッチングの方法は近年開発された「エロンゲーショントレーニング」を基礎とした方法を行った．全身の伸張によって筋収縮および体幹深部安定化筋群への刺激とストレッチング，関節の離開を同時に期待でき筆者も臨床的にその効果を感じていることから紹介した．

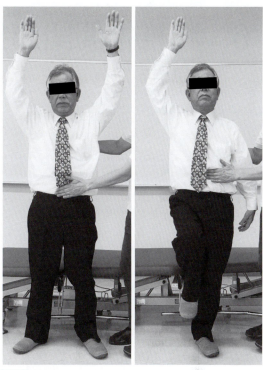

図11 立位でのエロンゲーショントレーニング
両側で脊柱抗重力伸展を促し，片側で片脚立位保持しながら行う．

文献

1) 川上俊文：図解 腰痛学級，第5版，医学書院，東京，160-163，2011
2) Kaltenborn FM, et al：Manual Mobilization of the Joints. The Spine, Orthopedic Physical Therapy, Oslo, 151-201, 2003
3) Evjenth O, et al：Symptom Localization in the Spine and the Extremity Joints, OPTP, Oslo, 23-29, 2000
4) 佐伯武士：寝たままできる「のび体操」，ワニブックス，東京，2015

6. 腰椎椎間関節捻挫，椎間関節機能障害

成田崇矢

> **エッセンス**
> - 椎間関節機能障害により，関節運動軸の偏位が起こる．
> - 徒手理学療法は，運動軸の偏位の正常化を目的に行う．
> - 障害分節へのメカニカルストレスは，隣接関節や体幹筋機能が関連している．
> - 徒手理学療法の結果やメカニカルストレスを考えることにより，最適なセルフエクササイズの提示につながる．

1. 腰椎椎間関節捻挫，椎間関節機能障害とは

腰椎椎間関節捻挫は，腰椎椎間関節が足関節捻挫などと同様に，関節が本来有している可動域以上の可動性が強制された際に発症する．椎間関節痛は，椎間関節の構造（骨，関節包線維，滑膜，硝子軟骨）および機能変化が起因となる痛みと定義されており[1]，例えば，腰椎椎間関節捻挫後に，関節可動性の低下により運動軸が偏位し，滑り運動が少ない転がり運動中心になると，椎間関節関節包に存在する侵害受容器[2]を刺激し，痛みが誘発される．このような機能障害も痛みの原因となり得る．また，ほとんどの者が，保存療法で軽快する[3]．

2. 症例提示

症例の基本情報

10歳代後半女性，飛込エリート選手．3ヵ月前の練習中，後方回転種目の入水時（図1）に腰部を伸展強制し受傷．それ以後，体幹伸展動作により腰部に疼痛出現．

診断名：腰椎椎間関節捻挫．
画像所見：特に問題なし．

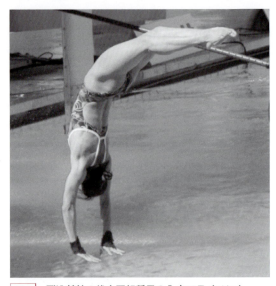

図1　飛込競技の後方回転種目の入水アライメント
腰部を伸展しながら入水するため，伸展強制されやすい．

Clinical reasoning

症例の基本情報から何が考えられるか

飛込競技は高さ10mの固定台，あるいは3m，1mの高さの飛板から跳び上がり，入水までの空間で宙返りや捻り技を行い入水する競技であり，10mの固定台からの入水時の衝撃はおおよそ400kg重と大きく[4]，後方回転種目の入水時に腰部が伸展強制され

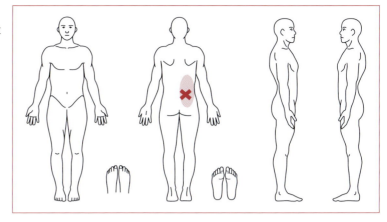

図2 症状の部位
✗は伸展時の疼痛部位，●は長時間の立位などで出現する疼痛部位．

腰痛が多く発症すると報告されている[5]．本症例も受傷機転が伸展強制であり，画像所見を認めないことから，椎間関節由来の疼痛の可能性が高い．また，受傷後3ヵ月経過しており，受傷による初期の炎症症状なども治まっている時期であると考えられ，体幹伸展時の椎間関節の回旋中心が偏位し椎間関節関節包のストレスが増すという機能異常が起こっていると推測する．

主観的評価

疼痛は，受傷直後よりは弱くなっているものの，体幹を伸展するような動作を行うと必ず出現する（NRS 5/10）．疼痛部位は第5腰椎棘突起のやや右側に限局した痛みである．長時間の立位姿勢や疼痛を我慢し，練習を継続していると右腰部に痛みの範囲が広がってくる（NRS 2/10）（図2）．

Clinical reasoning

主観的評価からどのような仮説が立てられるか

疼痛の出現部位や伸展時や立位時に痛みが増悪することから伸展動作時の椎間関節由来の疼痛であると推測する．椎間関節痛は，伸展や回旋動作だけでなく，長時間の同姿勢から急に動いた際に，痛みが誘発されるという報告もされている[6]．また，痛みの範囲が広がってくることは，疼痛原因組織や原因メカニズムが変化し，おそらく，筋，筋膜性の腰痛であるという仮説を立てた．

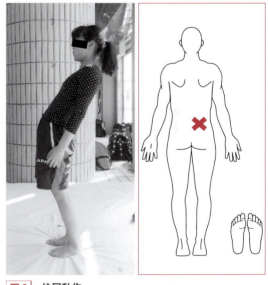

図3 伸展動作
胸椎，頚椎の伸展はみられず，いわゆる腰椎部でのヒンジ様動作での伸展となっている．

客観的評価

1 静的アライメント

立位姿勢（矢状面）：胸椎は後弯，腰椎の前弯は少ない．骨盤はやや後傾位．いわゆるsway-back posture．

2 自動運動（図3）

伸展時に下位腰椎正中位よりやや右側に局所的な痛みが出現（図3の✗）．何度行っても再現され

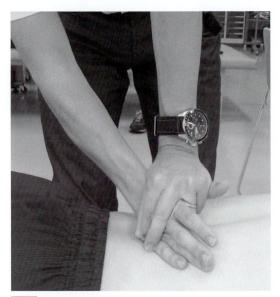

図4 central PA
右手豆状骨の遠位を棘突起に当て，左手で後方から前方に段階的力を加え，痛みの出現，可動性を評価する．

る．右側屈でも同部位に軽度痛みが出現．その他，屈曲，左側屈，両側の側屈では疼痛の出現なし．

3 圧痛部位
L5棘突起より1横指右側方（+），右傍脊柱起立筋（+）．

4 passive accessory intervertebral movements：他動副運動の評価（central PA）（図4）
L5棘突起は，3段階中2段階目の強さで疼痛出現，可動性はやや低下．L1-L3棘突起は疼痛は出現しないが，可動性低下（+）．

5 筋の長さテスト：トーマステスト変法で確認（図5）
腸腰筋，大腿筋膜張筋に短縮（+），大腿直筋は（-）．

6 機能的運動テスト
① 股関節伸展テスト（図6）：右骨盤前傾，股関節外転挙動が起こり，L5棘突起右側に疼痛出現．右腰部傍脊柱起立筋過収縮（+）．
② 臥位体幹伸展テスト（図7）：L5棘突起右側に強い疼痛（+），胸椎は後弯位で下位腰椎の一部分での伸展動作になっている．
③ 腹筋機能テスト（図8）：腰椎後弯機能不十分（図8a），右股関節屈曲（図8b），内転抵抗時（図8c）右腰椎前弯，右背筋過剰収縮あり．

7 その他
神経学的評価（MMT，触覚検査，腱反射），末梢神経疼痛誘発テスト（坐骨神経，大腿神経）はすべて陰性．

Clinical reasoning
客観的評価をどのように統合し，仮説を検証していくか

客観的所見では，体幹伸展，股関節伸展動作時にL5棘突起右側に疼痛が再現され，同部位に圧痛，他動副運動（central PA）により疼痛を認めた．また，腹筋機能テストにより，腹筋機能の低下や脊柱起立筋の圧痛，股関節伸展テスト時に背筋群の過剰緊張を認めた．これらを統合すると，問診で立てた仮説通り，伸展時の局所的な疼痛は椎間関節由来であり，長時間の立位時の疼痛は背筋群由来の疼痛であると考える．また，伸展アライメントや筋の長さテストにより，大腿前面筋の短縮を認めたことから，これらの疼痛は，胸椎部の伸展可動性や股関節伸展可動性の低下が助長しているためと推測した．

アセスメント
① **椎間関節捻挫**：L5/S1間の椎間関節障害（低可動性）．
② **アライメント異常**：特に動的アライメントから胸椎の分節的伸展，骨盤と分離した股関節伸展困難．
③ **筋・筋膜機能異常**：骨盤と股関節伸展動作の分離した運動が困難なことは，大腿筋膜張筋，腸腰筋の短縮，腹筋群の機能低下が原因となっている．このため，背筋群の過収縮が起こる．
④ **関節機能異常**：他動副運動の評価から，L5/S1椎間関節，上位腰椎の可動性低下あり．

治療プログラム
・関節モビライゼーション
① 立位にてL5棘突起やや右側に対してunilateral SNAGを実施（図9）．

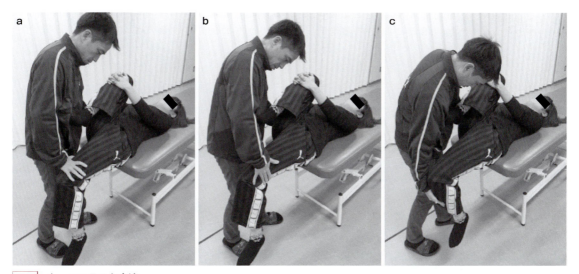

図5 トーマステスト変法
aは腸腰筋, bは大腿筋膜張筋, cは大腿直筋のタイトネスを確認している.

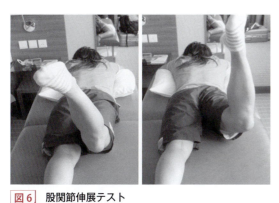

図6 股関節伸展テスト
腹筋群, 大殿筋の機能が不十分な場合, 右図のように股関節外転, 骨盤前傾を認める.

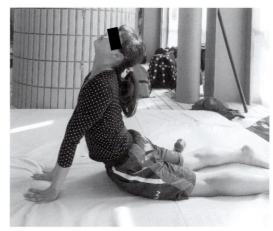

図7 臥位体幹伸展テスト時のアライメント

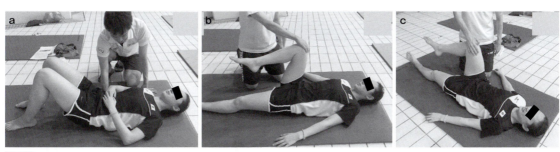

図8 腹筋機能テスト
aは脊椎後弯を確認, bは股関節屈曲抵抗時の体幹アライメントや筋収縮パターンを確認, cは股関節を対角線(反対側肩関節)に抵抗を加え, 体幹アライメントや筋収縮パターンを確認する.

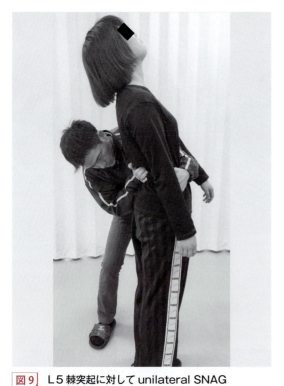

図9　L5棘突起に対して unilateral SNAG

疼痛が右側に限局しているので，L5棘突起を右側から左肩の方向へグライドを加える unilateral SNAG を選択.

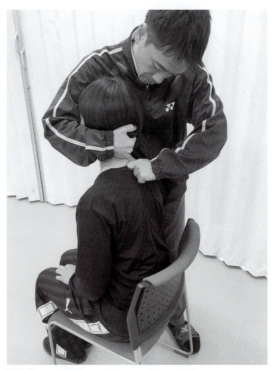

図10　上部胸椎に対する Reverse NAGS

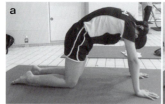
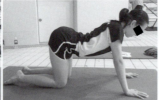
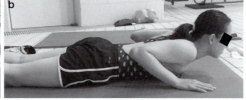

図11　胸椎伸展エクササイズ

a　Cat & Dog は，最初は随意性の高い骨盤の前後傾を意識し，徐々に胸椎の可動性を意識し行ってもらう.
b　上位胸椎伸展エクササイズは，Cat & Dog や上部胸椎に対する Reverse NAGS により，可動性が改善した後に行うと効果的である.

② 上部胸椎に対する Reverse NAGS を実施（図10）．

治療後の再評価

①の関節モビライゼーション施行後，即座に疼痛は改善した．このため，疼痛を助長していると思われる機能異常（胸椎伸展可動性，随意性の低下や股関節伸展可動性やモーターコントロール）を改善するセルフエクササイズを指導した．

1 胸椎伸展エクササイズ（図11）

特に上位胸椎の伸展可動性を改善するエクササイズとして，可動性改善を目的とした Cat & Dog（図11a），随意性改善を目的とした上位胸椎伸展エクササイズ（図11b）を指導した．

2 股関節伸展エクササイズ

可動性改善を目的とした大腿前面筋ストレッチ（図12），モーターコントロール向上を目的とした股関節伸展エクササイズ（図13）を指導した．

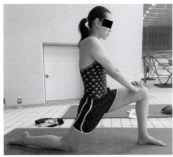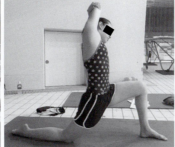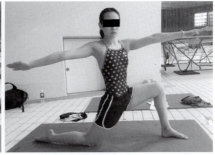

図12 大腿前面筋ストレッチ
図は右大腿前面を伸ばしている．体幹の側屈や回旋を組み合わせることにより，胸郭などの可動性に関してもアプローチ可能になる．

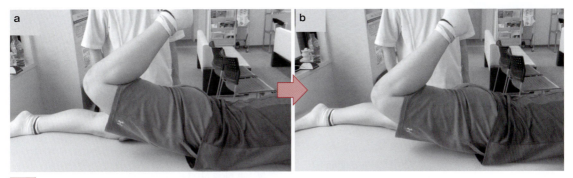

図13 股関節伸展エクササイズ（aからbに変容させる）
a 股関節伸展に伴い，骨盤の前傾が起こり，腰椎にストレスが生じる．
b 骨盤と股関節伸展動作が分離するように指導し，練習する．体幹部の筋活動，特に腹筋群の活動が重要となる．

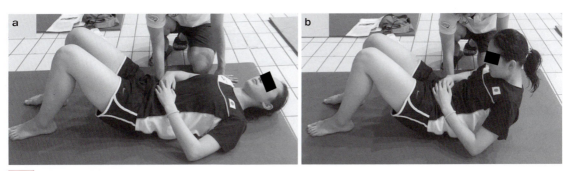

図14 腹筋エクササイズ
aで腰椎後弯，bで頭部挙上，骨盤後傾動作を行う．頭部を下ろす際には，aの腰椎後弯を維持したまま，腹筋群を遠心性収縮させるようにする．

3 腹筋機能向上エクササイズ

モーターコントロール向上目的に腹筋エクササイズ（図14），下肢運動時の体幹安定性向上目的に下肢挙上エクササイズ（図15）を指導した．

Clinical reasoning

アセスメントに基づく治療プログラムの実施

プログラムの内容は，関節機能の低下（滑り運動の

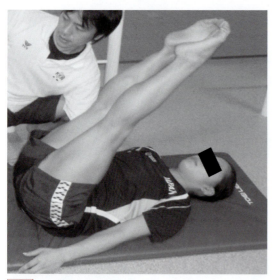

図15　下肢挙上エクササイズ
飛込競技で求められる動作時にも腰椎後弯位を維持できるように行う．腹筋エクササイズの時と同様，下肢を下ろす際にも腰椎後弯を維持することが重要である．

低下由来の関節運動軸の偏位）部位に対する関節モビライゼーションを行い，疼痛が消失したため，それらを助長したと思われる機能異常に対するセルフエクササイズを指導した．

3．まとめ

徒手理学療法による痛みの改善よりも，疼痛を助長する機能異常に対するセルフエクササイズが良い状態の維持，再発予防に重要であると思われる．また，徒手理学療法により，疼痛の改善を認めた一要因は，当該部位へのメカニカルストレスを減弱したためと考える．自分の行った徒手理学療法とメカニカルストレスとの関係を明確にすることにより，同様の効果を生むであろうと推測する運動療法を考えることにつながることから，より良いセルフエクササイズを提供できると考える．

文献

1) Cohen SP, et al：Pathogenesis, diagnosis, and treatment of lumbar zygapophysial (facet) joint pain. Anesthesiology 106：591-614, 2007
2) Bucknill AT, et al：Nerve fibers in lumbar spine structures and injured spinal roots express the sensory neuron-specific sodium channels SNS/PN3 and NaN/SNS2. Spine 27：135-140, 2002
3) Lewinnek GE, et al：Facet joint degeneration as a cause of low back pain. Clin Orthop Res 213：216-222, 1986
4) Le Viet DT, et al：Wrist and hand injuries in platform diving. J Hand Surg 18：876-880, 1993
5) 成田崇矢ほか：飛込競技における全日本ジュニア選手の傷害発生状況について．Japanese Journal of Sciences in Swimming and Water Exercise 14：1-6, 2011
6) van Kleef M, et al：Pain originating from the lumbar facet joints. Evidence based medicine, World Institute of Pain. Pain Practice 10：459-469, 2010

第Ⅱ部 各論／B. 胸椎・肋骨と腰椎の評価と治療

7. 筋筋膜性腰痛

宮﨑純弥

> **エッセンス**
> - 筋筋膜性腰痛は腰痛のなかで最も多くみられる症状のひとつである．
> - 筋筋膜性腰痛は神経症状が認められないのが特徴である．
> - 評価は問診に重点をおいて行い，得られた情報から問題点を想起し，必要な検査を行い試験的治療を実施して，その効果判定で自分の仮説が正しかったかを判断する．
> - 全身的な姿勢の改善が必要な場合が多いので，セルフエクササイズ指導が重要となる．

1. 筋筋膜性腰痛とは

一般的に腰痛症は，原因が特定できる特異的腰痛（椎間板ヘルニアや脊椎圧迫骨折など）と原因不明の非特異的腰痛に分けられる．その割合は，おおよそ特異的腰痛15％，非特異的腰痛85％とされている[1]．非特異的腰痛に分類される筋筋膜性腰痛とは理学療法学事典によれば，「関節外軟部組織における原因不明の慢性疼痛状態で，労働や運動後に起こるが，神経刺激症状や神経麻痺症状はない．傍脊柱筋の緊張が強く，圧痛点が認められる」[2]と記載されている．しかしながら，いわゆる「ぎっくり腰」にも急性の筋筋膜性腰痛があるので，急性と慢性の2つのタイプがあると考えられる．原因としては，過度の運動負荷，長時間の同一姿勢，不良姿勢などと考えられている．

2. 症例提示

症例の基本的情報

20歳代男性，大学生．1ヵ月前くらいから講義中に腰背部に痛みを感じることが多くなっており，期末試験のため，勉強時間が長くなった時期から痛みが強くなってきていた．2週間前に椅子に座ったままペンを拾おうとした時に腰に強い痛みを感じたため，整形外科を受診した．

診断名：腰痛症．

X線所見：腰椎前弯の増強がやや認められるが，特に異常なし．

Clinical reasoning

基本情報から何が考えられるか

現病歴から，神経系の問題と関節の問題，筋を含む軟部組織の問題が考えられる．長時間の座位や体幹前屈動作で痛みが増強していることから，椎間板ヘルニアや筋を含む軟部組織の問題が考えられる．放散する疼痛やしびれ，感覚障害が存在しないことから，重篤な神経症状はないと推察でき，特徴的な姿勢が痛みの原因となっていることが考えられた．

主観的評価（問診）

疼痛は1ヵ月前から感じるようになり，試験勉強で座位時間が長くなったため増強し，体幹前屈動作で強い痛みを腰部に感じた．また，立ち上がり動作で同様の疼痛が出現する．疼痛の種類は，突っ張っている感じで，疼痛部位（図1）は腰背部全体にあり（#1）右側の方が強い（#2）．側臥位や姿勢を変えることで疼痛が軽減できる．2週間前より疼痛は

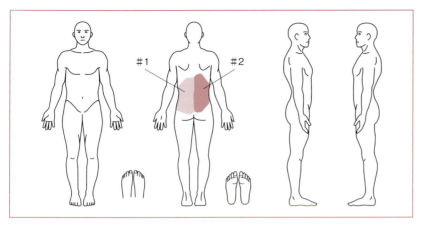

図1 症状の部位

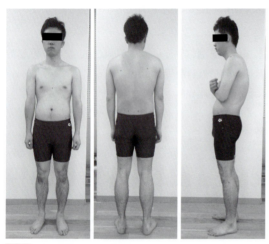

図2 初期評価時立位姿勢

軽減してきている．下肢のしびれや感覚異常はない．また，泌尿器科系の問題もない．これまでに事故・外傷などの経験はない．趣味はゲームをすることであった．

Clinical reasoning

主観的評価からどのような仮説が立てられるか

　主観的評価から神経系が問題である可能性はかなり低くなり，関節と筋を含む軟部組織の原因の可能性が高くなった．それは，しびれなどの神経症状がなく疼痛の種類が突っ張る感じであることから推察できる．

疼痛の原因として考えられるのは，筋を含む軟部組織と椎間関節の問題であるが，疼痛誘発要因が体幹前屈であるため，筋を含む軟部組織の可能性が高いと考えられた．なぜなら椎間関節が問題であれば，体幹伸展で椎間関節に圧迫が加わり，疼痛が誘発される場合が多いからである．また，誘発要因と軽減要因が確認できたため，我々の治療対象となりうる腰痛であると判断した．この時点で，主な疼痛原因は腰背部の筋を含む軟部組織ではないかと仮説を立てた．

客観的評価 Objective

1 立位姿勢（図2）

　頭部前方位，右肩甲骨挙上，胸椎後弯増強，腰椎前弯増強，骨盤前傾，右脊柱起立筋の膨隆．

2 座位姿勢

　頭部前方位，頚椎屈曲位，両肩甲骨挙上・外転，胸椎後弯増強，腰椎前弯減少，骨盤後傾，右脊柱起立筋の膨隆．

3 神経テスト

　SLUMPテスト（陰性）．

4 症状局在化テスト

　股関節，仙腸関節，腰椎の順で行ったが，いつもの疼痛（−），疼痛誘発直前の体幹屈曲位で腰椎の圧迫と牽引テストは牽引で疼痛（＋）．

5 自動運動テスト

　腰椎屈曲（可動域やや減少，more elasticエンドフィール），腰椎伸展（可動域減少，emptyエンドフィール），右側屈（可動域減少，emptyエンド

フィール），右回旋（可動域やや減少，more elastic エンドフィール）．自動運動テストでのエンドフィールは over pressure をかけて確認した．

⑥ 他動運動テスト

腰椎屈曲（可動域減少，empty エンドフィール），腰椎伸展（可動域正常，firm エンドフィール），右側屈（可動域減少，empty エンドフィール），右回旋（可動域減少，empty エンドフィール）．

Joint play test では，L5/S1 でやや hyper mobility，L1/L2，L2/L3 で hypo mobility．

体幹屈曲位から伸展運動に抵抗をかけると疼痛（＋）．

⑦ 筋の長さテスト

両側大腰筋，両側大腿直筋，両側大腿筋膜張筋，両側ハムストリングス，右梨状筋に短縮（＋）．

⑧ 筋スパズム

両側脊柱起立筋，両側大腰筋，両側大腿直筋，両側大腿筋膜張筋，両側中殿筋，両側ハムストリングス，両側梨状筋（＋）．

Clinical reasoning

客観的評価をどのように統合し，仮説を検証していくか

客観的評価を順に確認していくと，立位，座位ともに頭部前方位・胸椎後弯・腰椎前弯が強いタイプの不良姿勢が著明であることがわかった．この姿勢から筋や脊柱には大きなストレスが加わっていることが理解できる．次に神経系の問題を確認したが陰性であったため，その可能性は排除できた．症状局在化テストではどの部位に原因があるか判別できなかったため，関節の問題ではない可能性が考えられたので，疼痛誘発肢位で圧迫と牽引を加えた結果，牽引で誘発できた．この時点で，疼痛の原因は筋の可能性が強まったと考えた．自動運動では屈曲位から中間位に戻す際に疼痛を訴え，他動運動では屈曲位に持っていく際に疼痛を訴えたことから，自動運動では収縮痛，他動運動では伸張痛であると考え，抵抗運動テストで確認ができたことから，疼痛の原因は筋によるものであると推論した．筋の長さテストでは不良姿勢を特徴づける筋が短縮しており，多くの筋に筋スパズムが認められた．す

なわち，不良姿勢による機械的なストレスが原因で脊柱起立筋に大きな負荷が普段から加わっている状態で，ペンを拾うといった不意の動作で脊柱起立筋に急なストレスが加わり，強い疼痛が起こったと考えられた．また，不良姿勢が強いため，椎間板や椎間関節にもストレスが加わっていることが十分に考えられることから，全身的な治療が必要と思われる．

アセスメント

立位・座位でのアライメント不良による，長時間の機械的ストレスが要因となり筋機能異常と関節機能異常を生じ，症状が誘発された．

① **筋機能異常**：短縮筋：腸腰筋，大腿直筋，大腿筋膜張筋，ハムストリングス，梨状筋．
   筋スパズム：脊柱起立筋，腸腰筋，大腿直筋，大腿筋膜張筋，ハムストリングス，梨状筋．
② **関節機能異常**：L1/L2，L2/L3 で hypo mobility，L5/S1 でやや hyper mobility．

プログラム

① 軟部組織モビライゼーション（図 3，4）：短縮と筋スパズムのある筋に対して，1）横断マッサージと，2）機能的マッサージと，3）ストレッチを行う．
② 関節モビライゼーション（図 5）[3, 4]：① L1/L2，L2/L3 の椎間関節離開，② 胸椎伸展モビライゼーション．

治療後の再評価

短縮と緊張の強かった筋に改善が認められた．原因が不良姿勢による筋のアンバランスと考えられるので，姿勢不良などのセルフエクササイズを指導した．

① **オートストレッチ**（図 6）：a）ハムストリングス，b）梨状筋，c）大腿直筋，d）大腿筋膜張筋，e）腸腰筋．
② **姿勢矯正運動**（図 7）：a）頭部前方位矯正運動，b）胸椎後弯姿勢矯正運動，c）脊柱と股関節の分離運動，d）ストレッチポールを使用した胸部前面のストレッチ．

治療開始 2 週間後の立位姿勢を示す（図 8）．頭

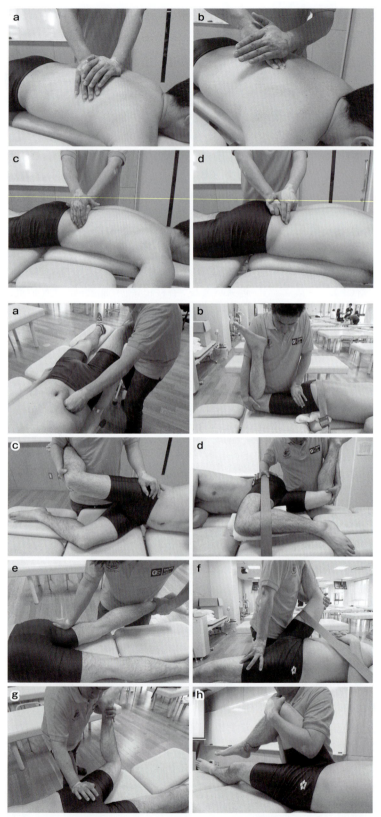

図3 軟部組織モビライゼーション

a, b 脊柱起立筋, c 腰方形筋, d 腸腰靱帯

図4 マッサージとストレッチ

a 腸腰筋マッサージ, b 腸腰筋ストレッチ, c 大腿筋膜張筋マッサージ, d 大腿筋膜張筋ストレッチ, e 大腿二頭筋マッサージ, f 大腿二頭筋ストレッチ, g 梨状筋マッサージ, h 梨状筋ストレッチ

| 図5 | 関節モビライゼーション

a, b 椎間関節の牽引, c 胸椎伸展モビライゼーション, d 胸椎椎間関節の牽引

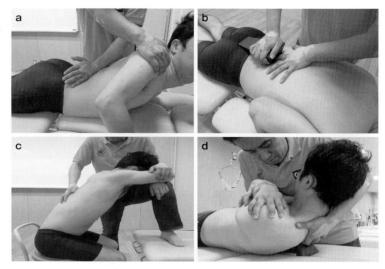

| 図6 | オートストレッチ

a ハムストリングス, b 梨状筋, c 大腿直筋, d 大腿筋膜張筋, e 腸腰筋

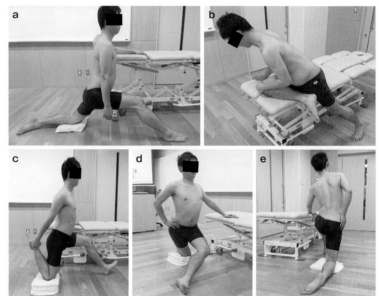

| 図7 | 姿勢矯正運動

a 頭部前方位矯正運動, b 胸椎後弯姿勢矯正運動, c 脊柱と股関節の分離運動, d ストレッチボールを使用した胸部前面ストレッチ(d-1とd-2を繰り返す)

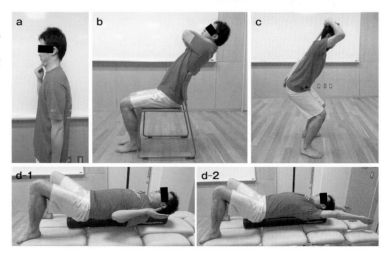

7．筋筋膜性腰痛

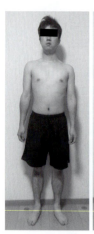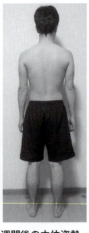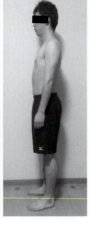

図8 治療開始2週間後の立位姿勢

部前方位，胸椎後弯が改善し全体的なアライメントが改善していることがわかる．

Clinical reasoning
アセスメントに基づく治療プログラムの実施

　治療プログラムは，短縮と筋緊張が強い筋に対して軟部組織モビライゼーション（横断マッサージ，機能的マッサージ，ストレッチ）を行い，低可動性の部位（胸椎，L1/L2，L2/L3）には関節モビライゼーションを実施した．その結果，疼痛と腰椎の可動性の改善が認められた．

　本症例は，持続的な不良姿勢が原因と思われ姿勢矯正，特に頭部前方位・胸椎後弯角の改善を目的としたセルフエクササイズを中心に指導した．セルフエクササイズは，姿勢矯正においては，理学療法士による治療よりも重要ではないかと考えている．それは，自己の姿勢について常に意識することが求められ，意識することで姿勢が矯正されてくる．つまり受動的な治療よりも能動的な治療が姿勢矯正には求められてくるからである．本症例も積極的にセルフエクササイズを行うことで，姿勢の改善が認められた．

3. まとめ

　Kaltenborn-Evjenth conceptの評価方法の流れに沿って患者を評価し，問題点を明らかにした後に治療を実施した．その結果は，患者が満足するものであった．セラピストは，問題がどこに存在しているのかを問診から注意深く探ることが重要である．正確な評価には問診が欠かせないことを十分に理解してもらいたい．本症例のポイントは，問診において，①神経症状がないことが推察でき，②症状の誘発要因と軽減要因が聴取できたことであり，①，②から筋を含む軟部組織が原因と考えることができるかではないかと思っている．その後は，自分の仮説を立証するための評価を行えばよい．確かな評価結果から正しい治療を行えば，よい結果が得られる．画一的な体操治療ではなく患者の問題点に応じたオーダーメイドの運動療法が必要になる．そのためには治療技術の向上に常に努め，自ら研鑽することが重要である．

文献

1) Andersson GB：Epidemiological features of chronic low back pain. Lancet 354：581-585, 1999
2) 奈良　勲監修：理学療法学事典，医学書院，東京，222，2006
3) Kaltenborn FM：Manual Mobilizaiton of the Joints-The Kaltenborn Method of Joint Examination and Treatment, Volume II The Spine, 4th ed, Norlis, Oslo, 2005
4) Krauss JR, et al：Translatoric Spinal Manipulation, OPTP, Minneapolis, 2006

第Ⅱ部 各論／B. 胸椎・肋骨と腰椎の評価と治療

8. 腰椎分離すべり症による腰痛

西尾祐二

エッセンス

- 思春期・少年期のスポーツ選手に多くみられる疾患である．
- スポーツの特性を踏まえて評価・推察することが重要である．
- 問診から主観的・客観的評価へと進める際に，得た情報から原因を推察し，仮説を立てて検証し，原因を特定していく．
- 特定された原因に適切な治療を実施することで，より高い効果が期待できる．
- トレーニングを実施する際には，競技復帰を考え個々に合わせて段階的に難易度や頻度を上げていく．
- 最終的に，競技動作中での疼痛の改善やアライメントの保持が重要である．

1. 腰椎分離すべり症とは

　腰椎分離症は，椎弓の関節突起間部に起こる疲労骨折で，椎弓の骨性の連続性が絶たれた状態であり，スポーツを愛好する青少年に多発する[1]．また，関節突起間部の疲労骨折（脊椎分離症）は，過伸展（特に回旋が組み合わされた）動作を反復する競技の若年選手に発症する[2]．しかし，必ずしも発症とともに痛みを伴うものではなく，不調を訴えてX線撮影をして初めて発見されることも少なくない．また，比較的L5の椎弓に発生することが多く，X線では斜位像でより顕著に観察される．成長期での腰椎に対する伸展や回旋を伴うような運動を繰り返すことで，局所への反復運動によるover useが原因の一つであると考えられている．例えば，股関節の屈筋群の伸張性の低下は，持続的なまたは急激な伸展動作にて腰椎の過伸展を引き起こすことになり，こういったストレスを繰り返し与えることにより疲労骨折を引き起こす．思春期での分離症は保存療法による骨癒合も可能であるが成人では骨癒合する可能性は低い．

　腰椎すべり症は，ある椎体の一部，または全体が下の椎体に対して前方にすべり出る状態[2]である．

発症年齢は非常に若く，少女では14歳，少年では16歳（±4年）が最も多く最終の成長期に一致する[3]．青少年の約10％にみられ，スポーツ愛好家やスポーツ選手ではスポーツの種類によっても異なるが，25〜40％に及ぶことがある[4]．X線では側面像で確認することができ，腰椎の前屈や後屈像ではより顕著となる．その原因として，分離すべり症や変性すべり症，外傷性すべり症などがある．好発部位としては，L5-S1では椎間関節がより冠状面に向いているのに比べ，L4-5では椎間関節がより矢状面に向いているため，L4-5ですべりが起こりやすいと考えられる[3]．また，過度の動きは後方関節に破綻を生じ，その結果すべりが発生すると仮定されている[3]．

　この腰椎分離症と腰椎すべり症を併発したものが腰椎分離すべり症であり，安静時の訴えはあまりないが，スポーツ時や労作時，腰椎前屈時などに腰に不安定感や違和感を訴える．

2. 症例提示

症例の基本情報

　17歳女性，高校生でバレーボール部員．特に誘

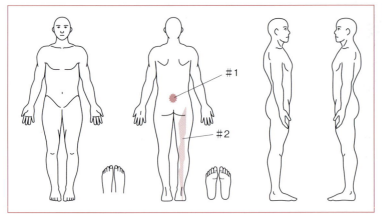

図1 症状の部位

因なく腰痛が出現し徐々に悪化．バレーボールは小学生から継続中で，小学生期では3日/週，中学生からはクラブ活動としてほぼ毎日実施．家庭での勉強は常に床に座り行っている．既往として左足首の捻挫がある．

診断名：腰椎すべり症．
X線所見：L5前方すべり．

Clinical reasoning

症例の基本情報から何が考えられるか

バレーボール競技は常に前傾姿勢であり，コート内の守備範囲で前後左右や斜めなどの急激な方向転換動作や，ブロックやスパイクなどのジャンプ動作など静から動への急激な動きの変化が要求される．そのために，常に体幹（主に背部の軟部組織に対して）や下肢に過剰なストレスが加わっていることが考えられる．本症例においても少年期よりバレーボールを継続しているため，思春期・成長期においても常に過度なストレスをかけてきたことが予測される．また，受診時の腰椎すべり症の診断があることから，股関節を含む腰部周囲に原因がある可能性が大きく，椎間板変性や椎間関節，軟部組織にも問題があると推察した．

主観的評価　Subjective

疼痛は，来院3ヵ月ほど前から右腰部に特に誘因なく徐々に悪化してきた．腰痛出現（#1）後，徐々に右殿部から下肢後面へのしびれが出現（#2）してきた（図1）．疼痛は起床時に起き上がる際が最も強い．悪化要因は，早歩き・中腰での運動・同一姿勢の保持であり，生理中には症状が強くなる．軽減要因は，疼痛のある姿勢からの姿勢変換であった．

Clinical reasoning

主観的評価からどのような仮説が立てられるか

まず，今回の症例は特に誘因なく発症し外傷などの事象はない．最も症状が激しいのが，朝の起床時であることは，脊柱分節のhypermobilityの特徴の一つである．悪化要因は，早歩きや中腰での運動，同一姿勢の保持であり，姿勢の変換で軽減している．早歩きはより深部筋の収縮を必要とする動作であり，同一姿勢の保持が困難なこともhypermobilityの特徴として挙げられる．また，女性特有の生理中の症状の悪化として，ホルモンバランスの変化により関節に緩みが生じることはよく知られており，聴取すべき問診の1つである．再現性のある痛みは運動器の痛みであることを示している．これらのことから，腰椎部にあるhypermobilityが疼痛を引き起こしている原因であり，また，神経根部での刺激による下肢後面のしびれが生じているとの仮説を立てた．

客観的評価　Objective
1 観察・視診（図2）

座位：頭部前方突出位，左肩甲骨下方回旋外転位，胸椎後弯増強，腰椎前弯減少やや左側屈，骨盤

図2 静的アライメントおよび動的姿勢

a 側面，b 背面，c バレーボールでの守備姿勢

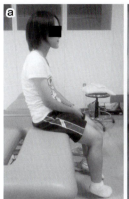
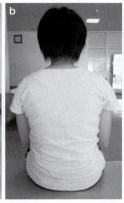
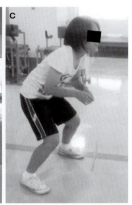

後傾位，殿部重心はやや左シフト，股関節軽度内旋位（図2a, b）．

立位：頭部前方突出位，左肩甲骨下方回旋外転位，胸椎後弯軽度右凸側弯，腰椎前弯減少，骨盤前傾位，股関節軽度屈曲内旋位．

動作姿勢：頭部前方突出位，胸椎後弯増強，腰椎前弯減少，肩甲帯外転位，股関節屈曲内旋位（図2c）．

2 神経伸張テスト

SLR test，slump test，bowstring test（膝窩部）ともに右陽性（slump testでは，股関節内外旋にて症状憎減を認めた）．

3 感覚テスト・腱反射

左右差なし．

4 抵抗運動テスト

右大殿筋に筋力低下あり（MMT 3 レベル）．

5 機能的運動テスト

・自動運動

関節可動域：体幹伸展・右の回旋に制限あり．
両股関節の外旋制限あり．
上位胸椎部に伸展制限あり．

6 症状局在化テスト

腰部の触診により筋性疼痛の悪化を認めたため症状局在できず．

7 可動性テスト

① 他動運動テスト：

体幹伸展時 traction により疼痛軽減し，compression により疼痛悪化．

体幹屈曲：制限なし/背部の伸張感あり．

伸展：制限あり/empty．

回旋：右回旋制限あり/empty．左回旋制限なし．

屈曲時左右のカップルムーブメントで対側の脊柱起立筋に伸張感あり．

伸展右側屈カップル/ノンカップルムーブメントで右側腰部に疼痛あり．

② 分節可動性テスト：

屈曲：右 L1，L2 hypomobility/empty（筋性），L4 hypermobility/empty（筋性）．

左 L1，L2 hypomobility/empty（筋性），L4 hypermobility/empty（筋性）．

伸展：右 L1，L2 hypomobility/firm, L4 hypermobility/empty*．

左 L1，L2 hypomobility/firm, L4 hypermobility/empty*．

回旋：右 L1，L2 hypomobility/firm, L4 hypermobility/empty*．

左 L2 hypomobility/firm．

*：訴えのある痛みと同様の痛み．

③ Joint play test：

右 C5 hypermobility, C6・C7 normal, Th1・2・3・L1・2 hypomobility, L3 normal, L4・L5 hypermobility

左 C5・C6・C7 normal, Th1・2・3・L1・2 hypomobility, L3 normal, L4・L5 hypermobility

8 整形外科的テスト

coin test L4，L5 陽性，spring test L4，L5 陽性．

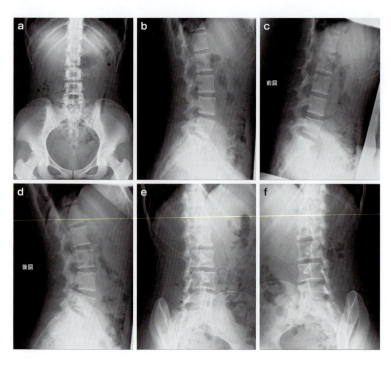

図3 X線写真
a 正面像，b 側面像，c 前屈，d 後屈，e 右斜位像，f 左斜位像

9 muscle length test

両側腸腰筋，大腿直筋に短縮あり．

10 muscle spasm test

最長筋，腸肋筋，腰方形筋，梨状筋，中殿筋（前・後部線維），腸腰筋，大腿直筋，外側ハムストリングス，腓腹筋外側頭，後頭下筋群，側頭筋，咬筋に圧痛あり．

梨状筋の圧迫にて下肢後面に軽度の放散痛あり．

11 画像所見（図3）

前弯減少およびL5に前方すべり．
右L4-5椎間孔の狭小化．

trial treatment

L4に対するspecific disc traction（GradeⅡ）により，動作時の症状は残存していたが，痛みの軽減が認められた．

アセスメント ssessment

1) L1・L2 hypomobility の代償でのL4の右椎間関節 hypermobility による腰部痛．
2) 梨状筋部での坐骨神経の entrapment による下肢への放散痛．
3) 不良姿勢による頚胸椎 hypomobility の代償として下位頚椎や腰椎に instability をきたしたために global muscle が優位となり生じた筋スパズムによる疼痛．

Clinical reasoning

客観的評価よりどんなことが考えられるか

観察・視診にて，座位時には骨盤後傾位であるのに対し，立位では骨盤が前傾している．骨盤の前傾はよりすべりを助長する要因である．また，骨盤が前傾していることで股関節は相対的に屈曲位となり腸腰筋は短縮傾向にある．そして，股関節屈曲位であるということは，大殿筋は常に伸張されている状態であり，筋の発揮効率は低下し，長期間その姿勢を持続することで大殿筋の筋力低下をきたすことになる．さらに，股関節軽度屈曲位では直立位に比べ関節包は弛緩状態にあり，関節は不安定な状態にあるため，股関節を常に内旋し後方の関節包や深部筋（梨状筋など）を伸張し安定を保っており，常にストレスがかかっている状態となり，結果として坐骨神経を圧迫し殿部～下肢後

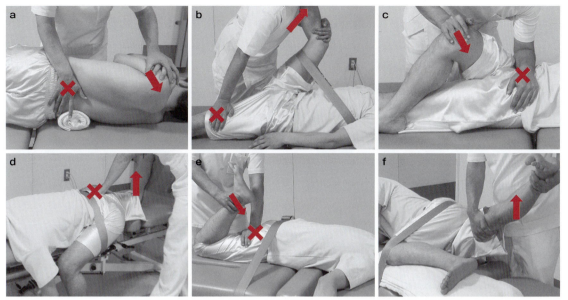

図4 軟部組織モビライゼーション
a 脊柱起立筋の functional massage, b ハムストリングスの stretching, c 梨状筋の stretching, d 腸腰筋の stretching,
e 大腿直近の stretching, f 中殿筋および小殿筋の stretching
✗：固定部位, ➡：伸張方向

面のしびれを引き起こした.

腰部の痛みについては，骨盤が前傾位でL5腰椎が前方にすべっており，L4，L5レベルに hypermobility をきたしている．このことは Joint play test や分節可動性テストの結果でも示しており，回旋テストにおいて右回旋で疼痛が生じていることや，自動運動テストで伸展や右回旋を伴う動作で疼痛が生じていることから，L4レベルでの右椎間関節の hypermobility による伸展方向での疼痛であることが窺える．さらにこの原因として，L1，L2レベルで hypomobility が確認されることから，上位腰椎での hypomobility の代償として，L4レベルでの過剰な可動性を生じている．この症状に対して，trial treatment としてL4レベルに対する facet gliding（Grade Ⅱ）を施行した．結果，残存はしたものの症状は軽減し動作時の疼痛も軽減したため，腰痛の原因はL4レベルの hypermobility であるといえる．

症状局在化テストや自動運動時などの筋性の疼痛については，脊柱の後弯位やバレーボール中の姿勢でも考えられるように，体幹前傾姿勢で保持せざるを得ないために，背部の筋は伸張位にあるにもかかわらず，常に姿勢を保つように重力に抗して収縮した状態を保たなければならないために，過緊張状態となり圧痛が生じ，上部胸椎がより hypomobility となっている．さらに，同様の姿勢により上位頸椎が伸展し後頭下筋群の短縮を引き起こし可動性が低下したために，その代償として下位頸椎の hypermobility が生じている．

客観的評価よりこれらの仮説を立て，下記の治療プログラムを立案・実施した．

治療プログラム

① **軟部組織モビライゼーション**（図4）：短縮および圧痛を認めた筋組織に対して，① friction massage，② functional massage，③ muscle stretching を実施．
② **関節モビライゼーション**（図5a～c）：① L4 の hypermobility に対する disc traction（Glade Ⅱ），② L1，L2に対する facet distraction および伸展方向への右 facet distraction を実施．
③ **神経モビライゼーション**（図6）：坐骨神経に対

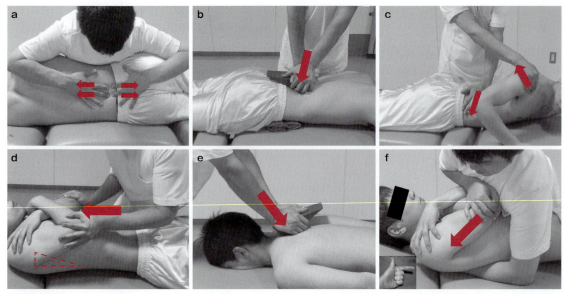

図5 関節モビライゼーション
a 腰椎 disc traction, b 腰椎 facet distraction(1), c 腰椎 facet distraction(2), d 胸椎 disc traction, e 胸椎 facet traction(1), f 胸椎 facet traction(2)

➡：力を加える方向, ▱：ウェッジ(楔), 🖐：背面のグリップ

する神経モビライゼーション.
④ スタビライゼーショントレーニング(図7)：①腰椎に対するスタビライゼーション(図7a〜d)
⑤ 日常生活動作に対する指導：現状の説明と理解, 座位の姿勢や部活同時の注意点など.

治療後の再評価で, 腰背部痛および下肢症状消失には至らなかったが, 疼痛動作での改善やしびれの軽減が認められたため, 2回目以降は上記プログラムに下記プログラムを追加した.

・追加したプログラム
① 胸椎の hypomobility に対する関節モビライゼーション(図5d〜f)
② 頚部の hypermobility に対する安定化のためのスタビライゼーション(図7e, f)
③ 体幹・下肢の連動したトレーニング(図7g〜l)
④ home exercise 指導(図7j〜l)

結果, 関節可動域の改善や動作時の疼痛の軽減, アライメントの改善が認められ, 治療開始後2ヵ月目より徐々に復帰し, 3ヵ月後にはスポーツ復帰が可能となった.

Clinical reasoning

今回の症例は腰椎すべり症であり, バレーボールの実施にて症状が出現している. 治療目標としては疼痛・しびれの消失とスポーツ復帰・継続である. 実際, 思春期や少年期よりスポーツを継続している者には多くみられる疾患であるが, 症状が出現しないことも少なくない. これは, 神経筋システムが正常で local muscle と global muscle の協調ができており, 腰椎のすべりを抑制しているからである. したがって, そのためにまず必要となるのは, L4レベルの過剰な可動性の抑制であり, hypermobility を強いられる原因となっている hypomobility の可動性の改善および local muscle の機能的回復と global muscle との協調性の改善が必須である. Key[5]は, local muscle の主要な役割は, 「力の力源というよりはむしろ抗重力位での姿勢制御を含む安定性である. また, 運動が発生するより前の local muscle の早期活性化は体幹の調整を可能にし, さらに安定した支持基底面により, より効果的なそしてさらに強力でより多くの

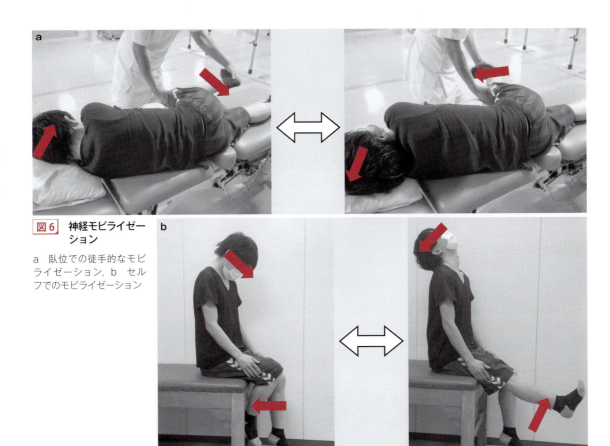

図6 神経モビライゼーション
a 臥位での徒手的なモビライゼーション，b セルフでのモビライゼーション

表在性の global muscle の活動が可能になる」と述べている．このことからも，可動性の調整と同時に非荷重位から荷重位，スポーツ動作まで段階的に local muscle と global muscle との協調した運動トレーニングや筋力トレーニングなどを継続して取り入れアライメントを改善していく必要がある．治療を継続していく中で，機能障害が再発する可能性や患者自身の病態の理解など，日ごろから意識を持った生活を送ってもらうよう，患者に対する教育も非常に重要な課題となる．

3．まとめ

症例を評価・治療していく中で重要なことは，その患者の病態やスポーツの特性などを把握することである．そうすることで，痛みやしびれの原因に対して仮説を立てやすくなり，患者に起こっている現象をよりよく理解できるようになる．また，問診からしっかりと状態を聴取し一つ一つの事象に対して考えることである．問診からは多くのことがわかり，それによりその先の評価に道筋を立てることができる．現在の病歴や過去の既往歴，生活スタイルなどを総合的に把握し，患者の病態を推察し仮説を立てることが必要である．その後，立てられた仮説の原因に対して評価・検証し，実際に原因を絞り込んでいくことにより，治療すべき点が見えてくる．そうして導き出した原因に対して徒手的理学療法を実施・再検証することで，より確実に，より効率的に治療することができる．

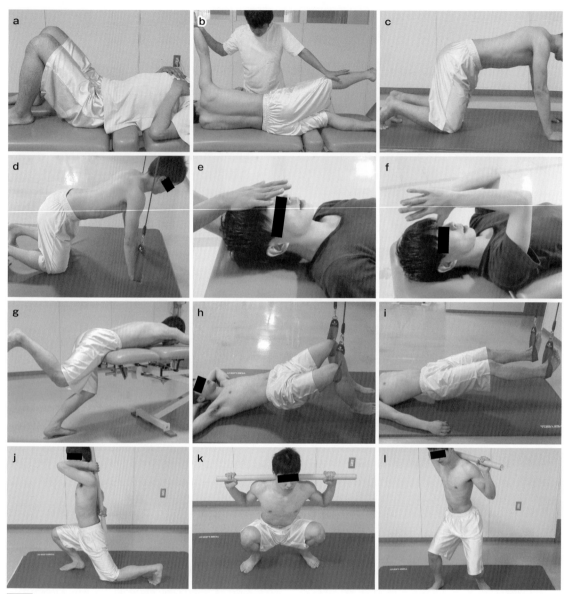

図7 スタビライゼーショントレーニング

a 背臥位での腹横筋・多裂筋の収縮,b 側臥位での腹横筋・多裂筋の収縮,c,d 特定分節の腹横筋・多裂筋の収縮と腹筋群トレーニング,e,f 頚椎のstabilization,g 骨盤底筋,腹横筋,多裂筋の共同収縮での脊柱起立筋と大殿筋のトレーニング,h,i スリングを使用した骨盤底筋,腹横筋,多裂筋の収縮と腹斜筋トレーニング,j,k,l 荷重・動作を踏まえた中心安定化stabilization

文献

1) 中嶋寛之ほか:新版 スポーツ整形外科学,南江堂,東京,103-108,2011
2) Brukner P, et al:臨床スポーツ医学,籾山日出樹ほか監修,医学映像科学センター,東京,340-367,2009
3) McCulloch JA, et al,鈴木信治監訳:Macnab腰痛,医歯薬出版,135-154,2001
4) 松野丈夫ほか:標準整形外科学,医学書院,東京,560-585,2014
5) Key J:A movement problem. a clinical approach incorporating relevant research and practice. Back Pain, Elsevier, London, 55-71, 2010

第Ⅱ部 各論／C. 肩甲帯・上肢の評価と治療

1. 肩関節周囲炎

前川武稔

> **エッセンス**
> - 肩関節周囲炎の病態はまだ解明されてはいない．
> - 重篤な病理が原因による肩の痛みを除外する．
> - メカニカルな負荷を繰り返し加えたときの痛みのパターンからマッケンジー法の分類をする．
> - マネージメントは分類によって決まる．

1. 肩関節周囲炎とは

　肩関節周囲炎は現在では特別な外傷や感染などの原因がなく，肩の疼痛と運動制限を主徴とするものをいい，これにはいくつかの疾患，例えば腱板炎，肩峰下滑液包炎，石灰沈着性腱板炎，腱板不全断裂，上腕二頭筋長頭腱腱鞘炎，烏口突起炎，腱板疎部炎，いわゆる五十肩（凍結肩）などが含まれ，したがって一つの症候群であるとみなされている[1]．このように一つの症候群として扱われる理由は，原因となる個々の病態が現在も解明されていないからであろう．

　例えば，肩関節周囲炎の中に含まれるいくつかの診断名は"〜炎"とされているが，組織学的には腱板や滑液包などに炎症所見がみられないこともある[2]．また，症状のない健常者における超音波検査で，腱板・関節唇・肩鎖関節などに異常所見が認められる割合は96％であったという報告[3]もあり，形態的観点からも患者の訴える症状の原因を知ることは困難である．

　このように従来の整形学的観点で診療が困難であれば，別の観点から評価することが実際の臨床に有用である可能性があるのではないだろうか．

　mechanical diagnosis & therapy（以下MDT）[4]では，患者の訴える症状（痛み・しびれ），所見（関節可動域・筋力など），機能（リーチ動作，更衣動作など）が，反復動作や肢位保持によってどのように変化するかを丁寧に観察して分類し，その分類に応じてマネージメントを決めていくことによって良好な予後が得られる[5]．

2. 症例提示

症例の基本情報

　53歳女性，主婦．半年前から週4回パートで6時間レジ打ちをしている．慢性的に肩こりがある．明らかな受傷機転なく1ヵ月前から右肩に徐々に疼痛が出現（図1）．その後増悪傾向にあり整形外科を受診．

診断名：右肩関節周囲炎．
X線所見：明らかな所見なし．
健康状態：問題なし．
投薬：消炎鎮痛薬以外使用していない．
夜間におけるがん性疼痛：なし．
最近の手術歴：なし．
事故・外傷：なし．
原因不明の体重減少：なし．

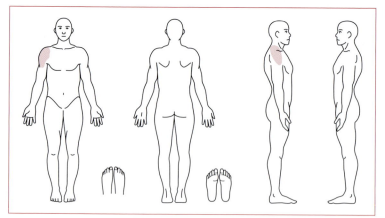

図1 症状の部位

Clinical reasoning

症例の基本情報から何が考えられるか

　肩関節周囲炎の病態は不明な点が多く，また患者の症状と所見には大きく個人差が存在する．したがって，肩関節周囲炎という診断名から個人個人に必要とされるマネージメントを決めることは困難である．初回評価において重要なポイントは，まず心疾患・呼吸器疾患・感染や炎症性疾患・悪性腫瘍の転移・骨折などの重篤な病理病態による肩関節の痛みを除外することである．問診情報から年齢，外傷の有無・健康状態・投薬状況・発熱・倦怠感・既往歴・夜間痛の有無・急激な体重の減少・画像所見など，重篤な病理を示唆する情報はなかった．メカニカルな負荷をかける評価の際もリスク管理が必要で，骨粗鬆症の既往，外傷の既往，ステロイドや骨粗鬆症治療薬の使用などの情報があれば，より慎重に理学検査を行わなければならない．

主観的検査　　Subjective

主訴：レジ仕事中に痛みが増悪する．結帯動作が辛い．後方へのリーチ動作が痛い．夜痛みで目が覚める．

本人の希望：痛みなく仕事ができること．痛みなく日常生活が過ごせること．

発症の時期と部位：慢性的な肩こり．1ヵ月前から右肩肩峰部から上腕外側に痛みが出現．肘から遠位に痛み・しびれはない．

発症機転：明確な発症機転はなく発症し，徐々に増悪傾向にある．

頸椎・胸椎からの影響：本人は肩関節との関連性は感じていない．日常生活の首の動きによって肩に痛みは誘発されない．

痛みの持続性：痛みは間欠的で，動かさなければ痛みはない．

痛みの増悪動作：後方へ手を伸ばす．腕を高く挙上する．かぶりもののシャツを脱ぎ着する．結帯動作．右側臥位で寝る．起床直後．

痛みの改善動作：起床時の痛みは日中にかけて徐々に軽減する．

繰り返すと増悪する動作：スーパーのレジ作業で商品を持ち上げて左側へ移動させることを繰り返す．

睡眠障害：右側臥位で痛みで目が覚めるが，左側臥位になると再び入眠できる．

Clinical reasoning

主観的評価からどのような仮説が立てられるか

　問診においては，活動や姿勢によってどのように症状が変化するのかを捉える．その変化のパターンが次のどの分類に当てはまるのか仮説を立てる．MDTの分類は反復もしくは持続の負荷を加えたときの症状・所見の変化の特徴によって定義される．すべての患者はいずれかに分類することができる．

- **Derangement**：急性期から慢性期まで．臨床症状はさまざま．反復運動もしくは姿勢保持検査において短期間・短時間で速い改善が得られる特定の方向（directional preference：DP）がある．
- **Articular Dysfunction**：慢性期．関節可動域の最終域のみ痛みが誘発される．反復動作を繰り返してもその場で速い変化は起こらない．悪化も改善もしない．
- **Contractile Dysfunction**：慢性期．可動域制限はない．抵抗運動によって痛みが誘発される．
- **Posture**：慢性期．可動域制限はない．動作によって痛みは誘発されない．同一姿勢を保持した時のみ痛みが誘発され，その姿勢をやめると痛みはなくなる．
- **OTHER**：3分類に入らないすべて．さらにサブグループに分かれる．

疼痛部位は右肩の痛みに加え慢性的な肩こりがあり，本人は頚椎の動きと肩の痛みとの関連性は感じていないが頚椎胸椎由来の痛みの可能性は考慮しなければならない．まずPostureの可能性であるが，仕事中に上肢を繰り返し動かしていると痛みが誘発されることから除外できる．発症から1ヵ月であることと，動かすことで徐々に悪化するため，慢性期かつ最終域のみ痛みが誘発されるという定義には一致しないためArticular Dysfunctionも除外する．また後方へのリーチ動作で最終域の痛みが誘発されることからContractile Dysfunctionも除外する．残るDerangementについては，DPもしくは繰り返すと増悪する特定の方向がないか問診で明らかにしていく．挙上・伸展の矢状面の動きにおいては痛みはあるが制限は軽度である．水平面の動作では仕事で右上肢で商品を左へ移動させる動きを繰り返している間に徐々に増悪する．Derangementの場合，良い方とは逆方向へ繰り返し動かすことで症状が増悪することが少なくない．よって水平外転がDPであると推測できる．問診を取り終えた時点での分類の仮説はDerangementでDPが水平外転，もしくは3つの分類どれにも当てはまらないOTHERである．反復運動検査に入る前に，反復運動検査の直前と直後での変化を捉えるためのベースラインとなる動作を設定しなければならない．メカニカルな負荷をかけた直後の影響を正確に捉えるためにはできるだけ症状がはっきりしていて，その動作を行えば必ず同じ症状が再現できるものが望ましい．最も制限が大きく痛みが誘発されそうであるのは後方へのリーチ動作と結帯動作であるため，これらをベースラインとして設定する．メカニカルな負荷をかけるリスクは問診の段階では特にない．痛みは増悪傾向にあるが，痛みは間欠的であり仕事をしない時には疼痛の程度は比較的軽度であることから，理学検査では過度に慎重にならず積極的に負荷をかけて分類していく．

客観的検査 Objective

座位姿勢：骨盤後傾，腰椎屈曲，胸椎後弯，頚椎屈曲，頭部は前方へ突き出ている．

姿勢矯正による痛みの変化：変化なし．

神経症状：異常なし．

機能的ベースライン：後方へのリーチ動作．結帯動作は殿部まで．

肩可動域制限：重度制限（水平外転，第2肢位外旋，結帯動作は手関節が殿部まで），軽度制限（屈曲，伸展，水平内転）．

抵抗運動検査：痛みなし．肩外転筋力軽度低下．

頚椎可動域制限：軽度制限（下部頚椎伸展）．

胸椎可動域制限：なし．

頚椎反復運動検査：反復屈曲8回×3セット，反復伸展10回×2セットの結果，結滞動作，後方リーチ動作の可動域は変化なし，疼痛はいずれの動作も10％改善．

胸椎反復運動検査：反復屈曲10回×2セット，反復伸展10回×2セットの結果，結滞動作，後方リーチ動作の可動域・痛みに変化なし．

頚椎・胸椎と肩関節機能不全の関連性：なし．

反復運動検査：

水平内転：反復前（痛みなし）→1回の動作（わずかな痛み誘発）→反復動作中（痛みが増悪）→反復動作直後（痛みが残る）→可動域の再チェック（水平外転および結帯動作の可動域低下）

水平外転：反復前（肩に痛みあり）→1回の動作（痛みが増強）→反復動作中（痛みが徐々に軽減）→反復直後（痛みが残らない）→可動域の再チェック（水平外転は著明に改善，結帯動作はL5レベルまで改善）．

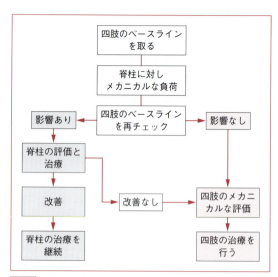

図2 脊柱除外のアルゴリズム

Clinical reasoning

客観的評価をどのように統合し，仮説を検証していくか

　理学検査の初めに脊柱と肩関節の症状が関連しているかスクリーニングを行う（図2）．ベースラインであるリーチ動作と結帯動作を実際に行ってもらい，痛みと可動域制限を確認した．頚椎と胸椎の反復運動検査を行ったところ，反復運動検査後もベースラインの変化は10％とわずかであったため，脊柱と肩症状の関連性は今のところ少ないと考え肩関節の反復運動検査へと進める（図3）．

　最初の反復運動検査は水平内転（図4）とした．その理由は実際に職場での具体的な動作を確認することと，それを反復すると実際に症状・可動域の悪化がみられるかどうかを確認するためである．反復動作10回2セットにおいてはベースラインに変化がなかった．そこで，最終域までしっかり動かすように患者自身でさらに強く負荷をかけて反復運動検査を継続した．開始初めはストレッチ感が心地よいと言っていたが，繰り返すうちに徐々に痛みが増悪し，反復運動検査直後のベースラインで水平外転の可動域がはっきりと低下した．反復運動検査を行う意義は，症状の変化はある動作を1回だけ行った場合と繰り返した場合では異なることもあるからである．問診情報から水平外転が

DPであるとの仮説を立てたが，反復の水平内転で症状が悪化したことによって，DPが水平外転である可能性が高いと判断した．なぜならば，DPの逆方向に反復させると症状・所見が増悪することがあるからである．しかし，DPが水平外転であると決定するためには，実際に水平外転で症状・所見の改善が得られなければならない．そこで，続いて悪化する方向とは逆方向である水平外転の反復運動検査（図5）を行ったところすべてのベースラインにその場で改善が認められた．したがって分類はDerangementでDPは水平外転であるという仮説が証明された．

アセスメント

① **リスク管理**：重篤な病理病態による肩の痛みを示唆する情報はない．
② **心理的要因**：回復を阻害する心理的因子はない．
③ **脊柱との関連性**：頚椎・胸椎と症状の関連はない．
④ **暫定分類**：反復水平内転で可動域制限がさらに著明になったことに加えて逆方向である水平外転の反復運動検査で痛み・関節可動域・機能的ベースラインのその場での改善がみられたことから，分類は肩関節のDerangementでDPは水平外転となった．

マネージメントプログラム

① **DPへエクササイズ実施**：水平外転のエクササイズを壁を使って行う．壁を使えない時には結髪肢位からの自動運動による水平外転のエクササイズを行う．頻度については患者との話し合いの上，在宅時は2時間おきに10回実施する．痛みがあるときや仕事中は1セット当たりの回数を固定せずにできる範囲でこまめに行う．
② **一時的に制限すべき動作**：仕事中は，右上肢の動きがDPと逆方向である水平内転を繰り返さないように職場を想定した動作指導を行う．
③ **セルフマネージメントにおけるリスク管理指導**：自宅で継続的にマネージメントを行ってもらうため，症状に変化が起きた場合に患者自身でどう対処するのかを明確に伝えておく．信号機の色に例えて次のように説明した．エクササイズ

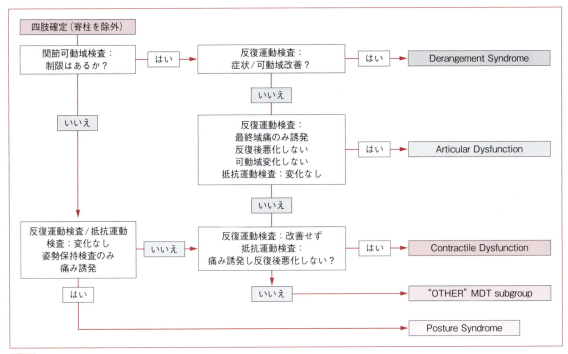

図3 四肢評価のアルゴリズム

を行った直後に痛みの強さが増悪したり，痛みが広範囲になる場合には必ずエクササイズを中止する（赤信号）．エクササイズ中に痛みがあったとしても，繰り返し行っている間に痛みが改善しエクササイズ後も良い状態が維持できているようであればしっかりと継続する（青信号）．エクササイズ後に良くも悪くもならない場合には，慎重に症状をモニターしながらそのエクササイズを継続する（黄色信号）．

1週間後の再評価

エクササイズは2～3時間おきに実施し，特に仕事前にはしっかりと行った．その結果，朝までよく眠れるようになり，水平外転の可動域，後方へのリーチ動作についての自覚的な疼痛改善度は90％であった．仕事も支障なくできるようになった．したがって，暫定分類であるDerangementが再評価にて確定した．しかし結帯動作は痛み・可動域ともに40％のみの改善であったことと，改善の速度が鈍化していたため新たにベースラインを結帯動作に再設定し，いくつかの方向に反復運動検査を実施し

た．その結果，第2肢位外旋の反復運動検査（図6）にて結帯動作の速い改善が認められた．エクササイズを第2肢位外旋へ変更しエクササイズを継続した．

① 水平外転のエクササイズはいったん中止
② 第2肢位外旋の反復エクササイズへ変更
③ エクササイズのリスク管理については初回と同様

Clinical reasoning

アセスメントに基づく治療プログラムの実施

初回マネージメントの内容は，問診と理学検査で得られた分類に応じて決定される．再評価での問診は，初回で立てた分類が正しかったかどうかの確認を行う．分類の決定に影響する要因としては，エクササイズの実施頻度と1セット当たりの回数，エクササイズの方法，リスク管理などである．再評価にて改善がない・悪化している場合には詳しい問診を行って原因を追及する．初回で立てた暫定分類が正しければ基本的には同様のマネージメントを継続するが，必要に応じ

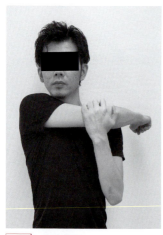 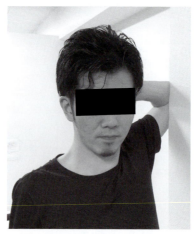 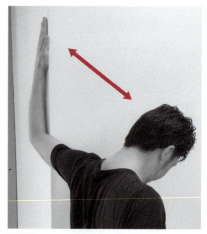

| 図4 水平内転 | 図5 水平外転 | 図6 第2肢位外旋 |

てベースラインの再設定をする．本症例においては反復運動検査において速い変化の起こる DP に従って進めた．全体的には改善していたが，症状が残っていたため新たにベースラインを設定して反復運動検査を行った結果，さらなる改善が得られた．その後2回のフォローアップにてすべての動きの痛みが改善され，痛みなく仕事ができるようになった．

3. まとめ

臨床に携わる上で最も重要なことは，まずは重篤な病理病態による肩の痛みを示唆する情報を見落とさないことであろう．マネージメントの決定は診断名や解剖学的理論のみからレシピ的に決定することはできない．今回の症例においては，水平外転や外旋方向へのマネージメントで改善が得られたが，内旋や伸展方向が DP であることも少なくない．さらには同じ患者でさえも，時期によっては同一負荷に対し痛みの反応が異なることもある．MDT の評価は，問診から MDT の分類をリーズニングするだけではなく，理学検査で反復動作や持続的負荷を加えることによって得られるその時の実際の症状・所見の反応パターンから仮説を証明していく．したがって，評価と治療が一体となっているシステムと言える．患者自身がマネージメントを行うにあたっては患者が一人で実行・リスク管理が行えるように患者の状態・生活環境・価値観に合わせて適切な情報を提供しなければならない．

文献

1) 山本龍二：いわゆる五十肩．関節外科 14：105-108, 1995
2) Fukuda H, et al：Pathology and pathogenesis of bursal-side rotator cuff tears viewed from en bloc histologic sections. Clin Orthop Relat Res 254：75-80, 1990
3) Sarkar K, et al：Ultrastructure of the subacromial bursa in painful shoulder syndromes. Virchows Arch A Pathol Anat 400：107-117, 1983
4) McKenzie R, et al：The Lumbar Spine：Mechanical Diagnosis & Therapy-Volumes One and Two, 2nd ed, Spinal Publications Waikanae, 2003
5) May S, et al：Centralization and directional preference：A systematic review. Man Ther 17：497-506, 2012

第Ⅱ部 各論／C. 肩甲帯・上肢の評価と治療

2. 腱板損傷

小谷征輝

> **エッセンス**
> - 腱板損傷は，40歳以上で発症し，肩関節疾患の代表的なものである．
> - Kaltenborn-Evjenth (K-E) concept では，問診により症状の原因を推測し理学的検査で検証していく．
> - 疼痛原因と機能障害の関連性を考慮する必要がある．

1. 腱板損傷とは

　肩関節は，大きな自由度を持つ関節である．そのため，骨性の支持が少なく，軟部組織（筋や靱帯など）の影響が大きいことが特徴である．腱板は棘上筋，棘下筋，小円筋，肩甲下筋の4つの筋から形成され，特に棘上筋が損傷を受けやすい．腱板損傷は，40歳以上で発生し，発症ピークは60歳代である．男女の比率は6：4で男性に多い傾向である[1]．症状は，疼痛（夜間，運動時），関節可動域制限，筋力低下が代表的である．腱板損傷の理学療法では，疼痛の原因と機能障害の関連性を評価し，損傷部位への負荷を最小限に，疼痛の除去と肩関節機能の向上が目標となる．

2. 症例提示

症例の基本情報

　60歳代女性，主婦．明確な受傷機転はないが，8ヵ月ほど前より徐々に右肩の疼痛出現．4ヵ月前に他院にて右肩腱板修復術施行．術後4週，装具除去時より肩前面の疼痛自覚，術後5週，背臥位挙上時疼痛増強し，術後4ヵ月，疼痛軽減みられず当院転院し理学療法開始．

　既往歴：4年前，自動車事故後より右肩痛出現（8ヵ月の通院で完治）．
　2年半前，転倒により左大腿骨骨折（骨接合術施行）．
　2年前，左肩腱板断裂（腱板縫合術施行，半年前に再断裂）．

　診断名：右肩腱板断裂．
　X線所見：上腕骨頭上方変位，肩甲骨外転位．
　MRI 所見：T2画像にて棘上筋腱縫合部尾側に水腫（＋）．

Clinical reasoning

症例の基本情報から何が考えられるか

　術後4ヵ月経過している60歳代の女性であり，疼痛が主症状である．右肩は，誘因なく症状出現していると問診から得られたが，既往歴について詳細に確認すると，右肩の疼痛は4年前の自動車事故後に経験し，整形外科病院への通院にて理学療法を受けず関節注射で治療していた．また，2年半前の大腿骨骨折後の松葉杖歩行にて，右肩痛を自覚していた．

　腱板損傷は，肩関節周囲筋の機能異常による疼痛，運動制限となることが少なくない[2]．本症例において，腱板修復術後4ヵ月経過しているが，数年前に肩関節の疼痛を自覚している．そのため，疼痛の原因組織を明確にする必要がある．肩関節は肩甲上腕関節，肩鎖関節，胸鎖関節，肩甲胸郭関節および頸椎，胸椎の影響を受けることから，どの領域，どの組織（腱板修復

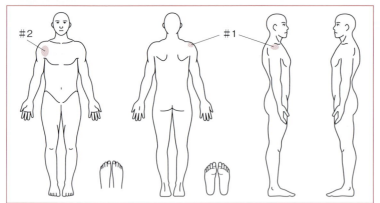

図1 症状の部位
#1 肩峰下の疼痛，#2 肩関節前面の疼痛

部および関節周囲組織）由来のものかを鑑別する必要がある[3~5]．

主観的評価

疼痛は，装具除去後より出現し，現在まで不変である．安静時，夜間時痛はなく肩関節自動屈曲および自動内旋で肩関節前面に出現し，肩関節自動屈曲，自動外転最終域で肩峰下にあった（図1）．悪化要因は80°以上の挙上であり，軽減要因は上肢下垂位である．頚椎，胸椎での運動による変化はみられなかった．

Clinical reasoning

主観的評価からどのような仮説が立てられるか

K-E conceptでは，初期評価での問診の段階で，原因となる領域および組織の仮説を立て，後の評価で検証していくこととなる．そのため，病歴聴取では症状の現在までの変化を把握しつつ，既往歴にも着目し症状に関する病歴を聴取する必要がある．

本症例の主観的評価より，肩関節前面および肩峰下に生じた疼痛は再現性があり運動器理学療法の禁忌となりうる疼痛は認められなかった．そのため，理学療法により改善される可能性があると判断した．肩関節前面および肩峰下の疼痛は頚椎，胸椎の運動による変化が認められないことから，原因領域は肩関節であることが示唆された．肩関節前面の疼痛は，肩関節自動屈曲および自動内旋により疼痛が出現することから収縮性組織に問題があると仮説を立てた．また，肩峰下の疼痛は肩関節自動屈曲，自動外転最終域で疼痛が出現することから関節構成体に問題があると仮説を立てた．

客観的評価

1 静的アライメント

右肩関節前方位，右肩甲骨外転位，右上腕骨前方変位，右上腕骨外旋位（図2）．

2 動的アライメント

肩関節自動屈曲時，早期の肩甲骨上方回旋，挙上80°にて winging（＋）（図3）．

3 理学的検査

① 関節可動域：
　自動；右肩関節屈曲，内旋，伸展最終域で疼痛出現．
　他動；右肩外旋，伸展（empty エンドフィール）

② 疼痛：肩関節屈曲80°にて肩関節前面．屈曲最終域で肩峰下．

③ 症状局在化テスト：肩関節前面の疼痛は，上腕二頭筋の収縮および他動的伸張で誘発し，上腕二頭筋の弛緩および上腕二頭筋短縮位で軽減することから，上腕二頭筋由来の疼痛（＋）．
　肩峰下の疼痛は，肩甲骨内転で誘発され，肩甲骨外転で軽減することから肩甲上腕関節由来の疼痛（＋）．

④ Joint play test：肩甲上腕関節背側・尾側，右胸鎖関節背側に低可動性（＋）．肩甲上腕関節腹側，肩鎖関節腹側に過可動性（＋）．

⑤ 筋力：右棘上筋，棘下筋，菱形筋，僧帽筋下部線維に筋力低下（＋）．

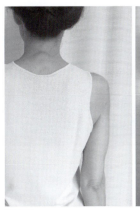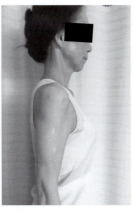

図2 静的アライメント

肩関節前方位，肩甲骨外転位，上腕骨前方変位，上腕骨外旋．

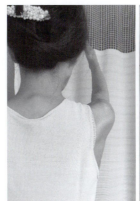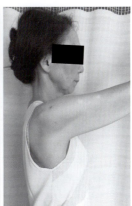

図3 動的アライメント

早期の肩甲骨上方回旋．挙上80°にてwinging（＋）．

⑥ **筋の長さテスト**：右上腕二頭筋，大胸筋，小胸筋に短縮（＋）．
⑦ **筋スパズム**：右胸鎖乳突筋，僧帽筋上部線維，肩甲下筋，上腕二頭筋，上腕三頭筋，大円筋，棘上筋に圧痛（＋）．
⑧ **整形外科的テスト**：インピンジメントサイン（＋）．

Clinical reasoning

客観的評価をどのように統合し，仮説を検証していくか

客観的評価では，肩関節前方の疼痛の誘発要因が肩関節自動屈曲および自動内転，肩関節他動伸展および他動外旋であり，症状局在化テストでは，上腕二頭筋の収縮および伸張で陽性となった．また，筋力テストより右棘上筋，棘下筋，菱形筋，僧帽筋下部線維の筋力低下，棘上筋に圧痛を認めた．これらを統合すると，問診で立てた仮説通り肩関節前面の疼痛は収縮性組織である上腕二頭筋由来の疼痛であった．それらを誘発しているのは，肩関節のアライメント不良による可能性があった．静的アライメントから肩関節前方位・上腕骨外旋位であり，Joint play testから肩甲上腕関節背側・右胸鎖関節背側の低可動性，肩甲上腕関節腹側・肩鎖関節腹側の過可動性が認められた．筋力は肩甲骨を内転・下方回旋位に保持する菱形筋の弱化が認められ，肩甲骨外転・上方回旋に作用する肩甲挙筋，僧帽筋上部線維の短縮および筋スパズムが確認

された．これらの関節機能異常および筋機能異常が上腕二頭筋に疼痛を誘発していると推論した．

次に，肩峰下の疼痛についてみていく．肩峰下の疼痛は，自動他動ともに屈曲最終域で出現し，症状局在化テストより肩甲上腕関節で陽性であった．また，インピンジメントサイン陽性，棘上筋の圧痛を認めた．これらを統合すると，肩峰下の疼痛は肩甲上腕関節由来の棘上筋の疼痛であった．それらを誘発しているのは，肩関節のアライメント不良による可能性があった．静的アライメントから肩関節前方位・上腕骨外旋位であり，動的アライメントより早期の肩甲骨上方変位が認められた．また，Joint play testから肩甲上腕関節背側の低可動性が認められたため，後方関節包の短縮が示唆された．後方関節包の短縮は，肩関節屈曲時，上腕骨頭を上前方に変位させる作用がある[6]．そのため，肩峰下の疼痛は，肩関節後方関節包の短縮によるインピンジメント由来の棘上筋の疼痛であると推論した．

アセスメント

① **腱板損傷**：右棘上筋・棘下筋断裂後縫合．
② **アライメント異常**：静的アライメントから右肩関節前方位，右肩甲骨外転位，右上腕骨前方変位，右上腕骨外旋位．
③ **関節機能異常**：関節可動域，Joint playから肩甲上腕関節背側・尾側，右胸鎖関節背側に低可動性．

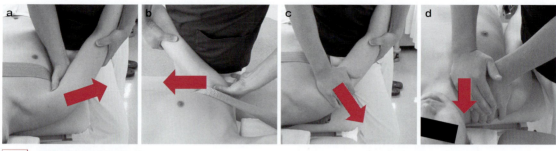

図4 関節モビライゼーション
a 牽引, b 尾側滑り, c 背側滑り, d 胸鎖関節背側滑り

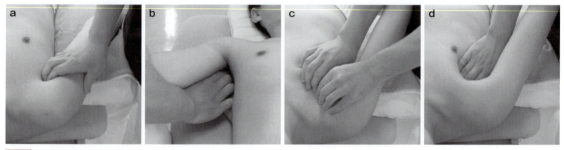

図5 軟部組織モビライゼーション
a 上腕二頭筋の横断マッサージ, b 肩甲下筋の横断マッサージ, c 大胸筋の機能的マッサージ, d 小胸筋の機能的マッサージ

④ **筋・筋膜機能異常**：肩関節前方位の静的アライメントに関連し，右上腕二頭筋，大胸筋，小胸筋に短縮，肩甲下筋，上腕三頭筋，大円筋に過緊張，菱形筋，僧帽筋に筋力低下あり．

治療プログラム lan

① 関節モビライゼーション：1. 肩甲上腕関節の牽引（図4a），2. 肩甲上腕関節尾側滑り（図4b），3. 肩甲上腕関節背側滑り（図4c），4. 胸鎖関節背側滑り（図4d）．

② 軟部組織モビライゼーション：1. 上腕二頭筋の横断マッサージ（図5a），2. 肩甲下筋の横断マッサージ（図5b），3. 大胸筋の機能的マッサージ（図5c），4. 小胸筋の機能的マッサージ（図5d）．

治療後再評価

治療実施後，肩関節前方の疼痛軽減，静的アライメント（図6），関節可動域の改善が認められた（図7）．そのため，治療プログラムを継続し筋力トレーニング，姿勢指導を追加した．

1 筋力トレーニング
① 腱板機能トレーニング（図8）．
② 肩甲骨内転トレーニング（菱形筋，僧帽筋下部線維）（図9）．

2 姿勢指導
静的アライメントの修正．

Clinical reasoning

アセスメントに基づく治療プログラムの実施

評価結果より，本症例は肩関節のアライメント異常を基盤とした関節機能異常と筋機能異常由来の疼痛であると最終仮説を立て，治療プログラムを実施した．治療プログラムは，低可動性を示した肩甲上腕関節，右胸鎖関節に対する関節モビライゼーション，短縮および圧痛を認めた筋に対する軟部組織モビライゼーションを実施した．再評価の結果，肩関節前方の疼痛が軽減し，自動屈曲の関節可動域の拡大が認められたため，

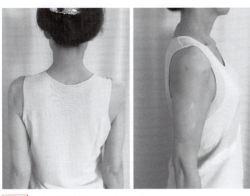

| 図6 | 治療後静的アライメント |

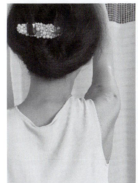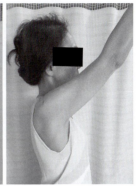

| 図7 | 治療後の関節可動域 |

仮説が証明された．治療プログラムを継続するとともに，筋力トレーニングと姿勢指導を追加することで日常生活からの不良姿勢の改善とセルフエクササイズを指導した．

3．まとめ

本症例はアライメント異常が原因で，肩関節前面と肩峰下の複数の疼痛の訴えがあった．理学療法評価では複数を同時に推論するのではなく，一つ一つ別々に評価していくことで原因を追究することができる．本症例はアライメント異常を基盤とした機能異常であったが，原因組織を明確にし，影響を与える運動を改善することが重要である．

問診から原因領域および組織を推測し，理学的検査で検証することで，問題となる部位，組織を見つけ出す．診断名から推測される仮説の検証をするのではなく，症例から得られた情報を基に仮説を立て，検証することが重要となる．

得られた評価を，統合し症例を捉えることで徒手理学療法の効果を確実なものにすることができる．

文献

1) 皆川洋至ほか：腱板断裂肩の疫学．日整会誌 80：S217，2006
2) 山本敦史：疫学-症候性断裂と無症候性断裂-．関節外科 34：937-940，2015
3) Evjenth O, et al：Symptom Localization in the Spine and the Extremity Joints, Orthopedic Physical Therapy Products, 2006

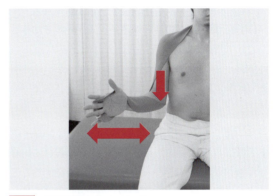

| 図8 | 腱板機能トレーニング |

エロンゲーションバンドを使用し，肩関節軽度外転位，肘関節90°屈曲位にて肘関節を尾側に押しながら肩関節の内外旋運動．

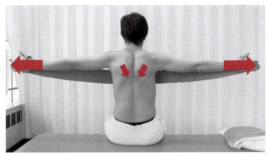

| 図9 | 肩甲骨内転トレーニング |

エロンゲーションバンドを使用し，肩甲骨の内転と下方回旋を意識しながら両上肢を体幹から離すように伸ばす．

4) Kaltenborn FM：Manual Mobilization of the Joints-Joint Examination and Basic Treatment, Vol Ⅰ The Extremities, 6th ed, Norlis, Oslo, 2006
5) 砂川 勇ほか：整形徒手理学療法，医歯薬出版，2011
6) 浜田純一郎ほか：腱板筋群のバイオメカニクス．関節外科 31：780-787，2012

第Ⅱ部 各論／C．肩甲帯・上肢の評価と治療

3. 肩関節インピンジメント症候群

山田信彦

> **エッセンス**
> - 肩関節インピンジメント症候群は，投球動作などの繰り返しで多い疾患である．
> - Kaltenborn-Evjenth（K-E）concept では，症状局在化テストなどを使用し，患者の訴えている症状を再現し，原因を鑑別していく．
> - 病期に応じて治療を選択していく必要がある．
> - 肩甲上腕関節への過剰なストレスを軽減させるとともに，上腕骨頭を中心位に保つ安定化が必要である．

1. インピンジメントとは

インピンジメントには，肩峰下インピンジメントと呼ばれる，上肢挙上時に棘上筋腱ならびに肩峰下滑液包が烏口肩峰アーチに繰り返し衝突することによって疼痛を生じる病態[1]と，肩関節内インピンジメントと呼ばれる，投球時の肩痛として肩関節外転・外旋位で腱板関節包面が関節窩後上縁に衝突し，後上方関節唇と腱板関節包面の損傷が生じる病態[2]がある．その他に，烏口下インピンジメント，前上方インピンジメントがある．

2. 症例提示

症例の基本情報

16歳男性．身長165 cm，体重55 kg．硬式野球を8年，ポジションはセカンド，利き手は右．
　診断名：右野球肩．
　現病歴：半月前から野球練習中，徐々に右肩痛が出現，最近では投球1球目から肩痛が出現していた．

Clinical reasoning

野球などのオーバーヘッドスポーツでは，たびたび肩関節痛を訴えることが多い．その多くは，投球動作の繰り返しによるものである．少年野球投手の投球数と肘・肩関節痛リスクの割合の調査では，シーズン中の試合での投球数と肘・肩関節痛率との間に有意な関連があったとしている[3]．また，投球動作で外旋運動を繰り返すと，肩甲上腕関節は，前方関節包および関節上腕靱帯などが緩み，外旋可動域が増大する．また，ボールリリースの際は，棘下筋や後方関節包に牽引ストレスが加わり硬化を引き起こす．これらにより，上腕骨頭は偏位し，骨頭の位置異常（obligate translation）をきたす．肩甲上腕関節のアライメント異常をきたしながら，投球動作を繰り返すと腱板炎，インピンジメント，腱板損傷などの腱板病変を引き起こしやすい．

主観的検査

　現病歴：半月前のボール回し練習（100回）中，徐々に右肩痛が出現．我慢して練習を継続するも，徐々に投球数が少ない段階で疼痛が出現するようになる．最近では，1球目の投球動作から右肩痛が出現するため，当院受診し，理学療法開始となる．
　悪化要因：投球動作のコッキング相での右肩外

図1 症状の部位

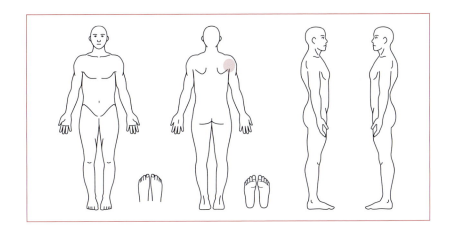

転・外旋・水平外転で右肩後方に疼痛（＋）（図1）.
軽減要因：右肩関節下垂位.

Clinical reasoning

投球動作の繰り返しによる使いすぎでの受傷と推測される．セカンドというポジションから，捕球から短い距離を素早く一・二塁ベースへ身体の方向を変え投球するため，投球の際には肘を後方に引く投球動作が他のポジションに比べ多いと思われる．現病歴での受傷機転と疼痛部位，および悪化要因から，コッキング相で過剰な肩関節水平外転を繰り返すことで肩甲上腕関節後方の構成体に損傷があると仮説を立てた．また，徐々に疼痛が出現するまでの投球数が短くなってきており，炎症症状の増悪も推測された．

客観的検査　　　　　　　　　bjective

① 視診（静的アライメント）：
　前額面（背側）：肩甲骨外転・下方回旋位（図2a）.
　矢状面：上腕骨頭前方偏位（図2b）.
② 運動機能検査（自動・他動運動ともに）：
　外転：120°有痛弧（＋）（図3），外旋2nd：100°P，内旋2nd：30°P.
③ 疼痛検査：投球動作のコッキング相での肩外転・外旋・水平外転運動（図4）で肩甲上腕関節後方（図1）に疼痛出現．NRS7〜8．運動機能検査での疼痛もすべて同一部位に出現.

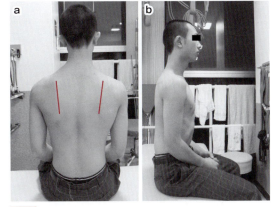

図2　静的アライメント（端座位）
a　前額面背面，b　矢状面

④ 症状局在化テスト：肩甲上腕関節の外転90°での水平外転運動（図5）．
　疼痛誘発テスト（図5a）：水平外転可動域での疼痛出現手前のところで上腕骨頭を腹側へ滑らせることで疼痛が誘発された．
　疼痛軽減テスト（図5b）：水平外転可動域での疼痛出現したところで上腕骨頭を背側へ滑らせることで疼痛が軽減された．
⑤ **Joint play test**：肩甲上腕関節腹側滑り：hypermobility，肩甲上腕関節背側滑り：hypomobility.
⑥ 特殊テスト：リロケーションテスト（＋）.
⑦ 筋の長さテスト：肩甲挙筋・小胸筋・棘下筋硬化（＋）.

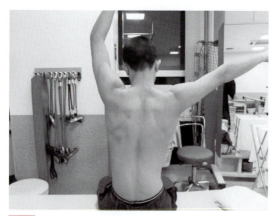

図3 外転可動域（有痛弧＋）

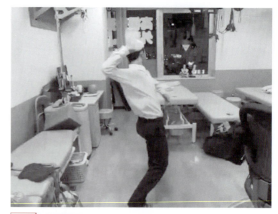

図4 投球動作での疼痛出現相（コッキング相）

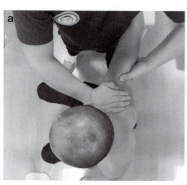
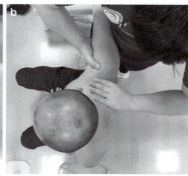

図5 症状局在化テスト（水平外転運動にて）

a 疼痛誘発テスト．右手：肩甲骨固定．左手：上腕骨頭．水平外転可動域での疼痛出現手前のところで上腕骨頭を腹側へ滑らせることで疼痛が誘発された．
b 疼痛軽減テスト．右手：上腕骨．左手：肩甲骨固定．水平外転可動域での疼痛出現したところで上腕骨頭を背側へ滑らせることで疼痛が軽減された．

⑧ **筋スパズム**：棘下筋に圧痛（＋）．
⑨ **筋力**：肩甲下筋，僧帽筋中部・下部線維 MMT 4．

Clinical reasoning

　投球動作では，コッキング相で疼痛がみられ，肩甲上腕関節の過剰な水平外転がみられた．運動検査は，肩関節外転の自動・他動運動で有痛弧を認めるとともに，水平外転で肩甲上腕関節の後方部分に疼痛が出現した．症状局在化テストは，肩甲上腕関節の水平外転運動で，疼痛誘発・軽減が可能であり，リロケーションテスト陽性であったことから，肩甲上腕関節後上方組織での問題が考えられた．静的アライメントは，肩甲挙筋・小胸筋の硬化，および僧帽筋下部線維の筋力低下により，肩甲骨は外転・下方回旋していた．肩甲骨が外転位になると，肩甲上腕関節は相対的に伸展位を取りやすく上腕骨頭は前方に偏位しやすい．外旋角度の増加とJoint playが腹側でhypermobilityであったことから，肩甲上腕関節の前方関節包・靱帯の緩みが考えられた．また，内旋2ndの制限が強くJoint playも背側でhypomobilityであり，特に後下方の関節包・関節上腕靱帯後部線維束の硬化が考えられた．肩甲上腕関節の後下方の硬化は，肩外転・外旋運動時に上腕骨頭を後上方に偏位させ肩関節内インピンジメントを引き起こす原因となりやすい．症例は，肩甲骨外転・下方回旋位と上腕骨頭前方偏位の静的アライメント不良，および肩甲上腕関節前方の緩みによって過剰な水平外転を助長しやすく，繰り返されるコッキング相での外転・外旋運動によって上腕骨頭が後上方に偏位し，棘下筋の炎症症状や後方関節唇でのインピンジメントが生じたと推論した．

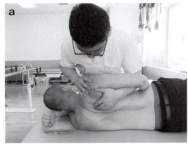 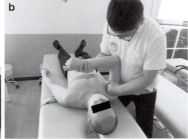 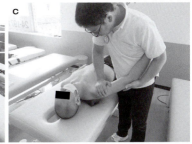

図6 関節モビライゼーション
a 肩甲骨内転モビライゼーション：肩甲骨を把持し内転．
b 肩甲上腕関節の牽引：胸郭と肩甲骨をベルトで固定し，上腕骨近位部に牽引を加える．
c 肩甲上腕関節の背側滑り：肩甲骨を楔で固定し，上腕骨に背側の滑りを加える．
（文献4より引用）

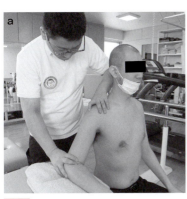 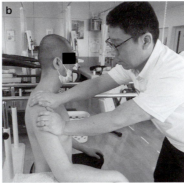 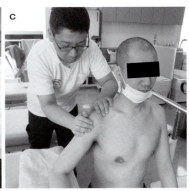

図7 セラピストによるスタビライゼーションエクササイズ
a 尾側滑り．肘の支えを下方に押し付けることで，尾側に滑らせ保持する．
b 背側滑り．セラピストは，背側滑りを加え，患者は，軽く回旋腱板を収縮し中心を保持する．
c 腹側滑り．セラピストは，腹側滑りを加え，患者は，軽く回旋腱板を収縮し中心を保持する．
（文献5より引用）

アセスメント ssessment

- 右野球肩：肩外転・外旋・水平外転時の肩関節内インピンジメント
- アライメント異常：右肩甲骨外転・下方回旋，上腕骨頭前方偏位
- 肩甲上腕関節前方関節包・中関節上腕靱帯の弛緩
- 肩甲上腕関節後方関節包・関節上腕靱帯後部線維束の硬化
- 肩甲挙筋・小胸筋・棘下筋の硬化
- 僧帽筋中部・下部線維の筋力低下
- 回旋腱板による肩甲上腕関節の安定性低下

プログラム lan

① 関節モビライゼーション：肩甲骨内転モビライゼーション（図6a），肩甲上腕関節の牽引（図6b），肩甲上腕関節の背側滑り（図6c）
② 肩甲挙筋・小胸筋・棘下筋マッサージ
③ セラピストによるスタビライゼーションエクササイズ：尾側滑り（図7a），背側滑り（図7b），腹側滑り（図7c）
④ 特定の筋力トレーニング（specific strength training）：僧帽筋中部・下部線維運動（図8a, b），外旋・内旋筋運動（図8c, d）．
⑤ 投球運動に対するモーターコントロールエクササイズ（図9）

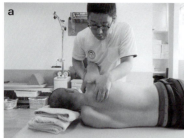
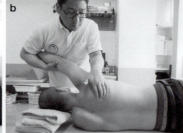
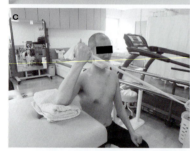
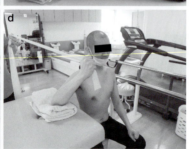

図8 特定の筋力トレーニング（specific strength training）

a 僧帽筋中部線維の運動：セラピストは，肩甲骨に外転運動を加え，患者は，肩甲骨を内転位に保持する．
b 僧帽筋下部線維の運動：セラピストは，肩甲骨に挙上・外転運動を加え，患者は，肩甲骨を下制・内転位に保持する．
c 外旋筋，d 内旋筋．上腕骨頭が前方偏位しないように肩甲骨面上で保持するとともに，支えを下方に押し付けて上腕骨頭を下制し骨頭中心位を保持しながら行う．
（c, d は文献 5 より引用）

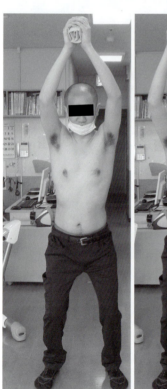

図9 投球運動に対するモーターコントロールエクササイズ

（文献 5 より引用）

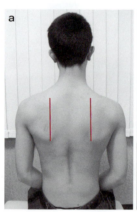
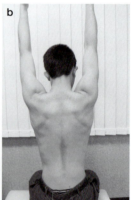

図10 治療後の再評価

a 静的アライメント（前額面背面）．肩甲骨の下方回旋が修正された．
b 外転可動域．有痛弧（−）．

治療後の再評価（図10）

　試験治療は，炎症症状が強いことから，肩甲上腕関節での疼痛軽減目的で Grade Ⅰ～Ⅱ の牽引を施行した．また，この時期の肩甲上腕関節の直接的な運動は疼痛と炎症症状を増悪させるため，肩甲骨内転モビライゼーションと僧帽筋中部・下部線維エクササイズにて肩甲骨の位置を修正し，間接的に骨頭中心化を図り，肩甲上腕関節後方へのストレス軽減を図った．試験治療後，NRS 4 への疼痛軽減が得

られ，2回目以降も同様の治療を実施した．炎症状が軽減されてから，肩甲上腕関節背側滑り，回旋筋エクササイズ，肩甲上腕関節のスタビライゼーションエクササイズを追加し，上腕骨頭の中心化と安定化を図った．投球時痛が再燃されないように段階的にモーターコントロールエクササイズを追加し，特に，肩甲上腕関節での水平外転で前方が緩み，後方で疼痛を再燃しないようにトレーニングを行った．

Clinical reasoning
アセスメントに基づく治療プログラムの実施

今回は，開始時に炎症症状が増悪していた．この時点で考えることは，組織の治癒過程を妨げるストレスを軽減することである．そうすることで組織の修復がスムーズに進み結果的に早く疼痛の軽減が図られる．疼痛の軽減が図られてきたら，次の段階として，機能障害の部位に対して治療を行った．今回は，肩甲骨・肩甲上腕関節への関節モビライゼーション，肩甲骨・肩甲上腕関節を含めたスタビライゼーションエクササイズを行った．静的，および動的安定化が図られると，肩甲上腕リズムが修正され，疼痛なく外転運動が可能となった．投球動作を考慮しモーターコントロールエクササイズも行い，練習についても段階的に投球を開始し，途中での疼痛再燃もなく野球への完全復帰を果たした．

3. まとめ

オーバーヘッドスポーツは動作の各相と疼痛出現部位で原因も異なる．患者が訴えている症状を問診から仮説を立て，機能解剖学や各動作のバイオメカニクスを考えながら，K-E concept である症状局在化テストなどを使い，患者が訴えている症状を再現し原因部位を鑑別していく．治療は，組織の治癒過程も考慮に入れてプログラムを選択することが必要である．インピンジメントは，放置および悪化させれば，さらに重篤な症状を引き起こすため，早期に発見し，理学療法で機能障害の改善，再発予防を図っていく必要がある．

文献

1) 玉井和哉：肩関節のインピンジメント―病態と診断―．MB Orthop 27（10）：41-46，2014
2) Walch G, et al：Impingement of the deep surface of the supraspinatus tendon on the posterosuperior glenoid rim：An arthroscopic study. J Shoulder Elbow Surg 1：238-245, 1992
3) Lyman S, et al：Effect of pitch type, pitch count, and pitching mechanics on risk of elbow and shoulder pain in youth baseball pitchers. Am J Sports Med 30：463-468, 2002
4) Kaltenborn FM, et al：Manual Mobilization of the Joints ― Joint Examination and Basic Treatment, Volume I The Extremities, 8th ed, 207, 213, 2014
5) Lasse Thue, et al：Medical Training Therapy Rehabilitation Training, The Scientific Basis of Therapeutic Exercises Theory und Practise, 10 edition, 2011

4. 関節唇損傷（SLAP lesions）

近藤正太

エッセンス
- 肩関節唇損傷は外傷あるいは投球動作などにより発症するが腱板損傷を伴うこともある．
- 痛みの原因部位，組織を症状局在化テストおよび整形外科的テストにより明らかにする．
- 構造評価においては肩甲上腕関節の遊び，関節窩に対する上腕骨頭の位置，筋のインバランスとともに肩甲上腕関節に影響を与える脊柱および肩甲骨の可動性，アライメントも見る．
- 徒手理学療法ではまず上腕骨頭の中心化を促すことが重要である．
- トレーニングは動作時における骨頭の安定性を維持することを念頭に進めていく．

1. 関節唇損傷とは

　肩関節唇損傷は外傷による肩関節脱臼に伴い関節上腕靱帯・関節包とともに前下方の関節唇が損傷する Bankart lesion や上腕二頭筋長頭腱の肩関節窩付着部での上方関節唇が剥離する SLAP（superior labrum from anterior to posterior）損傷がある．この SLAP 損傷は外傷，あるいは繰り返しの投球動作などにより発症する．その投球動作による発症メカニズムはコッキングからアクセレーション期における肩の外転外旋，ボールリリースにかけての肩の内旋に伴う上腕二頭筋の関節窩付着部での過度の捻じれと牽引力によって生じるものと考えられている[1]．同時に前鋸筋や内旋筋の活動減少は上腕骨頭の前方不安定性の原因となり前方関節唇，関節包へのストレスとなることが考えられる[2]．また，インターナルインピンジメントでは後上方関節唇損傷に腱板損傷を伴う．自覚症状としては，関節内の引っ掛かり感やクリックなどの訴え，時に不安感なども認めることがあり，投球障害肩のような慢性発症による病態ではまず保存的療法が有用とされる[3]．

2. 症例提示

症例の基本情報
　40歳代男性．ボルダリング中，左片手でぶら下がった状態で肩を捻じった直後より疼痛出現．
　X線所見：異常なし．

Clinical reasoning

症例の基本情報から何が考えられるか

　ぶら下がりにより全体重による瞬間的な牽引と捻じれは，肩周囲筋，特に安定化筋としてのインナーマッスルの活動が不十分な状態であるとき関節包，腱，関節唇への強いストレスとなる．このことは投球動作に伴う肩の不安定な状態での過剰な回旋と牽引による損傷と同様の機序によるとも考えられる．受傷時に発生した上腕骨頭の肩関節窩からの引き離しによる牽引力は，上方関節唇の上腕二頭筋長頭腱付着部での牽引ストレスと同時に，そこに捻じりが加わることでさらに骨頭が不安定となり関節包，腱，関節唇への負荷が増し，これらの組織に損傷をきたす可能性が考えられる．

| 図1 | 症状の部位 |

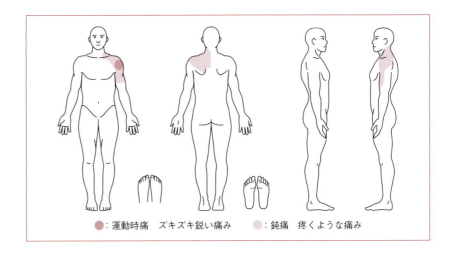

●：運動時痛　ズキズキ鋭い痛み　　●：鈍痛　疼くような痛み

主観的評価　Subjective

　受傷時より左肩の疼痛を認めたがボルダリングは継続していた．その後，徐々に左肩の疼痛が増悪したため受傷より2ヵ月経過後受診となった（図1）．症状の悪化要因は上肢最大挙上，結帯動作，走行時の振動，および夜間痛で，症状の軽減要因は肩を動かさない安静であった．

Clinical reasoning

主観的評価からどのような仮説が立てられるか

　問診によって，肩の最大挙上位での強い牽引，回旋力による受傷であること，訴える症状の悪化要因と軽減要因が認められること，X線所見にて問題がなかったことにより徒手理学療法の適応と判断された．本症例の受傷機転から肩甲上腕関節，肩鎖関節，胸鎖関節，さらには胸椎，肋骨の関節構成体と肩甲上腕関節を安定化させるインナーマッスルの問題が考えられるが，左手でぶら下がったことが引き金となり肩の疼痛を発症したことから腕神経叢に対する影響も考えられる．また，受傷より2ヵ月経過し疼痛が徐々に悪化し，夜間痛も認められることから肩周囲の軟部組織の炎症症状の増悪も考えられ，評価においては十分考慮しておく必要がある．Kaltenborn-Evjenth (K-E) concept による徒手理学療法では訴える症状の悪化要因と軽減要因が明らかであれば症状局在化テストを用いることにより原因となる部位，組織が高い確率で

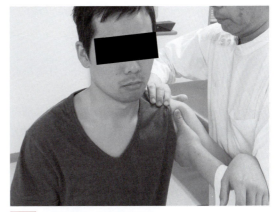

| 図2 | 上腕骨頭の位置異常検査 |

上腕骨頭を母指で動かすことで腹側，背側方向への遊びの大きさを見る．腹側偏位があると骨頭の腹側方向の遊びは減少し，逆に背側方向への遊びは大きく感じる．

特定可能である[4]．

客観的評価　Objective

1　観察・視診・触診

　両肩甲帯下制・下方回旋（なで肩），胸椎後弯やや強い，左肩甲骨前傾・外転・内旋位，上腕骨頭の腹頭側偏位（図2）．

2　神経テスト

　上肢神経ダイナミック検査（ULNT）：陰性，ボウストリングステスト：陰性，ドアベルテスト：陰性，感覚テスト：陰性．

3　機能的運動テスト

① 関節可動域（自動運動）：肩屈曲140°，伸展

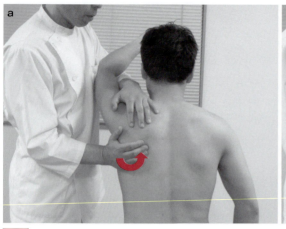
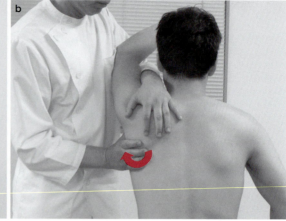

図3　症状局在化テスト
a　肩甲上腕関節の誘発テスト．肩の挙上時，痛みの出ない境界域で肩を保持し肩甲骨下角を背内側方向へ押す（下方回旋）．
b　肩甲上腕関節の軽減テスト．肩の挙上時，痛みの出現するところで肩を保持し肩甲骨下角を腹外側へ押す（上方回旋）．

40°，外転 150°，1st. 外旋 60°，2nd. 外旋 50°，内旋 50°．
② **症状局在化テスト**：肩関節屈曲時に生じる痛みで施行，肩甲上腕関節で局在化可能（肩鎖関節・胸鎖関節は陰性）（図 3）．
③ **整形外科的テスト**：impingement test（陽性），crunk test（陽性），O'Brien test（陽性），speed test（陽性）．
④ **mobility test**：肩甲上腕関節（腹側，背側，尾側で低可動性）．エンドフィールは empty エンドフィール．
⑤ **筋の長さテスト**：肩甲挙筋，小胸筋，大胸筋の短縮．
⑥ **筋スパズム**：小円筋，大円筋，棘上筋，棘下筋，肩甲下筋．

4　画像所見

MRI にて上前方関節唇損傷，棘上筋損傷と診断．

Clinical reasoning

客観的評価をどのように統合し，仮説を検証していくか

痛みを伴う肩の可動域制限の原因となっている関節は症状局在化テストにより肩甲上腕関節であることが明らかとなった．さらに，整形外科的テストにより関節内および腱板に問題があることが推察された．そのことは MRI 所見によっても明らかとなった．受傷後，部分的にではあるがボルダリングを継続したことにより組織損傷が拡大した可能性が考えられるが，関節窩に対する上腕骨頭の位置異常（腹頭側偏位）は関節包の持続的伸張刺激による肩周囲筋の筋スパズムおよび肩甲骨のアライメント不良から誘発され，その結果，痛みを伴う可動域制限（empty エンドフィール）を生じたものと結論づけた．

アセスメント

1) SLAP 損傷，腱板損傷．
2) アライメント異常：肩甲骨下制，下方回旋，前傾，内旋，外転位．上腕骨頭の腹頭側偏位．胸椎後弯の増強．
3) 筋・筋膜異常：肩，肩甲帯のアライメント異常により肩関節機能障害を誘発．肩外旋筋群，大胸筋，小胸筋，肩甲挙筋の筋スパズム，短縮．肩甲下筋，僧帽筋の筋力低下．これらの異常により上腕骨頭の腹頭側偏位を誘発．
4) 関節機能異常：Joint play test で上位胸椎に低可動性，伸展制限．肩甲上腕関節の腹側，背側，尾側滑りに低可動性，すべての方向に可動域制限．エンドフィールは empty エンドフィール．

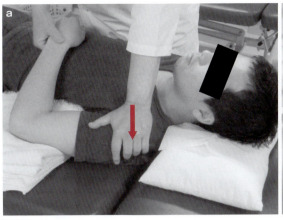
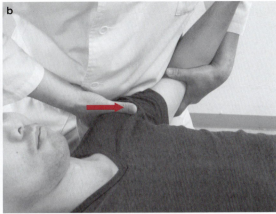

図4 関節モビライゼーション（Kaltenborn-Evjenth の grade Ⅱ までの段階）
a 背側モビライゼーション．左の手掌で上腕骨頭を把持すると同時に関節裂隙を触診し動きを確認しながら背外側方向へ動かす．右手で肩の内外旋角を調節し骨頭の可動性の大きい位置に上肢を置く（肩甲骨の固定は楔を下に敷くことで行う）．
b 尾側モビライゼーション．右手の母指と示指の間で骨頭の頭側を把持すると同時に関節裂隙を触診し動きを確認しながら尾側やや背側方向へ動かす．左手で肩の外転角度を調節し骨頭の可動性の大きい位置に上肢を置く（肩甲骨の固定は楔を下に敷くことで行う）．
（文献 5 より引用）

治療プログラム Plan

① 上腕骨頭の中心化：
1. 肩甲上腕関節に対する尾側，背側への関節モビライゼーション（図4）．
2. 軟部組織モビライゼーション（図5）．
3. 肩甲下筋，棘下筋，小円筋の再教育（図6）．

② 肩甲骨の位置の修正（図7）：
1. 軟部組織モビライゼーション：大胸筋の機能マッサージ（図7a），小胸筋の機能マッサージ（図7b）．
2. 肩甲骨のモビライゼーション（図7c）．
3. 上位胸椎への関節モビライゼーション（図7d）．

治療後の再評価

3回の理学療法により上腕骨頭の位置異常が修正され，疼痛の軽減，可動域の向上を認めたため，さらに上腕骨頭の安定化を促すため肩甲骨を含めた肩関節のトレーニングを追加した．

① 安定化トレーニング（図8）：肩関節および肩甲帯の安定化トレーニングとして，1）荷重位での肩関節・肩甲帯のスタビリティトレーニング（図8a），2）前鋸筋のトレーニング（図8b），3）肩甲骨下制筋のトレーニング

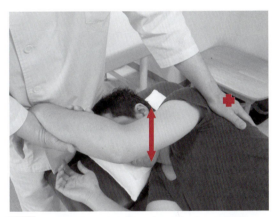

図5 外旋筋群の軟部組織モビライゼーション（機能マッサージ）
右手で肩の水平外転外旋から水平内転内旋に誘導しながら関節を動かし，左手の母指球で棘下筋および小円筋を個別に触診し滑らせることでマッサージを行い筋のリラクゼーションを促す．

（図8c），4）肩甲骨内転筋のトレーニング（図8d），5）上腕骨頭の中心化トレーニング（図8e, f）．

② 体幹を含めた複合的安定化トレーニング（図9）：上下方向（図9a），左右方向（図9b）への振り子運動による体幹および肩，肩甲帯のローカル筋の活性化トレーニング．

4．関節唇損傷（SLAP lesions） | **203**

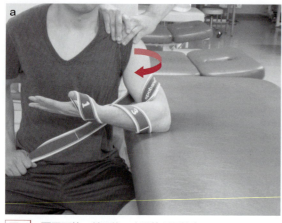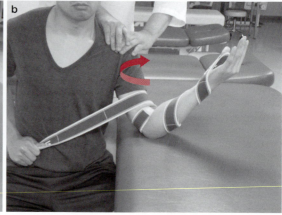

図6 肩甲下筋，棘下筋，小円筋の再教育

a 肩甲下筋．スポバンドによる抵抗を加えながら外旋位から内旋させる．肩甲骨面上で肩約30°外転位とし，運動時肘の位置を固定し軸回転させることで大胸筋の収縮を防ぐ（セラピストの手は骨頭の軸回転を誘導するための支持として用いる）．

b 棘下筋，小円筋．スポバンドによる抵抗を加えながら内旋位から外旋させる．肩甲骨面上で肩約30°外転位とし，運動時肘の位置を固定し軸回転させることで三角筋後部線維の過活動を防ぐ（セラピストの手は骨頭の軸回転を誘導するための支持として用いる）．

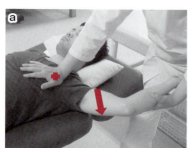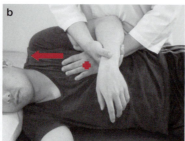
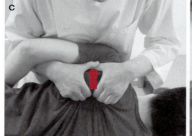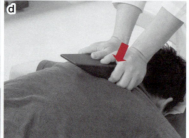

図7 肩甲骨の位置の修正

a 大胸筋の機能マッサージ．水平内転内旋位から左手で水平外転外旋させながら右手の手掌の下で大胸筋を滑らせる．

b 小胸筋の機能マッサージ．肩甲骨下制位から右手で挙上させながら左手の母指球の下で小胸筋を滑らせる．

c 肩甲骨のモビライゼーション．肩甲骨の外転，挙上，下制，上方回旋．

d 胸椎のモビライゼーション．楔を用いて椎間関節を離開させることで可動性を改善させる．

治療後の再評価

　本症例の肩関節機能は肩甲骨の動きに関与する筋の伸張性と再教育，強化に伴う肩甲骨の可動性，位置の修正により肩関節自動運動時における肩甲上腕関節でのスムーズな動きが獲得されたことでさらに改善傾向を示した．

Clinical reasoning

アセスメントに基づく治療プログラムの実施

　上腕骨頭の腹頭側偏位は，肩甲骨のアライメント不良，関節構成体の構造的不安定性とともに大胸筋，小胸筋，肩外旋筋群の筋スパズム，短縮および肩甲下筋の相反抑制に伴う筋発揮能力の低下がその原因であり，そのことが肩関節の運動時痛，可動域制限を誘発

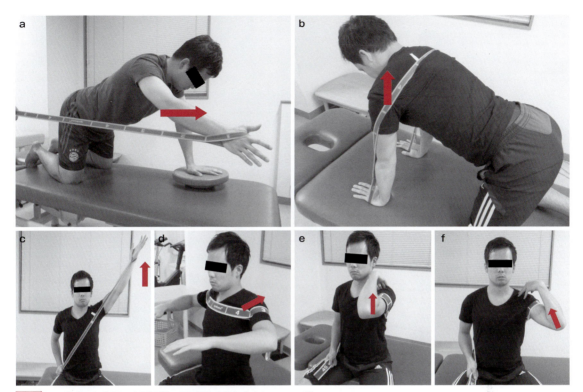

図8 スポバンドを用いた肩関節・肩甲帯の安定化トレーニング

a 荷重位での肩関節・肩甲帯のスタビリティトレーニング．患側肩甲骨が内転および翼状肩甲にならないよう安定させ関節窩と上腕骨頭の適合をよくした状態で等尺性同時収縮を促す．
b 前鋸筋のトレーニング．腰椎，胸椎が後弯しないよう肩甲骨をやや下制方向に外転させる．注：僧帽筋下行線維の過活動は肩甲骨の挙上動作を生じさせる．
c 肩甲骨下制筋のトレーニング．三角筋による肩甲上腕関節の屈曲が過剰にならないよう注意し僧帽筋上行線維の活動による肩甲骨の下制を促す．
d 肩甲骨内転筋のトレーニング．三角筋による肩甲上腕関節の水平外転が過剰にならないよう僧帽筋横行線維の活動による肩甲骨の内転を促す．注：肩甲上腕関節の水平外転は上腕骨頭の前方滑りを生じさせる．
e 上腕二頭筋長頭腱による上腕骨頭の中心化トレーニング．肩を解剖学的肢位とし肩屈曲運動により上腕骨頭を背側，尾側方向へ誘導させる（スポバンドは上腕骨頭の下制作用がある）．注：代償動作としての肩甲骨の挙上は上腕骨頭の腹頭側滑りを起こし肩峰下前方でのインピンジメントを生じさせる．
f 棘上筋による上腕骨頭の中心化トレーニング．肩甲骨面上でやや外旋位とし肩外転運動により上腕骨頭を尾側方向へ誘導させる（スポバンドは上腕骨頭の下制作用がある）．注：代償動作としての肩甲骨の挙上は上腕骨頭の頭側滑りを起こし肩峰下インピンジメントを生じさせる．

している．これらの問題は肩のバイオメカニクスの観点からも肩関節機能障害を助長する因子であることが知られている[5]．本症例においては外傷により肩関節唇損傷を発症し，それと同時に関節包靱帯の炎症から肩周囲筋の筋スパズムを誘発し時間的経過とともに筋短縮を引き起こした結果，関節窩に対する上腕骨頭の位置が腹頭側偏位し肩関節運動時に関節包靱帯の伸張刺激，損傷した前上方関節唇へのストレスにより筋スパズムを誘発し，痛みとともに肩関節機能障害を生ずることとなった．したがって，治療では最初に関節窩に対する上腕骨頭の位置異常を修正することから始めることとした．そのための手法として K-E concept による背側への関節モビライゼーションを GradeⅡまでの段階[6]で行うことで上腕骨頭の腹頭側偏位に伴う関節包の伸張刺激から誘発される筋スパズムの軽減を図った．その後タイトマッスルに対しての機能マッサージ，ストレッチを施行．さらに上腕骨頭の背側誘導を促すため肩甲下筋の再教育を行った．これらの治療により上腕骨頭の中心化を得たことで，前上方関節唇，関節包靱帯，さらに腱板にかかる機械的ストレス

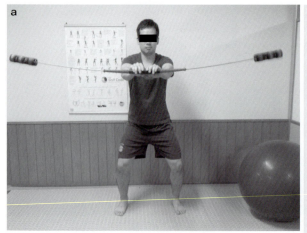
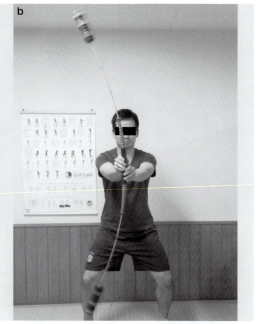

図9 コアスティックを用いた複合的安定化トレーニング
コアスティックによるトレーニングは肩のローカル筋と同時に体幹のローカル筋を促通し関節の安定化を目的として用いる.
a 肩・肩甲帯・体幹の動きを止めた状態で上下に振動させる.
b 同様に肩・肩甲帯・体幹の動きを止めた状態で左右に振動させる.
注：上肢の動きによってコアスティックを操作させない.

が軽減され，肩自動運動時の疼痛軽減に伴い可動域が徐々に改善された．さらに肩関節機能の改善を得るため肩関節の動的安定化のためのトレーニングをプログラミングした．本症例では肩甲骨が下制，下方回旋，内旋，前傾，外転のアライメント異常により，関節窩が腹側，尾側を向くことで上腕骨頭がより腹頭側に位置していた．その改善を目的とするプログラムにより肩甲骨の可動性および位置の修正，安定性を獲得し，肩関節運動時に上腕骨頭の位置が関節窩の中心位置で推移するようトレーニングした結果，関節唇に対するストレスの少ないスムースな動きを得たことで痛みの軽減，可動域の改善に繋がったと考える．また，さらに対象者にトレーニング方法と効果を説明し自宅でのセルフトレーニングも同時に継続することで肩関節機能の改善が図られ最終目標としてのボルダリング復帰に対する方向性を示した.

3. まとめ

肩関節唇損傷は throwing athlete に多くみられる疾患であり，肩関節にかかる繰り返しのストレスが肩の前方不安定性を引き起こし損傷の発生要因と

なることが多い．治療においてはそれをどのように軽減させるか，肩を中心とした局所的治療と各関節における複合的運動の修正がともに求められる．本症例のように急性外傷によるものでは，関節包靱帯などの損傷による炎症が関節周囲の筋スパズムを誘発し，痛みと可動域制限を発生させることから肩関節唇単独損傷と比べより問題を複雑にする．したがって治療の優先順位を決定することが必須である．そのための評価では，疾患に対する病態学や機能解剖学に基づいた洞察力が求められ，トレーニングを含めた効果のある徒手理学療法の施行において重要な要素である．

文献

1) 鈴木一秀：投球障害における SLAP 病変の診断と治療．臨スポーツ医 30：859-867, 2013
2) Glousman R, et al：Dynamic electromyographic analysis of the throwing shoulder with glenohumeral instability. J Bone Joint Surg 70：220-226, 1988
3) 菅谷啓之編集：肩と肘のスポーツ障害，診断と治療のテクニック，中外医学社，東京，181-192, 2012
4) Evjenth O, et al：Symptom Localization in the Spine and the Extremity Joint, OPTP, USA, 2000
5) Braun S, et al：Shoulder injuries in the throwing athlete. J Bone Joint Surg 91：966-978, 2009
6) Kaltenborn FM：Manual Mobilization of the Joints－Joint Examination and Bascic Treatment, Vol Ⅰ The Extremities, 6th ed, Norlis, Oslo, 2006

第Ⅱ部　各論／C．肩甲帯・上肢の評価と治療

5. 肩関節多方向性不安定症と肩甲骨の運動異常

中村真寿美

> **エッセンス**
> - 肩周辺に痛みを有する場合には，肩関節，肩甲骨胸郭関節を含めた肩甲帯の評価が必要である．
> - 肩甲骨のアライメントや安定性，運動異常は肩関節の運動に影響を与えるため，肩甲胸郭関節の問題が肩関節の疼痛や機能障害に関与しているか分析する必要がある．
> - 肩関節の動的安定性改善と平行して，肩関節と肩甲骨のアライメントや静的ならびに動的安定性の改善を行うことが重要である．

1. 肩関節多方向性不安定症と肩甲骨の運動異常

　肩関節多方向性不安定症（multidirectional instability：MDI）は有痛性の肩関節の前後下方の二方向以上の不安定性を有するものを言い，外傷性と非外傷性に分けられる．非外傷性MDIでは全身性関節弛緩性（generalized joint laxity：GJL）を有している場合や，スポーツ活動において肩関節の極端な肢位を反復することで肩周囲の軟部組織が伸張，微細損傷を繰り返すことにより発症する場合がある[1]．MDIの治療法として運動療法が有効とされているが，適切な運動のタイプや負荷量について意見統一されていない[2]．

　肩甲骨の位置や安定性，運動異常はMDIや腱板損傷，関節唇損傷などの肩の疾患に伴うことや，肩の機能障害に関連することがある[3]．肩甲骨の位置や運動の異常は肩腱板の機能に影響を及ぼし，その結果，肩の痛みに関与するため肩甲骨に対する治療についても考慮する必要がある．

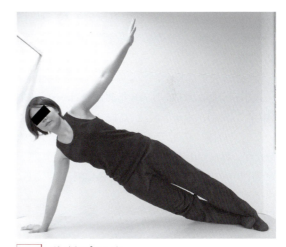

図1　サイドプランク

2. 症例提示

症例の基本情報

　35歳女性，飲食店でウェイトレスをしている．一人暮らし．身長約165cm，体重50kg，痩せ型体型，右利き．

　診断名：右肩不安定症．

　X線所見：骨折などの骨の異常はなし．3kgの重錘を把持した状態では肩峰─上腕骨頭間が把持していない状態よりも約10mm開くことを確認した．

　現病歴：3ヵ月前にピラティスを開始してから，右肩全体に重くだるい感じが出現．3週間前のピラティスレッスン中，右手を床に着いてサイドプランク（図1）を数回行った後，右肩後部に疼痛（#1）が出現（図2）．翌日疼痛が増悪，数日後には右肩甲骨

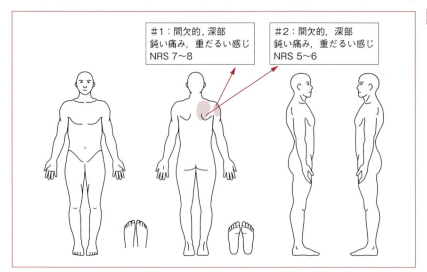
図2 症状の部位

#1：間欠的，深部鈍い痛み，重だるい感じ NRS 7～8
#2：間欠的，深部鈍い痛み，重だるい感じ NRS 5～6

付近（#2）も出現した（図2）．ピラティスを休み様子をみるも改善しないため当院受診，理学療法を開始した．

既往歴：特になし．

スポーツ歴：水泳（小学6年間），バレーボール（中学3年間），ボート競技（高校3年間）を行っていた．3ヵ月前からピラティス（週1回90分）を始めたが，疼痛が出現して以降休んでいる．

※各図中のモデルは本項目で解説する症例とは異なる．

Clinical reasoning

受傷機転となったサイドプランク中，右肩は外転中間域で体幹上部を支持すると同時に体幹が前後に動かないように肢位の安定化に寄与している．また，ウェイトレスは，グラスや食器などを運ぶ動作を反復していることを考慮する必要がある．その他，X線所見と水泳やバレーボールのスポーツ歴から，肩関節の過可動性がもともとあり，そのことが疼痛に関与している可能性を考慮する必要があった．

主観的評価　Subjective

主訴は図2に示したような右肩後部（#1）と右肩甲骨付近（#2）の疼痛であった．初回来院時，#1，#2領域にだるさを有していた．#1，#2とも右手を上げる，手を下げた状態で重い物を持つ，運ぶ動作で出現し，止めると5分程度で消失した．また，右を下にして寝ると#1が出現し，上向きや左を下にして寝ると消失した．夜間痛はなく，朝は#1があり1時間程度で消失した．しびれや感覚の異常はなかった．

荷物や重い物は左手あるいは両手で持ち，日常生活や仕事には支障がないように対処していた．仕事や人間関係でストレスを抱えるような問題はなかった．健康状態は良好であり，右肩が治ったらピラティスの再開を希望していた．問診中，症例は明快に受け答えし，協力的であった．

Clinical reasoning

疼痛は特定の動作を行うと生じ，その動作を止めると消失することが明確であるため，侵害受容性メカニズム[4]が関与していると考えた．症状の整合性の矛盾はなく，日常生活や仕事においてうまく対処しており，対人関係の問題もないことから心理情緒面の疼痛に対する影響も少ないと考えた．

疼痛領域と疼痛増悪活動は主として肩の運動に伴っていることから，疼痛の原因は肩甲帯周囲の組織にあると考えた．疼痛増悪活動（腕の挙上と下方の牽引）から，右肩関節MDIを推察した．MDIにはGJLや肩甲骨の運動異常を伴うことがある．#2領域を考慮すると，肩甲骨の運動や安定性やそれらのことと肩関

節の運動の関連についても検査の必要があると考えた．これらのことから出力系運動メカニズム障害[4]の関与もあると推察した．その他に，疼痛領域が，頚椎と胸椎の体性関連痛領域であることから，頚胸椎の検査の必要もあると考えた．

客観的評価や介入の制限を必要とするred flagsを思わせる事柄はなかった．疼痛が消失するまでに約5分程度であるため，イリタビリティー[5]は低いが，疼痛強度から検査の量や負荷，疼痛誘発検査を行う際には注意を要すると考えた．発症からすでに3週経過しているにもかかわらず，朝の#1が1時間程度持続していることから，病理において炎症期が持続している可能性が考えられ，就寝中に無意識下で右下側臥位になっている可能性や職場での食器などを運ぶ作業のボディメカニクスが関与している可能性があるか検査する必要があると思われた．

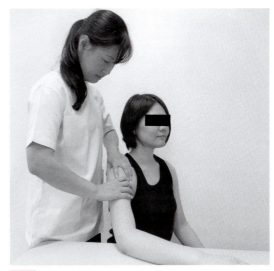

図3 動的回旋安定性テスト（dynamic rotary stability test）

上腕骨頭の前方偏位を随意的に修正．セラピストは上腕骨の動きの触知と同時に右骨頭の前方偏位修正を介助．

客観的評価

1 姿勢観察

立位姿勢は頭部前方位，上位胸椎後弯軽度増強，右肩甲骨内側縁の浮き上がり（以下，肩甲骨内旋とする），右上腕骨頭の前約1/2が肩峰より前に位置していた．頭位と脊柱のアライメント修正は症状に影響しなかった．右肩甲骨内旋を他動的に修正すると#2領域のだるさが消失，右上腕骨頭をわずかに上方に引き上げ，前方偏位を修正すると#1領域のだるさが消失した．

2 機能的動作

右上腕を体側に位置し，1 kgの重りを把持すると#1，#2が出現した．右肩甲骨内旋を他動的に抑制すると#2が消失，右上腕骨頭を上方に引き上げると#1が消失した．四つ這いやサイドプランクは不安を訴えたため，実施しなかった．

3 肩関節自動運動検査

可動域制限なし．右外転90°を超えたところから最終域にかけて#1，#2が出現，右肩甲骨上方回旋の不足，上腕骨頭の前方偏位が認められた．右肩甲骨内旋を抑制しながら上方回旋を促すと#2は消失，右上腕骨頭を上後外側にグライドし前方偏位を修正すると外転時の#1は消失した．外転から戻る際，90°前後で右肩甲骨の急激な下方回旋が認められた．

4 肩関節他動運動検査

左右とも全方向，過可動性が認められた．右内外旋（90°外転位）で上腕骨頭の前方偏位が認められ，不安を訴えた．

5 肩関節特殊検査

インピンジメントテスト，関節唇損傷テスト陰性．

6 肩関節不安定性検査

アプリヘンションテスト，リロケーションテスト陽性．前方引き出しテスト（外転90°以下，90°，90°以上），後方引き出しテストで軽度の過可動性が認められた．下方不安定性テストではSulcus徴候陽性（2 cm未満），#1を再現した．

7 肩関節動的安定性検査[6]

① 動的回旋安定性テスト（dynamic rotary stability test：DRST）：右肩関節45°外転（肩甲骨面上），肘と前腕を台に乗せた肢位で2〜3回上腕骨頭前方偏位修正を自動介助で行った後（図3），介助なしで自己修正可能となった．肩甲骨内旋を抑制すると，自己修正しやすいと訴えがあった．

② 回旋腱板動的リロケーションテスト（dynamic relocation test：DRT）（凹面圧縮テスト）：右肩関節を約45°外転（肩甲骨面上），肘と前腕を台

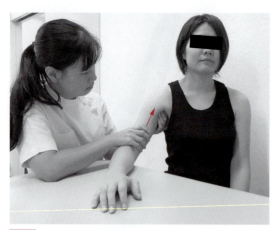

図4 回旋腱板動的リロケーションテスト（dynamic relocation test）
症例は上腕骨頭を関節窩へ（↑の方向）随意的に引き寄せる（関節を圧縮する）.

に乗せた肢位（図4）で，上腕骨頭の関節窩への引き寄せを自動介助で4～5回行うと，自動的に可能となった．

8 筋機能検査

manual muscle testingにて 右肩関節屈曲，外転，内外旋は4であった．検査中に肩甲骨内旋が増強し，肩甲骨内旋を抑制して行うと筋力は5に改善した．右前鋸筋，僧帽筋中部，下部線維も4であった．

9 頚椎胸椎に対する検査

第3～5頚椎の前後方向の副運動に過可動性を認めた．検査中，特に症状の再現やだるさの変化はなかった．

10 全身性関節弛緩性検査

Beighton hypermobility score[7] 6/9．上肢に関連する項目のみ陽性．

Clinical reasoning

客観的評価を通じ，機械的ストレスにより疼痛が出現すること，出力系運動メカニズム障害が関与していることが証明された．処理メカニズム[4]による疼痛メカニズムと思われる所見は認められなかった．

主観的評価をもとに肩甲帯の客観的評価を中心に実施し，右肩MDIが認められた．#1は，右手で物を持つあるいは右肩外転の際に右上腕骨頭が下方あるいは下前方へ偏位し，関節包が伸張されるために出現すると推察した．この仮説は右上腕骨頭の関節窩への引き寄せと前方偏位の修正により#1が消失することから証明された．また，インピンジメントテストや関節唇損傷テストは陰性，筋力検査では疼痛が生じないことがこの仮説をさらに強めた．頚椎胸椎の検査により，頚椎胸椎が原因であることも否定された．

右肩甲骨内旋を抑制するとDRSTが行いやすくなることや，右肩関節内外旋の筋力が向上することから，肩甲骨の位置異常（内旋位）と安定性低下が腱板動的コントロールの関連因子となっていることが判明した．肩甲骨内旋位の修正や上方回旋を促すことで#2が消失すること，上方回旋に主に関与する前鋸筋，僧帽筋中部，下部線維の筋力から，これらの筋のコントロール低下により肩甲骨の安定性と上方回旋コントロール低下（運動障害）が引き起こされ，#2が生じていると推察した．

GJL検査から，主に上肢の関節弛緩傾向が明らかになった．GJLは関節の不安定性の関連因子となり，肩関節の安定性を得る上で筋コントロールがより重要となることを考慮し介入を進める必要があると思われた．

アセスメント

本症例の主たる問題点は，1．右肩腱板による前下方向の肩関節動的安定性コントロール低下，2．前鋸筋，僧帽筋中下部線維の筋コントロール低下による肩甲骨安定化機能低下と，3．肩甲骨上方回旋の筋コントロール低下と仮説を立てた．

理学療法プログラム

疼痛管理，右肩腱板の動的安定性向上と右肩甲骨安定化と上方回旋の促通をMagareyとJones[6]を参考にし，実施した．

初回介入は，以下の通りである．

1 疼痛管理

侵害刺激入力の減少を目的に，引き続き荷物は主に両手あるいは左手で持つこと，右下側臥位にならないように指導した．

図5　ウォールスライド運動
壁に向かって立ち，前腕中間位で肘と手小指側を壁につけた状態から，手小指側で壁を軽く押しながら上肢を挙上する．

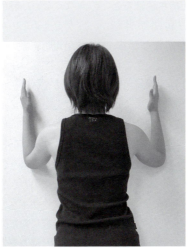
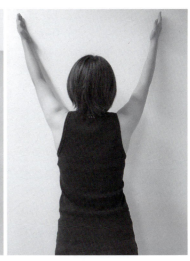

2 教育
　症状の原因の説明に加え，右肩甲骨周囲筋と肩腱板の機能，肩甲胸郭関節と上腕骨の運動を説明し，正常な肩甲帯の運動のイメージを促した．

3 右肩腱板動的コントロールの促通
　① 運動前に肩腱板の活動を高め，上腕骨頭を関節窩に引き寄せる機能を促す目的にDRT（図4）を運動療法として実施．
　② DRST（図3）を治療として実施（以下，DRS exとする）．

4 肩甲骨の安定化と上方回旋の促通
　① 左下側臥位で右肩甲骨内旋を他動的に修正した後，自動的に肢位を保持した．
　② 前鋸筋，僧帽筋中部，下部線維のバランスの取れた筋活動を促すため，左下側臥位で肩甲骨内旋の抑制と上方回旋を誘導しながら，右肩関節自動屈曲を実施．
　③ 肩甲骨の上方回旋の促通としてウォールスライド運動（図5）を実施．

5 ホームエクササイズ
　DRS exとウォールスライド運動をそれぞれ正確にできる最大回数を1日数回（朝，夜など）実施するよう伝えた．

初回理学療法後の再評価
　初期治療の後，#1，#2領域のだるさと右肩関

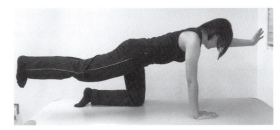
図6　バードドッグ運動

節外転時の疼痛は消失，右肩回旋筋力は5に改善した．肩甲骨や肩関節の運動や位置の認知が良く，集中を必要とするが上腕骨頭の前方位修正が可能になった．初回介入後の結果からも，右肩腱板による肩関節動的安定性コントロール低下と，前鋸筋，僧帽筋中部，下部線維の筋コントロール低下による肩甲骨安定性低下および上方回旋のコントロール低下が主たる問題であることが明らかになった．

経過
　介入は合計18回，1回/週〜1回/3週の頻度で，30週にわたり実施した．症例はホームエクササイズを実施すると腕が動かしやすくなると話し，徐々に反復回数を増やして行っていると話した．
　介入1週間後，朝の#1と右肩外転時の疼痛は消失した．四つ這い位では右肩甲骨内旋増強，修正不能，#2が出現した．介入4週後，1kgの重り

を持つことが可能となるも，30秒間持ち続けると#1，#2が出現した．DRS ex は右肩関節外転120°付近で右上腕骨頭の前方偏位を防ぎながら，回旋運動を行うように発展させた．四つ這い位で疼痛は消失，右肩甲骨内旋の修正を10秒間保持可能となり，ホームエクササイズとして実施するように促した．介入8週後，DRS ex を，右肩外転90°付近で上腕骨頭の前方偏位を防ぎながら回旋運動に軽い抵抗を加えるように発展させた．そのほかに，ウォールスライドを350mlのペットボトルを把持して行うように発展させた．介入12週後，立位での右肩甲骨内旋は消失，1kgの重りを把持し続けても症状は出現しなくなった．1kgの重りを把持したまま右肩外転を行うと肩甲骨内旋の出現と外転から戻る際の90°付近での急激な右肩甲骨の下方回旋は残存した．四つ這い運動をバードドッグ運動（図6）に発展，10秒間保持を目標にし，実施するように促した．介入25週後，自動運動中の右肩甲骨内旋は消失した．受傷前同様に日常生活や仕事中，右手で物を持って運ぶことが可能となった．しかし，右肩甲骨の上方回旋のコントロールは不十分であるため，自宅でホームエクササイズ継続を勧めた．上肢の運動を含めたピラティスを少しずつ開始するよう促した．介入30週後，疼痛なくサイドプランクが可能となるも，右肩甲骨内旋が出現したが，それも自己修正可能となった．本人と相談し，1ヵ月後，症状や運動時の不安などあれば理学療法に来るように伝え終了した．

3．まとめ

本症例のように複数の疼痛箇所があることは少なくない．評価を行いながらクリニカルリーズニングを進めていくと複数の機能障害と症状の関連因子が判明する．複数の機能障害と関連因子に対し，同時にアプローチを行う必要があることがある．理学療法を行う過程において，徒手理学療法や運動療法を実施するに加えて，教育，日常動作や仕事で行う動作の一部の修正あるいは変更の指導や，ホームエクササイズの提供をし，患者自身が積極的に治療に参加するよう促すこともセラピストの重要な役割である．患者自身が日常生活の中で疼痛管理やホームエクササイズにより正常な運動パターンの獲得を行い治療に参加することは，より早期の回復を促す．患者と協力し合い，治療を進めていくことはクリニカルリーズニングの中で重要なことである．

文献

1) Schenk TJ, et al：Multidirectional instability of the shoulder：Pathology, diagnosis, and management. J Am Acad Orthop Surg 6：65-72, 1998
2) Warby SA, et al：The effect of exercise-based management for multidirectional instability of the glenohumeral joint：a systematic review. J Shoulder Elbow Surg 23：128-142, 2014
3) Kibler WB, et al：Clinical implications of scapular dyskinesis in shoulder injury：the 2013 consensus statement from the 'scapular summit'. Br J Sports Med 47：877-885, 2013
4) Jones MA, et al 編著：マニュアルセラピーに対するクリニカルリーズニングのすべて，藤縄　理ほか監訳，協同医書出版，東京，3-26, 2010
5) Maitland GD：メイトランド脊柱マニピュレーション，原著第7版．赤坂清和ほか監訳，エルゼビア・ジャパン，東京，104-108, 2008
6) Magarey ME, et al：Dynamic evaluation and early management of altered motor control around the shoulder conmplex. Man Ther 8：195-206, 2003
7) Remving L, et al：Are diagnostic criteria for general joint hypermobility and benign joint hypermobility syndrome based on reproducible and valid tests? A review of the literature. J Rheumatol 34：798-803, 2007

第Ⅱ部　各論／C．肩甲帯・上肢の評価と治療

6. 胸鎖関節損傷

山内正雄

エッセンス

- 胸鎖関節損傷は比較的少ない障害である．そしてその多くが亜脱臼もしくは脱臼であり，鎖骨骨折に付随して生じることも少なくない．
- 胸鎖関節損傷は，交通事故やコンタクトスポーツ，さらには手を突いて転倒したときなど肩周辺部に外的な衝撃が加わった結果などで生じる．
- 胸鎖関節脱臼は，1．前方脱臼，2．後方脱臼，3．上方脱臼の3つに分類され，約90％が前方脱臼である．
- Kaltenborn-Evjenth (K-E) concept においては，問診，視診，自動運動に始まり，症状局在化テスト，機能テストなどの評価に基づき，仮説を立案・検証し治療へと進めていく．神経筋骨格系の患者の治療においては，この過程が非常に重要であるとともに効果的である．

1．胸鎖関節損傷とは

　胸鎖関節は，胸骨の鎖骨切痕と鎖骨の胸骨端で形成された鞍関節で，関節包，前胸鎖靭帯，鎖骨間靭帯，関節内円板などで補強されている．ただ関節包は緩く，関節円板が柔軟性に富んでいるため，機能的には3軸関節で考えられている．胸鎖関節の骨運動には，挙上と下制，前方突出と後退，肩甲上腕関節の屈曲と伸展などの動きに付随して生じる軸回旋がある[1,2]．

　胸鎖関節損傷は，交通事故やコンタクトスポーツ，さらには手を突いて転倒したときなど肩周辺部に外的な衝撃が加わった結果などで生じると考えられている[3]．胸鎖関節損傷の多くは，亜脱臼もしくは脱臼であり，鎖骨骨折に付随して生じることも少なくない．前方脱臼が多いものの，後方へ脱臼することもある．脱臼することで，鎖骨の動きが障害されるため，肩甲上腕関節の屈曲や伸展さらに外転や回旋運動にも制限をきたすことになる．また，最終可動域近くで疼痛を訴えることもある．

2．症例提示

　50歳代男性，職業は会社員．バイクで転倒し，壁に衝突して救急車で搬送された．

　診断名：右鎖骨骨折，右肩甲骨骨折，右肺挫傷，右股関節打撲．

　一般所見：右肩から上腕にかけて腫脹が強く，疼痛の訴えも強い．右腸骨部の腫脹も強く疼痛の訴えもあった．肺挫傷に対しては，純酸素を3l投与で対応した．

　X線所見：右鎖骨骨間部骨折は，第3骨片を伴い転位があった．右肩甲骨体部骨折および第2，3肋骨骨折もあった．

　CT所見：右鎖骨骨間部骨折は第3骨片を伴う斜骨折であり，第3骨片は2つに割れていた．肩甲骨体部骨折は，関節面には及ばず，肩甲棘も残存していた．完全な floating shoulder ではないが，その可能性があるとの所見であった．

　受傷後翌日から理学療法を開始．受傷1週間後に，右鎖骨骨接合術を実施．術後翌日から鎖骨バンドを着用した状態で，自動介助による関節可動域訓練を開始したが，右肩関節屈曲および外転で肩関節

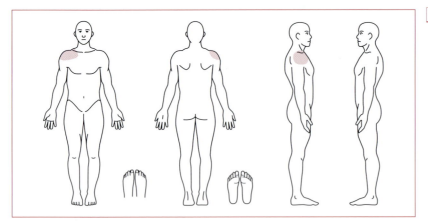

図1 症状の部位

周囲や上腕，前腕，右第4・5指の手掌側および外側に疼痛やしびれが認められた．その後3週間程度で，可動域は屈曲100°程度，外転100°程度に改善し，疼痛もNRSで5〜6程度にまで改善した．ただそれ以降，約3週間経過したものの可動域および疼痛ともにあまり改善が認められず，徒手理学療法を開始となった．

Clinical reasoning

胸鎖関節脱臼は，1.前方脱臼，2.後方脱臼，3.上方脱臼の3つに分類される．このうち約90％が前方脱臼で，軽度の障害のことが多く，理学療法による治療効果が期待できる障害である．後方脱臼は比較的まれであるが，血管，食道，気管などを直接圧迫する可能性があるため，危険性の高い脱臼である．

胸鎖関節脱臼の発生機序としては，転倒したときに一方の肩を突くようにして転んだときに働く後方への過度の介達外力が加わったときが多く，物を投げるなどの動作の際の筋力作用によって起こることもある．つまり鎖骨に強い外力が加わったときに生じるため，鎖骨骨折に付随してみられることも少なくない．

本症例においても，バイクで転倒し壁に衝突して右鎖骨骨折を受傷していることから，肩甲上腕関節以外の肩鎖関節や胸鎖関節などの肩関節複合体にも何らかの損傷を受けていることが考えられる．

主観的評価　Subjective

右肩関節屈曲100°程度で疼痛が強く，数回屈曲すると疲労と疼痛で屈曲困難となる．また外転90°程度で疼痛が強く，屈曲するときよりも早く疲労と疼痛で外転困難となる．疼痛部位は肩関節前面から鎖骨だけ（図1）で，当初に認められた上肢の疼痛やしびれは消失．疼痛の程度はNRSで5〜6程度であるが，屈曲および外転を繰り返して行うと疼痛は増強するとの訴えがある．

悪化要因：肩関節を屈曲もしくは外転など最終可動域周辺まで動かすと，疼痛が出現する．

軽減要因：安静肢位にしているか，屈曲もしくは外転した位置を元に戻すと疼痛は消失する．

Clinical reasoning

主観的評価からどのような仮説が立てられるか

主観的評価から，術後約3週までは可動域および疼痛ともに軽減傾向にあったが，最近の3週は可動域および疼痛ともに変わっていない．ただ肩関節以遠の疼痛やしびれは消失していることから，神経症状は否定できる．また疼痛については，屈曲もしくは外転の最終域で疼痛が出現し，最終域から離れると疼痛が消失することから再現性のある疼痛であり，K-E conceptの症状局在化テストに対応する疾患であることが考えられた．したがって肩甲上腕関節，肩鎖関節，胸鎖関節における誘発緩和テストを行うことで，問題のある部位や組織の鑑別を行っていくことができると考えられた．

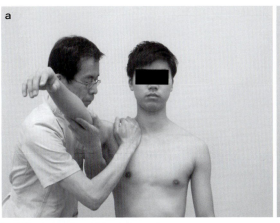
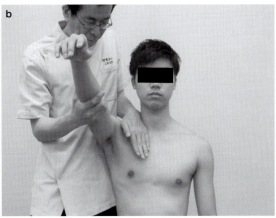

図2 胸鎖関節の症状局在化テスト
a 胸鎖関節の誘発テスト，b 胸鎖関節の緩和テスト
肩関節を疼痛の出現するボーダーラインに保持し，誘発テストは鎖骨を後方回旋させて疼痛が増強すれば原因は胸鎖関節，疼痛が減少すれば原因は肩鎖関節(a)．緩和テストは鎖骨を前方回旋させて疼痛が減少すれば原因は胸鎖関節，疼痛が増強すれば原因は肩鎖関節(b)．

客観的評価　Objective

1 静的アラインメント

静的座位においては，体幹は前屈姿勢で，右の肩甲帯が少し前方突出傾向．さらに左と比較して右の肩甲帯が挙上，軽度外転していた．鎖骨は遠位端が少し上がり，胸骨端が軽度前方突出していた．

2 動的アラインメント

肩関節屈曲，外転運動において，肩甲帯を挙上および上方回旋させて行っていた．その時に鎖骨の挙上はみられるものの，回旋運動はあまり認められなかった．

3 機能的運動テスト

① 関節可動域テスト：右肩関節屈曲100°程度で疼痛があり，その位置で鎖骨の近位端を後方回旋するとエンドフィールはemptyであり，前方回旋するとエンドフィールはmore elasticであった．外転90°程度でも疼痛があり，その位置で鎖骨の近位端を挙上するとエンドフィールはmore elasticであり，下制するとエンドフィールはemptyであった．疼痛部位としては，肩関節前方から鎖骨周囲に認められた．

② 疼痛：安静時の疼痛は自制内であるが，運動の最終域では右肩関節周囲と鎖骨部にNRSで5〜6程度の疼痛が出現する．また右烏口鎖骨靱帯と鎖骨下筋にも圧痛および伸張痛を認めた．

③ 症状局在化テスト[4, 5]：右胸鎖関節の誘発緩和テスト（図2）で陽性．

④ 機能評価とJoint play test[1, 5]：安静肢位において胸鎖関節では鎖骨の牽引と圧迫（図3），背側，腹側，尾側，頭側方向すべての滑りの動き（図4）で圧迫以外はmore elasticであり，圧迫はhardであった．右肩鎖関節では鎖骨の腹側方向への動きがmore elasticであった．

⑤ 筋の長さのテスト[5]：右側の肩甲挙筋，僧帽筋上部線維，斜角筋，大胸筋，小胸筋，ローテーターカフを構成する筋群，大円筋，上腕二頭筋に短縮が認められた．

⑥ 筋スパズム：短縮筋と同じ筋に筋スパズムが認められた．

⑦ 筋力：右ローテーターカフを構成する筋群に，MMT4レベルの筋力低下が認められた．

Clinical reasoning

客観的評価をどのように統合し，仮説を検証していくか

静的アラインメントで鎖骨が前方に変位し，胸鎖関節の症状局在化テストが陽性であり，安静肢位で胸鎖関節のJoint playに過可動性が認められた．したがって，胸鎖関節包内で鎖骨の位置が中心から前方に変位

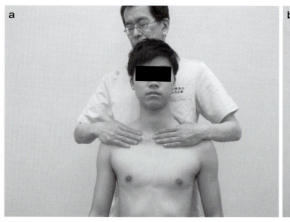
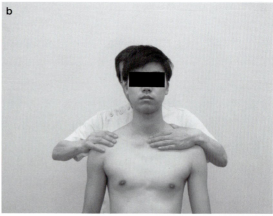

図3 胸鎖関節の評価（並進運動：牽引と圧迫）
a　牽引．セラピストは左手で患者の体幹と胸骨を固定し，右手で鎖骨を把持し牽引を加える．
b　圧迫．セラピストは左手で患者の体幹と胸骨を固定し，右手で肩峰から鎖骨を把持し鎖骨を介して胸鎖骨関節に圧迫を加える．

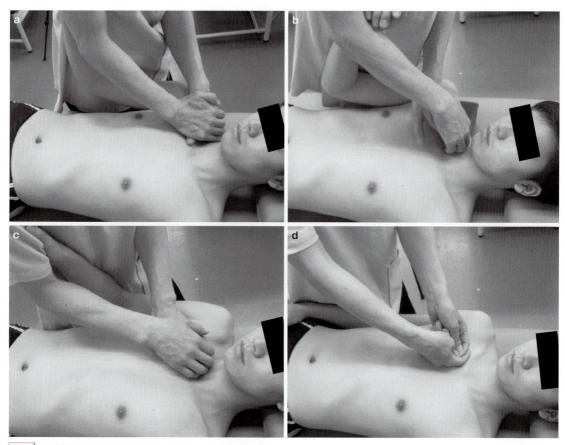

図4 胸鎖関節の評価（並進運動：滑り）
a　背側へ．セラピストの左母指を鎖骨の腹側に添わせて，右手の尺側で背側に動かす．
b　腹側へ．セラピストの左示指から小指を鎖骨の腹側に添わせ，右手を重ねて腹側へ動かす．
c　尾側へ．セラピストの左示指から小指を鎖骨の頭側に添わせ，右手を添わせて尾側へ動かす．
d　頭側へ．セラピストの両示指を重ねて鎖骨の尾側に添わせて，両母指で頭側に動かす．
＊治療にも使うことができる．

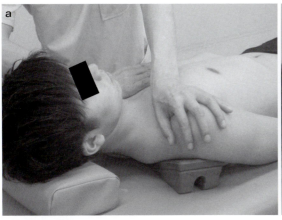 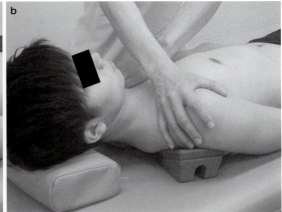

図5 胸鎖関節の治療(牽引)
a 牽引の治療(Grade Ⅱ～Ⅲ).セラピストの右手で胸骨を固定し,左手で患者の右鎖骨から肩甲帯を把持し,外側やや背側に牽引を加える.
b 牽引の治療の変法(Grade Ⅲ).セラピストの左手で胸骨を固定し,右手で患者の右鎖骨から肩甲帯を把持し,外側やや背側に牽引を加える.

したことで,胸鎖関節の動きに制約をきたして可動域制限や疼痛を生じていると考えられる.

アセスメント

1. 胸鎖関節亜脱臼による関節機能異常.
2. 上記に伴う軟部組織の機能異常.

治療プログラム

1. 試験治療[1]
   胸鎖関節における鎖骨の牽引
2. 短期目標のための治療[1]
   ・胸鎖関節の中心化を目指す関節モビライゼーション
   ① 鎖骨の牽引(図5)
   ② 鎖骨の背側滑り(図4a)
   ・軟部組織モビライゼーション
   短縮およびスパスムを認めた筋に対して
   ① 横断マッサージ
   ② 機能的マッサージ
   ③ オートストレッチング(図6)
   ④ オート機能的マッサージ(図7)
3. 長期目標のための治療
   ・筋力訓練
   ローテーターカフを構成する筋群を中心に,肩関節複合体を構成する筋の協調性再獲得を目指す.

治療後の再評価

初回の試験治療後に,可動域が肩関節屈曲140°可能となり,疼痛も減少した.そして終了時には,自動運動で肩関節屈曲160°,外転150°可能となり,疼痛も著明に減少した.2回目の徒手理学療法後には,自動運動で肩関節屈曲160°,他動運動で肩関節屈曲170°可能となった.ただ最終可動域での疼痛は少し残っていた.

2回目の徒手理学療法時に,1回目の評価の際に行えなかった評価を実施した.

① **機能評価とJoint play test**:最終可動域での胸鎖関節のJoint play testを行った.肩関節屈曲最終域で鎖骨の近位端を後方回旋するとエンドフィールはmore elastic,肩関節外転最終域で鎖骨の近位端を下制するとエンドフィールはmore elasticであった.

② **疼痛**:安静時の疼痛はほぼ消失した.ただ肩関節屈曲および外転運動の最終域で肩関節周囲と鎖骨部にNRSで3～4程度の疼痛が残っていた.その時の右烏口鎖骨靱帯と鎖骨下筋の圧痛および伸張痛もNRSで3～4程度であった.

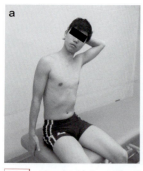 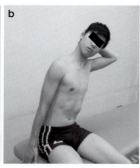 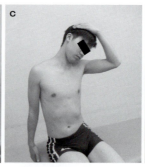 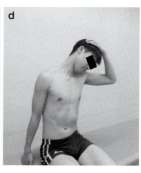

図6 オートストレッチング

a 僧帽筋上部線維の開始肢位，b 僧帽筋上部線維の最終肢位，c 肩甲挙筋の開始肢位，d 肩甲挙筋の最終肢位
体幹を右側屈し肩甲帯を挙上した状態で右手でベッドを把持する．頭を左側屈右回旋（肩甲挙筋は左回旋）させ，その状態を左手で保持する．そして体幹を左に傾けていく．そのときに，右手でベッドを持ち上げるように数秒収縮させ，弛緩してから左に側屈すると良い．

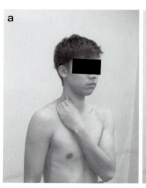 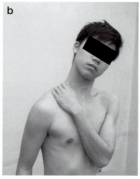 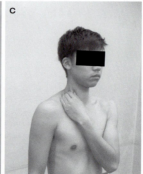 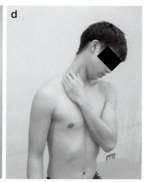

図7 オート機能的マッサージ

a 僧帽筋上部線維の開始肢位，b 僧帽筋上部線維の最終肢位，c 肩甲挙筋の開始肢位，d 肩甲挙筋の最終肢位
頭を少し右側屈し，該当筋腹を左手指で圧迫して，頭部の左側屈右回旋（肩甲挙筋は左回旋）を行い自分でマッサージを行う．そして頭を戻してこのマッサージ動作を繰り返す．

Clinical reasoning

アセスメントに基づく治療プログラムの実施

初回の試験治療後に，可動域が肩関節屈曲140°可能となり，疼痛も減少したため，関節の中心化訓練を目的に，関節モビライゼーションの牽引と滑りの治療を行った．そしてその状態を保持できるように，軟部組織モビライゼーションは烏口鎖骨靱帯や鎖骨下筋などの圧痛がある組織に対して横断マッサージを中心に行った．またローテーターカフを構成する深部筋と鎖骨に付着する筋に対しては，筋の協調性トレーニングを中心に指導した．また姿勢指導として脊柱の伸展と肩甲骨の内転訓練も指導した．その結果として，自動運動で肩関節屈曲160°，外転150°可能となり，疼痛も減少した．

2回目の徒手理学療法でも，関節モビライゼーションの牽引と滑りの治療と，関節の中心化訓練を行った．軟部組織のモビライゼーションとしては，筋スパズムのある組織に対して横断マッサージと機能的マッサージを行った．また，肩甲骨の位置異常の原因の一つである肩甲挙筋と僧帽筋上部線維のストレッチング[5,6]も追加して実施した．その結果理学療法終了後は，自動運動で肩関節屈曲160°，他動運動で肩関節屈曲170°可能となった．ただ最終可動域での疼痛は少し残っていた．

2回目の治療後，自主訓練として，ローテーターカフを構成する深部筋と鎖骨に付着する筋を中心に，自

宅で筋の協調性トレーニングを指導した．また姿勢指導として脊柱の伸展と肩甲骨の内転訓練も指導した．

3回目以降は，2回目のプログラムを継続して実施した．その結果，鎖骨の前方突出は少し残ったものの，可動域は正常レベルとなり疼痛もほぼ消失した．

3. まとめ

胸鎖関節損傷は比較的まれな疾患であるため，肩関節周囲の外傷後の理学療法はどうしても肩甲上腕関節に重きをおいて行う傾向がある．しかし，問診により肩関節外傷の受傷機転などで肩鎖関節や胸鎖関節に損傷の可能性がある場合は，視診や自動運動で肩関節複合体すべての確認を行い，次に症状局在化テストを行うとよい．肩関節複合体の症状局在化テストでは，まず肩甲上腕関節と肩鎖関節の鑑別を行い，次いで肩鎖関節と胸鎖関節の鑑別を行うことで，肩甲上腕関節，肩鎖関節，胸鎖関節のうち，どの関節に問題があるのかを同定することができる．関節の同定ができれば，次に機能テストなどで問題となる組織を同定し，仮説を立案して，治療に移る．

今回の症例のように，胸鎖関節の亜脱臼による関節の過可動性がある場合は，関節の中心化のためのモビライゼーションを行い，関節の位置を中間位にした状態で関節周囲筋のトレーニングを行うとよい．しかし，関節包や靱帯の短縮などで可動域制限が認められる場合には，ストレッチモビライゼーションや筋のストレッチング，必要であればマニピュレーションを行うことで，可動域を拡大していく必要がある．K-E concept では，問診，視診，自動運動で得られた情報を基に，ある程度予測を立ててから症状局在化テスト，他動運動，筋力テスト，機能テストなどの評価に基づいて仮説を立案し，試験治療で仮説を検証してから治療へと進めていく．肩関節周囲に問題がある場合に限らず，この評価の流れに沿って行うことで，患者のかかえている問題を診断することができるため，効果的な治療を行うことができる．そのためにも，正確な評価および治療ができるように，知識を増やして技術を磨いていく必要がある．

文献

1) Kaltenborn FM, et al：Manual Mobilization of the Joints Volume II The Spine, OPTP, Oslo, 2006
2) 竹井 仁ほか：MRI（磁気共鳴画像）を用いた水平面における肩関節の肢位の変化による肩鎖関節と胸鎖関節の関節運動学的解析．J Jpn Health Sci 13：51-57, 2010
3) 持田 茂ほか：胸鎖関節後方脱臼の2例．中四整会誌 21：295-298, 2009
4) Evjenth O, et al：Symptom Localization in the Spine and the Extremity Joint, OPTP, Oslo, 2000
5) Krauss JR, et al：Extremity Orthopedics, Lab Manual, OPTP, Oslo, 2014
6) Evjenth O, et al：MUSCLE Stretching in Manual Therapy a Clinical Manual Volume II, Alfta Rehab, Alfta, 1993

第Ⅱ部 各論／C. 肩甲帯・上肢の評価と治療

7. テニス肘

赤坂清和・高橋信夫

エッセンス

- グリップや手関節背屈時に肘外側痛が生じるのが，上腕骨外側上顆炎（テニス肘）の特徴である．
- 疼痛部は肘関節外側であるが，詳細な部位は異なることがあり，適切な治療プログラムの決定には，正確なアセスメントが必要となる．
- 治療効果を高め，予防や早期のスポーツ活動の復帰には，セルフエクササイズとともにテーピングや肘装具の使用を検討すべきである．

1. 上腕骨外側上顆炎（テニス肘）とは

多くの場合，安静時には症状がないものの，ものをつかんで持ち上げるときやタオルを絞る動作により，肘の外側から前腕にかけて痛みが生じる．中年以降のテニス愛好家に生じやすいので，テニス肘と呼ばれている．原因としては，加齢とともに肘外側にある筋（短橈側手根伸筋，長橈側手根伸筋，総指伸筋）の腱損傷[1]，後外側関節ヒダの損傷，この関節ヒダの腕橈関節部におけるインピンジメント[2,3]などにより生じると考えられている．

2. 症例提示

症例の基本情報

40歳代女性，足部専門のマッサージ師（職歴は約10年）．

1年前より右肘関節内側部痛が生じていたが，仕事を継続していたところ，次に左肘関節外側部痛が著明となり，仕事が困難になり半年前から休職中．現在は左肘関節外側部痛が右肘内側部痛に比べて症状が強い（図1）．

診断名：左上腕骨外側上顆炎（テニス肘）．
既往歴：右上腕骨内側上顆炎（1年前）．

Clinical reasoning

症例の基本情報から何が考えられるか

足部専門のマッサージ師は，足部に対して強いマッサージを行うことが多く，上腕骨外側上顆炎などを発症し，整形外科医を受診することは多い．マッサージ師は，手で患者の足をつかみ，体幹を前傾させて体重を利用して力を加えるため，上肢の中間関節である肘関節障害を発生させることがある．今回の症例では，右肘関節内側部痛を発症して，仕事を継続させたため左肘関節を酷使した可能性が示唆された．さらに，肘関節外側部痛の症状によりその原因は，慢性的な筋疲労，手関節伸筋腱損傷，肘関節不安定による後外側関節ヒダの損傷，この関節ヒダのインピンジメント，腕橈関節の位置異常，橈尺関節の位置異常などが考えられた．また，症例の基本情報だけでは，神経や血管による疼痛の可能性は否定できない．

主観的評価　Subjective

疼痛部は左腕橈関節上で上腕骨に近い関節部位であった．頸部や肩関節の位置による影響はなく，安静時の疼痛は変化がみられなかった．また，安静時および手関節の運動による左肘関節外側部痛の症状の変化はみられず，痛みの部位は筋の走行には影響がないと考えられた．

図1 症状の部位

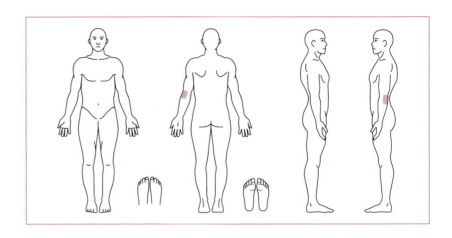

Clinical reasoning

主観的評価からどのような仮説が立てられるか

患者の基本情報から考えられた仮説から疼痛に関する主観的評価により，神経や血管（血流）による特有の症状ではないため，関与はないものと考えられた．また，さらに手関節の運動により左肘関節外側部の症状に変化がないことや痛みの部位が筋の走行に影響がないことより，慢性的な筋疲労や手関節伸筋腱が原因であることは可能性が低いことが考えられた．症例の基本情報と主観的評価により，肘関節不安定感による後外側関節ヒダの損傷，後外側関節ヒダのインピンジメント，腕橈関節の位置異常，橈尺関節の位置異常が原因である症状であることが推測された．

客観的評価　Objective

① **静的アライメント**
著明な静的アライメント異常はなかった．

② **動的アライメント**
著明な動的アライメント異常はなかった．

③ **機能的運動検査**
① **関節可動域**：肘関節可動域および前腕可動域に著明な異常はなかった．
② **疼痛が再現されるまでの左握力**：18.1 kgであった．
③ **症状局在化テスト**：背臥位にて肘関節90°屈曲位で腕橈関節，腕尺関節に圧縮と牽引，近位橈尺関節に圧縮を実施した．その結果，腕橈関節の圧縮により疼痛が出現し，牽引により消失．また，近位橈尺関節の圧縮により疼痛が出現した．その他の関節に対する操作には著明な変化はみられなかった．以上の結果より，腕橈関節と近位橈尺関節に局在した機能障害（＋）．
④ **Joint play test**：腕橈関節，腕尺関節，橈尺関節に対するJoint playに著明な異常は認められなかった．
⑤ **筋の長さテスト**：上腕二頭筋，上腕三頭筋，橈側手根伸筋群，尺側手根伸筋，総指伸筋，橈側手根屈筋，尺側手根屈筋のいずれにも著明な短縮はみられなかった．
⑥ **筋力**：上腕二頭筋，上腕三頭筋，橈側手根伸筋群，尺側手根伸筋，総指伸筋，橈側手根屈筋，尺側手根屈筋のいずれの筋にも著明な筋力低下はみられなかった．

Clinical reasoning

客観的評価をどのように統合し，仮説を検証していくか

客観的評価における静的および動的アライメントについて著明な異常はなかった．さらに，機能的運動検査における筋の長さ検査および筋力では，原因を特定する結果は得られていない．一方，症状局在化テストにおける検査では，腕橈関節と近位橈尺関節における異常が示唆されている．つまり，前腕の近位部で橈

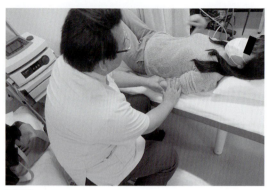

図2　橈骨頭に対するPA

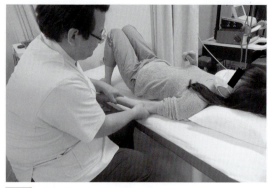

図3　橈骨頭に対するAP

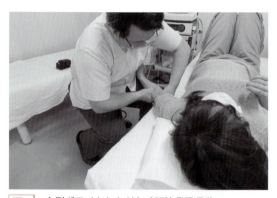

図4　内側グライドしながら手関節背屈運動

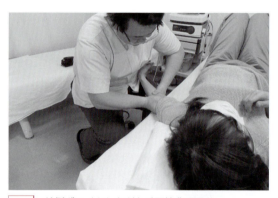

図5　外側グライドしながら手関節背屈運動

骨が関与している症状であり，このことは主観的評価による疼痛部位と一致していると考えられた．

アセスメント　Assessment

1 疼痛部位

左上腕骨外側上顆炎による痛み．

2 アライメント異常

静的および動的アライメント異常は特になし．

3 筋・筋膜機能異常

筋力および筋の長さなど筋に関連する機能異常は特になし．

4 関節機能異常

左腕橈関節と近位橈尺関節の機能異常．

治療プログラムと治療時の再評価

1 橈骨近位部に対する後前運動

橈骨近位部に対して後前運動（以下，PA；図2）を15回実施した結果，左握力は12.3kgに減弱した．再度PAを15回実施した結果，握力は著変しなかった．その結果，PAが有効ではないと判断した．

2 橈骨近位部に対する前後運動

橈骨近位部に対する前後運動（以下，AP；図3）を15回実施した結果，左握力は22.9kgまで強化された．さらにAPを15回実施したところ，握力は著変しなかったが，「左手に力が入るようになった」と発言があった．

3 肘関節内側グライドと外側グライド

休憩を入れて内側グライド（図4）と外側グライド（図5）による評価を行ったところ，左握力はそれぞれ23.3kgと19.6kgとなり，内側グライドが有効であると考えられた．

Clinical reasoning
アセスメントに基づく治療プログラムの実施

　治療プログラムと治療時の再評価により，対象者の上腕骨外側上顆炎に対する治療として，APと内側グライドが有効であると考えられた．しかしながら，このことは症状局在化テストにおいて考えられた腕橈関節と近位橈尺関節における異常であることを裏づける結果となったが，主観的評価で推測された肘関節不安定による後外側関節ヒダの損傷，後外側関節ヒダのインピンジメント，腕橈関節の位置異常，橈尺関節の位置異常のいずれが原因であるかを同定することは難しいと考えられた．

　セルフエクササイズとして，①右手で橈骨をAPさせながらグリップ運動すること，②上腕を固定させて前腕を内側グライドさせながら行うグリップ運動が，有効であると説明した．

3．まとめ

　上腕骨外側上顆炎（テニス肘）には，疼痛部とアセスメントに応じた治療プログラムを実施する必要がある[4]．しかしながら，同じ診断名であっても同様の機能障害が生じているとは限らない．できる限り，機能障害と原因を同定するように努めることが肝要である．また，上腕骨外側上顆炎に対する理学療法では，徒手的な治療に加えて，肘関節に負荷が集中しない上肢全体の運動[5]を併用することやテーピングや肘装具の使用などを検討することが有効であると考えられた．

文献

1) 公益社団法人日本整形外科学会：テニス肘（上腕骨外側上顆炎）
http://www.joa.or.jp/jp/public/sick/condition/lateral_epicondylitis.html（2016年4月閲覧）
2) 別府諸兄：難治性上腕骨外側上顆炎（テニス肘）の鏡視下手術．Sportsmedicine 145：2-6, 2012
3) 赤坂清和：テニス．スポーツ理学療法学，陶山哲夫監修，赤坂清和ほか編集，メジカルビュー社，東京，183-204, 2014
4) 赤坂清和ほか：Mulligan Conceptの実践．臨スポーツ医 32：994-999, 2015
5) 高橋信夫ほか：テニス．ジュニアアスリートをサポートするスポーツ医科学ハンドブック，金岡恒治ほか編集，メジカルビュー社，東京，300-313, 2015

8. 野球肘

三田貴志

> **エッセンス**
> - 野球肘とは投球動作による肘関節の障害の総称である.
> - 投球動作による肘関節への機械的ストレスの繰り返しが障害の発生機序として考えられる.
> - 投球中の肘関節は,肘関節以外の身体機能低下や投球動作不良の影響を受ける.
> - Kaltenborn-Evjenth concept に基づき内側型野球肘の評価および治療を実施した.

1. 野球肘とは

野球肘とは投球動作によって生じる肘関節の障害の総称である.

投球動作は諸家により諸相に分類されているが,一般的には投球動作をワインドアップ期,コッキング期,加速期,フォロースルー期の4つの相に分けられる[1].

ワインドアップ期は動作開始から非軸脚の膝が高く上がるところまで,コッキング期はテイクバックからトップポジションへの動作で,非軸脚が完全に地面に着くまで,加速期はトップポジションからボールリリースまで,フォロースルー期はボールリリース後から投球腕を振りきり終了するまで,である.

加速期では肘の外反により肘関節内側に牽引力,外側に圧迫力,肘頭内側に圧迫力が加わり,引き続くフォロースルー期では肘の伸展・内反により,腕尺関節と肘頭外側に圧迫力が加わる[2]. これらの肘関節への機械的ストレスの繰り返しが障害の発生機序として考えられている.

症状の部位により内側型,外側型,後方型に分けられる[2]. 内側型には,上腕骨内側上顆の骨端線離開や剥離骨折,内側側副靱帯損傷など. 外側型には,上腕骨小頭離断性骨軟骨炎,関節内遊離体など. 後方型には,肘頭の骨端線離開や疲労骨折,骨棘形成などがある.

2. 症例提示

症例の基本情報

小学校高学年男子. 軟式野球,ピッチャー,左投げ左打ち. 試合でピッチング中に突如左肘内側に疼痛出現. 受傷日までの2ヵ月間,毎週末試合があり土曜日2試合,日曜日2試合のペースで登板し2日間で400球近く投球していた. また,ストレッチングなどのコンディショニングは特に行っていなかった. 投球時の左肘痛が続くため受傷から10日後受診,医師より下記診断とともに投球・打撃中止が指示された.

診断名:左上腕骨内側上顆剥離骨折.

画像所見:左上腕骨内側上顆下端に遊離骨片を認める(図1).

Clinical reasoning

症例の基本情報から何が考えられるか

上腕骨内側上顆剥離骨折は,内側型野球肘の一つである.

上腕骨内側上顆骨端線の残存している成長期(小学校高学年から中学生)においては,前腕回内・屈筋群

| 図1 | 画像所見 |

a　X線．60°屈曲位正面像にて上腕骨内側上顆骨端線の残存と内側上顆下端の剥離を認める（〇）．
b　CT．上腕骨内側上顆下端に遊離骨片を認める（△）．

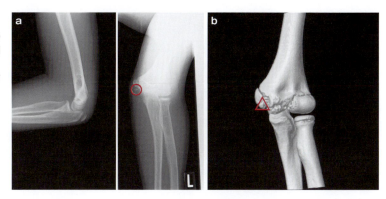

| 図2 | 症状の部位 |

投球時および左肘関節屈伸時に，左肘内側に疼痛出現．

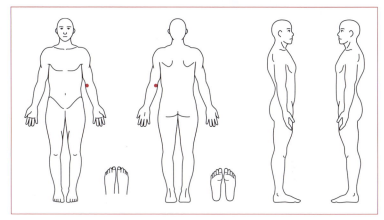

の付着する内側上顆はまだ軟骨であり，投球時の外反ストレスによる前腕回内・屈筋群の牽引力が骨の強度より大きいため内側上顆の剥離骨折や骨端線離開を引き起こす[3]．剥離骨折での遊離骨片の多くは，前腕回内・屈筋内にあり，内側側副靱帯による剥離骨折であることは少ないと考えられている[3]．

　画像所見および受傷からの経過日数より，骨折部の治癒は不十分な段階で，左上腕骨内側上顆には運動時痛と圧痛の存在が推測された．

　投球数過多（オーバーユース）による肘関節への外反ストレスの繰り返しが障害発生の要因の一つとして考えられる．その他に，身体機能低下や投球動作の不良など投球時の肘関節の外反ストレスを増大させる要因はないか評価する必要がある．

主観的評価　ubjective

　主訴は投球時痛で疼痛部位は左肘内側（図2），悪化要因は投球および左肘関節の屈曲・伸展，投球時はトップポジションからボールリリースの間に，肘関節屈曲・伸展では各々の最終域で疼痛が出現する．軽減要因は肘関節の安静である．しびれや脱力感はない．

Clinical reasoning

主観的評価からどのような仮説が立てられるか

　左肘内側の疼痛は，画像所見での剥離骨折部と部位が一致し，安静時痛がなく運動時に出現する．これらから，疼痛の原因組織は骨で，骨折部（骨膜・軟骨膜）に機械的ストレスが加わることで疼痛が生じるものと仮説を立てた．

　肘の内側痛は尺骨神経障害でも生じることがあるが，しびれや脱力感がないことから神経系の問題の可能性は低いと考えられた．

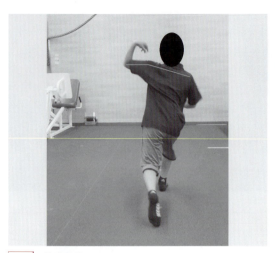

図3 投球動作
加速期での肩一肩一肘ラインでの肘下がりが観察された.

客観的評価 **O**bjective

① 静的観察：
　座位姿勢：頭部前方位，胸椎後弯，腰椎前弯減少，骨盤後傾．両肩甲骨外転，左肩甲骨の外転が強くやや下制．
　立位姿勢：左肩甲骨外転やや下制．
　左肘関節周囲：腫脹(－)．皮膚色の変化(－)．
② 動的観察（投球動作）：患部の保護を考慮し，スローなシャドーピッチングで投球動作を再現した．トップポジションで肘の高さが低く，加速期での肩一肩一肘ラインでの肘下がりがみられた（図3）．
③ 機能的運動テスト（自動運動）：左肘関節伸展－10°疼痛出現．左肘関節屈曲130°疼痛出現．左肩甲骨軽度内転制限．頸・肩・体幹・下肢には著明な可動域制限なし．
④ 症状局在化テスト：左肘腕尺関節で陽性．投球動作で疼痛の出現する加速期の肢位を再現し，肘外反・内反操作で実施．前腕回内位・回外位，手関節掌屈位・背屈位と肢位を変化させ比較，手関節背屈位（前腕屈筋群伸張肢位）での肘外反操作で症状誘発，内反操作で症状軽減．
⑤ 可動性テスト（他動運動）：左肘関節（腕橈・腕尺・近位橈尺関節）Joint play 正常．
　左肘関節伸展－10° empty エンドフィール．左肘関節屈曲130° empty エンドフィール．
　左肩甲骨内転軽度制限 more elastic エンドフィール．
⑥ 触診：左上腕骨内側上顆下端に圧痛(＋)．熱感(－)．
⑦ 筋の長さテスト：左大胸筋，左小胸筋，左前腕屈筋群（橈側手根屈筋，尺側手根屈筋，長掌筋）に短縮(＋)．
⑧ 筋スパズム：短縮筋に加え，左上腕二頭筋に圧痛(＋)．
⑨ 筋力テスト：僧帽筋中部線維に筋力低下(＋)．
⑩ 神経テスト：尺骨神経伸張テスト(－)．Tinel 徴候(－)．

Clinical reasoning

客観的評価をどのように統合し，仮説を検証していくか

　症状局在化テストでは投球動作の加速期の肢位を再現し肘関節で陽性．肘外反操作で症状誘発，内反操作で症状軽減．肘関節の自動・他動運動とも伸展－10°，屈曲130°で疼痛出現のため制限．肘関節の Joint play 正常．左前腕の回外制限はなく屈筋群の短縮があった．尺骨神経のテストは陰性．触診にて画像所見の剝離骨折部と一致する左上腕骨内側上顆下端に圧痛が確認できた．

　肘関節屈曲・伸展は自動・他動運動とも同方向の運動時に疼痛が誘発され，可動域制限が同角度であることから非収縮性組織の機能障害が考えられるが，肘関節の Joint play は正常で他動運動にて empty エンドフィールである．これらから，疼痛の原因組織は骨で，骨折部（骨膜・軟骨膜）に機械的ストレスが加わることで疼痛が生じ，左肘関節の屈曲・伸展が制限されるものと判断した．肘関節伸展時の疼痛は短縮した前腕屈筋群の伸張によって，屈曲時の疼痛は内側側副靱帯の後部線維束の伸張[4]によって骨折部が刺激され生じると考えた．

　投球時の疼痛は，加速期の肘の外反ストレスと短縮した前腕屈筋群が骨折部を牽引することで生じると考えられるが，投球動作の問題も考慮する必要がある．前田[5]は良好な投球動作を「肩の開きを抑え，頭を

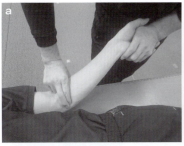
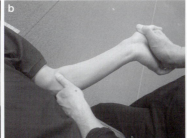
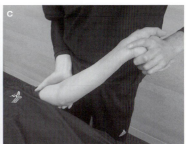
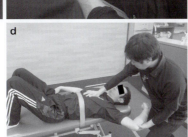
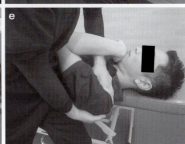

図4 軟部組織モビライゼーション
a 前腕屈筋群の横断マッサージ，b 前腕屈筋群の機能的マッサージ，c 前腕屈筋群ストレッチング，d 大胸筋ストレッチング，e 小胸筋ストレッチング．

後ろに残した上半身の体勢を維持したまま，勢いよく踏み出し，着地でトップをつくって，踏み出し脚の股関節を軸とした骨盤（体幹）の回転（回旋）で腕を振る」動作とし，回転（回旋）の力を効果的に伝え"腕のしなり（加速期での投球側肩関節の外旋）"を生むためには肩の最大外旋角度が得られる正しいトップポジションが不可欠であると述べている．

本症例の投球動作は，トップポジションで肘の高さが低く，加速期での肩―肩―肘ラインでの肘下がりがみられた．また，投球動作に関与する機能低下として投球側の大胸筋・小胸筋の短縮と僧帽筋中部線維の筋力低下を認めた．大胸筋・小胸筋の短縮と僧帽筋中部線維の筋力低下は，肩甲骨の上方回旋・内転を制限するため，良好なトップポジションの形成を阻害し"腕のしなり"が不十分な肘下がりの投球動作の原因となる．その結果，投球動作での肘関節の外反ストレスは増大，これに短縮した前腕屈筋群による牽引力の増大やオーバーユースが重なり，上腕骨内側上顆剥離骨折の受傷に至ったものと推察した．

アセスメント　Assessment

① **骨軟骨損傷**：左上腕骨内側上顆剥離骨折による骨折部位の疼痛．
② **筋短縮**：左前腕屈筋群（橈側・尺側手根屈筋，長掌筋）の短縮による投球動作での上腕骨内側上顆の牽引力の増大．左大胸筋・小胸筋の短縮による肩甲骨の上方回旋・内転制限（加速期での腕のしなりの減少）．
③ **筋力低下**：僧帽筋中部線維の筋力低下による肩甲骨の内転制限（良好なトップポジションの形成を阻害）．
④ **投球動作不良**：肘下がりの投球動作による肘関節の外反ストレスの増大．

治療プログラム　Plan

① **軟部組織モビライゼーション**（図4）：短縮および圧痛を認めた筋に対して，横断マッサージ，機能的マッサージ，筋ストレッチングを実施．左前腕屈筋群の筋ストレッチングは，他動運動での左肘関節伸展が more elastic エンドフィールになった段階から開始した．
② **セルフエクササイズ**（図5，6）：短縮筋の自己治療として指導．患部外の機能向上とコンディショニングを目的として体幹・下肢の筋のオートストレッチングも指導した．

治療後の再評価

治療施行後，肘関節の屈曲・伸展可動域が改善

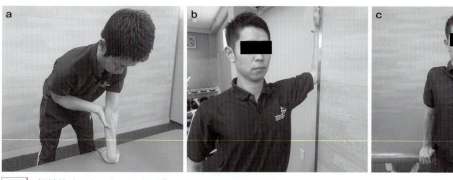

図5 短縮筋オートストレッチング
a 前腕屈筋群オートストレッチング，b 大胸筋オートストレッチング，c 小胸筋オートストレッチング．

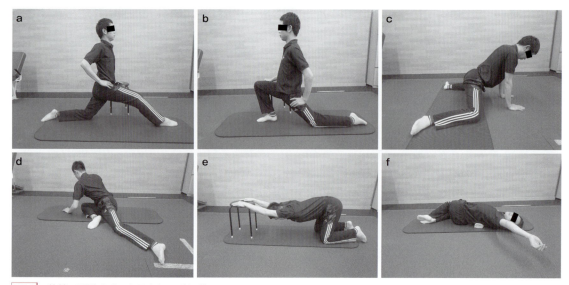

図6 体幹・下肢のオートストレッチング
a ハムストリング，b 腸腰筋，c 内転筋群，d 股伸展・外転・内旋筋，e 広背筋，f 胸椎回旋．

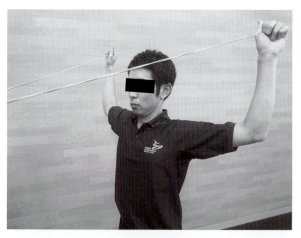

図7 僧帽筋中部線維トレーニング
肩甲骨外転させ両腕を前に伸ばした姿勢から肩甲骨を内転させながらチューブを引く．肘が肩の高さより下がらないよう留意する．

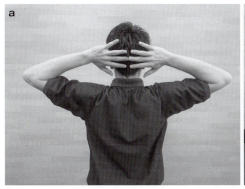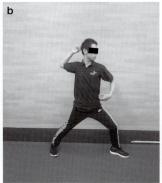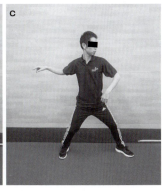

図8 投球動作改善
a　トップポジションの確認．後頭部で両手の中指の先端を合わせて肩甲骨を内転，そのままボールを握ると良好なトップポジションになる．肘の高さは両肩を結んだラインの延長線上で最大の外旋角度が得られるだけ少し高い位置となる[5]．
b　着地のタイミングでのトップポジション．体幹の回旋開始以前の，着地のタイミングで良好なトップポジションをつくることで"腕のしなり"が生じる．
c　トップポジションをつくるタイミングの不良例．着地のタイミングで手が肘より低い位置にあると，体幹の回旋時に良好なトップポジションがとれず肘下がりの投球動作になりやすい．

した．初診から27日経過の時点で左上腕骨内側上顆の圧痛消失し，疼痛なく完全屈曲・伸展が可能となったため，次のプログラムを追加した．
① **筋力トレーニング**（図7）：僧帽筋中部線維．
② **投球動作改善**：トップポジションの確認（図8a），踏み出し脚の着地のタイミングでトップポジションをつくる（図8b），踏み出し脚の股関節を軸とした骨盤（体幹）の回旋によって腕を振る，を要点としてシャドーピッチングと投球許可後は実際に投球しながら実施．投球動作は動画撮影し，動作の分析や改善に役立てた．

Clinical reasoning
アセスメントに基づく治療プログラムの実施

打撃・投球を中止し肘関節への機械的ストレスを制限することで骨折部の治癒を促すとともに，骨折部位に直接的・間接的に関わる短縮筋に対して軟部組織モビライゼーションとセルフエクササイズを実施．その結果，肘関節の可動域制限と疼痛が改善したため，筋力低下に対する筋力トレーニング，投球動作不良に対する投球動作改善を追加して実施．初診から97日経過時点で投球許可となり，段階的に投球の強度と距離を上げ，疼痛なく十分な投球可能を確認後，実践投球復帰に至った．

3．まとめ

野球肘は，投球数過多（オーバーユース）・身体機能低下・投球動作不良などの要因が重複することによって投球中の肘関節の機械的ストレスが増大し発生するものと考えられる．症状のある肘関節の局所的な問題点の抽出に加えて，症状を惹起する要因となる身体機能低下や投球動作不良から問題点を抽出し，それぞれの問題点に対応した治療プログラムを立案し実施する必要がある．

文献
1) Tullos HS, et al：Throwing mechanisms in sports, Orthop Clin North Am 4：709-720, 1973
2) 内田淳正監：標準整形外科学，第11版，医学書院，東京，430-431，2011
3) 堀尾重治：骨・関節X線写真の撮りかたと見かた，第8版，医学書院，東京，55-57，2010
4) 嶋田智明ほか監訳：筋骨格系のキネシオロジー，医学書院，東京，154，2005
5) 前田 健：ピッチングメカニズムブック理論編，ベースボールマガジン社，東京，142-149，2010

第Ⅱ部 各論／C．肩甲帯・上肢の評価と治療

9. 橈骨遠位端骨折

能宗知秀

エッセンス
- 橈骨遠位端骨折は中高年に多い骨折の一つである．
- 橈骨手根関節だけでなく，手根中央関節や橈尺関節の評価も重要である．
- Kaltenborn-Evjenth (K-E) concept では，再現できる疼痛がある場合，症状局在化テストによって領域を特定し問題点を明確にすることが重要である．

1. 橈骨遠位端骨折とは

　若年者では交通外傷やスポーツ中の事故で生じることがあるが，多くは中高年者が転倒した場合に手からの介達外力によって生じる[1]．また，骨の強度が減少した骨粗鬆症を発症した高齢者に多数の発生がみられる．骨折の状態，特に転位によって予後は大きく左右され，保存療法あるいは手術療法が選択される．手関節や前腕の運動時痛や可動制限を主として，肘関節の制限は比較的軽度である場合が多いが，手指は制限されることも少なくない．合併症として正中神経障害など神経症状にも注意が必要である．

2. 症例提示

・症例の基本情報

70歳代女性．
診断名：右橈骨遠位端骨折．
現病歴：平成某年8月，段差につまずき手を突いて（手関節背屈位）受傷．3日後，痛みが引かないため，当院受診．X線・MRIにて骨折判明し，シーネ固定となる．3週間固定後，理学療法開始．
既往歴：なし．

画像所見（図1）：橈骨遠位端骨折，Frykman分類Ⅰ．

Clinical reasoning

症例の基本情報から何が考えられるか

　発生頻度の高い年代であり，背景に骨粗鬆症があることも多いので，既往歴で他部位の骨折の確認や，検査していれば骨密度などの聴取も重要である．
　橈骨遠位端骨折の分類は，尺骨遠位端骨折や関節内骨折の有無を分類に含めた Frykman 分類[2]や関節外骨折を A 型，部分関節内骨折を B 型，完全関節内骨折を C 型として，各々をさらに細分した AO 分類[1]などが用いられる．骨折の分類によっては手術適応もあるが，保存療法も多く，変形癒合した場合は可動域制限や疼痛など残存することが多い．また，尺骨茎状突起骨折や三角線維軟骨複合体（TFCC）損傷などにも注意が必要である．
　本症例は，Frykman 分類Ⅰに該当し，転位もなく尺骨変異（ulnar variance）もないため，予後は比較的良好であることが予測される．本症例の受傷機転は不注意による影響が大きいが，きっかけなく転倒した場合は，手関節のみならず下肢運動機能の確認も必要である．

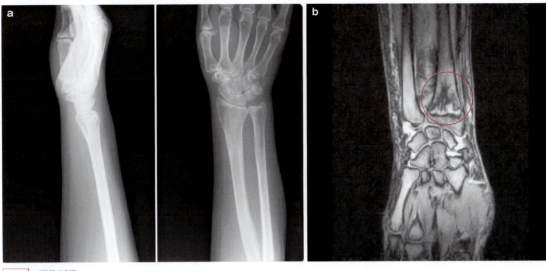

図1 画像所見

a X線, b MRI. 橈骨遠位端に高信号.

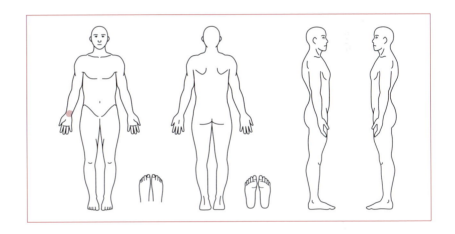

図2 症状の部位

主観的検査

悪化要因：家事（主に料理：掌屈と回内動作）で疼痛（図2）.

軽減要因：動かさない，風呂で温める.

スクリーニングのための質問：

① しびれなどの感覚異常→なし.
② 頚椎：振り向き，見上げる，寝返り動作での痛み→問題なし.
③ 肩関節：更衣動作や挙上動作での痛み→問題なし.
④ 肘関節での運動→問題なし.

Clinical reasoning

主観的評価から初期仮説がどのように検証できるか

悪化要因と軽減要因が明確なので，運動器疾患として理学療法評価を進めることができる．温めると楽になることから，炎症期は過ぎて状態は落ち着いてきていることがわかる．悪化要因で，手関節と前腕の運動時痛を訴えているので，骨折後の拘縮による機能障害の可能性が高い．同時に骨折時の神経損傷や手を突いた時に肩関節や肘関節，そして頚椎への機械的スト

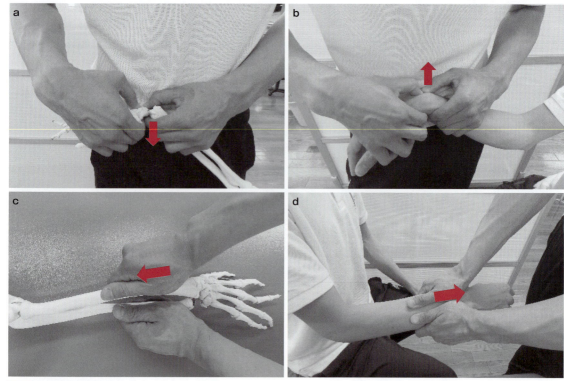

図3 症状局在化テスト
a 疼痛出現する境界線の手前で,月状骨を掌側方向へ動かした際,誘発.
b 疼痛出現する境界線で,月状骨を背側方向へ動かした際,軽減.
c 疼痛出現する境界線の手前で,橈骨を近位方向へ動かした際,誘発.
d 疼痛出現する境界線で,橈骨を遠位方向へ動かした際,軽減.

レスによる損傷の可能性も考えた.特に肩関節は,受傷後しばらくして疼痛や機能障害に気づくことがあるので注意が必要である.

　スクリーニングは,上記のような仮説に対して証明できるような質問,病態の特徴的な症状を確認できるような質問,そして他に症状があっても伝えない場合があることも考慮し,日常生活動作を中心に問診・視診し,手関節と前腕以外の可能性を除外した.

客観的検査

1 アライメント・視診
　手関節:全体的に腫脹,掌・橈側に皮下出血(+),手背部に浮腫(+).

2 神経テスト
　感覚テスト:正常.

3 機能的運動テスト
　自動運動:手関節,前腕(最終域での over pressure によるエンドフィール,可動域)
　　掌屈:右65° empty エンドフィール,左85°.
　　背屈:右50° empty エンドフィール,左80°.
　　橈屈:右5° firm エンドフィール,左20°.
　　尺屈:右40° firm エンドフィール,左40°.
　　回内:右60° empty エンドフィール,左80°.
　　回外:右85° firm エンドフィール,左90°.

4 症状局在化テスト(図3)
　掌屈時,月状骨-有頭骨間で誘発(図3a),軽減(図3b).
　回内時,橈骨近位方向で誘発(図3c),遠位方向で軽減(図3d).

5 可動性テスト(Joint play test)(図4)
　橈骨近位方向(図4a)に位置異常(+).

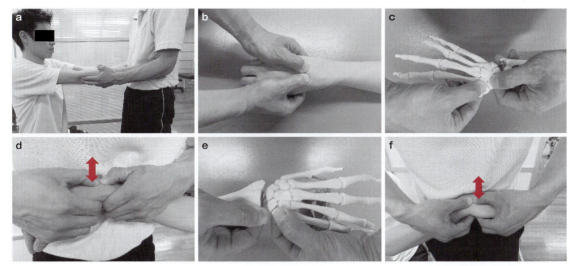

図4　可動性テスト
a　腕橈関節の位置テスト[3]．すべての側面（後方，外側，腹側）において上腕骨小頭と橈骨頭の距離を触診する．
b　有頭骨を固定して小菱形骨，舟状骨，月状骨，有鉤骨を動かす．
c　舟状骨を固定して大・小菱形骨を同時に動かす．
d　橈骨を固定して舟状骨，月状骨を動かす．
e　TFCCを含む尺骨を固定して三角骨を動かす．
f　三角骨を固定して有鉤骨，豆状骨を動かす．

月状骨－有頭骨背側方向（図4b）に低可動性（＋）firmエンドフィール．
橈骨－舟状骨背側（図4d）・尺側方向に低可動性（＋）firmエンドフィール．
舟状骨－大・小菱形骨（図4c）：正常．
TFCCを含む尺骨－三角骨（図4e）：正常．
三角骨－有鉤骨，豆状骨（図4f）：正常．

6 筋の長さテスト
橈側手根屈筋，浅・深指屈筋に短縮（＋）．

7 筋スパズム
橈側手根屈筋腱：手関節遠位部に圧痛と癒着（＋）．
長・短橈側手根伸筋，総指伸筋：前腕中央～手関節遠位部に圧痛（＋）．

Clinical reasoning

客観的評価をどのように統合し，仮説を検証していくか

主観的評価から手関節・前腕を中心に評価を進めた．K-E conceptにおける症状局在化テストは，問題がある領域や部位の鑑別に特化している[4]．再現できる疼痛があれば，このテストによって疼痛の原因部位を特定することが重要である．本症例は自動運動から症状局在化テストにおいて，掌屈は月状骨－有頭骨間，回内は橈骨近位方向で陽性となった．

手関節は橈骨手根関節だけでなく手根中央関節も検査する必要がある．掌屈時痛と橈屈可動域制限は，可動性テストで低可動性の関節を確認し，骨折後の拘縮が主原因であると判断した．また，長・短橈側手根伸筋や総指伸筋の筋スパズムは，掌屈可動域制限による防御的収縮が推測され，助長因子であると判断した．

回内時痛について，Malo-Urriésら[5]は，臨床かつ超音波検査において，手を突いて受傷した場合，橈骨が近位方向への位置異常の存在を示す，としている．可動性テストで，腕橈関節の位置テストと遠位方向への低可動性，近位および遠位橈尺関節の可動性は正常という結果から，手を突いたことによる橈骨近位方向の位置異常を示していると推論した．

背屈時痛について，背屈方向のjoint playは保たれていたこと，手指屈筋群を弛緩および緊張させた状態での背屈は，左右差はあったが背屈時痛には変化が

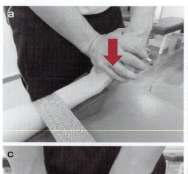
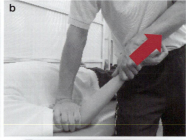
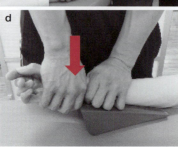

図5 関節モビライゼーション
a 月状骨－有頭骨間の背側滑り，b 橈骨の遠位方向滑り，c 橈骨－舟状骨間の背側滑り，d 橈骨－舟状骨間の尺側滑り

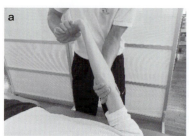
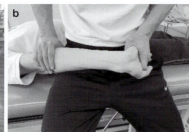
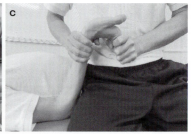

図6 軟部組織モビライゼーション（ストレッチ）
a 橈側手根屈筋，b 浅指屈筋，c 深指屈筋

なかったこと，橈側手根屈筋腱の圧痛が背屈時痛と同様であることから，橈側手根屈筋腱での制限が主原因であると判断した．

アセスメント

① **関節機能異常**：
- 月状骨－有頭骨，橈骨－舟状骨の関節拘縮．
- 橈骨近位方向の位置異常．

② **筋機能異常**：
- 橈側手根屈筋腱の癒着．
- 橈側手根屈筋，浅・深指屈筋の短縮．
- 長・短橈側手根伸筋，総指伸筋の筋スパズム．

プログラム

① **関節モビライゼーション（図5）**：
- 月状骨－有頭骨間の背側滑り（図5a）．
- 橈骨－尺骨間の遠位方向滑り（図5b）．
- 橈骨－舟状骨間の背側・尺側滑り（図5c, d）．

② **軟部組織モビライゼーション**：
- 癒着，短縮，筋スパズムを認めた筋に対する横断マッサージ．
- 短縮を認めた筋に対するストレッチ（図6）．

治療後の再評価

試験治療は，橈骨遠位方向と有頭骨背側滑りのモビライゼーションを実施し，手関節掌屈と前腕回内時の疼痛軽減と可動域改善がみられた．また背屈

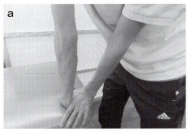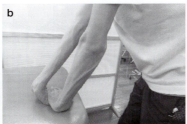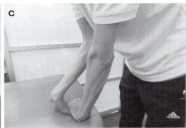

図7 前腕のセルフストレッチ
a：橈側手根屈筋, b：浅指屈筋, c：深指屈筋

時痛は，橈側手根屈筋腱のマッサージとストレッチにて症状消失し可動域改善もみられた．そのため，セルフエクササイズとして，セルフストレッチ（図7）と握力や手関節掌・背屈の筋力トレーニングを指導した．

2回目の理学療法時，掌屈時痛と回内時の違和感が残存，可動域は改善しており，1回目の治療に加え，橈屈の可動域制限と短縮筋・筋スパズムにアプローチし，掌屈時痛消失，可動域も左右差がほとんどなくなった．

3回目の理学療法時，日常生活で支障なし，手関節と前腕の運動時痛消失，可動域と握力も改善したため終了となった．

Clinical reasoning

アセスメントに基づく治療プログラムの実施

評価結果を基に，月状骨－有頭骨，橈骨－舟状骨の低可動性は骨折後固定による拘縮，また手を突いた時の橈骨近位方向への位置異常による疼痛と可動域制限を優先的問題点であると判断した．背屈時痛は橈側手根屈筋の短縮・癒着と判断し，長・短橈側手根伸筋や総指伸筋の筋スパズムや手指屈筋群の短縮は可動域制限と疼痛の助長因子であると最終仮説を立てた．

試験治療は最終仮説を基に実施し，改善によって最終仮説が証明され，短期治療，長期治療と段階的に治療プログラムを進めていった．もし，試験治療で改善がみられなければ再評価や治療手技再考が必要である．

3．まとめ

K-E concept に基づき，橈骨遠位端骨折における評価と治療について述べた．ガイドラインでは[6]，橈骨遠位端骨折後の手関節を含めた上肢のリハビリテーションは有効であり，推奨グレードもAである反面，セラピストによるリハビリテーションは，医師またはセラピストが指導した自宅での自動運動療法と比較して患者の満足度は高かったが，臨床成績では有意な差を認めなかったとの報告がある．

しかし，問診内容から仮説を立て，仮説を検証するための評価を行い，問題点を明確にし，適切な治療プログラムを実施すれば，確実に効果を得ることができ，治療期間の短縮や臨床成績も改善すると考える．

文献

1) 松野丈夫ほか：骨折・脱臼．標準整形外科学，医学書院，東京，788-789, 2014
2) 守屋孝繁ほか：整形外科放射線診断学，南江堂，東京，163-169, 2004
3) Kaltenborn FM, et al：Manual Mobilization of the Joints, Joint Examination and Basic Treatment, Volume Ⅰ, Norli, Oslo, 169-172, 2011
4) Evjenth O, et al：Symptom Localization in the Spine and the Extremity Joints, OPTP, Minneapolis, 3-5,32-33, 2000
5) Malo-Urriés M, et al：Clinical and ultrasonographic evidence of a proximal positional fault of the radius；A case report. Man Ther 19：264-269, 2014
6) 日本整形外科学会診療ガイドライン委員会，橈骨遠位端骨折診療ガイドライン策定委員会：橈骨遠位端骨折診療ガイドライン2012．外固定除去後のリハビリテーションは有効か．2012, http://minds.jcqhc.or.jp/n/med/4/med0125/G0000420/0059（2016年3月閲覧）

第Ⅱ部 各論／C. 肩甲帯・上肢の評価と治療

10. 三角線維軟骨複合体（TFCC）損傷を含む手根手指の障害

髙山明美

> **エッセンス**
> - 手の機能障害はスポーツや日常生活において多岐にわたる受傷機転がある．
> - 急性外傷と持続的・反復的活動の結果生じる外傷を分けて考える必要がある．
> - 基本情報での病歴，主観・客観的評価で受傷状況を把握し，局所的な障害もしくは関連する部位の運動機能不全に基づくのかを分析する．
> - 個々の特徴を十分に理解した上で適切な運動パターンに修正し，生活復帰・スポーツ復帰することが重要である．

1. 手関節（手根）手指の障害とは

　手関節は前腕と手の間の解剖学的領域であるが，「手関節」が終わって「手」が始まる境界ははっきりしていない[1]．加えて前腕と上腕それに肩関節は，脳と手のarmとして，手の機能をよりよく発揮するための連結路であり，手は繊細な運動器官であると同時に環境を認知する非常に重要な感覚器官でもある．そのため，複雑な機能を理解するにはその解剖と運動生理を十分に熟知しておく必要がある．手関節（手根）の機能障害は多岐にわたり，効果的に治療するためには組織の急性損傷および潜在的な運動機能障害の管理が必要である．手指においても同様に損傷の発生部位や局所に基づくのか，関連する運動系機能障害に基づくのか鑑別が重要である．

・三角線維軟骨複合体（triangular fibrocartilage complex：TFCC）損傷とは

　TFCCが損傷される受傷機転は，急性外傷による橈骨や尺骨の遠位端骨折など一度の強い負荷による損傷と，繰り返される反復動作に伴い慢性的（亜急性的）な負荷によりTFCCが徐々に損傷されるものがある．TFCCが損傷されると尺骨手根骨間および遠位橈尺関節の不安定性，クッション機能低下に伴う尺骨手根骨間の圧上昇が生じることや，付随する滑膜炎による手関節尺側部痛，回内・回外可動域の制限が生じる[2]．急性外傷ではあらゆる年齢層の転倒などの外傷において生じる可能性があり，あらゆるスポーツ競技に生じる可能性がある．慢性的（亜急性的）な損傷では繰り返される前腕回内・回外と手関節尺屈運動を伴う複合運動によるものが多く，日常生活ではドアノブや瓶のふたを開けるねじり動作，前腕回内・回外と手関節背屈を伴う立ち上がる際のプッシュアップ動作などで疼痛を生じる．スポーツにおいては道具を用いた種目で，同様の動作を伴う手関節の複合的で反復動作が多い野球のバッティングやゴルフスイング，テニスや卓球でのフォアやバックハンドストロークなどで運動時痛，誘発痛を訴えることが多い．治療法には保存療法と手術療法があり，まず保存療法が行われる．装具やサポーターなどで手関節を固定し，局所の安静を図ることで症状の改善が得られるとされている．保存療法を行っても改善が得られない症例は手術療法が選択される．

図1 症状の部位

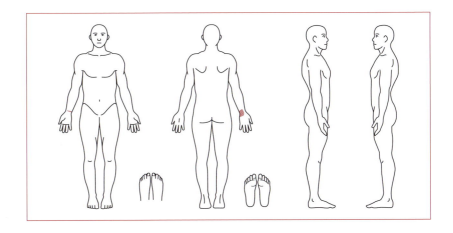

図2 右手関節の正面像（上）側面像（下）
a 受傷時，b 整復後固定，
c 固定除去4週後

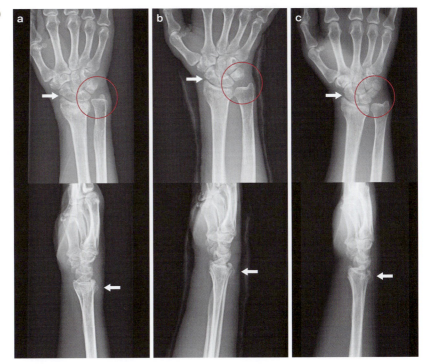

2．症例提示

症例の基本情報

60歳代女性，主婦．3ヵ月前に転倒して右手をつき右橈骨遠位端骨折を受傷．整復後保存療法として5週間ギプス固定した．固定除去後に家事や夫の介護における動作，特に蛇口動作，手をつく動作で手関節尺側に疼痛（図1）と軋音が出現．

診断名：三角線維軟骨複合体損傷．

X線所見：橈骨の遠位骨片の背側転位，遠位橈尺関節の開大（図2c）．

Clinical reasoning

症例の基本情報から何が考えられるか

手関節尺側部痛は，重量物の把持や前腕の回旋動

作などで訴えがあり，日常診療でもよく遭遇する疾患の一つである[3]．既往である橈骨遠位端骨折は女性の中高年に多い傾向があり，手関節尺側部痛は合併症状として出現することも多い．橈骨遠位端骨折はアライメントを整復すれば一般に予後は良好に経過する．しかしなかには遅延する手関節痛を訴えるものもあり，原因は TFCC 損傷や尺骨突き上げ症候群，遠位橈尺関節不安定性などに起因する．本症例は，日常生活動作などで反復される前腕回内・回外，背屈での複合動作と手関節背屈における負荷で症状を誘発する．TFCC 損傷の臨床所見として回内・回外運動により有痛性軋音を触れることなどのほか，重要な検査方法として ulnocarpal stress test がある．前腕を回内，または回外しながら手関節を尺屈すると疼痛を訴えるもので，診断率はほぼ100％とのことである[4]．また，手関節を固定することで不動を強いられることになり，手根の主要な関節である橈骨手根関節と手根中央関節に低可動性が生じる．したがって，TFCC 損傷は関連する機能の不均衡も原因として挙げられ，鑑別診断が非常に重要となる．

主観的評価　Subjective

疼痛は既往である橈骨遠位端骨折整復後に行った手関節の固定を除去した後から徐々に出現している．症状の特性として手をつくなどの手関節負荷時に軋音を伴った疼痛があり，疼痛部位は手関節尺側裂隙であった．悪化要因は手関節の背屈・尺屈・回外が同時に起きる動作での負荷であり，軽減要因は安静である．

Clinical reasoning
主観的評価からどのような仮説が立てられるか

本症例の手関節に生じた疼痛は，手関節固定の除去後から日常生活における手関節尺側へ荷重がかかる動作時に出現している．疼痛の増悪や不変を認めず，再現性のある痛みは運動器の問題であることから理学療法の適応と判断した．悪化要因は手関節背屈・尺屈・回外動作や荷重で出現し，軽減要因は安静や非荷重であり，手関節尺側裂隙に疼痛が生じていた．これらより，手関節尺側部の関節構成体への荷重や，繰り返される複合動作の反復ストレスが疼痛を誘発する原因であり，その周囲関節の可動性に問題が生じていると仮説を立てた．

客観的評価　

① 観察・視診：
　1．右手背に軽度圧痕・皺の減少を認める浮腫，前腕最小周径右（＋0.5cm）．
　2．静的アライメント：手関節は軽度背屈位，手根骨は回内位，掌側・橈側偏位（＋），前腕回内位のみ尺骨頭に背側偏位（＋）．
　3．動的アライメント：手の荷重動作，手関節掌屈，背屈動作は尺屈が伴い，母指内転位．

② 神経テスト：チネルテスト尺骨神経（－），正中神経（－），上肢の神経伸張性テスト（－）．

③ 抵抗運動テスト：握力 16.0kg（健側比66％）
橈側手根屈筋，尺側手根屈筋・伸筋に筋力低下（MMT2）．浅・深指屈筋，長掌筋に筋力低下（MMT2）と萎縮（＋）．

④ 機能的運動テスト（自動運動）
　1．関節可動域：手関節掌屈35°，背屈50°，橈屈5°，尺屈25°，前腕回内75°，回外70°．
　2．症状・疼痛：手の荷重，手関節の背屈・尺屈，回内・回外最終域では手関節尺側裂隙の背側部，掌屈・橈屈では橈側裂隙部．

⑤ 症状局在化テスト：手関節背屈位で月状骨を掌・背側滑りを順に実施し，掌側滑りで疼痛出現し，背側滑りで消失．以上の結果より橈骨月状骨間の関節に由来する機能障害（＋）

⑥ 可動性テスト（他動運動）：
　1．関節可動域（エンドフィール）：手関節掌屈45°（less elastic），背屈70°（empty），橈屈10°（empty），尺屈30°（empty），前腕回内75°（empty），回外70°（empty）．
　2．Joint play test：
橈骨手根関節 completion pain（＋）
・安静肢位
hypomobility：橈骨手根関節の牽引と背側滑り・尺側滑り，橈骨舟状骨間・橈骨月状骨間背側滑り．

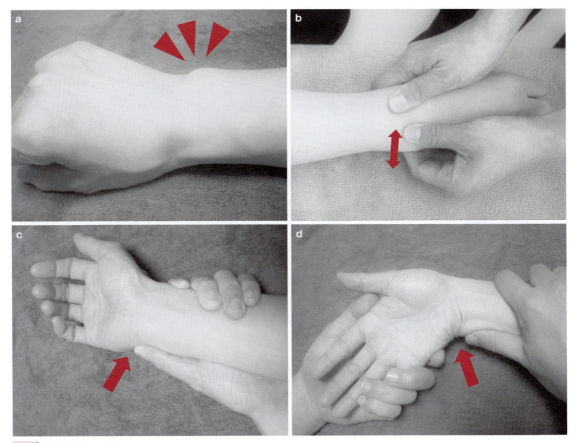

図3 整形外科テスト

a　piano key sign．前腕回内位で尺骨頭の背側偏位と尺骨頭を徒手的に押し込むと沈み込み，力を緩めると背側へ偏位する．
b　遠位橈尺関節 ballottement test．中間位，回内位，回外位それぞれで尺骨頭を徒手的に掌背側にずらし，橈骨に対する位置異常と不安定性を確認する．
c　fovea sign．尺側手根屈筋，尺骨茎状突起，尺骨頭掌側面，豆状骨の間隙の圧痛を確認する．
d　ulnocarpal stress test．前腕を回内・外をしながら手関節を尺屈して軸圧をかけたときの疼痛を確認する．

hypermobility：有頭骨月状骨間の背側・掌側滑り，橈骨手根関節の掌側・橈側滑り，尺骨三角骨間の掌側滑り，遠位橈尺関節の腹側滑り．
・最大背屈位
hypomobility：橈骨手根関節の牽引と背側・尺側滑り，有頭骨月状骨間の背側・掌側滑り，橈骨舟状骨間・橈骨月状骨間・遠位橈尺関節の背側滑り．
hypermobility：橈骨手根関節の掌側・橈側滑り，尺骨三角骨間の掌側滑り，遠位橈尺関節の腹側滑り．

⑦ **muscle length** テスト：長・短橈側手根伸筋，尺側手根屈筋・伸筋，浅・深指屈筋，長掌筋に短縮を認めた．
⑧ **muscles spasm**：短縮筋に加え，（総）指伸筋，方形回内筋にスパズムと圧痛を認めた．
⑨ **整形外科テスト**：piano key sign（＋），遠位橈尺関節 ballottement test（＋），fovea sign 尺骨茎状突起（＋），ulnocarpal stress test（＋）（図3）．
⑩ **医学的所見**：X 線所見（図2）．受傷時に手根骨橈側偏位，橈骨の遠位骨片の背側転位・短縮・

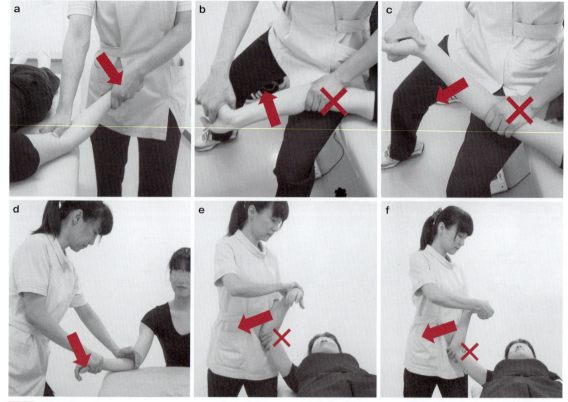

図4 軟部組織モビライゼーション
a 手指・手関節屈筋群, b 橈側手根屈筋, c 浅指屈筋, d 手指・手関節伸筋群, e 短橈側手根伸筋, f （総）指伸筋

尺骨傾斜の減少, 橈骨舟状骨間狭小, 尺骨三角骨間・遠位橈尺関節の開大. 固定除去4週後に手根骨橈側偏位, 尺骨三角骨間の開大, 遠位橈尺関節の開大.

アセスメント

① 尺骨, 手根のアライメント異常.
② 尺骨三角骨間, 遠位橈尺関節 instability による周囲筋の過負荷による圧痛.
③ 橈骨月状骨間, 橈骨舟状骨間, 月状骨有頭骨間の hypomobility.
④ 短縮筋やアライメント異常による TFCC 損傷（橈尺靱帯, 三角線維軟骨）.

試験治療 (trial treatment)

短縮および圧痛を認めた筋に対して, friction massage, functional massage を実施. 橈骨手根関節に対する牽引と背側・尺側滑り, 有頭骨月状骨間の背側・掌側滑りを実施. 掌屈・背屈自動運動と症状の改善が認められた.

Clinical reasoning

客観的評価をどのように統合し, 仮説を検証していくか

観察・視診にて, 安静時の手根回内位, 掌側・橈側偏位は手関節における背屈, 尺屈を示し, 悪化要因である背屈動作ではさらに尺屈する. 症状局在化テストでの橈骨月状骨間で陽性, 回内位での尺骨頭の背側偏位, 整形外科テストでは遠位橈尺関節, 三角骨尺骨間に陽性となり, 背屈時に手根を安定させる手根屈筋群の筋力低下を認めた. これらから手関節尺側部の尺骨月状骨間靱帯, 尺骨関節包の損傷に加えて, 症状を誘発させている問題がさらに明確になった. これらの

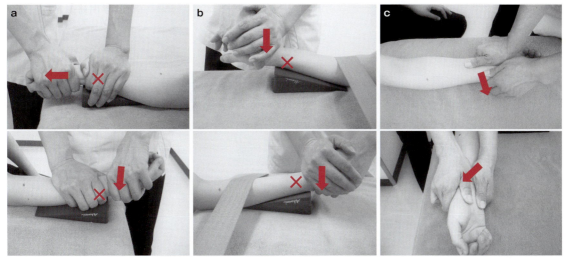

図5 関節モビライゼーション
a 橈骨手根関節牽引(上),橈骨手根関節背側滑り(下).b 有頭骨月状骨間関節背側滑り(上),有頭骨月状骨間関節掌側滑り(下).
c 遠位橈尺関節背側滑り.

症状を誘発しているのは,手関節,手根骨間におけるhypomobility が可動性のある関節をさらに可動させるために,正確な運動から偏位をしていることである.中間位で手根骨はすでに掌側滑りを生じており,背屈最終域前に掌側滑りが最大となるため手根を尺屈する代償運動により背屈を達成する.また,このアライメント異常の状態が続いたことで手関節伸展筋群の短縮や筋出力の低下を招き,月状骨有頭骨間の動きを妨げ手根骨のアライメント異常を引き起こした.よって掌屈時でも早い段階で限界に到達し関節の遊びは最小となり尺屈する.加えてこれらの繰り返される圧迫と過度な伸張は,遠位橈尺関節における橈尺靱帯へ負荷を与え,関節の不安定性を誘発させた.これらの問題に対して trial treatment で検証し改善が認められたことで問題となる領域が確認できた.

治療プログラム

① **軟部組織モビライゼーション(図4)**:短縮および圧痛を認めた筋に対して,1) friction massage, 2) functional massage, 3) muscle stretching を実施.
② **関節モビライゼーション(図5)**:1) 橈骨手根関節の牽引・背側・尺側滑り,2) 有頭骨月状骨間関節の背側・掌側滑り,3) 橈骨舟状骨間関節・橈骨月状骨間関節・遠位橈尺関節の背側滑りを実施.
③ **スタビライゼーション**:手関節に対するスタビライゼーション(図6a, b).
④ **日常生活動作に対する指導**:① 遠位橈尺関節の固定材を使用した固定,② 手関節に対する荷重制限,③ 動作指導.

治療後の再評価

2回目の理学療法時に自動運動可動域の改善とともに,日常生活の疼痛場面での減少が認められたため,上記プログラムに下記プログラムを追加した.

追加したプログラム

① **手関節の筋力トレーニング**:トレーニング前に,手根を遠位に前腕を近位に留めるスタビライゼーションを行い(図6a, b),手根手指筋群の筋力トレーニング,オートモビライゼーション,スタビライゼーションを実施した(図6c〜j).これらのトレーニングを漸増的に負荷量と動作量を調整し,疼痛出現肢位である手関節背屈・尺屈・回外動作や荷重動作に合わせ,動的アライ

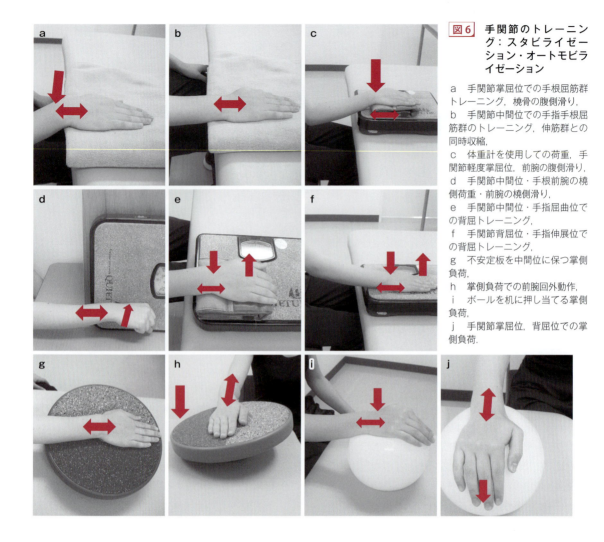

図6 手関節のトレーニング：スタビライゼーション・オートモビライゼーション

a 手関節掌屈位での手根屈筋群トレーニング，橈骨の腹側滑り．
b 手関節中間位での手指手根屈筋群のトレーニング，伸筋群との同時収縮．
c 体重計を使用しての荷重，手関節軽度掌屈位，前腕の腹側滑り．
d 手関節中間位・手根前腕の橈側荷重・前腕の橈側滑り．
e 手関節中間位・手指屈曲位での背屈トレーニング．
f 手関節背屈位・手指伸展位での背屈トレーニング．
g 不安定板を中間位に保つ掌側負荷．
h 掌側負荷での前腕回外動作．
i ボールを机に押し当てる掌側負荷．
j 手関節掌屈位，背屈位での掌側負荷．

メントが崩れるのを防ぎながら実施した．最終的には肘関節や肩関節など近位部にある関節との知覚連動性トレーニングを行う．
② セルフエクササイズ：家庭での遠位橈尺関節のテーピングでの固定，段階に合わせた禁忌肢位の指導を行い，筋力トレーニングに加えてセルフストレッチング（図7）とした．

Clinical reasoning

アセスメントに基づく治療プログラムの実施

プログラムを進めるにあたり，遠位橈尺関節に対するhypermobilityへの安静固定を行い，軟部組織モビライゼーションで関節運動の不均衡を調整した．手根，手関節におけるhypomobilityを改善することで，hypermobilityにおける負荷を減じる．正確な運動を発揮するために手関節，前腕部のスタビライゼーションを行った．疼痛は日常生活動作で症状が誘発するため，セルフエクササイズに重点を置き，禁忌や正確な運動から偏位した病態の理解を得て，その段階に合わせたトレーニングを行うことで動的アライメントを含めた改善を認めた．効果を継続するために日常生活での注意点や，今後も必要とされるトレーニングを提示することが必要である．

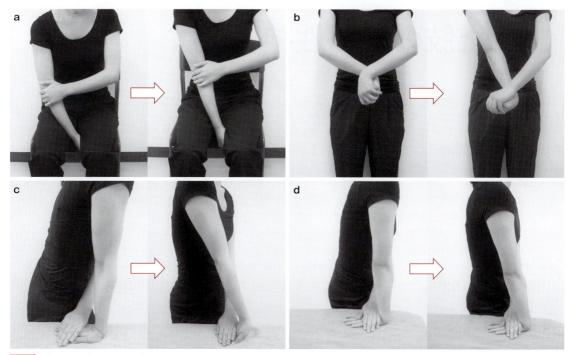

図7 セルフストレッチング
a 回外筋・腕橈骨筋・上腕筋, b (総)指伸筋・示指伸筋・小指伸筋, c 深指屈筋・浅指屈筋・長掌筋, d 長短橈側・尺側手根伸筋

3. まとめ

症例の示す症状を改善へ導くためには,疼痛を誘発する動作の特性を把握することである.そのために,注意深く自覚症状を問診することで禁忌と適応を明らかにし,疼痛を誘発する原因に対して仮説を立てることが重要である.それに基づいた評価から詳細に検証し,hypermobility を起こす原因である hypomobility を改善することで,hypermobility における負荷や疼痛を減じ正確な運動を発揮することができた.要するに的確な評価を重ねることで,実際に起きている機能不全や現象など,問題となる潜在的な運動機能障害を見出すことが不可欠である.さらに真の障害部位へ適切な徒手理学療法を実施することにより,効果的な治療結果を得ることができる.

文献

1) Canal ST(原著編集),藤井克之(総監訳):キャンベル整形外科手術書 第9巻 手.エルゼビア・ジャパン,東京,163-225,2003
2) 中村俊康:TFCC障害の治療法.関節外科 30:337-343,2011
3) 整形外科リハビリテーション学会,林 典雄,浅野昭裕:関節機能解剖に基づく整形外科運動療法ナビゲーション上肢・体幹,メジカルビュー社,東京,194-270,2014
4) 津下健哉:手の外科の実際,南江堂,東京,131-349,2011

第Ⅱ部 各論／C. 肩甲帯・上肢の評価と治療

11. 上肢の絞扼性神経障害

横山貴司

> **エッセンス**
> - 上肢の絞扼性神経障害には胸郭出口症候群や肘部管症候群，円回内筋症候群，手根管症候群，後骨間神経麻痺などがあり，その障害部位によりそれぞれ特徴的な症状を呈する．
> - 病歴の長い絞扼性神経障害患者は double crush syndrome と呼ばれる末梢神経の二次的障害を呈している可能性も高く，周辺末梢神経・軟部組織の理学療法評価も必要となってくる．
> - 絞扼性神経障害には神経モビライゼーションを中心とした包括的な理学療法アプローチが有効である．
> - 再発防止のため姿勢指導，セルフエクササイズなど能動的なアプローチと患者への病態説明など教育的アプローチも大切である．

1. 上肢の絞扼性神経障害とは

絞扼性神経障害とは最も頻度の高い末梢神経障害の一つである．局所的な病態生理学的メカニズムとしては，神経周囲組織からの繰り返される圧迫刺激が神経内の虚血・浮腫・炎症などを引き起こし，続いて発生する慢性的な神経内の循環障害がその限局された神経細胞レベルの器質的変化にまでも導くと考えられている[1]．臨床ではそれらの絞扼性神経障害によって痛み・しびれ感・感覚過敏・感覚鈍麻・筋力低下・筋萎縮などの幅広い症状を呈する．

上肢には末梢神経が脊髄から手指の先端まで走行する間，解剖学的・運動学的に狭窄・圧迫されやすい部位がいくつかある．その場所で繰り返し引き起こされる機械的圧迫刺激の増加が絞扼性神経障害の主な誘発原因となり，それぞれの特徴的な症状が出現しているものと考えられている．しかしながら，患者の訴える痛みやしびれ感などの主観的な症状は画像診断や電気診断による十分な説明は難しく，それらに付随する他の症状の種類や範囲もさまざまであり，現在のところ絞扼性神経障害におけるユニバーサルで明確な診断基準は存在しない．実際，手根管症候群や頚椎症性神経根症と診断された患者のおよそ70％は支配神経領域以外の痛みや症状を経験していると報告されている[2]．

上肢の絞扼性神経障害は末梢神経の障害・炎症部位や原因によりさまざまな症候群として分類されている．

腕神経叢周囲で引き起こされる代表的なものとして胸郭出口症候群（thoracic outlet syndrome：TOS）があり，これは前斜角筋や第1肋骨・鎖骨周囲組織などによる圧迫が主要因であると定義されている[3]．鎖骨周囲の動脈や静脈が主に圧迫されて症状を呈しているケースもあるが，神経が圧迫されることが主要因となっている症例は神経性胸郭出口症候群（neurogenic thoracic outlet syndrome：NTOS）と分類され全体の90％以上を占めると報告されている[4]．NTOSの主症状としては肩関節を含む上肢の痛み・感覚障害・筋力低下，頚部痛，頭痛などが一般的な症状であり，自律神経症状として手指の冷感などを伴う場合もある．身体的評価では斜角筋の著明な圧痛が認められ，症状のある上肢と反対側への頚部の回旋や側屈により痛みや症状を誘発する．また，ULNT1 MEDIAN（upper limb neurodynamic test 1 MEDIAN：正中神経ニューロダイナミックテスト1）で陽性所見を示す症例が多い[3]．

肘関節周囲で引き起こされる代表的な絞扼性神

経障害に肘部管症候群（cubital tunnel syndrome）がある．これは肘部管内での狭窄が尺骨神経を圧迫することが主要因とされている．手根管症候群に次いで発生率が高いとされ，症状としては小指と環指尺側・背側のしびれ感や感覚低下がある．また，尺側手根屈筋や手内筋の筋萎縮が認められることもある[5]．Chengらは肘部管症候群の誘発検査としてscratch collapse testが有効であると報告している[6]．正中神経は肘関節から前腕にかけての周辺組織から過度な機械的刺激を受けると，症状により円回内筋症候群（pronator teres syndrome）や前骨間神経症候群（anterior interosseous nerve syndrome）と診断される．しかし，それらの絞扼性神経障害の発生はとても稀である[7]．前腕部では回外筋起始部付近にあるarcade of Frohseで橈骨神経の運動枝が圧迫されると後骨間神経麻痺（posterior interosseous nerve palsy）が引き起こされる．症状としては手指の感覚と手関節背屈の動きは保たれるが，母指を含む手指伸展の純粋な筋力低下を認めることが特徴である[8]．

手根管症候群（carpal tunnel syndrome：CTS）は最も高頻度に発生する単ニューロパチーである．これらの多くは特発性であるとされ，何らかの誘因で手根骨と横手根靱帯で構成される手根管内の圧上昇が正中神経を圧迫し症状を引き起こしていると考えられている[3,8]．臨床所見として夜間痛やしびれ感，正中神経領域の感覚障害，チネル徴候（Tinel's sign），Phalen徴候，短母指外転筋の筋力低下，母指球の筋萎縮がみられることが多い[9]．同様に手関節周囲組織の構造的問題が主要因として考えられているギヨン管症候群（Guyon's canal syndrome，尺骨神経管症候群）は小指球を走行する尺骨神経が周辺組織から圧迫を受けることにより手掌側の小指と環指尺側のしびれ感を呈する．

2．症例提示

症例の基本情報

50歳代女性，主婦．首がやや長くやせ形の体型．主症状は左上肢のしびれ感と頸部左側面のはり感．趣味活動として琴を演奏しているが，頻度として月に2回程度の演奏会への参加と週に3回以上の練習などセミプロレベル．演奏会には往復2～3時間程度の自動車運転と会場へ琴の搬入も自らで行う．明らかな症状の誘因なく約2年前より徐々に出現し，寛解増悪を繰り返していた．特に自動車運転による長距離移動や演奏会直後は症状が強くなり範囲も拡大する．既往歴として5年以上前に自動車の追突事故によるむち打ち症状を経験したことがある．

診断名：左胸郭出口症候群．

電気診断：左上肢の神経伝導速度に著明な異常は認められない．

画像診断：ストレートネックと指摘されるも頸椎椎間関節の変形や椎体間隙の明らかな減少は認められない．

Clinical reasoning

症例の基本情報から何が考えられるか

一般的にはTOSは30～50歳代の女性に多いとされており，そして多くの症例は繰り返される微細な損傷や過去に大きな外傷を経験している．また，同時に解剖学的な異常姿勢が認められるケースも多い[3]．このケースの場合は過去に交通事故によるむち打ち症状を経験していることに加え，現在も継続的に高頻度で活動している琴の演奏姿勢，自動車の運転姿勢，荷物の搬送動作など症状の悪化を助長する可能性のある因子（contributing factors：CFs）も確認する必要がある．そして，病歴の長い絞扼性神経障害の患者ほどdouble crush syndrome（DCS）と呼ばれる末梢神経の二次的障害を呈している可能性も高く，周辺末梢神経・軟部組織の理学療法評価も必要となってくる[10]．

主観的評価（問診）

理学療法初回評価時の症状は左上肢のしびれ感（#1）と頸部左側面のはり感（#2）であった（図1）．めまい，吐き気，嘔吐の訴えはなかった．左上肢のしびれ感の範囲は上腕遠位尺側から前腕尺側・手指掌側にかけて広範囲であった．また，雨天や低温，

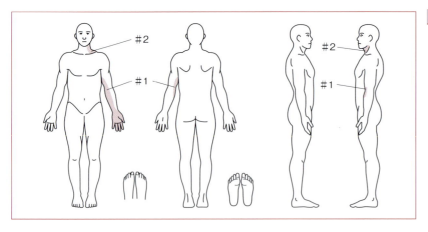

図1 症状の部位

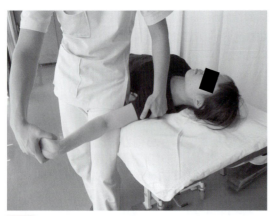

図2 ULNT 1 MEDIAN（最終肢位）

肩甲骨下制，肩関節外転・外旋，肘関節伸展，手関節背屈，頚部反対側へ側屈．

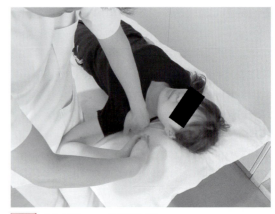

図3 ULNT ULNAR（最終肢位）

手関節背屈，前腕回外，肘関節屈曲，肩関節外転・外旋，肩甲骨下制，頚部反対側へ側屈．

疲労時にはそれらの症状の悪化を感じるとのことであった．そして，手内筋のわずかな筋力低下や手指の冷感を自覚することもあった．

Clinical reasoning

主観的評価からどのような仮説が立てられるか

　主観的評価より NTOS によると思われるそれらの症状は尺骨神経支配領域を中心として正中神経支配領域も含まれている．さらに，時々手内筋の筋力低下を感じる時もあることから上肢末梢神経のニューロダイナミックテストを活用しての誘発・軽減テストの実施が必要となってくる．頚部側面のスパズムは斜角筋の筋硬結や伸張性低下を疑うため触診にて確認する必要がある．

客観的評価　　　　　　　　　　Objective

① **姿勢**：頚椎前弯減少，胸椎後弯減少，腰椎前弯減少，両側肩甲帯軽度外転位（左＞右）．

② **自動運動**：頚椎の自動運動では症状の誘発・軽減は再現できなかったが頚椎の右側屈で左上肢の症状はやや増強．

③ **ニューロダイナミックテスト**：ULNT 1 MEDIAN（図2），ULNT ULNAR（尺骨神経ニューロダイナミックテスト）（図3），ULNT2 MEDIAN（正中神経ニューロダイナミックテスト2）（図4）は左上肢でともに陽性．

④ 関節副運動：左第1胸肋関節低下．C2，C3，C6，C7は低下．C4，C5は過剰，T1〜T7は低下．
⑤ 触診：左前・中斜角筋で筋硬結・伸張性低下著明．左円回内筋の筋硬結・伸張性低下軽度．
⑥ 筋力：左手内筋に明らかな筋力低下や筋萎縮は認められない．

Clinical reasoning

客観的評価をどのように統合し，仮説を検証していくか

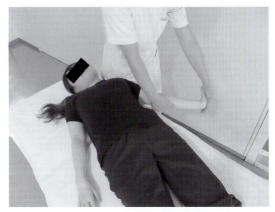

図4　ULNT2 MEDIAN（最終肢位）
肩甲骨下制，肘関節伸展，上腕外旋，前腕回外，手関節背屈，手指伸展，肩関節外転，頚部反対側へ側屈．

初期仮説を基に身体的評価を展開した．複数のニューロダイナミックテストの陽性所見から左上肢のしびれ感は末梢神経の機能低下が主要因と判断した．特に左前・中斜角筋の機能異常は腕神経叢レベルで複数の末梢神経に加わる機械的刺激を増強し，それらの末梢神経内循環障害を引き起こしていると考えられた．さらに上位頚椎と左第1肋骨の関節可動性低下はそれらの筋機能異常と深く結びついているのではないかと考えた．

一方，前腕レベルでは神経絞扼好発部位である円回内筋の筋硬結が正中神経を圧迫し左前腕部より末梢にある症状の一因で，琴演奏の特徴的な姿勢である持続的な左肩甲骨外転・下制，左前腕回内位もCFsの一つと推測された．

むち打ち症の既往をベースに持ち，持続的な同一姿勢を必要とする琴演奏と自動車運転がNTOSの主要因となった．さらにDCSと呼ばれる末梢神経の二次的絞扼性神経障害である円回内筋症候群も左上肢に出現している症状の一部であると考えられた．一方，上位胸椎の可動性低下は手指の冷感などの自律神経症状の一因で，この慢性的な経過はこれらもCFsの一つとなり正常な創傷治癒過程を妨げているのではないかと思われた．

アセスメント ssessment

1) 末梢神経機能低下：左尺骨神経，左正中神経
2) 筋伸張性低下，筋硬結，スパズム：左前・中斜角筋，左円回内筋
3) 関節機能異常：左第1肋骨，上・下位頚椎可動性低下
4) 自律神経症状：上位胸椎可動性低下

治療プログラム lan

① 軟部組織モビライゼーション：左前・中斜角筋，左円回内筋に対する横断的マッサージ，ストレッチ（図5）．
② 関節モビライゼーション：左第1肋骨（図6），上・下位頚椎（図7），上位胸椎（図8）．
③ 神経モビライゼーション（自動介助運動によるスライダー手技）：ULNT2 MEDIAN（図9），ULNT ULNAR（図10）．
④ セルフエクササイズ：神経モビライゼーションのスライダー手技；ULNT1 MEDIAN（図11）とULNT ULNAR（図12），セルフストレッチ；左前・中斜角筋と円回内筋（図13）．
⑤ 姿勢指導とセルフメンテナンス：演奏練習中の適度な休憩（休憩中に短時間でのセルフエクササイズを導入），自動車運転姿勢の修正（腰椎ロールの使用やハンドル・座席の位置調整）．

治療後の再評価

ULNT2 MEDIAN は陰性となった．ULNT ULNAR は陽性のままであったが症状の誘発は軽減された．左第1肋骨と上位頚椎の関節可動性改善は左前・中斜角筋の筋機能異常改善に有効であり，頚部左側面

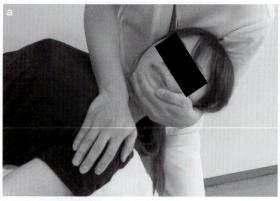
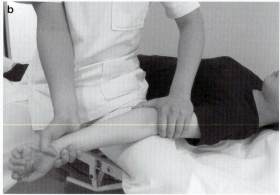

図5 ストレッチ

a 左前・中斜角筋．セラピストは頭側に立ち，左前腕で対象者の頭部を支えながら左手で左顎を固定する．セラピストは右手で対象者の左側の鎖骨と第1・2肋骨を背側，尾側方向に固定する．セラピストは対象者の頭頚部を左回旋，右側屈，軽度伸展に保持しゆっくりと頭側方向へ牽引する．ホールド＆リラックスを使用すると効果的である．

b 左円回内筋．セラピストは対象者に向かって治療台に寄りかかるように立つ．セラピストは対象者の肘関節を大腿部に乗せながら左手で対象者の上腕を固定する．セラピストは右手で対象者の肘関節を軽度屈曲位に保持したまま前腕を最大回外させ，そこから肘関節伸展，尺側方向へゆっくりとストレッチする．ホールド＆リラックスを使用すると効果的である．

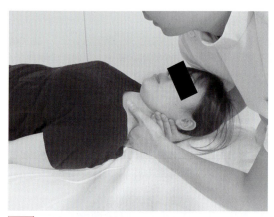

図6 左第1肋骨モビライゼーション

セラピストは対象者の頭側に立ち，右手で対象者のC7を右側屈・左回旋して固定する．セラピストは左手の示指MP関節付近で左第1肋骨を保持し，腹側・尾側・軽度内側方向に圧を加える．

のスパズムは大幅に減少した．

Clinical reasoning
アセスメントに基づく治療プログラムの実施

このケースのNTOSに起因する症状に対しては，末梢神経の移動に伴う絞扼部位の循環改善が期待できる神経モビライゼーションのスライダー手技が治療プログラムの中心となった．そして，継続的なセルフエクササイズ導入にはセラピストが左第1肋骨と上位頚椎の関節可動性改善を早期に図り，対象者自身がセルフエクササイズにより症状の誘発・軽減を容易に行える状況を提供することが有効であった．そのような慢性的な絞扼性神経障害の改善には複数回にわたるセラピストによる受動的な治療が必要となる一方，病歴の短い二次的絞扼性神経障害である円回内筋症候群にはセルフ神経モビライゼーションなどの能動的なプログラムが短時間で効果を確認できた．

3．まとめ

上肢の絞扼性神経障害の症状はさまざまであり，しびれ感や痛みなど主観的な訴えが中心でスタンダードな評価や診断基準が存在しない．そのため，明確な検査結果の提示や病態説明も不十分で，対象者が精神的な不安を抱えていることも多い．さらに慢性的な状態が持続すると，DCSのような二次的な絞扼性神経障害が併発しやすく症状をさらに複雑化させる．このような症例の場合，問診より症状の時間経過と範囲を整理し，病歴の短い症状へのシンプル

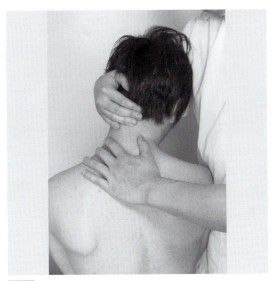

| 図7 | 下位頸椎モビライゼーション |

セラピストは左母指と示指で治療対象椎間の尾側にある頸椎の椎弓を挟み込むように固定する．そして右手と胸部で治療対象の頭部と上位頸椎を包み込むようにし，右小指で治療対象椎間の頭側にある頸椎の椎弓左側を保持する．その肢位で治療対象椎間の頭側にある頸椎全体を屈曲・右側屈・右回旋のカップルムーブメントで動かす．

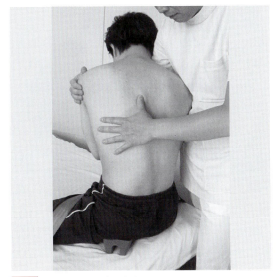

| 図8 | 上位胸椎モビライゼーション |

準備肢位として患者の左殿部の下にウェッジを入れた端坐位で，下部胸椎と腰椎を屈曲・左側屈・右回旋のノンカップルムーブメントでロックする．セラピストは左母指で治療対象の椎間で尾側にある胸椎棘突起を左側から固定する．そして右手は患者の左肩を保持しながら患者の右肩をセラピストの胸に押し当てるように固定する．その肢位で上位胸椎全体を屈曲・右側屈・右回旋のカップルムーブメントで動かす．

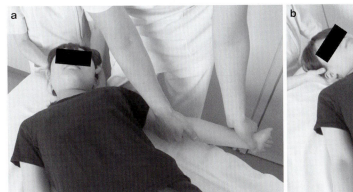
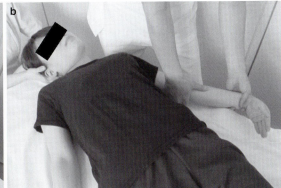

| 図9 | 自動介助による正中神経モビライゼーション（スライダー手技）；ULNT 2 MEDIAN |

a 図4のULNT 2 MEDIANの最終肢位から頸椎を同側に側屈させた肢位．
b 図4のULNT 2 MEDIANの最終肢位から手関節を掌屈させた肢位．
aとbの肢位を自動介助運動にて交互に繰り返す．

なアプローチから開始する．慢性的な末梢神経内の循環障害が主要因であると考えられている絞扼性神経障害の治療には，対象者自身が生活の中で能動的な治療プログラムであるセルフエクササイズを頻繁に実施し，それらによる局所循環の改善が症状の軽減につながっていることを自覚してもらう必要がある．そのためにはクリニカルリーズニングにより得られた知見を段階的にわかりやすく説明し，簡単な

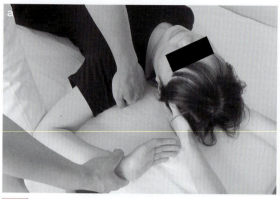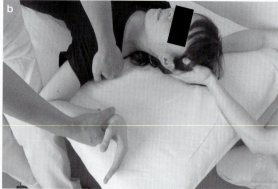

図10 自動介助による尺骨神経モビライゼーション（スライダー手技）；ULNT ULNAR
a 図3のULNT ULNAR の最終肢位から頚椎を同側に側屈させた肢位.
b 図3のULNT ULNAR の最終肢位から手関節を掌屈させた肢位.
aとbの肢位を自動介助運動にて交互に繰り返す.

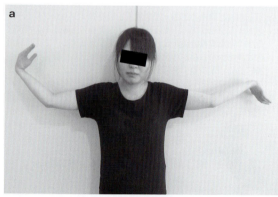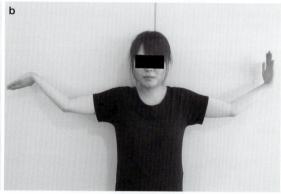

図11 セルフ神経モビライゼーション（スライダー手技）；ULNT 1 MEDIAN
両側の肩甲骨下制，肘関節伸展，上腕外旋，前腕回外，手指伸展，肩関節外転位で左右の手関節背屈と掌屈を交互に繰り返し行う.

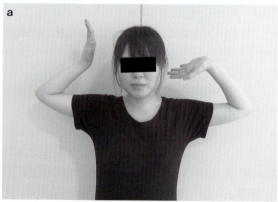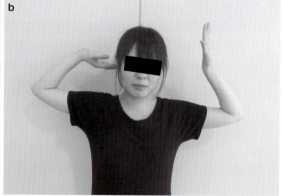

図12 セルフ神経モビライゼーション（スライダー手技）；ULNT ULNAR
両側の肩甲骨下制，肩関節外転・外旋，肘関節屈曲，前腕回外位で左右の手関節背屈と掌屈を交互に繰り返し行う.

図13 セルフストレッチ

a　左前・中斜角筋．対象者は椅子座位をとりストレッチする左の手で椅子を保持する．右手で上位頸椎を後ろから保持し，頭頸部を左回旋，右側屈，軽度伸展方向にストレッチする．ホールド＆リラックスを使用すると効果的である．

b　左円回内筋．対象者は机に向かって立ち，肘関節軽度屈曲，前腕最大回外位にして左手を机の上に置く．対象者は右手で左前腕を保持し徐々に左肘関節伸展・尺側方向に押す．ホールド＆リラックスを使用すると効果的である．

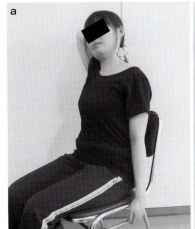 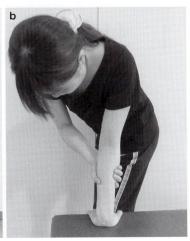

セルフエクササイズから導入する．さらに，CFsをできるだけ少なくするための姿勢指導など教育的アプローチも加える．次に，短期的な治療効果が確認されたところで長期的な治療プランを説明し，対象者の不安感を軽減することも症状の自然治癒を促すことに役立つと考えられる．

絞扼性神経障害には神経モビライゼーションを中心とした包括的な理学療法アプローチが有効であり，理学療法士はクリニカルリーズニングによる問題解決手法から得られた情報を整理し，対象者に適合した長期的な視点を持って治療プログラムを実施したい．

文献

1) Schmid AB, et al：The relationship of nerve fibre pathology to sensory function in entrapment neuropathy. Brain 137：3186-3199, 2014
2) Schmid AB, et al：Reappraising entrapment neuropathies；mechanisms, diagnosis and management. Manual Therapy 18：449-457, 2013
3) Maru S, et al：Thoracic outlet syndrome in children and young adults, Eur J Vasc Endovasc Surg 38：560-564, 2009
4) Sanders RJ, et al：Diagnosis of thoracic outlet syndrome. J Vasc Surg 46：601-604, 2007
5) Assmus H, et al：Carpal and cubital tunnel and other, rarer nerve compression syndromes. Dtsch Arztebl Int 112：14-25, 2015
6) Cheng CJ, et al：Scratch collapse test for evaluation of carpal and cubital tunnel syndrome. J Hand Surg Am 33：1518-1524, 2008
7) Lee HJ, et al：Early surgical treatment of pronator teres syndrome. J Korean Neurosurg Soc 55：296-299, 2014
8) Han BR, et al：Clinical features of wrist drop caused by compressive radial neuropathy and its anatomical considerations. J Korean Neurosurg Soc 55：148-151, 2014
9) 日本神経治療学会：標準的神経治療・手根管症候群．神経治療 25：65-84, 2008
10) Schmid AB, et al：The double crush syndrome revisited—a Delphi study to reveal current expert views on mechanisms underlying dual nerve disorders. Man Ther 16：557-562, 2011

第Ⅱ部 各論／D．骨盤帯・下肢の評価と治療

1. 仙腸関節機能異常

末廣忠延

エッセンス
- 仙腸関節機能異常は仙腸関節の動きの異常や位置異常と定義される．
- 治療のためには症状の悪化要因と軽減要因を明確にし，症状の原因部位を特定することが重要となる．
- 仙腸関節の位置異常を呈している症例では，仙腸関節を neutral の位置に修正を図るとともに，仙腸関節機能異常に関連している筋の短縮や近隣関節の低可動性，姿勢の異常について治療し，仙腸関節への機械的ストレスの軽減を図る．
- 仙腸関節の不安定性を有する症例では，骨盤ベルトの装着に加え，ローカル筋群の選択的な活動やローカル筋群とグローバル筋群の協調性の再獲得といったスタビリティエクササイズを実施することで症状の軽減，再発予防を図る．

1．仙腸関節機能異常とは

　仙腸関節機能異常は仙腸関節の過可動性や低可動性といった，動きの異常や仙腸関節の位置異常と定義される[1]．仙腸関節に影響を及ぼす病理学的要因は外傷，感染，退行変性，腫瘍，分娩前後の骨盤の不安定性また強直性脊椎炎などの炎症性疾患や痛風などの代謝疾患が挙げられる[2]．外傷による仙腸関節機能異常では，繰り返しの負荷，しりもち，stepping 損傷，ダッシュボード損傷などが受傷機転となって仙腸関節の位置異常が生じる[3,4]．仙腸関節由来の疼痛は，妊婦は別として比較的まれで[5]，仙腸関節領域に疼痛が出現しても腰椎もしくは股関節からの関連痛のことも多く，疼痛が仙腸関節由来の痛みであるかの鑑別が治療の鍵となる．また股関節や胸椎の可動域制限により仙腸関節機能異常を誘発していることもあり，近隣関節の評価も重要となる．以下に Kaltenborn-Evjenth（K-E）concept に基づく評価と包括的な治療プログラムについて述べる．

2．症例提示

症例の基本情報
　30 歳代女性．妊娠 7 ヵ月頃から殿部痛が出現し，産後も殿部痛（上後腸骨棘のすぐ下）が軽度残存している状態であった．産後 6 ヵ月の階段降段時に段差が予想よりも大きく，右足から強く着地し，右殿部痛が増強した．現在，受傷後 2 週間が経過し疼痛は受傷時よりも軽減しているが，荷重時に右殿部の痛みが残存している．

　診断名：急性腰痛症．

Clinical reasoning

症例の基本情報から何が考えられるか

　本症例では右殿部の痛みを報告しており，腰椎，股関節，仙腸関節が疼痛の原因部位として考えられる．また妊娠 7 ヵ月頃から殿部痛が出現し，産後も痛みが残存していた．妊娠期の腰痛は，妊娠末期に妊婦の 68％，産褥期では 45％，さらに出産から 3 年が経過しても 17％に痛みが持続すると報告されている[6]．

この腰痛の原因には，妊娠による姿勢の変化やエストロゲン，リラクシンといったホルモンの作用により仙腸関節や恥骨結合の靱帯が緩み骨盤の不安定が生じたためと考えられている．したがって，本症例においても産後の骨盤の不安定性が，靱帯および疼痛感受性組織を刺激し，産後の疼痛を持続させる原因となっていた可能性がある．

また降段時に段差の高さを見誤ったことで，予想以上の外力が股関節，仙腸関節，腰椎に加わったと思われる．通常，荷重下の仙腸関節の動きは，足底からの床反力により寛骨が後方回旋し仙骨が nutation（うなずき）する．したがって，足底からの強い衝撃は仙骨を nutation させ，仙骨の腹側・尾側方向（寛骨の後方回旋）への位置異常を招く可能性が考えられた（図1）．

上記のことから骨盤の不安定性が基盤としてあり，そこに階段を踏み外すことで仙骨の腹側・尾側方向の位置異常が生じた可能性が推察される．しかし，股関節や腰椎が疼痛の原因部位である可能性も考えられ，主観的評価，客観的評価にて明らかにしていく．

主観的評価　　ubjective

右殿部の疼痛（右上後腸骨棘のすぐ下）は降段時に右足を強く着いた後から持続しているが，受傷後2週間が経過し受傷時に比べ疼痛は軽減している（図2）．しかし立位，歩行，階段といった右下肢への荷重がかかる動作や座位にて疼痛が増強する．また疼痛が軽減する要因や姿勢は右下肢の免荷や側臥位であった．下肢・会陰部のしびれはなかった．

Clinical reasoning
主観的評価からどのような仮説が立てられるか

右殿部の疼痛が徐々に軽減していることに加え，特定の動作や肢位で疼痛が増減することから徒手理学療法の適応であると判断した．

本症例の殿部痛は，立位，歩行，階段といった荷重により疼痛が増強し，免荷により軽減している．このことから腰椎，仙腸関節，股関節への荷重が疼痛の原因である可能性が考えられる．さらに座位姿勢において

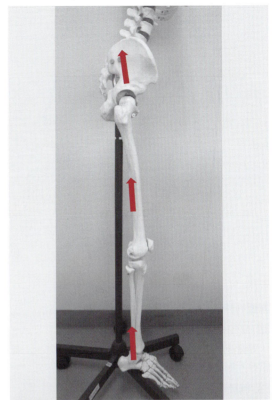

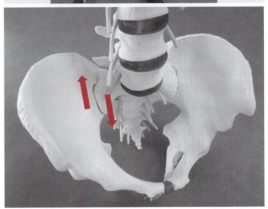

図1　stepping 損傷

足底から受けた床反力は，股関節を介して仙骨に対して右の寛骨を後方回旋方向あるいは右の寛骨を背側・頭側方向（相対的に仙骨は腹側・尾側方向に動く）に伝達する．

いても，疼痛が増強している．座位姿勢では，坐骨結節で荷重を受けるため股関節では免荷され，仙腸関節，腰椎で荷重される．したがって，立位姿勢・座位姿勢で疼痛が増強する本症例の場合は，腰椎もしくは仙腸関節が疼痛の原因部位である可能性が考えられ，客観

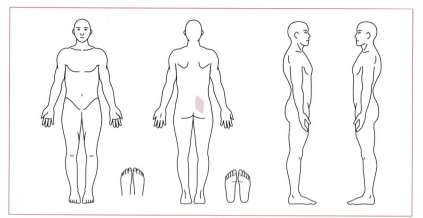

図2 症状の部位

的評価で明らかにする．

客観的評価 Objective

1 立位姿勢
　頭部前方位，胸椎後弯増大，腰椎前弯減少，荷重が左側に偏位．

2 機能的運動テスト
① **関節可動域**：胸腰椎の屈曲制限 empty（右 PSIS の下に疼痛），胸腰椎の屈曲・右側屈・右回旋（more elastic），胸腰椎の屈曲・左側屈・左回旋（more elastic）に制限（＋）．
② **症状局在化テスト**：立位で右殿部に痛みが出現しない境界域まで荷重を行い，頸椎の屈曲や足関節の背屈また胸腰部の左右への側屈を実施したが，疼痛の変化がなかった．また右の坐骨結節だけをベッド上にのせ腰掛けると疼痛が増強し（図3a），その状態で胸腰椎の左右への側屈を実施しても痛みの程度は変化しなかった．股関節・仙腸関節の誘発軽減テストとして，痛みの境界域まで右下肢へ荷重した状態から股関節，仙腸関節の順に荷重・免荷を実施し，仙腸関節の荷重で疼痛が出現し，免荷で疼痛が軽減した（図3b, c）．
③ **自動体幹屈曲テスト**：立位での体幹屈曲時に右 PSIS の頭側への動きはじめが，左 PSIS の動きはじめに比べ早いことから右仙腸関節の低可動性が示唆された．

④ **Joint play test**：
　仙腸関節の lifting test：右低可動性．
　右仙骨側の頭側滑り：疼痛軽減．
　右仙骨側の尾側滑り：低可動性，疼痛増強．
　右仙骨の腹側滑り：低可動性，疼痛増強．
　腸骨の後方回旋：疼痛増強．
　腸骨の内側への動き：右仙腸関節の後面に疼痛出現．
⑤ **筋の長さのテスト**：ハムストリングスの短縮．
⑥ **筋スパズム**：両側の脊柱起立筋（＋），右梨状筋・右中殿筋に圧痛，右仙結節靱帯に圧痛．
⑦ **筋力**：両側の中殿筋の筋力低下．
⑧ **長座位テスト**：右下肢が左に比べ背臥位で短く，長座位で長いことより右寛骨の後方回旋が示唆された．

Clinical reasoning
客観的評価をどのように統合し，仮説を検証していくか

　症状局在化テストにおいて，痛みの境界域まで右下肢へ荷重した状態で，頸部の屈曲や足の背屈を実施しても疼痛がないことから神経系の問題は除外した．痛みの境界域で体幹を側屈させ腰椎への機械的ストレスを変化させても疼痛がないことから痛みの原因が腰椎ではないと推察した．また右の坐骨結節だけをベッド上にのせ股関節が免荷した状態で右側の仙腸関節と腰椎へ荷重をかけると疼痛が増強した（図3a）．この

| 図3 | 仙腸関節の誘発・軽減テスト（症状局在化テスト）

a 右の坐骨結節のみに荷重した場合，股関節は免荷し仙腸関節には荷重ストレスがかかる．
b 誘発テスト．痛みが出現しない境界域で仙骨を尾側に動かし右仙腸関節の荷重を増加させる．
c 軽減テスト．痛みが出現する境界域で仙骨を頭側に動かし右仙腸関節の荷重を軽減させる．

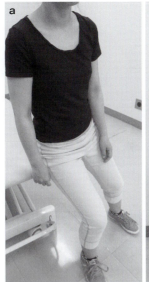
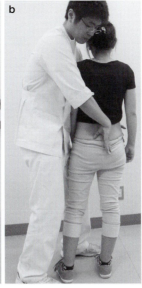
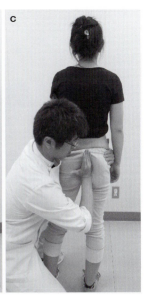

ことから腰椎もしくは仙腸関節が痛みの原因と考えられるが，右の坐骨結節で荷重した状態で左右へ側屈し腰椎への機械的ストレスを変化させても疼痛の変化がなかった．この結果から股関節ではなく仙腸関節が疼痛の原因部位であると考えられた．さらに仙腸関節の誘発・軽減テストで（図3b, c）陽性となったことから疼痛の原因部位が仙腸関節であると確認された．

自動体幹屈曲テストで右PSISの動きはじめが早いことやJoint play testの結果から右の仙腸関節の低可動性が確認された．また長座位検査の結果に加え，腸骨の後方回旋や仙骨を腹側と尾側方向（nutation方向）に動かすことで疼痛が増強すること，仙骨の頭側方向の動きで症状が緩和することから右側の仙骨が腹側・尾側方向（腸骨の後方回旋位）でロッキングを起こし，仙腸関節の位置異常が生じていると推論した．この仙骨の腹側・尾側方向への位置異常により仙結節靱帯・仙棘靱帯・骨間靱帯を含む関節周囲組織に過剰な負荷が加わり疼痛や筋スパズムが出現していると考えられた．またハムストリングスの短縮は，坐骨結節に付着するため腸骨の後方回旋を誘発しやすく仙腸関節位置異常を悪化させる要因と考えられた．

アセスメント

産後の仙腸関節の不安定性が残存しているところに，右下肢を予想以上に強く着いたことで右側の仙骨の腹側・尾側方向の位置異常（ロッキング）が生じ，右殿部痛が悪化したと考えられた．

① 関節機能異常：仙骨の腹側・尾側方向への位置異常（ロッキング），右仙腸関節の低可動性．
② 筋機能異常：両側の脊柱起立筋・右梨状筋・右中殿筋に筋スパズム，ハムストリングスの短縮．

治療プログラム

① 軟部組織モビライゼーション（図4）：筋スパズムおよび短縮が認められた筋に対して，① 横断マッサージ，② 機能的マッサージ，③ ストレッチングを実施．
② 仙腸関節モビライゼーション（図5）：① 仙骨の頭側へのモビライゼーション，② 腸骨の腹側へのモビライゼーション，③ 腸骨の前方回旋のモビライゼーションを実施．
③ 患者指導：① ベルトによる骨盤の固定（図6a），② 右下肢優位での荷重や重量物の挙上を避けるように指導．

治療後の再評価

仙腸関節の位置異常を修正後に疼痛の軽減が認められた．またその際のJoint playを再評価すると仙腸関節の過可動性が認められた．骨盤をベルトで固定すると荷重時の疼痛はさらに軽減した．

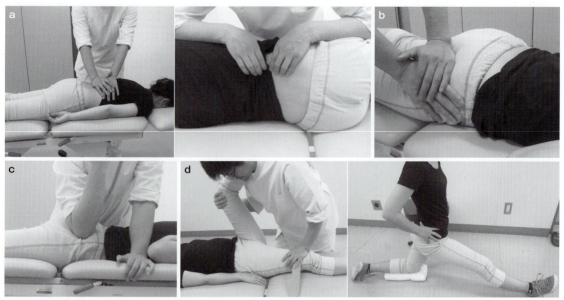

図4 軟部組織モビライゼーション
a 脊柱起立筋(横断マッサージ,機能的マッサージ)
b 梨状筋(横断マッサージ)
c 中殿筋(横断マッサージ)
d ハムストリングス(ストレッチ)

2回目の理学療法としてスタビリティエクササイズ(図6b〜g)とハムストリングスのセルフストレッチを指導した.

Clinical reasoning

アセスメントに基づく治療プログラムの実施

試験治療として短縮および圧痛を認めた筋に対する軟部組織のモビライゼーションと仙腸関節の位置異常を修正するために関節モビライゼーションを実施した.その結果,疼痛の軽減を認めた.さらに関節の位置異常を修正することで仙腸関節のJoint playが低可動性から過可動性に変化した.これらの結果から仙腸関節の不安定性が元々基盤にあり,外傷により仙腸関節の腹側・尾側方向へのロッキングが生じたことで症状が出現したという仮説を支持した.仙腸関節の不安定性に対しては,骨盤ベルトの装着とスタビリティエクササイズを指導した.骨盤ベルトの装着は腸骨(ASIS)を内側に圧迫することで右側の背側仙腸靱帯に疼痛が出現したことからベルトのバックル(マジックテープ)を背側に位置するように指導した.

6回の理学療法プログラムの実施により,荷重時の痛みが消失したため,家庭でのスタビリティエクササイズの継続を指導し理学療法を終了した.

3. まとめ

仙腸関節機能異常に対してK-E conceptに基づく評価から治療に至るまでの臨床推論過程を示した.症例では,産後の腰痛が持続しており,仙腸関節の過可動性が基盤にあることや受傷機転から寛骨を後方回旋(相対的に仙骨を腹側・尾側)させる外力が加わったことを念頭において評価を進めた.評価結果から右仙骨の腹側・尾側方向の位置異常(ロッキング)が疼痛の原因であると推測され,仙腸関節位置異常に対して修正を行うことで症状の軽減が得られた.このように効果的な治療のためには,症状の原因部位を特定できるかが治療の鍵となる.そのためには,丁寧な問診と病態運動学に基づいた原因分析が重要である.また本症例では仙腸関節の過可動

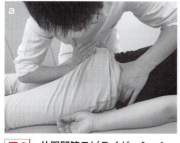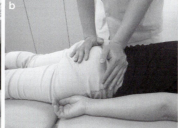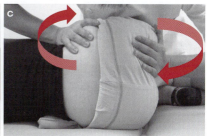

図5 仙腸関節モビライゼーション
a 仙骨の頭側へのモビライゼーション
b 腸骨の腹側へのモビライゼーション
c 腸骨の前方回旋のモビライゼーション

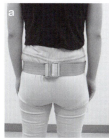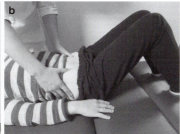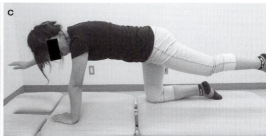
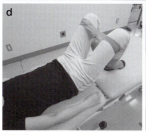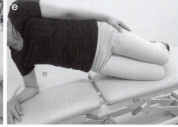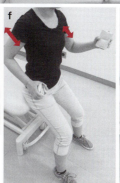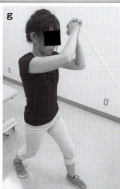

図6 ベルトによる骨盤の固定とスタビリティエクササイズ
a ベルトによる骨盤の固定
b 腹横筋の選択的活動(腹部引き込み運動)
c ローカル筋群を収縮させた状態で四肢の挙上(四つ這い)
d ローカル筋群を収縮させた状態で殿部の強化
e ローカル筋群を収縮させた状態で腹斜筋,腰方形筋,中殿筋の強化
f ローカル筋群を収縮させた状態で重りを把持して腕を振る(座位).
g ローカル筋群を収縮させた状態でセラバンドの抵抗に抗する(立位).

性を有することが,仙腸関節の位置異常を呈した原因の1つであった.したがって仙腸関節の位置異常の修正だけでなく,仙腸関節の安定性の再獲得が再発予防のために重要であった.

文献

1) Laslett M：Evidence-based diagnosis and treatment of the painful sacroiliac joint. J Man Manip Ther 16：142-152, 2008
2) Huijbregts P：Sacroiliac joint dysfunction：Evidence-based diagnosis. Orthopaedic Division Review, 18-32, 41-44, 2004
3) 山内正雄ほか：関節病態運動学 仙腸関節の病態運動学と理学療法.理学療法 25：1555-1564, 2008
4) Krauss J, et al：Translatoric Spinal Manipulation for Physical Therapists, Lakeview Media LLC, Rochester Hills, 124-133, 2006
5) Zelle BA, et al：Sacroiliac joint dysfunction：evaluation and management. Clin J Pain 21：446-455, 2005
6) ウィメンズヘルス理学療法研究会：ウィメンズヘルスリハビリテーション.メジカルビュー社,東京,168-182, 2014

第Ⅱ部 各論／D. 骨盤帯・下肢の評価と治療

2. 変形性股関節症

永井豊美

エッセンス
- 股関節は足部から上行する力と，体幹・骨盤から下行する力が交わる箇所であり，関節としては自由度の大きい関節である．
- 股関節に何らかの機能不全や障害が発生すると，影響は上方・下方の組織へも波及する可能性は高い．
- 股関節だけでなく周辺部位も考慮に入れた評価・治療が必要となることが多い．
- 問診・評価・治療における過程の中で，常に検証とスクリーニングを同時進行させながら，進める必要がある．

1. 変形性股関節症とは

　股関節は3度の自由度を持つ球関節で，3次元の動きをし，足部からの床反力などの上行性の力と体幹・骨盤帯からの下行性の力を受け，人間の下肢の動きをコントロールする荷重関節である[1]．このため，関節に何らかの障害が発生すると周辺部位へも影響は波及する．したがって評価対象は股関節だけでなく，周辺部位も考慮に入れた評価・治療が必要となる．その対象は，骨盤帯や膝関節だけでなく，足部にまで及ぶこともある．

　変形性股関節症とは，慢性かつ進行性の疾患であり，明確な原因が特定できない一次性股関節症と，明確に原因を特定できる二次性股関節症とに分類される[2]．本邦では先天性臼蓋形成不全や先天性股関節脱臼に起因する二次性のものが多いとされており，発症年齢は平均40〜50歳で，女性に多くみられる[2]．主たる病態の中では，関節裂隙の狭小化からくる疼痛が多い[2]．治療法としては観血的治療として，骨切り術や筋解離術，人工股関節全置換術などがある[3]．保存的治療としては，薬物療法として内服や関節内注入，装具療法としては足底板や補高靴，物理療法としての温熱療法，運動療法としては筋力強化や関節可動域練習，徒手療法などがある[3]．またこれらに加えて，生活指導や患者教育

表1　徒手理学療法治療介入時のポイント
1. 初期の情報と主訴から病態のスクリーニングを開始する
2. 問診を進めながら，病態のスクリーニングを並行する
3. 患者（もしくはクライアント）が問題と思っていることは何かを推察する
4. セラピストが問題と思っていることは何かを推察する
5. 評価項目の選定と手順を決めていく＝評価項目のスクリーニング
6. 治療介入の優先順位を付ける，このとき修正の幅を残しておく＝治療手技のスクリーニング
7. 治療の結果が上手くいったとき，要因は何であったかを考える
8. 治療の結果が上手くいかなかったとき，要因は何であったかを考える

も含まれる[4]．

　こうした中で，特に保存的治療に対する理学療法では，評価時から動きや痛みのコントロールも含めた評価計画・治療計画，患者指導が必要となる．また，股関節のみならず，周辺組織・周辺部位も考慮に入れた理学療法が必要となってくる[3]（表1）．

2. 症例提示

症例の基本情報
　50歳代女性．1ヵ月ほど前より特に誘因なく右殿部，股関節周囲に痛みが出現（図1），歩行しにくくなり受診する．

　診断名：右変形性股関節症．

| 図1 | 症状の部位 |

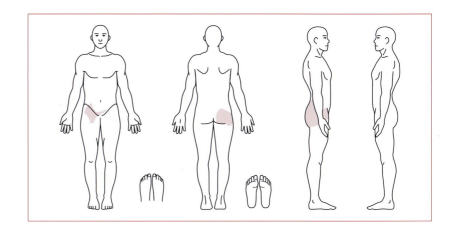

X線所見：関節裂隙の狭小化，臼蓋上部の骨棘の形成，CE角は約20°，Sharp角は45°，病期としてはほぼ末期に近い．

主訴：右股関節の夜間痛と動作時および歩行時の痛み，歩きにくい（ゆがんで歩いている）．

Clinical reasoning

症例の基本情報から何が考えられるか

年齢的にも好発年齢で，疫学的にも合致しており，また主たる症状も「痛み」である．長時間の立位での作業（業務）で痛みが誘発・増強され，X線所見とも合致する，典型的な変形性股関節症であると考えられる（初期仮説）．

主観的評価（問診） ubjective

既往歴としては，幼少時の既往は特に認められないが，1年前より軽度の両膝変形性関節症と腰椎椎間板ヘルニアと診断されている．これらに対しては特別な治療はしていない．仕事はクリニック勤務の看護師で，立ち仕事が多いため，加減しながら仕事をしている．夜も痛みで目が覚めることがある．

Clinical reasoning

主観的評価からどのような仮説が立てられるか

典型的な変形性股関節症に軽度の両膝変形性関節症と腰椎椎間板ヘルニアを併せ持った，腰椎・骨盤帯・股関節の機能不全が考えられる．膝関節と腰椎の双方からの影響もあり，筋力低下と，痛みからの逃避姿勢や逃避するような動きが持続した，不良姿勢と筋のアンバランスを呈する症例と考えられる．また，業務からの影響も大きい．したがって，股関節の構造体自体が痛みの原因となっていることに加えて，腰椎や膝関節からも影響を受けており，これら全体を考慮に入れたアプローチが必要であると考察された（仮説）．

客観的評価 bjective

① **関節可動域**：股関節屈曲90°，SLR70°，外転30°，回旋（内旋・外旋）各40°（背臥位）．
② **筋力**：下肢筋力（主として外転筋群）はMMTで右は4レベル，左は5レベル，体幹筋（腹横筋・多裂筋）は右側に収縮の遅延あり．
③ **姿勢評価**：疼痛を逃避するように左方向へ股関節・体幹・骨盤帯を偏位させて立位をとっている．側弯などはみられない．
④ **その他のテスト**：パトリックテスト（＋），オーバーテスト（＋），グラスピングテスト（＋），片脚立位は右に関しては痛みで実施不可．
⑤ **その他の所見**：右仙腸関節の動き（ニューテーションとカウンターニューテーション）は低下し，inflareとoutflareはともに陽性，トレンデレンブルグ兆候陽性．
⑥ **ADL**：日常生活は痛みを伴うもののどうにかできているが，仕事は加減しながら行っている．

勢の再教育などが理学療法の治療となると考えられる.

股関節部の疼痛の直接的な原因は股関節の退行変性に伴う関節裂隙の狭小化であるが,本症例のアライメント不良と疼痛の改善には,腰椎,股関節,膝関節を含めたアプローチが必要となってくることが考えられた.また,日常生活での改善できる事柄や注意事項への対処と自己管理についても指導が必要と考えられた.

アセスメント

以上の結果から,本症例については,以下の問題点・改善事項が示唆された.

① 自身のセルフイメージの再確認・再認識
② 股関節の可動性の確認
③ 骨盤帯(仙腸関節,恥骨結合を含む)の動きの確認
④ 下肢の柔軟性の有無
⑤ 股関節周囲筋の筋力(主として外転筋)
⑥ 腹部深部筋の収縮の確認
⑦ 姿勢の再確認・再教育

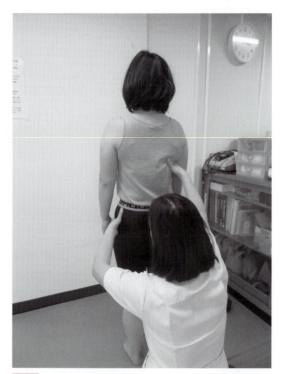

図2　他動的なアライメントの修正(イメージ学習を含む)

治療プログラム

① 他動的なアライメントの修正による体のイメージ学習:現在の姿勢の理解(図2)
② 右股関節の traction(図3)
③ 仙骨のモビライゼーション(図4)
④ 右仙腸関節のモビライゼーション(腹臥位)(図5)
⑤ 右仙腸関節のモビライゼーション(側臥位)(図6)
⑥ 恥骨のモビライゼーション(図7)
⑦ 右下肢のストレッチ(図8)
⑧ 右股関節周囲筋(主として外転筋)の筋力トレーニング(図9)
⑨ 腹部深部筋のトレーニング(ドローイン)(図10)
⑩ 姿勢再教育(静的なものと動的なもの)
⑪ セルフイメージの再教育

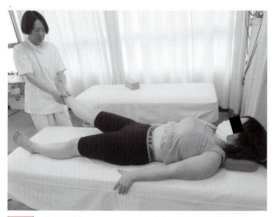

図3　右股関節の traction:屈曲・外転位での牽引

Clinical reasoning

客観的評価をどのように統合し,仮説を検証していくか

上記に示した客観的評価の結果から,主たる問題を呈しているのは股関節であり,加えて腰椎と骨盤帯の機能不全からくる可動域制限や筋力低下,痛みや姿

治療後の再評価

上記のプログラムを1回/週にてフォロー,経過

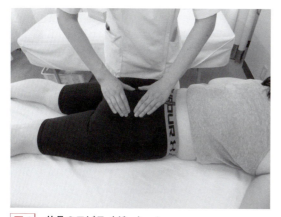

図4 仙骨のモビライゼーション
仙骨を把持し，頭側—尾側にモビライゼーションを行う．

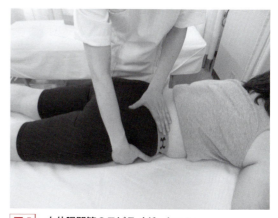

図5 右仙腸関節のモビライゼーション
腹臥位で，仙腸関節面に手を当て，腹側から引き上げる．

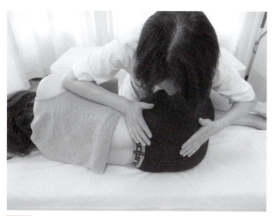

図6 右仙腸関節のモビライゼーション
側臥位で，寛骨を把持し，寛骨を回旋させる．

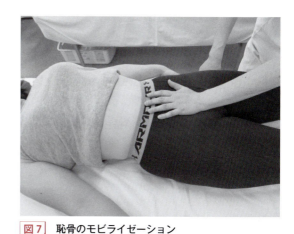

図7 恥骨のモビライゼーション
恥骨に手掌を当て，頭側—尾側方向にモビライゼーションを行う．

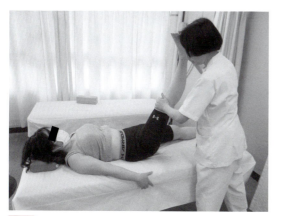

図8 右下肢のストレッチ（SLR）

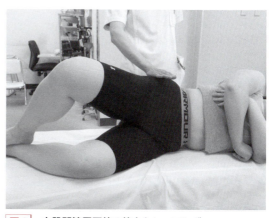

図9 右股関節周囲筋の筋力トレーニング
側臥位で外転筋のトレーニング．

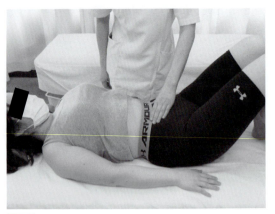

図10 腹部深部筋のトレーニング(ドローイン)

を観察した．結果，夜間痛は減少していき，最終的には消失した．動作時(特に業務中)の痛みは残ったが，痛みの程度は低下し(VAS：8から3まで低下)，骨盤帯から遠位のアライメントは修正された．それに伴って，歩容も改善され，業務も以前に比べて苦痛を感じなくなった．膝の痛みも消失した．また，トレンデレンブルグ兆候も減少した．合計22回の理学療法で，いったん，終了とした．本症例の主たる訴えは「痛み」で，まずはそれに対するアプローチとして徒手理学療法を実施した．次に筋肉の活動を向上させ，筋力をアップし，アライメントの修正と自己イメージの確立，最後に自己管理を指導し，理学療法終了となった．

Clinical reasoning
アセスメントに基づく治療プログラムの実施

本症例では，股関節だけでなく，腰椎，仙腸関節，膝関節にも既往があり，それらに対する総合的な評価とアプローチが要求された．いずれの箇所が主たるものであるかを判断することは極めて困難であるが，主訴が股関節であったため，主眼を股関節に置き，併せて仙腸関節・骨盤帯，膝関節の順で上記のアプローチを行った．治療後の再評価の結果については，上記に示すとおりである．治療を進めていく過程で，今までとは違った身体の感覚(アライメントの変化に対する違和感など)が出現することがあったが，それらは脳内での処理上の混乱と判断した．特に本症例で考慮したものとしては，痛みの出現に注意することであった．結果的には可動域や筋力の改善と併せてセルフイメージの改善も同時に行ったことが姿勢の修正・改善につながったと考える．最終的には，可動域や筋力という基礎的な部分の構築を行った上で，自身の体のイメージ作りにまでのアプローチが必要であった．

3．まとめ

複数の箇所にわたって機能不全を起こしている症例の場合は，どこに主眼を置くかで回復の過程や治療にかかる時間が変わってくる．セラピストが何を目標とし，着眼点をどこに置くかでアプローチの方法は異なり，ともすれば対処療法になりがちな点に注意を払いながら，理学療法を進めていくことが必要である．本症例の場合は，もともとの主訴が股関節であり，ここに端を発した機能不全であることを同定することが必要とされた．ところが理学療法の介入に関しては，直接股関節から介入するほうが良い場合と，他の部位から介入するほうが良い場合がある．本症例については股関節を中心に理学療法を行った．いずれにしてもこれは，そのセラピストの考え方と力量によるものが多いと思われる．

文献

1) 磯崎弘司：股関節の機能解剖学的理解のポイント．理学療法 31：884-893，2014
2) 日本整形外科学会診療ガイドライン委員会，変形性股関節症ガイドライン策定委員会編：変形性股関節症診療ガイドライン，南江堂，東京，9-16，2013
3) 永井 聡：変形性股関節症保存療法例の機能解剖学的病態把握と理学療法．理学療法 31：904-910，2013
4) 加藤 浩ほか：変形性股関節症患者の身体活動の意義およびその取り組みの実際と効果．理学療法 32：113-121，2015

第Ⅱ部 各論／D．骨盤帯・下肢の評価と治療

3．鼠径部痛

吉田篤史

エッセンス
- 鼠径部痛（groin pain：GP）とは股関節周辺の疼痛，キック動作系スポーツに多い障害である．
- 原因は多岐にわたり診断が難しい．現症状への対応のみではなく包括的な評価・治療が必要となる．
- Kaltenborn-Evjenth（K-E）concept では問診・評価を重要視し，仮説をもとに問題部位・組織を検証していく．
- 股関節のトレーニングに加え，複合的アプローチが重要である．

1．鼠径部痛とは

鼠径部痛（groin pain：GP）は股関節周辺痛としてさまざまな原因によって惹き起される．仁賀[1]は，「股関節周辺の疼痛の原因となる器質的疾患がなく，体幹から下肢にかけて可動性・安定性・協調性に問題を生じた結果として鼠径部や股関節周辺に機能不全が生じ，運動時に鼠径部周辺に疼痛を起こす症候群」を鼠径部痛症候群（groin pain syndrome：GPS）と定義している．GPを引き起こす多くがスポーツ選手である．一般的にサッカーやホッケーなど急な切り返し動作，ストップ動作を繰り返す競技における発生率が高い[2]と言われている．症状としては，サッカーのキック動作や，ランニングの際，腹部に力が加わることで鼠径部周囲，股関節，腹部に疼痛が出現する．GPの理学療法では，下肢筋のバランスを正常化し，競技中の力の伝達時において鼠径部を保護する必要がある[3]．またスポーツ動作は全身運動を伴うことが多く，股関節だけでなく他部位の機能不全もGPの原因になり得る[4]ため，理学療法アプローチの際には他部位の機能障害も考慮することが重要である．

2．症例提示

症例の基本情報

20歳代前半の男子大学生．全国大会出場レベルのテコンドー選手．数年前より，明らかな誘因なく右鼠径部に軽い違和感が出現し，練習後に右股関節（鼠径部・腹部）に痛みが生じた．既往歴は筋筋膜性腰痛症，右足関節内反捻挫（2年前受傷）がある．

診断名：鼠径部痛．
画像診断：X線検査問題なし．

Clinical reasoning

症例の基本情報から何が考えられるか

テコンドーは足のボクシングと例えられるように下肢の蹴り動作を中心に上肢とのコンビネーション，急速な切り返し，ステップなど瞬発的な運動を求められる．複合的な蹴り動作では，これらの切り返しが瞬時に繰り返され過剰な回旋運動を生じる．また，テコンドーでは限られた間合い（試技距離）や時間のなかでキックスピードを生成し，蹴り動作を行うことが要求される[5]．よってこれらの動作を円滑に行うためには体幹の安定性，協調性，バランス能力が要求される．本症例は以前より腰痛・足関節捻挫の既往がある．こ

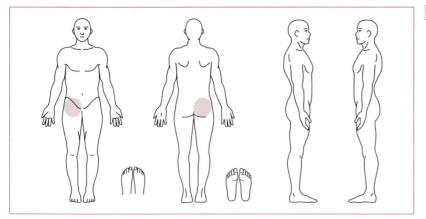

図1 症状の部位

れらの障害から生じる代償姿勢や動作を繰り返しながらの反復練習はさらに股関節・鼠径部へのストレスを助長すると推測される．

主観的評価

疼痛は，安静時 numeric raiting scale（NRS）1～2であり，練習・試合後にはNRS 7～8となり増強する．経過としては増悪と軽減を繰り返している．疼痛部位は右鼠径部と右下腹部，右殿部である（図1）．症状誘発動作としては股関節屈曲・内転・内旋位からの下肢振り上げ動作と，前方ステップ動作である．軽減要因は整骨院などで受けたマッサージなどのリラクゼーションである．

Clinical reasoning

主観的評価からどのような仮説が立てられるか

主観的評価より，右鼠径部疼痛は数年前より出現し，増悪と軽減を繰り返している．red flagsを疑わせるような持続する強い疼痛や夜間痛はなく，姿勢の変化やマッサージなどで症状の変化がみられることから，進行性の疼痛や重篤な筋骨格系疾患などにより起こったものではなく理学療法の適応と判断した．原因となる領域は股関節・骨盤・腰部であり，蹴り動作によって疼痛が出現していることから軟部組織または関節（非収縮性組織）に問題があると仮説を立て客観的評価に進む．

客観的評価

1 静的観察

頭部前方位，両側肩甲骨外転位，骨盤前傾および腰椎前弯増強，右股関節軽度外旋位．

2 動的観察

疼痛出現動作より観察．

1) 片脚立位不安定（骨盤下制：右＞左）．
2) 蹴り動作では開始肢位である股関節伸展・外旋位から急速な屈曲・外転・内旋運動が行われる．
3) スクワットにおいて，股関節最終屈曲位で骨盤後傾がみられ，代償的に腰椎前弯が減少する．

3 機能的運動テスト

① 疼痛：右股関節屈曲100°以上からの内転・内旋の複合運動最終域で鼠径部に疼痛・詰まり感（＋）・右殿部疼痛（＋），NRSで7～8．開排動作時痛，NRS 5～6．
② 関節可動域：右股関節屈曲100°（empty エンドフィール），外旋・内旋最終域（empty エンドフィール）．
③ 症状局在化テスト：最初は荷重位にて，股関節・骨盤・腰部の順に鑑別を圧迫・牽引にて実施する．鑑別の結果，股関節で陽性であったため，続いて背臥位にて股関節屈曲で行う（図2）．股関節を疼痛出現の境界で屈曲し，腸骨を前傾させる．また股関節を疼痛が出現するまで屈曲し，腸骨を後傾させる．腸骨前傾にて疼痛が増強，後傾にて消失する．以上の結果から股関節領域に問題となる機能障害（＋）．

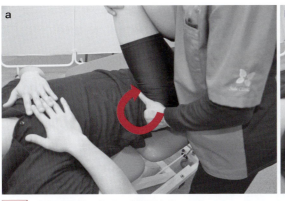 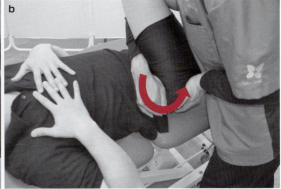

図2 股関節屈曲における症状局在化テスト
a 股関節を疼痛出現の境界で屈曲位とし，腸骨を前傾させる（結果的に仙腸関節は伸展方向へ，股関節は屈曲が増大する）．
b 股関節を疼痛出現の境界の屈曲位とし，腸骨を後傾させる（結果的に仙腸関節は屈曲方向へ，股関節は伸展が増大する）．

④ **Joint play test**：右股関節背側滑りに低可動性（＋），L4・L5 過可動性（＋）．
⑤ **筋の長さテスト**：腸腰筋，大腿筋膜張筋，梨状筋に短縮（＋）．
⑥ **筋スパズム**：中殿筋，内転筋群，腸脛靱帯，腸腰靱帯，棘間靱帯，腸腰筋，梨状筋に圧痛（＋）．
⑦ **筋力**：大・中殿筋に筋力低下（MMT 4）．
⑧ **補助検査**：FABERE Test（＋），Trendelenburg（＋），anterior impingment test（＋），コインテスト（＋）．

Clinical reasoning

客観的評価をどのように統合し，仮説を検証していくか

　客観的評価では症状局在化テストにより股関節で陽性となる．Joint play test により右股関節背側滑りの減少，筋の長さテストにより腸腰筋，梨状筋，大腿筋膜張筋の短縮が認められる．また，内転筋群，腸腰筋，中殿筋，梨状筋に圧痛が認められる．さらに，GP を助長する問題として腰椎の不安定性が考えられる．L4・L5 の過可動性，中殿筋筋力低下，棘間靱帯圧痛が認められ，それらを代償する筋の過剰な活動によってさらなる疼痛，動的アライメントが崩れた状態になっている．以上より，股関節周囲を中心とする下肢と体幹の筋のインバランスが生じ，関節包内運動・関節の中心化が正しく起きていないと推測する．この

ために蹴り動作のような急速な股関節の屈曲・回旋運動において，骨盤が後傾し代償的に腰椎は後弯になりやすく，大腿骨頭の位置異常が生じやすい運動となり，疼痛部位にさらなるストレスを与えていると推論した．

アセスメント

① **GP**：軟部組織異常および関節機能異常に起因する．
② **軟部組織機能異常**：静的・動的観察に関連した，腸腰筋，大腿筋膜張筋，梨状筋に短縮．腸腰筋，内転筋群，腸脛靱帯，梨状筋に加え，過可動性に関連している中殿筋，腸腰靱帯，棘間靱帯に圧痛．中殿筋，大殿筋に筋力低下．
③ **関節機能異常**：エンドフィール，Joint play test から股関節背側滑りに低可動性（＋），L4・L5 過可動性（＋）．

治療プログラム

① **軟部組織モビライゼーション**：短縮および圧痛を認めた筋に対して，① 横断マッサージ，② 機能的マッサージ（図3），③ ストレッチング（図4）を実施．
② **関節モビライゼーション（図5）**：① 股関節牽引，② 股関節背側滑り．
③ **スタビリティエクササイズ**：① 骨盤底筋・腹横筋・多裂筋の安定性トレーニング，② 関節の中心化トレーニング（図6）．

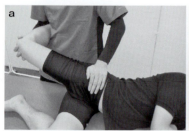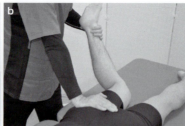

図3 機能的マッサージ
a 大腿筋膜張筋, b 梨状筋

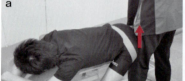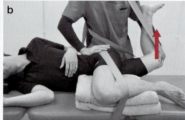
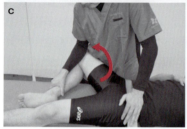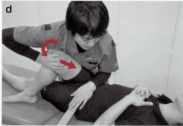

図4 ストレッチング
a 腸腰筋, b 大腿筋膜張筋, c 内転筋群, d 梨状筋

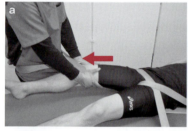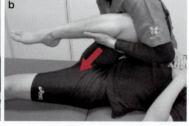

図5 関節モビライゼーション
a 尾側への牽引, b 背側への滑り

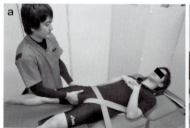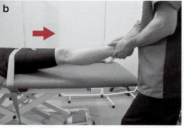

図6 関節の中心化トレーニング

a 股関節の近位把持：偏位している関節の位置や運動方向を評価し，原因となる筋群に対して動的筋力トレーニング/協同的収縮の修正を実施する．
b 股関節の遠位把持：股関節に牽引を加え，牽引力に対して股関節を保持するように股関節周囲筋群を収縮させる．

治療後の再評価

3回目より症状の改善が認められた．同治療プログラムの継続をするとともに体幹・下肢の筋力・協調性トレーニングとセルフエクササイズを追加した．

・筋力・協調性トレーニング

体幹の安定性トレーニング・関節の中心化トレー

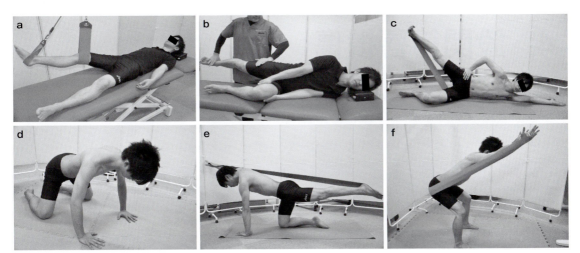

図7 筋力・協調性トレーニング
a Redcord®による外転筋エクササイズ，b 徒手抵抗による外転筋エクササイズ，c セルフトレーニングによる外転筋エクササイズ，d, e 四つ這いモビリティ＆スタビリティエクササイズ，f スクワット（c, e, fはエロンゲーションバンド®使用）

ニングと同時に，①Redcord®による外転筋トレーニング（図7a），②側臥位の徒手抵抗による外転筋エクササイズ（図7b），③外転筋トレーニング（図7c），④四つ這いでのモビリティとスタビリティエクササイズ（図7d, e），⑤スクワット（図7f）を実施した．これらのトレーニングに加えて，疼痛や代償動作を防ぎながら蹴り動作を実施した．

Clinical reasoning

アセスメントに基づく治療プログラムの実施

短縮・圧痛筋に対する軟部組織モビライゼーション，低可動性を示す股関節への関節モビライゼーション，過可動性の腰椎部に対してのスタビリティエクササイズ，そして複合トレーニングを実施した．

その結果，疼痛の軽減，低可動性の改善，筋力向上がみられた．テコンドーにおける蹴り動作時の疼痛も減少し，全国大会で入賞し，現在も継続してテコンドーを行うことができている．

3. まとめ

原因特定の難しいと言われるスポーツ障害であるGPに対してK-E conceptに基づいた評価・治療とクリニカルリーズニングの重要性を述べた．

スポーツ障害・オーバーワークからの機能異常による代償動作は非常に多く症状も多様である．現症状への対応のみではなく，問診により立てた仮説を順に検証し原因部位・組織を特定し統合することで包括的なアプローチが可能となると考える．

さらに症状の改善後は競技特性を考慮し，代償動作の修正エクササイズを行い，機能的動作，応用的動作・パフォーマンスへと発展させることが重要である．

文献

1) 仁賀定雄：鼠径部痛症候群．新版スポーツ整形外科学，福林 徹ほか編，南江堂，東京，237-243，2011
2) 福林 徹：Sports Physical Therapy Seminar Series⑧ 骨盤・股関節・鼠径部のスポーツ疾患治療の科学的基礎第1版，有限会社ナップ，東京，102-111，2013
3) Tyler TF, et al：Groin Injures in Sports Medicine. Sports Phys Ther 2：231-236，2010
4) 高木 祥ほか：スポーツに伴う股関節周辺痛の機能解剖学的病態把握と理学療法．理学療法 31：930-937，2014
5) 木下まどかほか：テコンドーの前回し蹴りにおける力学的エネルギーフロー．バイオメカニクス学会誌 39：37-44，2015

第Ⅱ部 各論／D. 骨盤帯・下肢の評価と治療

4. 股関節唇損傷

赤坂清和

> **エッセンス**
> - 股関節唇損傷で症状が強い場合には，ゆっくりと小さな振幅によるMWM（運動併用関節モビライゼーション）が有効である．
> - 股関節唇損傷に対する理学療法では，強い症状を呈する運動方向が変化することがあるが，理学療法も症状に合わせて修正変更していくことが重要である．
> - Mulligan conceptでは，グライドを加える方向を検証することにより，病態の改善に繋がる力の向きを判定する．
> - MWMが有効である場合には，効果の継続と早期回復のために，治療ベルトを用いた治療やセルフエクササイズの実施が重要である．

1. 股関節唇損傷とは

股関節唇損傷とは，股関節を形成する骨盤側の臼蓋を縁取りするようにしてあり，大腿骨頭を安定化させ，衝撃吸収の機能があるという線維軟骨である．若年者では，スポーツや転倒，交通事故など大きな外力が股関節に加えられた時に股関節唇損傷が生じる．一方，中高年齢者では，若年者と同様大きな外力とともに股関節唇損傷が生じることに加えて，変形性股関節症の原因として，股関節形成不全や股関節唇損傷が指摘され，早期治療が推奨されている[1,2]．

2. 症例提示

症例の基本情報

大学バスケットボール部の女子学生．3ヵ月前に大学でバスケットボールの練習中に，カッティング動作にて右股関節痛を生じ受傷した．右股関節痛は，特に荷重時に症状が増悪するために通常の歩幅で歩行することができず，右振り出しを小さくし，右立

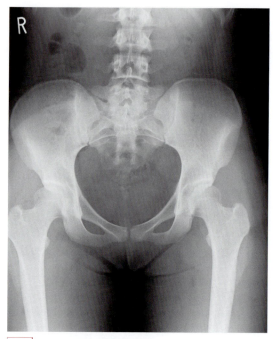

図1　単純X線両股関節正面像

脚を短くして歩行していた．近医に受診して，単純X線写真では著明な骨損傷は認められず，CE角は右29.9°，左30.2°，Sharp角は右39.3°，左

図2 軸斜像
a 左股関節斜位：正常，b 右股関節斜位：前内側が狭窄．

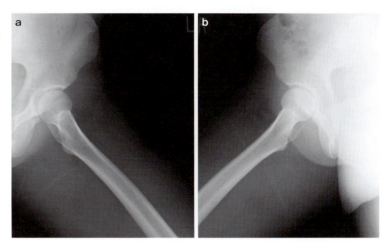

41.6°であり，大腿骨頭と寛骨臼の関係は正常であると考えられた．

診断名：右股関節唇損傷．

X線所見：正面像からみた大腿骨と寛骨臼は正常（図1），軸斜像からは左大腿骨頭が正常（図2a）であるのに対し，右大腿骨頭が前内側への偏位（図2b）がみられた．

MRI所見：右股関節唇のMR信号変化のある部分の増加（図3）．

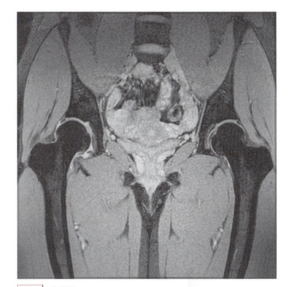

図3 MRI
右股関節におけるMR信号の増加．

Clinical reasoning

症例の基本情報から何が考えられるか

股関節唇損傷は股関節を大きく可動させるバレエや体操，新体操などとともに，素早いカッティング動作を行うバスケットボールやハンドボールなどで受傷することが多いようである．また，関節唇の損傷部位については，一定の見解は得られていない．一般に，単純X線所見では正常であることが多く，整形外科徒手検査やMRI所見などを総合して診断される．今回単純X線の正面像では，正常であったものの，軸斜像では臼蓋に対する右大腿骨頭が前内側に偏位していることが認められた．さらに，MR信号変化が右股関節全体に認められることより，右股関節唇損傷による右股関節軟部組織の広範囲による影響が考えられた．以上のことより，右股関節において大腿骨頭に外力が加わり，右股関節唇損傷が生じ，その影響が持続している可能性が考えられた．

主観的評価 ubjective

歩行時に右股関節中間位から伸展することにより右股関節前面内側（図4）における症状の増悪を認めるため，右股関節屈曲位から中間位まで歩幅を小さくして歩行していた．週に1回程度の理学療法を受け，症状がやや改善傾向であったが，徒手理

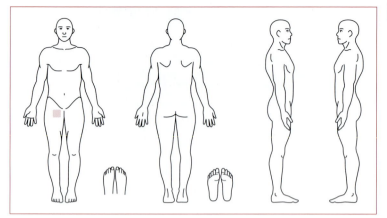
図4 症状の部位

学療法による治療を希望し，評価および治療を行うことになった．初期評価では，非荷重位では右股関節伸展では痛みはなく，右股関節屈曲85°でVisual Analogue Scale（VAS）による右股関節痛は右股関節内側に6，この位置から右股関節外旋はVASがほとんど変化しないで40°可能であったが，股関節内旋は全く不可能でVASで8であることが判明した．

Clinical reasoning
主観的評価をもとに，どのように仮説を検証していくか

Mulligan conceptでは，まず非荷重位において疼痛を生じさせないで関節可動性を改善させ，さらに荷重位において残存する疼痛や関節可動性を改善させる治療方針を優先する．また，運動併用関節モビライゼーション（mobilization with movements：MWM）では，強く症状が出現する運動方向を探し出し，徒手的なグライドにより症状を無痛にした状態で関節運動を行うことを原則としている．これは，症状が生じる複数の運動方向がある場合に，最も明確に症状が強く生じる運動方向を治療することにより，他の症状が弱い運動方向に対してもポジティブな効果が期待される可能性があるからである．またMulligan conceptによる治療では，即時的改善が得られるかを確かめるとともに，有効である場合にはその徒手的治療を反復することを原則としている．

主観的評価，診断名，X線所見，MRI所見により，右股関節痛の原因として，右股関節唇損傷による機能障害の改善，特に右股関節痛と右股関節可動性の改善が理学療法の目的であると考えた．

客観的評価　Objective
1 静的アライメント
特に著明な静的アライメントは認められなかった．

2 動的アライメント
歩行時に右遊脚期が小さく，右立脚期が短時間になり，体幹はわずかに左側屈となり，疼痛回避姿勢を呈することが観察された．

3 機能的運動テスト
① **関節可動域**：右股関節屈曲85°，右股関節屈曲85°における股関節外旋40°，内旋0°．
② **疼痛**：右股関節屈曲85°にてVAS 6，右股関節屈曲85°より外旋させるとVAS 6，内旋させるとVAS 8となり運動不可．
③ **症状局在化テスト**：右大腿骨近位部に対する圧縮により疼痛は増加，牽引により疼痛は軽減した．
④ **Joint play test**：大腿骨近位部のAP（Anterior to Posterior；前後）とPA（Posterior to Anterior；後前）方向の可動性には左右差はない．
⑤ **筋の長さテスト**：疼痛により筋の長さを正確に評価することは不可能であった．

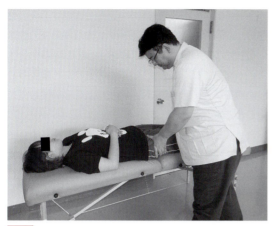
図5　右股関節に対するAP前後運動

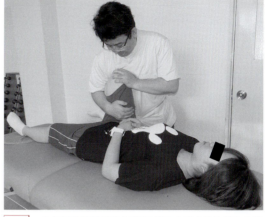
図6　右大腿骨近位部を外側にグライドさせながら右股関節内旋運動によるMWM

Clinical reasoning

客観的評価をもとに，どのように仮説を検証していくか

　本人も右股関節屈曲および内旋運動により，右股関節痛が増悪することを認識していたため，この運動方向，特に症状が強い右股関節内旋に対して徒手的に外側グライドを実施することを検討した．そして，右股関節屈曲時の疼痛がVASで2，右股関節屈曲80°位にて股関節内旋が5°可能であることを確認し，股関節近位に対して外側グライドによるMWMを実施することを試みることにした[3~6]．なお，大腿骨近位部のAP方向およびPA方向の可動性を左右比較したが，著明な左右差はなかった（図5）．

アセスメント　Assessment

① **右股関節唇損傷**：右大腿骨頭が前内側に偏位している．
② **股関節機能異常**：股関節屈曲および屈曲位からの内旋運動において明確な可動性障害が生じている．さらに，可動性障害に随伴して中等度から重度の関節痛があることが判明した．
③ **筋・筋膜異常**：股関節機能障害と区別される明確な筋・筋膜異常は認められなかった．

治療プログラム　Plan

① **MWM**：対象者の最も強い症状は，右股関節屈曲位での股関節内旋運動であったので，右股関節を症状が強く出ない80°屈曲位にて右大腿骨近位部を外側にグライドさせながら右股関節内旋運動をゆっくりと小さな振幅運動にて10回行うこととした（図6）．

治療後の再評価

　このMWMの結果，右股関節痛は増悪させることなく，右股関節80°で右股関節内旋運動が10°可能となった．この評価をもとに，右股関節屈曲位にて右大腿骨近位部を外側にグライドさせながら右股関節内旋運動を反復することで，症状の改善が得られるのではないかと仮説を立てた．

Clinical reasoning

アセスメントに基づく治療プログラムの実施

　治療プログラムと結果により，このMWMがこの対象者の右股関節痛の治療として有効であるという仮説が正しいと判断した．そして，さらにこのMWMによる治療を反復することにした．右大腿骨近位部を外側にグライドさせながら右股関節内旋運動によるMWMを10回反復したところ，右股関節痛を生じることなく右股関節屈曲は90°，内旋は5°可能となった．そして，右股関節屈曲85°にて右大腿骨近位部を外側にグライドさせながら右股関節内旋運動による

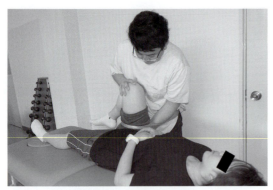

図7　右大腿骨近位部を治療ベルトを用いて外側にグライドさせながら右股関節屈曲運動によるMWM

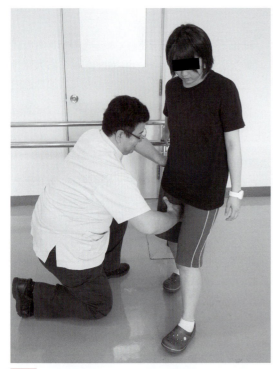

図8　右股関節伸展時に生じる右股関節痛が大腿近位部における外側グライドにより改善することを徒手的に評価

MWMを10回3セット実施した．MWM実施中の右股関節内旋運動は，徐々に抵抗感が減少し滑らかに関節運動が可能となっていた．MWM実施後の歩行では，荷重時の右股関節痛は減少していた．また，歩行時の歩幅の左右差は少し残存していたが，全体としての歩容は改善していた．

　2日後に再度，理学療法を継続して実施する機会を得た．前回の治療後より，歩行時の右股関節痛の改善は維持されていた．関節可動域は，右股関節屈曲は95°，内旋は10°であり，いずれの方向にも軽度の右股関節痛が生じていたが，中等度以上の右股関節痛を生じることなく可能であった．前回の治療効果より，MWMによる徒手理学療法としては，右股関節屈曲90°で右大腿骨近位部を外側にグライドさせて，右股関節内旋運動を行うことにした．前回に比べて，右股関節痛が軽減していたため，MWMを10回2セット後には，右股関節屈曲は100°，内旋は15°まで改善した．さらに，右股関節屈曲95°，100°，105°，110°において，右大腿骨近位部を外側にグライドさせて右股関節内旋運動によるMWMを実施することが可能となり，右股関節屈曲115°，内旋30°まで改善した．また，右股関節屈曲可動域を拡大させるために，右大腿近位部を治療ベルトにより外側にグライドさせながら右股関節屈曲運動をMWMとして実施した（図7）．右股関節痛は，屈曲および内旋の最終可動域と歩行時の荷重時にて，わずかな痛みがあったものの，今後自然改善する程度であると考えられた．

　治療2週間後，右股関節屈曲および内旋の関節可動域は前回の治療後とほぼ同等であることが確認できた．また，右股関節屈曲および内旋の最終可動域における右股関節痛は認められなかった．右股関節痛が改善したため，活動性が上がり，歩行時の歩幅はほぼ左右差がない距離まで改善していた．しかしながら，本症例は，歩行時の右立脚後期に右股関節痛が生じることがあると訴えた．そこで，立位で右股関節近位部を外側にグライドさせて右股関節伸展運動を行うと，右股関節痛が生じないことを評価にて確認した（図8）．これにより，右股関節近位部を外側にグライドがかかるように治療ベルトを大腿近位内側に当てて，対側の下肢を前方に振り出して右股関節が伸展するように10回反復運動をさせた（図9）．歩行時の右股関節痛は改善し，さらに治療ベルトを用いたMWMを10回2セット行うことにより，歩行時の右股関節痛が生じないまでに改善した．

　MRIおよび症状局在化テスト，主観的評価などにより，右股関節唇損傷であると考えられた本症例に対して実施した右股関節を外側にグライドさせながら股

関節屈曲と伸展によるMWMおよびベルトを用いた同様のMWMにより，症状の改善が認められた．このことは，初期の仮説が正しい可能性を支持するものであると考えられた．免荷位での治療に引き続き，立位での同様の治療を実施することにより機能の改善がみられたことも，初期の仮説とそれまでの一連の治療に対する改善を支持するものと考えられた．

3. まとめ

バスケットボールにより受傷した股関節唇損傷に対する評価と徒手理学療法についてクリニカルリーズニングにて論述した．右股関節近位部を外側にグライドさせて股関節内旋運動，屈曲運動によるMWMにより，症状を改善することができた．また，今回の治療の経過では，当初明らかではなかった右股関節伸展時の股関節痛が顕在化したものの，適切に対応することができたと考えられた．

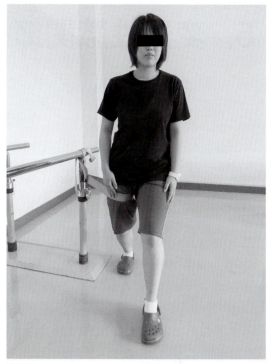

図9 右股関節伸展時の右股関節痛に対する治療ベルトを用いたセルフエクササイズ

文献

1) 石濱琢央：臼蓋形成不全股における関節唇形態の研究．岡山医学会雑誌 115：203-210, 2004
2) Horii M, et al：Coverage of the femoral head by the acetabular labrum in dysplastic hips：quantitative analysis with radial MR imaging. Acta Orthop Scand 74：287-292, 2003
3) Robinson K, et al：Mulligan Concept Lower Quarter Course (Course Note)．Manuzl Concepts Education for Health Professionals, 2015
4) Mulligan B著，藤縄 理ほか監訳：マリガンのマニュアルセラピー，原著第5版，協同医書出版社，東京，2007
5) 藤縄 理：Mulligan Conceptとスポーツ障害への適用．臨スポーツ医 32：934-939, 2015
6) 赤坂清和ほか：Mulligan Conceptでの実践．臨スポーツ医 32：994-999, 2015

第Ⅱ部 各論／D. 骨盤帯・下肢の評価と治療

5. 変形性膝関節症

廣門一禎

> **エッセンス**
> - 変形性膝関節症は多くの高齢者，特に女性に起きやすい疾患である．
> - 「マッケンジー法（mechanical diagnosis & therapy：MDT）」では，問診に重点を置き，痛みのパターンや可動域制限や抵抗運動検査により分類の仮説を立て，反復運動検査により検証し，5つの分類に仕分けをする．
> - 分類によって，個別のマネージメント（エクササイズや日常生活上の注意点など）を提供する．

1. 変形性膝関節症（膝OA）とは

　変形性膝関節症（膝OA）は30歳代から始まり年齢とともに直線的に症状は進み，平均年齢55歳くらいから症状が出現する．また，50歳を超えると男性よりも2倍もしくは3倍の割合で，女性に多くみられる高齢者の疾患である[1]．膝OAの症状は，鋭い痛みもしくは鈍い痛み，圧痛，腫脹，運動時痛，朝のこわばりや不動によるこわばり，クリック音や痛みによる可動域制限などさまざまである．また，膝OAの存在はX線によって確かめられるが，症状がないケースも少なくない．さまざまな研究が行われているが，X線上膝OAが認められる症例で症状を持っている患者の割合は40～80％である[2]．よって，X線上の関節の変形が症状と相関しているとは限らない．さらに，膝の診断で一般的に活用される検査の多くは検者間一致率は低く，妥当性にも問題があることがいくつかの研究で報告されている[3]．このように従来の画像診断や整形外科的な検査による診断が困難であるので，別の観点から評価することが必要であろう．MDTでは，患者の痛みやしびれ，関節可動域や筋力，歩行や階段昇降などの運動機能が，反復運動検査や姿勢保持検査によりどのように変化するかで5つの分類に仕分け，マネージメントを決定していく[4]．25名の症例をMDTの四肢症例評価表を用い97名のMDT認定セラピストに分類判定を行わせた調査では，セラピスト間の一致率は，92％であった[5]．

2. 症例提示

症例の基本情報

　50歳代女性．会社員でパソコン作業が主であるが，書類を運ぶ際にしゃがみ動作も多い．趣味は水泳，ゴルフ．明らかな受傷機転はないが2年前から右膝に疼痛が出現し（図1），徐々に悪化，ここ数ヵ月は悪化も改善もしていない．腰痛歴なし．

診断名：右変形性膝関節症．
X線所見：KL分類 Grade Ⅱ．
健康状態：問題なし．
投薬状況：使用なし．
夜間痛：なし．
最近の手術歴：なし．
事故歴：なし．
原因不明の体重減少：なし．

図1 症状の部位

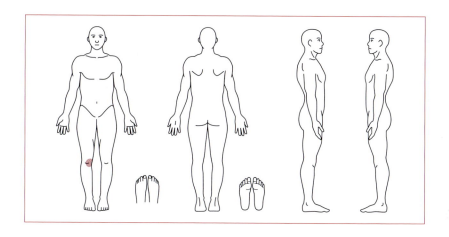

Clinical reasoning

症例の基本情報から何が考えられるか

　反復運動，持続的な姿勢保持などのメカニカルな負荷を加えた検査を行う前に重篤な病理の有無を把握する必要がある．重篤な病理を疑わせる場合は，専門家（通常は医師）に紹介する．しかし，本症例においては，そのような情報は存在しなかった．また，下肢の痛みに関しては，腰部と関連した痛みであるケースもあるので，腰椎のスクリーニング検査から行うことが基本である．本症例においては腰痛歴がないが，そのような場合でも腰痛の反復運動検査により，良い反応が得られるケースも存在する．また，膝の痛みはここ数ヵ月は悪化も改善もしておらず固定化された症状であり，反復運動検査を行う際にある程度，強い負荷をかけた検査が行えることが示唆された．

主観的評価

　本人の主訴：仕事中と階段昇降時に膝が痛む状態が続いている．

　本人の希望：仕事中の痛みをなくしたい．

　痛みの持続性：間歇的な症状．

　悪化因子：長時間座位とその後の立ち上がり，歩き始め，正座，しゃがみ動作とその保持．

　改善因子：立位保持．

　その他情報：ゴルフや階段昇降時に痛みはない．朝よりも仕事終わりの方が痛みが強い．

表1 MDT 分類

- Derangement：急性期から慢性期まで．症状はさまざま．反復運動もしくは姿勢保持検査において短期間・短時間で速い改善が得られる特定の方向（directional preference：DP）がある
- Articular Dysfunction：慢性期．関節可動域の最終域のみ痛みが誘発される．反復動作を繰り返してもその場での早い変化は起こらない．定期的に適切な負荷をかけることでゆっくりと改善する
- Contractile Dysfunction：慢性期．関節可動域制限はない．抵抗運動など筋腱に負荷を加えるような動作によって痛みが誘発される．定期的に適切な負荷をかけることでゆっくりと改善する
- Posture：慢性期．可動域制限はなし．動作によって痛みは誘発されない．同一姿勢を一定時間保持した時のみ痛みが誘発され，その姿勢をやめると痛みはなくなる
- OTHER：4つの分類に当てはまらないすべて．さらにいくつかのサブグループに分かれる

Clinical reasoning

主観的評価からどのような仮説が立てられるか

　MDTでは問診により，MDTのどの分類（表1）に当てはまるのかを推測することが重要であり，初回は20～30分程度の時間を要する（図2）．

　MDTの5つの分類を考えた場合，Derangementはさまざまな症状が出るので，問診からは除外することは困難である．痛みがさまざまな動作で出現しており，一定の間ある肢位を保持することで痛みが出るパターンからは外れるのでPostureの可能性は除外できる．また，階段昇降やゴルフなど荷重のかかる動作を長時間行っても痛みが誘発しないことからCon-

国際マッケンジー協会
下肢！ 初診表

日付
氏名　性別 男性 / 女性
住所
電話番号
生年月日　年齢
紹介元: かかりつけ医 / 整形外科医 / 自分 / その他
職業（メカニカルな負荷）
趣味（メカニカルな負荷）
支障をきたしている動作、活動
機能スコア
VAS Score (0-10)

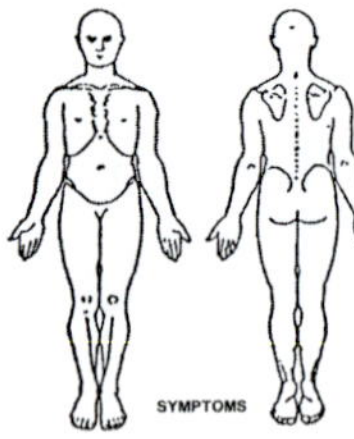

病歴

今現在の症状
いつから　改善 / 変化なし / 悪化
きっかけ　きっかけ特定できず
発症時症状　しびれ: あり / なし
脊椎脊髄病歴　咳 / くしゃみ +ve / -ve
持続的症状:　間欠的症状:

悪化因子　前屈　座位 / 立ち上がり / 歩き始め　立位　歩行　階段　スクワット / 膝立ち
午前 / 時間が経つにつれ / 午後　同じ姿勢 / 動作　腹臥位 / 仰臥位 / 側臥位 右 / 左
その他

改善因子　前屈　座位　立位　歩行　階段　スクワット / 膝立ち
午前 / 時間が経つにつれ / 午後　同じ姿勢 / 動作　腹臥位 / 仰臥位 / 側臥位 右 / 左
その他

動作し続けていると:　改善　悪化　変化なし　睡眠障害　あり/なし
安静時痛　あり / なし　部位:　腰 / 股関節 / 膝関節 / 足関節 / 足部
その他:　腫脹　クリッキング / ロッキング　膝折れ / 転倒

既往歴
治療歴
健康状態: 良好 / 普通 / 不良
服薬: なし / NSAIDS / 鎮痛剤 / ステロイド / 血液抗凝固剤 / その他
画像検査: あり / なし
最近！ 大がかりな手術: あり / なし　夜間痛: あり / なし
事故: あり / なし　原因不明の体重減少: あり / なし

まとめ　急性期 / 亜急性期 / 慢性期　きっかけあり / 明確なきっかけなし
理学検査の部位　腰椎 / 股関節 / 膝関節 / 足関節 / 足部　その他:

McKenzie Institute International 2013©

理学検査

姿勢
座位　良 / 普通 / 不良　姿勢矯正:　改善 / 悪化 / 変化なし / 実施せず　立位:　良 / 普通 / 不良
その他:

神経学的検査:　実施せず / 筋力 / 感覚 / 反射 / 神経伸長

ベースライン (痛み、機能):

下肢　股関節 / 膝関節 / 足関節 / 足部

可動域制限	重度	中等度	軽度	なし	症状
屈曲					
伸展					
背屈					
底屈					

	重度	中等度	軽度	なし	症状
内転/内反					
外転 / 外反					
内旋					
外旋					

他動運動 (+/- over pressure) (症状、可動域を記載):

PDM	ERP

抵抗運動 (痛み)

その他の検査

脊柱
可動域制限
反復運動検査
姿勢保持検査
脊椎　関連性なし / 主因 / 副因

検査直前の症状

反復運動検査	症状面での反応		メカニカルな反応	
自動/他動 運動、抵抗運動、機能検査	運動中 – Produce, Abolish, Increase, Decrease, NE	運動後 – Better, Worse, NB, NW, NE	ROM、筋力、機能など	変化なし
姿勢保持検査				

暫定分類　下肢　脊柱
Dysfunction – Articular　Contractile
Derangement　Postural
Other　不明

マネージメント
教育　提供物品
エクササイズ
目標

McKenzie Institute International 2013©

図 2　下肢の問診票

tractile Dysfunction の可能性も低い．また，疼痛は慢性期であり，ここ最近症状は変化がなく Articular Dysfunction の可能性もあるが，立ち上がりなどの動作途中においても痛みが出現すること，日内変動があることから，この分類の可能性も低い．

Derangement もしくは OTHER のどちらかの可能性が高いと考えられた．また，Derangement であれば DP が存在する．問診情報からしゃがみ動作や長時間座位，膝の屈曲動作が多くなった場合やその後に痛みが出現しており，立位など膝が比較的伸展位にある時には痛みはないことから，DP は伸展であることが推察された．

客観的評価　Objective

座位姿勢：腰椎後弯，骨盤後傾位，股関節外旋位．座位姿勢を変換（骨盤後傾腰椎後弯位→骨盤前傾腰椎前弯位）しても，膝の痛みへの影響なし．

神経学的所見：筋力，感覚，深部腱反射は問題なし．SLR 左右差なし．

機能的ベースライン：階段昇降（荷重時の痛み），しゃがみ動作（動作途中から最終域での痛み）．

関節可動域：

腰椎：屈曲，伸展，側方．著明な制限なし．

膝関節

自動運動：伸展．軽度制限，最終域で膝の痛み．
　　　　　屈曲．110°，最終域で膝の痛み．

他動運動：伸展．軽度制限，最終域で膝の痛み．
　　　　　伸展．120°，最終域で膝の痛み．

下腿の内外旋は自動他動ともに制限，痛みなし．

抵抗運動検査：

膝伸展．膝に痛み．

膝屈曲．痛みなし．

腰椎反復運動検査：

腰椎屈曲（荷重位）：10 回 ×3set．ベースライ

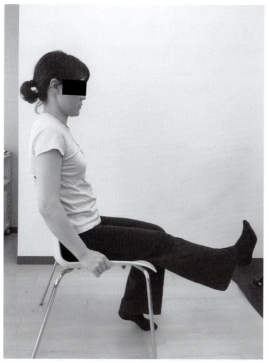

図3 膝伸展（非荷重下，自動運動）
膝の伸展筋群により，可能な限り完全伸展を目指し伸展する．

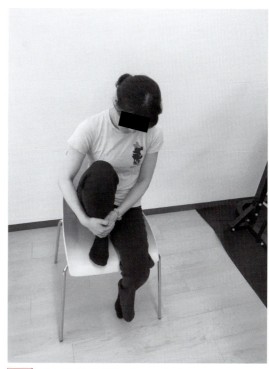

図4 膝屈曲（非荷重下，セルフOP）
座位で患者自身で膝の屈曲をした後，両手で足首を持ち膝屈曲方向にOPを加える．

ンの痛み，可動域ともに変化なし．

腰椎伸展（荷重位）：10回×3set．ベースラインの痛み，可動域ともに変化なし．

膝関節反復運動検査：

① 膝関節：伸展運動（自動運動）10回×3set
方法：椅子座位で深く腰かけた状態で疼痛側の膝を自動運動で伸展する（図3）．

1回の反復で痛みは増強し，その後，繰り返すたびに痛みは軽減した．運動後，痛みは残らず，階段，しゃがみ動作の痛みが50％軽減した．可動域は他動運動で屈曲130°まで改善した．

② 膝関節：屈曲運動（非荷重下）10回×1set
方法：椅子座位で疼痛側の膝を自動運動で屈曲したのち，両手で足首を持ち膝屈曲方向にさらにオーバープレッシャー（OP）を加える（図4）．

1回の反復で痛みは増強し，その後，繰り返すたびに痛みが増強した．運動後，痛みは残存し，階段，しゃがみ動作の痛みは悪化した．主観的には来院時の痛みに戻っていた．可動域は他動運動で屈曲130°．

③ 膝関節：伸展運動（自動運動）10回×2set

1回の反復運動では痛み増強し，その後，繰り返すたびに痛みは軽減した．運動後，痛みは残らず，階段，しゃがみ動作の痛みはさらに軽減．階段時の痛みが70％，しゃがみ動作の痛みは50％の改善度であった．可動域は他動運動で屈曲130°であった．

Clinical reasoning

客観的評価をどのように統合し，仮説を検証していくか

得られた問診結果と可動域制限や抵抗運動検査で得られた結果を統合し，反復運動や持続的な姿勢保持検査により検証し，分類を決定していく．MDTでは，前述したように，まず腰椎のスクリーニング検査を行

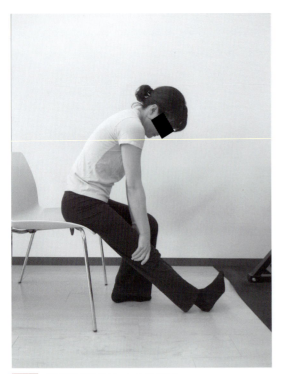

図5 膝伸展（荷重下，セルフ OP）
座位で患者自身の両手を使い，膝蓋骨上縁を膝蓋骨に触れないように膝伸展方向に OP を加える．

う．座位姿勢矯正による検査は腰椎との関連性を調べる上で重要な意味を持つ．本症例では，姿勢矯正による検査や腰椎の反復運動検査では大きな変化はみられず，腰椎との関連性は現時点では低いと判断した．したがって，膝の反復運動検査を行った．問診で推測された DP から，伸展のエクササイズをまず選択した．自動運動での膝伸展は比較的安全に最終域まで動かせる運動である（図3）．この運動により，ベースラインの痛み（階段，しゃがみ動作）が主観的に 50％改善した．

次に，膝伸展による反復運動検査の結果との比較を行うため，膝屈曲の反復運動検査（図4）を行った．すると，繰り返すたびに痛みは悪化し，終了後は検査前の痛みと同レベルに戻った．DP と反対方向の運動（膝屈曲）を行い悪化したことは，DP が伸展であることを裏付ける情報である．そこで再度伸展の運動を行ったところ，ベースラインの痛みは，主観的には約 70％改善した．初回の検査結果より仮分類は「膝関節の Derangement」，DP は伸展とした．初回マネージメントとしては，膝関節の伸展運動を 10 回 1 セット 2 時間おきを目標に行う，また，痛みを強く感じる時に同様のエクササイズを行うように指導した．加えて，長時間の膝の屈曲姿勢はなるべく避けるよう指導した．

アセスメント

① **リスク管理**：重篤な病理を示唆する情報なし．
② **心理的要因**：回復を阻害する心理的要因なし．
③ **脊柱との関連性**：腰椎と症状の関連性なし．
④ **暫定分類**：膝関節 Derangement，DP 伸展．

1 週間後の再評価

エクササイズの実行状況は良好で，ほぼ 2 時間おきに実施できていた．また，極力膝屈曲位での保持も避けていた．その結果，主観的な疼痛の改善度は 70％であった．仕事中，座位保持や立ち上がり動作での痛みがなくなり，しゃがみ動作と正座の痛みが残存していた．可動域も膝の屈曲角度は 140°まで可能となった．初回に暫定的に決めた分類，膝関節の Derangement が妥当であることが確認された．しかしながら，しゃがみ動作時の痛みの変化は乏しく，特にここ数日は変化していないということであったので再評価を実施した．前回のエクササイズを行っても，しゃがみ動作の痛みに変化はみられなかった．そこで，さらに伸展の負荷を強めたエクササイズ（図5）による反復運動検査を行った．すると，しゃがみ動作の痛みはその場でほぼ消失した．この結果より，エクササイズを座位で患者自身による OP での膝伸展運動に変更した．

マネージメント：非荷重下自動運動での膝伸展運動中止．荷重下患者自身による OP での膝伸展運動開始．他は初回マネージメントと同様．

Clinical reasoning

アセスメントに基づく治療プログラムの実施

再評価では初回で推測された分類が正しかったかどうかを確認する．確認する上で重要な項目は，エ

ササイズの実行状況，方法，エクササイズをしていない時間の過ごし方などである．もし，再評価の際に改善がみられていないとしてもすぐに分類が間違っていたとは決めずに，十分な問診により「なぜ改善がみられないのか」を確認する．また，今回のケースように改善がみられていたとしても，さらなる改善を求めるためにマネージメントを変更する必要があるのかどうかを検証する．1週間で70％の改善は早い変化と言えるだろう．DPに沿ったエクササイズを行えば早い変化が得られることが多いが，そうでない場合もある．その要因は，患者の実行状況と患者自身のマネージメントに対する理解によるところが大きい．本症例においては，患者の理解もよく，エクササイズが十分行えていたので，これだけの変化が起こせたと考える．しかし，残存している痛みがここ数日改善していないということから，初回のエクササイズによる改善が止まっている状態と判断した．問診情報より，荷重下での動作（しゃがみ動作，正座）で痛みが出ていることから，完全な回復を図るためには，荷重下でDPの最終域まで動かせるようなエクササイズの必要性が示唆された．そこで，運動方向は変更せず，より負荷の強い荷重下でのOPを加えた膝の伸展運動を行ったところ，大きな改善がみられた．この後，1週間後のフォローアップでは痛みはなくなり，痛みのない生活が送れるようになった．

3．まとめ

膝OAに限らず，運動器疾患のリハビリテーションに携わる上で診断名にとらわれすぎないことが重要である．診断名によって決められたレシピのような治療は，患者の痛みの本質を捉えきれていない場合がある．今回の症例では問診から得られた情報より，分類は「Derangement」でDPが「膝の伸展」とある程度推測しやすいシンプルなケースを紹介した．ただ，短期間で今回のような大きな改善を図るためには，患者にエクササイズの効果や日常生活での注意点を十分理解してもらうことが重要であった．また，改善が止まった際に詳細な問診により，さらなる改善を目指すためにどのようなエクササイズを選択するかも重要なポイントである．膝だけでなく特に下肢の問題を解決する場合，最終的には荷重下でのエクササイズが必要な場合は多い．

今回のケースでは膝の伸展のみで改善がみられたが，腰のエクササイズで改善がみられるケースや膝の屈曲で改善がみられるケース，痛みの改善に時間を要するケースなどさまざまある．また，荷重のかけ方や肢位の変更，回数の変更，刺激の入れ方など，一見シンプルに見えるエクササイズでも，細かな調整を行うとエクササイズは何通りも存在する．それゆえ，問診や反復運動検査により得られた情報から，患者の生活や性格に合った個別のエクササイズやマネージメントが問題解決する上で重要である．

文献

1) Felson DT, et al：Epidemiology of hip and knee osteoarthritis. Epidemiology Reviews 10：1-28, 1988
2) McKenzie R, et al：The Human Extremities Mechanical Diagnosis & Therapy, Spinal Publication New Zealand Ltd, 2007
3) Malanga GA, et al：Physical examination of the knee：a review of the original test description and scientific validity of common orthopedic tests. Arch Phys Med Rehabil 84：592-603, 2003
4) McKenzie R, et al：The lumber Spine：Mechanical Diagnosis & Therapy—Volumes One and Two, 2nd ed, Spinal Publications New Zealand Ltd, Waikanae, 2003
5) May S, et al：The Mckenzie classification system in the extremities：a reliability study using McKenzie assessment forms and 97 experienced clinicians. J Manipulative Physiol Ther 32：556-563, 2009

第Ⅱ部 各論／D. 骨盤帯・下肢の評価と治療

6. ジャンパー膝

髙木貴史

> **エッセンス**
> - ジャンパー膝はジャンプ動作を多く求められる競技者において有病率が高い．
> - Kaltenborn-Evjenth (K-E) concept では，問診から問題のある領域と組織の仮説を立てる．また，客観的評価からその仮説を検証していく．特に症状局在化テストを行うことで問題となっている領域をより明確にすることができる．
> - 膝伸展機構に対して負荷が増す関連因子を考慮し，膝以外の関連する部位を評価・治療することも大切である．

1. ジャンパー膝とは

　ジャンプやランニングを繰り返すことにより，膝蓋骨を中心とした膝伸展機構に疼痛，腫脹，握雪音，硬結，骨性隆起などが生じる症候群である．部位別に，大腿四頭筋腱と膝蓋骨上極との境界部，膝蓋骨下極と膝蓋腱との境界部，膝蓋腱の遠位部の障害に分類される[1]．バスケットボールやバレーボール，跳躍系の陸上競技などジャンプ動作を多く求められる競技選手によくみられたことから"ジャンパー膝"と呼ばれている．レクリエーションレベルスポーツ選手における膝蓋腱炎の有病率はバレーボール選手では最も多く 14.4％であるとの報告がある[2]．Osgood-Schlatter 病，Sinding Larsen-Johansson 病も広義のジャンパー膝とみなされる．

2. 症例提示

症例の基本情報

　17 歳の男子高校生．高校の部活動で地区大会レベルの右利きのバレーボール選手．バレーボール歴は 5 年．明らかな受傷機転はないが，4 年ほど前から運動時右膝の前面に疼痛出現．その後，左膝前面にも同様の症状出現．現在は運動時両側の膝に疼痛出現（図 1）．

　診断名：両膝ジャンパー膝．

Clinical reasoning

症例の基本情報から何が考えられるか

　膝前面痛の原因には関節，筋，腱，滑液包などさまざまな組織の障害が同時に存在することがあるため，正確な診断が困難な場合がある[3]．そのため膝前面部に位置するさまざまな組織を念頭におきながら問診を行うことが重要である．実際には，症状の原因が何か一つの組織ではなくいくつかの組織が関与していることもある．

　本症例では，まず疼痛が運動時痛であることから筋骨格系の可能性が高い．疼痛部位が膝前面であることから，筋骨格系の組織としては膝蓋大腿関節や膝蓋腱，膝蓋前滑液包といった組織の可能性が考えられる．症状は 4 年前からあり，明らかな受傷機転はないことから骨折や半月板損傷といった急性外傷による可能性は低い．年齢は 17 歳であり退行性変化による障害は考えにくい．バレーボールの競技特性として膝に反復性負荷が多く加わる動作が多い．これらの要素を考慮すると，退行性変化ではなく，膝前面にある筋骨格系への反復性負荷により障害されやすい組織の可能性が高いと考えられた．

| 図1 | 症状の部位

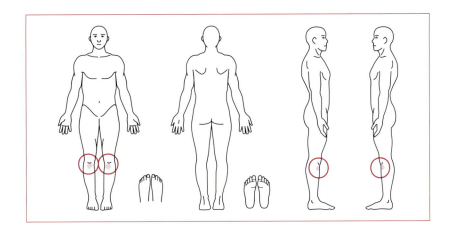

主観的評価 **S**ubjective

　症状の始まりは，4年ほど前から右膝の前面に疼痛が出現し，その後，左膝前面にも疼痛が出現．症状はバレーボールを始めてから出現し，その後，増悪と軽減を繰り返している．現在は運動時（特にブロックジャンプ，ジャンプサーブ，レシーブ）に症状が強く出現し，練習を一部休んでいる．疼痛は右膝の方が左膝よりも強い．悪化要因としては，バレーボールの練習時・実施後，スクワット動作，床からの立ち上がり，階段昇降であり，軽減要因としては安静，立位，運動後に行う患部のアイシング，動作時に手で体重を免荷するときである．

　患部の発赤，熱感を伴う関節腫脹はない．発熱症状や倦怠感はなく，急激な体重の増減も特にない．また夜間時痛や激痛はない．治療歴や服薬歴はなし．

Clinical reasoning

主観的評価からどのような仮説が立てられるか

　K-E concept では，問診により症状の原因となっている組織や領域を鑑別していく．とりわけ悪化要因と軽減要因は重要で，どのような機械的ストレスがどのような組織に加わっているかを考えながら進めていく．また，問診から重篤な疾患の可能性がないかを確認することも重要である．膝前面の疼痛が主訴の場合では，悪性腫瘍や化膿性関節炎など生命にかかわる疾患との鑑別も必要である．こうして得られた情報を基に仮説を立て，続く客観的評価において検証を行う．

　本症例では，重篤な疾患を疑わせる経過は問診の中では認められなかった．疼痛部位は両側とも膝関節前面の膝蓋腱の膝蓋骨付着部（図1）に限局していた．悪化要因は，スポーツ動作や日常生活動作において膝関節が屈曲位，かつ荷重のときであった．また軽減要因は，力学的ストレスの減少時であった．それゆえ本症例は膝屈曲位に負荷が増す組織の障害で，領域は膝蓋骨下部周囲組織と考えた．先の基本情報から得られたことと総合すると，膝蓋大腿関節の痛み，膝蓋腱炎の可能性が示唆された．

客観的評価 bjective

1 静的アライメント
　立位にて，やや骨盤後傾位であった．

2 動的アライメント
　両側スクワット時，フォワードランジ時ともに，およそ膝屈曲 60～90°にて疼痛出現．スクワット時は深屈曲可能で疼痛は減弱．また60°を越えるところで骨盤後傾位が増加し，足趾の伸筋群の活動がみられる．フォワードランジ時は両側で knee-in，toe-out（＋）であった．

3 機能的運動テスト
① **自動運動**：各関節問題なし
② **他動運動**：両足関節背屈制限ありエンドフィール firm less elastic
③ **症状局在化テスト**：フォワードランジの肢位にて実施した．両側とも膝蓋骨を頭側へ動かすと疼痛出現し（図2a），尾側へ動かすと軽減した（図2b）．

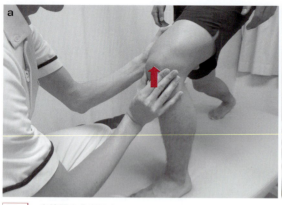 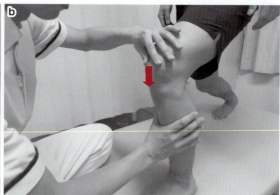

図2 症状局在化テスト
a 誘発：症状のないところから，膝蓋骨を頭側へ押す．
b 軽減：症状のあるところから，膝蓋骨を尾側へ押す．

④ **Joint play test**：両側ともに，膝蓋骨の尾側，外側，内側の滑りに低可動性（＋）エンドフィール soft, less elastic
⑤ **筋の長さテスト**：両側ともに，腓腹筋，大腿直筋，大腿筋膜張筋，ハムストリングス，腸腰筋，梨状筋に短縮（＋）．
⑥ **抵抗運動テスト**：両側ともに，膝関節伸展筋に筋力低下（＋）と疼痛（＋），股関節屈曲筋，伸展筋，外旋筋，外転筋に筋力低下（＋）．いずれも左に比して右の方が弱化していた．
⑦ **触診**：両側ともに，膝蓋腱（内側から中央部）に圧痛（＋）．強さは右＞左．
⑧ **フォワードランジテスト**：両側ともに，徒手的に骨盤の回旋を補正し中間位で動作を行うようにすると knee-in, toe-out（−），疼痛減弱．
⑨ **膝蓋骨の位置と膝蓋大腿関節の運動**：座位にて観察を行った．右膝蓋骨は左に比してやや高位であったが，膝蓋大腿関節の運動は両側ともに正常に行われていた．

Clinical reasoning

客観的評価をどのように統合し，仮説を検証していくか

静的アライメントより，短縮位にあり緊張している筋，伸張されて弱化している筋を考えた．本症例では骨盤後傾位であったことから股関節伸筋群の短縮と股関節屈筋群の弱化が予想された．

動的アライメントより，スクワット動作において60°より骨盤の後傾がみられ，股関節屈筋群の機能不全が疑われた．また，膝の屈曲に伴って足趾の伸展反応がみられていることから，動作時に重心が後方へ偏位していると考えた．

フォワードランジより，knee-in, toe-out が股関節のアライメントを修正することにより改善された．このことから膝の不良アライメントは股関節による影響と考えた．動作時の knee-in, toe-out といった不良アライメントは膝関節障害の一因となり，膝関節の疼痛を誘発することがある．膝関節にみられるアライメント不良は足部や股関節の影響により生じることが多い．そのため，足部か，股関節か，またはその両方の影響なのかを確認することが重要である．

K-E concept では症状局在化テストを用いて，直接症状に関与している組織や領域を評価することが特徴の一つである．

症状局在化テストにおいては，痛みのないところから膝蓋骨を頭側に動かすこと（膝蓋骨と脛骨間の組織が伸張される）で疼痛が出現し，痛みのあるところから膝蓋骨を尾側に動かす（膝蓋骨と脛骨間の組織が短縮される）ことで疼痛が軽減した．これに先立ち，疼痛のないところで膝蓋骨を大腿骨に対して圧迫したが症状は誘発されなかった．また疼痛のあるところで膝蓋骨を大腿骨から離開したが症状は軽減されなかった．このことから本症例では膝前面痛に膝蓋大腿関節

の要素は少なく，膝蓋腱への伸張ストレスが主因と考えた．

Joint play testより，膝蓋骨の可動性が低下していた．エンドフィールがless elasticであることから軟部組織性の原因と推察した．

抵抗運動テストにおいて，筋力低下があり，収縮時に疼痛もあった．自動運動と他動運動ともに可動域が正常で疼痛がなかった．このことから膝伸展に関与する筋または腱の軽度の損傷と考えた．

触診より膝蓋腱部に圧痛があることから筋ではなく腱実質への損傷と考えた．

筋の長さテストや膝蓋骨の位置より，大腿四頭筋だけでなく股関節や足関節の筋の短縮を認めた．足関節の底屈筋の短縮は足関節の背屈角を減少させ，その結果，膝関節の屈曲角を増大させる．また腸腰筋の筋力低下，それに伴う骨盤の後傾は後方重心の要因の一つとなる．これらが相まって膝屈曲時にみられる重心の後方偏位による膝伸展筋へのストレスを増大させていると考えた．

これらの評価結果より，膝蓋腱に対する力学的負荷が疼痛の原因と考えた．増悪因子として膝関節と隣接する股・足関節の機能障害が関与していた．また動的な不良アライメントも膝関節のストレスを増加させていた．

アセスメント

① **ジャンパー膝**：左右ともに慢性的な膝蓋腱炎（膝蓋骨下端の膝蓋腱付着部）．
② **筋・筋膜機能異常**：増悪因子として，股関節の制動に関与する股関節外転筋や外旋筋の筋力低下によるアライメントの不良，股関節屈筋群の筋力低下や足関節底屈筋の短縮による動作時の股関節屈曲角，足関節背屈角の減少があった．
③ **神経筋コントロール不良**：スクワットやフォワードランジ動作において重心の後方偏位やknee-in, toe-outがみられたが，意識的に修正可能であった．

治療プログラム

① **軟部組織に対するモビライゼーション**：短縮，および圧痛を認めた筋，靱帯に対して，横断マッサージ，機能的マッサージ，ストレッチを実施した（図3）．
② **関節モビライゼーション**：膝蓋骨の尾側，内側，外側方向への滑りを実施した（図4）．
③ **神経筋の協調性改善運動**：足部の重心位置を正して行うスクワット動作を指導した．骨盤を中間位に保持してフォワードランジを行うよう指導した．
④ **セルフエクササイズの指導**：短縮している筋に対して，腓腹筋，大腿直筋，大腿筋膜張筋，ハムストリングス，腸腰筋，梨状筋のセルフストレッチを指導した．鏡の前にて，スクワット，フォワードランジ動作パターンの運動学習を指導した．

治療後の再評価

1週間後の2回目の理学療法時に症状の改善が認められた．立位，スクワット時の重心位置が修正された．また，疼痛なしにスクワット90°まで可能となった．そのため，治療プログラムの継続と，追加して下肢の筋力トレーニングを指導した．

・大腿四頭筋の遠心性収縮を用いた荷重位での低負荷エクササイズ（図5）を指導した．
・疼痛のない範囲での強度下にて，荷重位での殿筋群に対するエクササイズを指導した．

Clinical reasoning

アセスメントに基づく治療プログラムの実施

主観的，客観的評価から膝蓋腱炎と判断した．膝蓋腱炎の治療方針としては，初めに疼痛のコントロール，その後，漸増的な筋力強化トレーニング，伸張―短縮サイクル（stretch-shorten cycle）の改善を目的とした筋力トレーニング，最終的にスポーツ復帰に向けての機能的なトレーニングという段階を目指す[4]．そのため，初回は疼痛緩和を目的に軟部組織に対するマッサージやストレッチを中心に行い，膝蓋腱へのストレスを減少させることを優先した．また，障害の増悪因子となりうる日常生活の姿勢や動作を意識して修正することや，活動量の制限といった患者教育

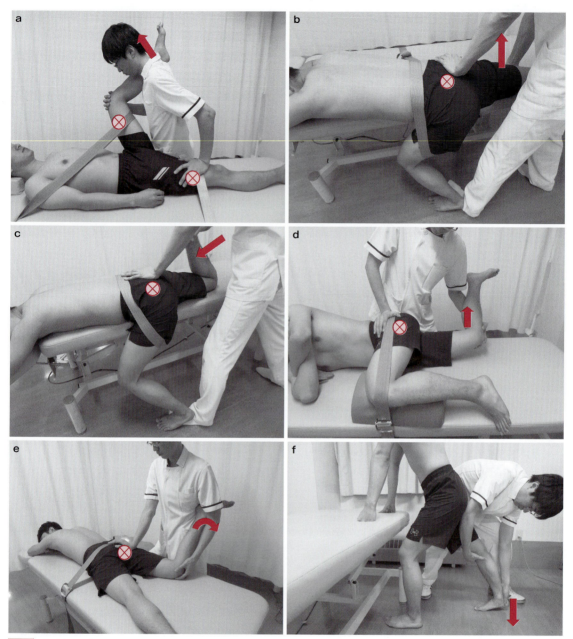

図3 ストレッチ

a 左側のハムストリングスのストレッチ,b 右側の腸腰筋のストレッチ,c 右側の大腿直筋のストレッチ,d 右側の大腿筋膜張筋のストレッチ,e 右側の外旋筋群のストレッチ,f 右側の腓腹筋のストレッチ

を行った.

2回目の来院の際には疼痛も軽減しており,低負荷からの筋力トレーニングを開始した.筋力トレーニングは,大腿四頭筋の遠心性収縮を課す種類のトレーニングが膝蓋腱炎には効果がある[5]と報告されている.

そのためホームエクササイズは遠心性収縮を意識したスクワットを用いた.またスクワット動作時には,重心が後方へいかないこと,腰椎は生理的な前弯を維持すること,腸腰筋を主に用いた股関節屈曲を意識することを指導した.さらに膝伸展機構の負荷を軽減する

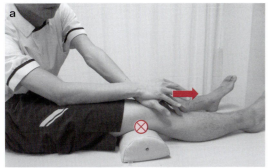
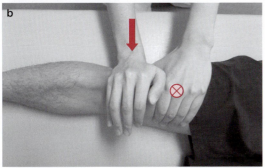
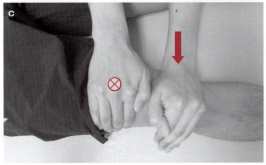

図4 関節モビライゼーション
a 膝蓋骨尾側への滑り，b 膝蓋骨内側への滑り，c 膝蓋骨外側への滑り

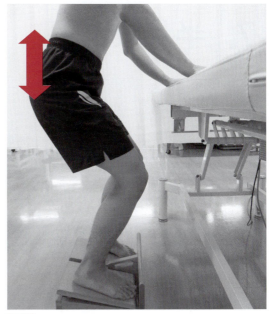

図5 スクワット
ゆっくりと膝を屈曲していき，膝を伸展する際には両手で体重を支える（大腿四頭筋の遠心性収縮）．

ために弱化していた殿筋群のトレーニングも実施した．
　筋力増強，正しい運動パターンの学習に伴い疼痛の軽減がみられ，理学療法開始から3ヵ月後に部活動に完全復帰した．

3. まとめ

　ジャンパー膝，とりわけ膝蓋腱炎に対するK-E conceptに基づく理学療法の評価と治療について述べた．問診から症状が筋骨格系の問題であるか，重篤な疾患がないかを把握し，徒手療法の適応であるかを評価することが重要である．
　仮説を立てる際には，客観的評価から病態メカニズムを推論し，障害部位，関連因子を明らかにしていく．実際の症状は何か一つの機能障害だけであることは稀である．それゆえ，さまざまな評価結果を統合し総合的に考えることが大切である．また，関連因子に対しても治療を行うことで症状の改善とともに再発防止やパフォーマンスの向上へと結びつけていくことが重要である．

文献

1) 松野丈夫ほか編：標準整形外科学，第12版，医学書院，東京，901-902, 2014
2) Zwerver J, et al：Prevalence of jumper's knee among non-elite athletes from different sports：A cross-sectional survey. Am J Sports Med 39：1984-1988, 2011
3) Brukner P, et al：籾山日出樹訳：臨床スポーツ医学，医学映像教育センター，東京，2009
4) Rudavsky A, et al：Physiotherapy management of patellar tendinopathy (jumper's knee). J Physiother 60：122-129, 2014
5) Malliaras P：Achilles and patellar tendinopathy loading programes a systematic review comparing clinical outcomes and identifying potential mechanisms for effectiveness. Sports Med 43：267-286, 2013

第Ⅱ部 各論／D．骨盤帯・下肢の評価と治療

7. 半月板損傷

松村将司

エッセンス
- スポーツ選手の膝外傷で最も多いのは半月板損傷である．
- 動作をみる場合，必ずその動作を実際に観察・分析しなければならない．
- Kaltenborn-Evjenth (K-E) concept では，問診に重点を置き，そこで立てた仮説を評価で検証し，問題のある部位と組織を見出す．
- 筋力トレーニングは，複合的に実施し，最終的に疼痛出現肢位で動的アライメントが崩れるのを防いでいくことが重要である．
- 半月板損傷は，適切な理学療法を実施することで，保存療法でも良好な結果を得られることは多い．

1. はじめに

半月板損傷は膝関節の機能障害を引き起こす原因の一つである．スポーツ選手の膝外傷では，靱帯損傷も多いが，一番多いのは半月板損傷である[1]．半月板損傷の受傷機転としては，荷重した状態で膝に回旋力が加わった場合が多く，受傷の肢位と回旋の方向により受傷の形態が変わると考えられる[2]．半月板損傷が生じやすいスポーツ競技としては，サッカー，バスケットボール，バレーボール，バドミントンなど急激なストップや切り返し，ジャンプ動作を反復する種目が挙げられる．

本項では，半月板損傷に対する徒手理学療法とトレーニングおよびその過程の臨床推論（クリニカルリーズニング）について，バドミントン選手の症例を通して概説する．

2. 徒手理学療法の実際

症例の基本情報
全国レベルの大会で上位入賞している 50 歳代女性，主婦．明らかな受傷機転はないが，数ヵ月前の大会後から左膝に疼痛が出現．

診断名：左膝外側半月板単独損傷．

X 線所見：両側外反膝．Kellgren and Lawrence 分類にて GradeⅡ．

主観的評価
疼痛は数ヵ月前に出現して以降，増悪と軽減を繰り返している．疼痛部位は左膝外側裂隙部，膝窩部，膝蓋腱部であった（図 1）．悪化要因（疼痛出現肢位）は，バックハンド側後方にて足を入れ替えて左足で着地した際（図 2a 右），足を入れ替えずに左足で着地した際（図 2b, c 右）であり，軽減要因は非荷重である．

客観的評価
1 静的アライメント
胸椎後弯・腰椎前弯・骨盤前傾やや過剰，股関節軽度屈曲・内転・内旋位，膝外反位，下腿外旋位，足部回内位であり，膝蓋骨の外側偏位（＋）．

2 動的アライメント
ジャンプからの着地時および踏み込み時に knee-in, toe-out（＋）．

3 機能的運動テスト
① 関節可動域：膝関節屈曲・伸展最終域（empty

図1 症状の部位

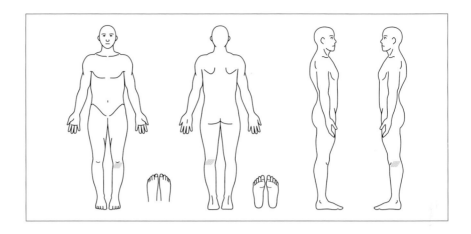

図2 バドミントンにおける動作

a 足を入れ替える動作(利き手側で飛んで対側で着地), b 飛びつき動作(各サイド側の足で踏みきり同側で着地), c 横への飛びつき動作(各サイド側の足で踏みきり同側で着地)

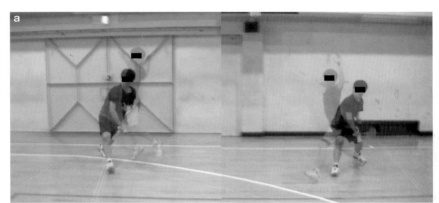
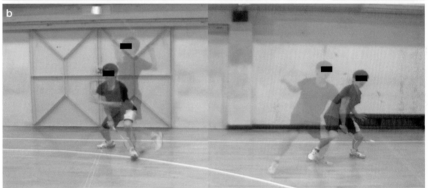
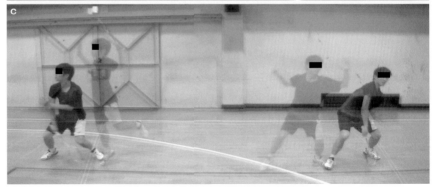

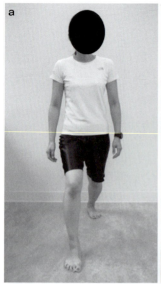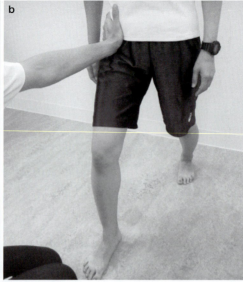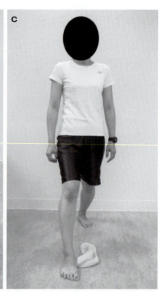

図3 ランジテスト（右下肢での例）

a　フォワードランジ：knee-in の有無を確認．b　股関節からの影響：股関節からの影響を確認するために骨盤（上前腸骨棘付近）に検査者の手を当て，股関節の内転・内旋に伴う骨盤の回旋を制限した状態でフォワードランジを行ってもらう．c　足関節からの影響：足関節からの影響を確認するために，舟状骨の下にタオルなどを入れ，内側アーチがつぶれることによる足部回内を防いだ状態でフォワードランジを行ってもらう．

エンドフィール），股関節伸展・外旋（more elastic エンドフィール），胸椎伸展・回旋（firm エンドフィール）に制限（＋）．

② 疼痛：着地動作にて左膝外側裂隙部．膝関節屈曲最終域では外側裂隙および膝窩部，伸展最終域では膝蓋腱部．

③ 症状局在化テスト：股・膝・足関節の順に圧縮・牽引を実施し，膝関節の圧縮で疼痛出現し，牽引で消失．以上の結果より，膝関節に局在した機能障害（＋）．

④ Joint play test：脛骨大腿関節の背側・腹側・外側滑り，膝蓋大腿関節の内側滑り，上位胸椎伸展・回旋に低可動性（＋）．

⑤ 筋の長さテスト：大腿直筋，大腿筋膜張筋，大腿二頭筋，大・小胸筋に短縮（＋）．

⑥ 筋スパズム：短縮筋に加え，外側広筋，膝窩筋，腸脛靱帯，膝蓋腱，膝窩筋に圧痛（＋）．

⑦ ランジテスト（図3）：左フォワードランジ時に骨盤の右回旋を止めると knee-in（－）．したがって，knee-in は股関節からの影響（＋）．

⑧ 筋力：中殿筋，大殿筋に筋力低下（＋）．内側広筋に筋力低下と萎縮（＋）．

アセスメント

① 半月板損傷：左膝外側半月板の単独損傷．

② アライメント異常：静的・動的アライメントから knee-in，toe-out 著明．

③ 筋・筋膜機能異常：骨盤前傾，股関節屈曲・内旋位，下腿外旋位，胸椎後弯といった静的アライメントに関連し，大腿直筋，大腿筋膜張筋，大腿二頭筋，大・小胸筋に短縮が発生．また，静的アライメントに加え，knee-in，toe-out といった動的アライメントによって過負荷となっている外側広筋，膝窩筋，腸脛靱帯，膝蓋腱，膝窩筋に圧痛が存在し，この動作を制限する中殿筋，大殿筋に筋力低下あり．

④ 関節機能異常：エンドフィール，Joint play test から，脛骨大腿関節の背側・腹側・外側滑り，膝蓋骨内側滑り，上位胸椎伸展・回旋に低可動性あり．

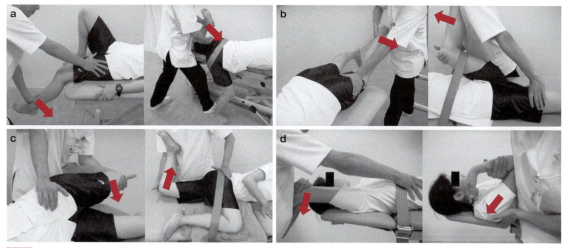

図4 軟部組織モビライゼーション
a 大腿四頭筋, b 大腿二頭筋, c 大腿筋膜張筋, d 大胸筋・小胸筋

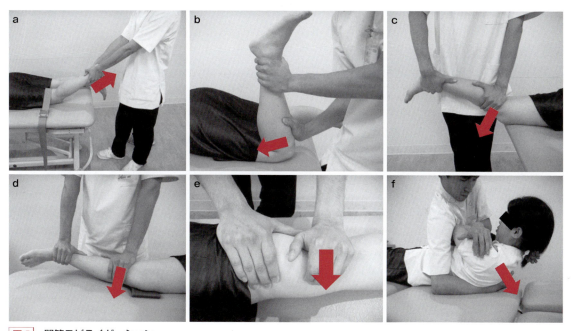

図5 関節モビライゼーション
a 牽引, b 背側滑り, c 腹側滑り, d 外側滑り（脛骨大腿関節）, e 内側滑り（膝蓋大腿関節）, f 離解（胸椎椎間板関節）

プログラム

1 軟部組織モビライゼーション（図4）

短縮および圧痛を認めた筋に対して，① 横断マッサージ，② 機能的マッサージ，③ ストレッチングを実施．

2 関節モビライゼーション（図5）

① 大腿脛骨関節の牽引，② 背側・腹側・外側滑り，③ 膝蓋大腿関節の内側滑り，④ 胸椎椎間関節の離解を実施．

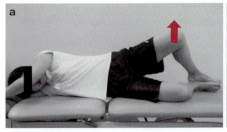
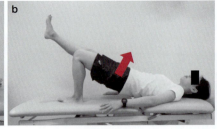
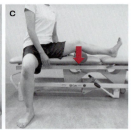

図6 非荷重位でのトレーニング
a　側臥位での開排による殿筋群トレーニング，b　片脚ブリッジ，c　大腿四頭筋セッティングによる内側広筋トレーニング

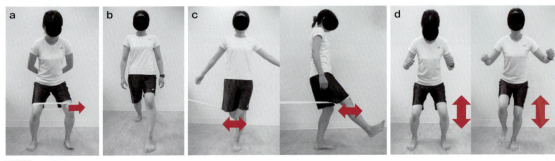

図7 荷重位でのトレーニング
a　ハーフスクワット肢位での股関節開排運動による殿筋群トレーニング，b　knee-in を抑制したフォワードランジ，c　片脚立位でのスタビリティエクササイズ：支持脚の反対下肢にセラバンドで抵抗を加え，前後左右に振る．d　ジャンプ動作（両脚，片脚）

PT 再評価所見

2回目の理学療法時に症状の改善が認められた．そのため，治療プログラムを継続するとともに，筋力トレーニングと，セルフエクササイズを追加した．

筋力トレーニングの内容は，非荷重位でのトレーニングとして，① 殿筋群トレーニング，② 片脚ブリッジ，③ 内側広筋トレーニングを実施した（図6）．また，荷重位でのトレーニングとして，④ 殿筋群トレーニング，⑤ フォワードランジ，⑥ スタビリティエクササイズ，⑦ ジャンプ動作（両脚，片脚）を実施した（図7）．これらのトレーニングにて漸増的に負荷量の調節を行い，最終的には本症例の疼痛出現肢位であるバックハンド側後方へのジャンプ動作など，バドミントンの動きに合わせ，動的アライメントが崩れるのを防ぎながら実施した．セルフエクササイズの内容は，筋力トレーニングに加え，① 大腿直筋，大腿筋膜張筋，大腿二頭筋，大胸筋のセルフストレッチング，② 胸椎の可動性改善エクササイズとした．

Clinical reasoning

バドミントンでは，限られたコート上で前後，左右，斜め，ジャンプ動作などの非常に急速で多彩な動きが要求される．さらに，シャトルが予想と反する方向へ向かった際には，急な方向転換や急激なストップ動作が必要となることが多い．多彩なフットワークが要求されるがために，下肢運動器官の許容量を超えた過剰な外力や，繰り返し加わる荷重負荷が障害発生の要因となる．マレーシアのエリートレベルのバドミントンプレーヤーを対象とした調査では，下肢障害が全体の63.1％を占め，その中でも膝障害が37.1％と最も多かったと報告している[3]．

バドミントンにおける特徴的な動きとして，利き手側での踏み込み，対側下肢での蹴り出し・着地などがある．本症例でも認められたが，特に対側下肢での着地時には過剰なストレスがかかり，この際，knee-in，toe-out といった動的アライメントを繰り返すことで膝障害が発生すると推測される．実際に，バドミ

ントンにおける前十字靭帯損傷は，バックハンド側後方でのオーバーヘッドストローク後の片脚着地時に受傷することが多いとされている[4]．また，本症例のような半月板単独損傷の機序の一つとしては，回旋動作中，大腿骨が半月板の上を回旋する際に半月板が圧搾されることが挙げられる[5]．したがって，バドミントンにおける半月板損傷は，前十字靭帯損傷の受傷機転と同様の動作に加え，踏み込み時やさまざまな位置でのジャンプからの着地時に受傷することが多い．

K-E conceptでは，最初に行う問診が重要な部分を占め，特に悪化要因と軽減要因を明確にすることが，原因を特定するためにも重要である．問診の段階で，原因となる領域や組織は何かなど最初の仮説を立て，続く評価で検証していくこととなる．

本症例は主観的所見より，左膝関節に生じた疼痛は増悪と軽減を繰り返しており，いわゆるred flagsを疑わせる疼痛の漸増的な増悪や不変といった経過は認められなかった．これより，理学療法によって改善される可能性があると判断した．また，悪化要因は左足での着地動作，軽減要因は非荷重であり，主に左膝関節外側に疼痛を生じるとのことであった．したがって，原因となる領域は膝関節であり，荷重負荷によって疼痛が出現していることから，関節構成体に問題があると仮説を立てた．

客観的所見では，疼痛出現肢位（悪化要因）であるジャンプからの着地動作時にknee-in, toe-outを呈し，症状局在化テストでは膝関節で陽性となった．また，ランジテストでは股関節で陽性となり，筋力検査では中殿筋，大殿筋に筋力低下を認めた．これらを統合すると，問診で立てた仮説通り膝関節が疼痛の原因となる領域であるが，それを誘発しているのは股関節外転・外旋筋の筋力低下，および正しいタイミングでの筋出力低下による可能性があった．また，胸椎の伸展・回旋に制限を認めたが，この原因は胸椎の低可動性によると考えられた．これによって，バドミントン中，上半身での回旋不足を下肢で代償し，加えてknee-in, toe-outを伴った外反膝といったアライメント異常によって，外側半月板にストレスがかかっていたことが推察された．このような状態が続いたことにより，客観的所見で認めた筋の短縮が起こり，より筋出力が難しくなり，さらに動的アライメントが崩れるという負の連鎖に陥っている状態であると推論した．

また，二次的に起こっていると考えられる膝関節屈伸時の疼痛についてみていく．膝関節屈曲はエンドフィールがemptyであり，最終域での疼痛は膝窩部に認め，Joint play testにて脛骨の背側滑りの低可動性を認めた．したがって，膝関節をまたいで付着している膝窩筋の緊張が高くなっているため，脛骨の背側滑りを妨げ，膝関節屈曲時の関節包内運動が正しく起きていないことが推測された．これにより，膝関節屈曲最終域での膝窩部痛が出現したと考えられた．

さらに，膝関節伸展もエンドフィールがemptyであり，Joint play testでは脛骨の腹側滑りの低可動性を認めた．加えて，内側広筋の筋出力低下が生じていた．これは，膝関節の屈曲・内旋筋である膝窩筋の緊張が高くなっていることが一因と考えた．つまり，内側広筋は膝関節伸展最終域で特に活動し，作用として膝窩筋の拮抗筋となるため筋出力低下を起こしたと推察した．これらによって膝関節伸展の可動域制限が生じ，この状態が継続している中でバドミントンを行うことによって，膝関節面の特定部位に負荷がかかり，半月板へのさらなるストレスにつながると考えた．

このような状態に対して，先述したプログラムを実施した．内容としては，短縮および圧痛を認めた筋に対する軟部組織モビライゼーション，低可動性を示した脛骨大腿関節，膝蓋大腿関節，胸椎椎間関節への関節モビライゼーション，そして，主に殿筋群の筋力強化と膝のスタビリティエクササイズとした．これらを実施した結果，関節可動域の改善，筋力向上を認め，バドミントン動作での動的アライメント不良が修正された．これによって疼痛も減少し，最終的に大会に出場することが可能となり，現在も継続してバドミントンを行えている．

3. まとめ

今回，半月板損傷に対する徒手理学療法とトレーニングおよびクリニカルリーズニングについてバドミントン選手を症例として概説した．セラピストは担当症例のスポーツ動作を把握することによって，疼痛を誘発している動作の分析が可能となる．そう

することで，競技特性を考慮したトレーニングを行うことができ，現在有している症状の改善と再発予防へとつなげることが可能となる．

K-E conceptでは，問診に重点を置き，そこで立てた仮説を評価で検証し，問題のある部位と組織を見出す．仮説を立てる際には，得意とする（よく経験している）仮説に当てはめるのではなく，一つ一つの評価を統合し，多角的に症例を捉えていくことが重要となる．このようにして立てた評価結果に基づき徒手理学療法を実施することで，確実な効果を得ることができる．

クリニカルリーズニングを的確に行っていくためにも，セラピストは適切で正確な評価を実施できることが必要となる．疾患に関する知識はもちろんのこと，評価および治療を正確に実施できる技術が不可欠であり，偏りのない知識や技術を有することで，より的確なクリニカルリーズニングを実施できると考える．本稿が，半月板損傷に対する徒手理学療法，およびクリニカルリーズニングの一助になれば幸いである．

文献

1) 出家正隆ほか：スポーツにおける半月板損傷の原因と特徴．関節外科 31：1126-1129, 2014
2) 土屋明弘ほか：膝半月板損傷の病態と整形外科的治療．理学療法 25：252-256, 2008
3) Shariff AH, et al：Musculoskeletal injuries among Malaysian badminton players. Singapore Med J 50：1095-1097, 2009
4) 木村由佳ほか：バドミントンのオーバーヘッドストロークにおける膝関節バイオメカニクス．青森スポ研誌 17：1-4, 2008
5) Kolt GS, et al 編，守屋秀繁監訳：スポーツリハビリテーション，最新の理論と実践．西村書店，東京，288-301, 2006

第Ⅱ部 各論／D．骨盤帯・下肢の評価と治療

8. 膝蓋大腿関節症/骨軟骨炎

大石敦史

エッセンス

- 膝蓋大腿関節症は，主に膝前部の膝蓋骨周囲に疼痛を訴える．
- 徒手理学療法の評価は，詳細な問診から症状を再現できる動作を的確に選択し，膝蓋大腿関節に生じる機械的ストレスと症状との関連について的確に理解する必要がある．
- 局所における疼痛メカニズムは，膝蓋骨周囲の触診とともに，膝蓋大腿関節（PF関節）の副運動による可動性の低下や症状の再現によって特定し，同部位への機械的ストレスを減らすための手技を選択し実践する．
- さらに下肢の荷重連鎖を踏まえ，筋の柔軟性や筋力低下，股関節や足関節の機能など，PF関節への機械的ストレスに影響する要因も評価し治療を行う．

1．膝蓋大腿関節症とは

膝蓋大腿関節症は，膝蓋大腿関節（patellofemoral joint：PF関節）における炎症などの病変によって，膝蓋骨の裏側とその周囲に痛みを引き起こす疾患である．同義語として，膝蓋大腿関節症候群（patellofemoral syndrome），膝前部痛（anterior knee pain：AKP），膝蓋骨軟骨軟化症などがある[1]．膝蓋大腿関節症は，PF関節への負荷に対する急激な外力や低強度の反復性負荷によって発生する．外力によって膝蓋軟骨が損傷されると科学的刺激や滑膜への機械的刺激が生じ，浮腫や摩擦によって軟骨下端に痛みを生じさせる可能性がある．明らかな軟骨損傷がみられない場合の痛みは，膝蓋骨周囲の滑膜の異常が考えられている[1]．スポーツにおいては転倒などによる急激な外力，そしてトレーニング時の階段利用やランニングなどの荷重活動で悪化する限局できない痛みを訴える．

2．症例提示

症例の基本情報

50歳代女性，事務職（デスクワーク）．身長165 cm，体重51 kg．地区のマラソン大会50歳代の部で入賞3回の市民ランナー．2006年よりランニングを始め，2009年頃より膝前部に疼痛出現．現在は長距離を走行後，毎回両膝前部に疼痛出現（図1）．

診断名：両膝蓋大腿関節症．

X線所見：両側ともに脛骨大腿関節が若干内側狭小化傾向．軽度のOA．軸写ではPF関節は明瞭な外側シフトで外側裂隙の減少が著明．

Clinical reasoning

症例の基本情報から何が考えられるか

アスリートにおける膝前部の痛みの原因は，PF関節と膝蓋腱障害が多い[1]．まれな例としては，PF関節の痛みと膝蓋腱障害の両方に類似した，脂肪体インピンジメントなどがある．典型的なPF関節の痛みは徐々に出現することが多い[1]．本症例の背景から，マ

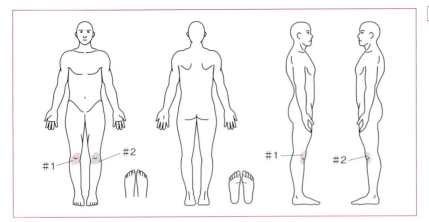

図1 症状の部位

ラソンなどの長距離走によって，PF関節周囲の組織が反復的な機械的ストレスに長時間さらされ，微細な組織損傷による炎症が痛みを引き起こしていると考える．またPF関節構成体の構造的破綻により，スクワットやランジによる負荷でも痛みが生じると思われる．まずは問診にて痛みが生じる動作の特徴と部位，疼痛出現のタイミングなどについて聴取し，AKPを引き起こす組織とメカニズムについて仮説を立てる．

主観的評価 Subjective

7年前より長距離走によって両側のAKPが出現し，症状が徐々に悪化した．6kmを3日連続で走ると両膝の「皿周り」が痛む（#1, 2）．走った翌朝も両膝が痛い．最近は膝痛出現までの時間が短くなり，走行後は膝痛がさらに増悪する．そのため現在はあまり走っていない．日常生活では階段の下りと立ち上がり動作で左右の膝前部に圧迫感が生じる．走行後の痛みも同部位に出現する．走らないと心理的ストレスがたまるが，現在は走る代わりに近所のジムに行って，水泳やエアロバイク，マシントレーニングを行っている．

Clinical reasoning
主観的評価からどのような仮説が立てられるか

Australian approachでは最初に行う問診が重要となる．これは患者の訴えや症状から病態を推測し，症状出現メカニズムの仮説を立案するために必要不可欠だからである[2]．さらに仮説を裏づけるための客観的評価の項目についても，問診による情報から選択される．

本症例では走行後徐々に両膝前部の痛みが出現して増強することと，走行を中断して機械的ストレスを取り除いても痛みがしばらく続くことから，疼痛出現メカニズムは，左右ともに膝前部の組織に対する反復的な機械的刺激がPF関節周囲の組織に損傷を与え，その蓄積によって炎症が生じたものと考えられる[3]．さらに毎日長距離を走ることによって損傷組織の修復に必要な休養を十分に取ることができず，組織の損傷が徐々に悪化して疼痛強度も増悪したものと考えられる．

また両側ともに階段の下りや立ち上がり動作で生じる膝前部の圧迫感と走行中に生じる疼痛部位が同じことから，走行中に生じるPF関節への機械的ストレスは，両側ともに階段昇降や立ち上がり動作で生じる膝前部へのストレスと同様である可能性が高い．この点については後にスクワットやランジにてPF関節に機械的ストレスを加え，階段昇降や走行中に生じる痛みを再現できるか評価を行う．そしてknee-inのようなPF関節に影響を及ぼす動的アライメントを左右する下肢の柔軟性や，股・膝関節周囲筋の協調性についても評価を行う．さらに走行に必要な大腿部の筋力や，足関節の可動性など走行時の床反力に影響する組織に対しても評価を行う．

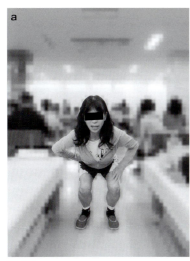 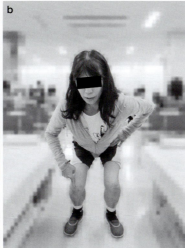 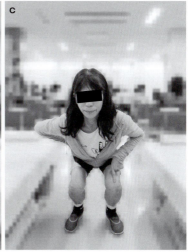

図2 疼痛再現動作
a スクワット．しゃがんでから立ち上がりに切り替わるとき痛む．
b 右膝の疼痛部位．c 左膝の疼痛部位．疼痛部位は指1本で示すことができる．この場合，機械的ストレスが生じる部位が局所に限定されていることが示唆される．

図3 フロントランジ

疼痛が出現する部位やタイミングだけでなく，knee-in しないか，また動作時における骨盤の動揺がないか観測する．また痛みが出現する場合には，動作が修正可能か，また修正によって痛みの軽減・増悪が起こるかについて，注意深く観察する．右のフロントランジ (a) では，左のフロントランジ (b) よりも knee-in が著明に出現する．また左のフロントランジ (b) では，骨盤の動揺が観測された．

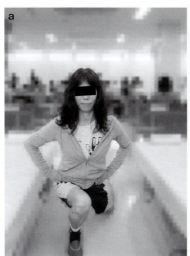 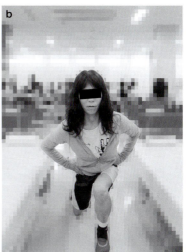

客観的評価　　Objective

1 静的アライメント
立位・背臥位とも特記すべき点なし．強いて言えば，膝蓋骨面がやや外方に向く．

2 機能的運動テスト（疼痛再現動作）
① スクワット（図2）：両側とも膝前面に疼痛出現．階段下りや走行時の疼痛と同様．しゃがみ動作から立ち上がる際（大腿四頭筋が遠心性収縮から求心性収縮に変換する瞬間）に，左右とも PF 関節直上が痛む．knee-in 傾向（＋）であるが，療法士による口頭指示にて knee-in は改善可能も，疼痛は著変なし．

② ランジ（図3）：両側ともにスクワットよりも強い疼痛を示し，knee-in もさらに助長される．こちらもスクワットと同様，口頭指示による修正が可能であるが，疼痛は著変なし．

3 触診：両側とも同様．ただし痛みの程度は右＜左
① 膝蓋骨：圧痛は膝蓋骨外側と下方に著明．

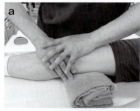 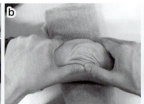 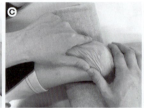 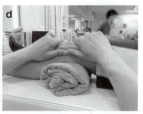

図4　PF関節副運動の評価と関節モビライゼーション（右膝）
a　PF関節下方滑り．治療者の両手で膝蓋骨を下肢の長軸方向に滑らせ，振幅と痛み・抵抗感について評価する．治療では，振幅運動にて膝蓋骨の動きを誘導する．
b　PF関節の内側滑り．c　PF関節最有痛の副運動．評価では，副運動の大きさとともに，抵抗感の増え方と，それに伴う疼痛の出現や疼痛強度について評価を行う．治療では，持続的伸張や振幅運動を行い，疼痛と可動性を改善させる．
d　膝蓋骨の引き上げ(tilt)．これは振幅がわずかであるが，評価では疼痛の再現が容易である．治療では持続的伸張を繰り返し，疼痛を改善させる．

② MCL：圧痛（−），外反ストレステスト Valgus glide（−）．
③ LCL：圧痛（−），内反ストレステスト Varus glide（−）．
④ 膝蓋腱：圧痛（−），PF関節の尾頭方向への伸張痛（−）．
⑤ 膝蓋下脂肪体：圧痛（−）．
⑥ 脛骨結節：圧痛（−）．
⑦ 滲出液：膝蓋跳動（−）．

4　PF関節の副運動テスト：両側とも同様．ただし痛みや制限は右＜左
① 上方滑り：制限（−），疼痛（−）．
② 下方滑り：制限（＋），疼痛（−）（図4a）．
③ 内側滑り：制限（＋），疼痛（＋）（図4b）．
④ 外側滑り：制限（−），疼痛（−）．
⑤ 最有痛の滑り方向（下内側）：制限（＋），疼痛（＋）（図4c）．
⑥ 膝蓋骨の引き上げ(tilt)：外側が硬く疼痛（＋）（図4d）．

5　筋の長さテスト：両側とも同様
① 大腿四頭筋：踵殿間距離（heel buttock distance：HBD）0 cm．
② 大腿直筋：膝関節屈曲位にて，股関節伸展制限（＋）．
③ ハムストリングス：SLR 80°．
④ 腸脛靱帯：圧痛（＋），ただし Ober test（−）．
⑤ 腓腹筋：足関節背屈 ROM 20°（膝伸展位）．

6　筋力
大腿四頭筋：左右ともに MMT 5．求心性収縮，遠心性収縮ともに疼痛（−）．

7　特殊テスト（その他の病変の可能性を除外するために行う）
大腿脛骨関節，股関節，腰椎など特記すべきことなし．

Clinical reasoning

客観的評価をどのように統合し，仮説を検証していくか

　客観的評価の主な目的は，最も可能性が高い痛みの原因を突き止めることである．痛みの原因となるメカニズムは患者によって異なるが，限りある治療時間で疼痛メカニズムを見極めるためには，疼痛出現動作を見つけるとともに，PF関節障害の原因となり得る組織に対し，優先順位を付けながら検査を行う必要がある．また圧痛部位と疼痛増悪因子の確認も不可欠であり，そのためには動作時に生じる痛みを触診でも再現することが必要となる．

　本症例の主訴である長距離走や階段昇降で生じる膝の違和感は，痛みの程度に差はあるものの，スクワットやランジにて再現が可能であった．このことは膝屈曲位における大腿四頭筋の張力によって，膝蓋骨が大腿骨に圧迫されることから生じることが示唆される[4]．さらに，膝蓋骨の位置異常や傾きが，膝蓋骨のトラッキング不良を引き起こし，AKPを助長していることがわかる[4]．スクワットやランジでみられる knee-in は筋力低下や筋の協調性不良を示唆する．

　局所における疼痛出現メカニズムについては，触

診にて膝蓋骨周囲にどのような機械的ストレスが生じると疼痛が誘発されるのか，その組織を特定するとともに，膝蓋骨の動きが制限される副運動の方向と，膝蓋骨に付着する広筋群の活動を妨げる炎症や滲出液の貯留についても確認する[4]．

本症例では膝蓋骨周囲の圧痛が左右ともに外側下方に集中していること，副運動が下方と内側に制限され，さらに内側への副運動と外側の引き上げ（tilt）にて疼痛が出現したことから，PF関節外側における軟部組織の伸張性が低下し，この組織が伸張される際に痛みが生じていると考える．また AKP で散見される膝蓋腱炎や膝蓋下脂肪体の問題については，膝蓋腱の伸張痛や膝蓋骨下端に圧痛がないこと，そして端座位で十分な膝伸展筋力が発揮できることから除外できると考えた[1]．

また PF 関節に影響を及ぼす要因としては，大腿直筋の短縮が考えられた．これは筋の長さテストにて，膝関節屈曲位における股関節伸展角度のみが，十分な可動域を有していなかったためである．また大腿直筋は膝蓋骨に付着するため，膝蓋骨を上方に引き寄せる作用が働く可能性がある．Ober test は陰性であったが，膝蓋骨外側から腸脛靱帯にかけての圧痛があるため，この圧痛を伴う硬さも膝蓋骨外側の張力を高める要因であると考えられる．大腿直筋以外では，筋の長さはむしろ過剰であった．これは PF 関節の安定性に関与する大腿部の筋力や筋持久力が乏しいために，走行距離が増えた際に膝蓋骨周囲の安定性が確保できず，下肢の着地時に過剰なストレスが生じ，knee-in，toe-out といった動的アライメント異常を繰り返すことにより PF 関節障害が発生したと推測される．

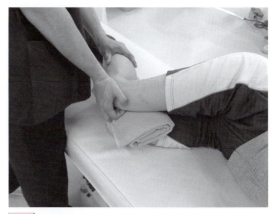

図5 内側滑りモビライゼーション（側臥位）
膝の屈曲角度に応じた PF 関節内側滑りの制限に対しては，側臥位にて膝の屈曲角度は変えながら行うことも可能．

アセスメント

① **PF 関節損傷**：PF 関節の外側狭小化による，膝蓋軟骨への機械的ストレス増大．
② **アライメント異常**：PF 関節外側軟部組織の硬さによる，PF 関節の動的アライメント不良と膝屈伸時の PF 関節トラッキング不良．
③ **PF 関節機能異常**：PF 関節外側軟部組織の硬さと伸張痛，PF 関節内側滑りの制限．
④ **筋・筋膜機能異常**：大腿直筋の短縮，大腿四頭筋の筋力低下と協調性不良（スクワットよりも負荷の高いランジにて knee-in が増大するため）．

治療プログラム

① **PF 関節モビライゼーション**：PF 関節モビライゼーションの治療手技は，基本的には副運動の評価で行う手技と同様である．副運動の評価にて痛みや可動域制限を認めた運動方向，つまり膝蓋骨を下方（図4a），内側（図4b, 5），最有痛の方向（図4c）へ振幅運動や持続的伸張，外側 tilt（図4d）を行う．振幅運動は 2〜3 Hz の速さで，最大抵抗の 50％ 程度までの振幅で 20 回 2 セット行う（Grade Ⅲ）．疼痛再現動作（本症例ではスクワットとランジ）にて再評価を行い，効果を認めればさらにもう 1 セット行う．硬さによる制限が著明な場合には，エンドフィールにおける最大抵抗の 50％ の地点で持続的伸張＋微細な振幅で動かしても良い（Grade Ⅳ）．

② **PF 関節周囲の軟部組織モビライゼーション**：膝蓋骨外側と大腿外側にわたり行う（図6）．

③ **ストレッチング**：大腿直筋に対し，膝関節の過度な屈曲を避け，股関節伸展によるストレッチングを行う（図7）．

治療後の再評価

治療プログラム①の後に，スクワット動作における著明な症状改善を示した．さらに治療プログラ

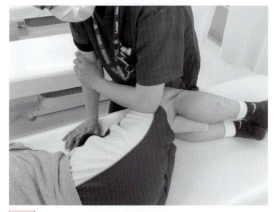

図6　大腿外側に対する軟部組織のモビライゼーション

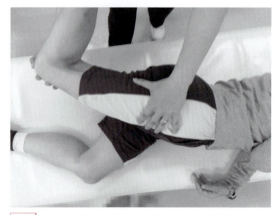

図7　大腿直筋ストレッチング

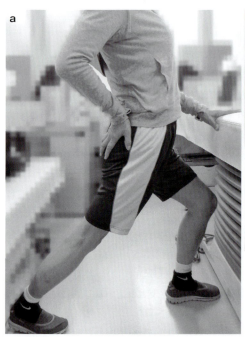

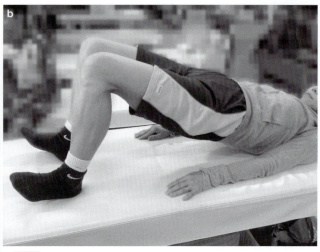

図8　セルフエクササイズ
a　大腿直筋セルフストレッチング．立位にて右股関節を伸展させて大腿直筋のストレッチングを行う．
b　ブリッジング．両側の踵・膝を骨盤幅に保ったまま殿部を挙上して保持する．その際，殿筋群，広筋群，ハムストリングスの協調性を保つ．

ム②，③の後も，スクワットやランジでの疼痛や異常動作の改善を示した．そのため，下記のセルフエクササイズを指導した．また2回目の理学療法時に症状の改善が認められたため，治療プログラムを継続するとともに，筋力トレーニングも追加した．

① セルフエクササイズ：
　ストレッチング：膝関節の過度な屈曲を伴うと痛みが誘発されるため，立位にて大腿直筋に対し股関節伸展によるストレッチを行う（図8a）．
　ブリッジング：踵と膝の幅を骨盤幅に揃え，股関節伸展時に両膝の距離を一定に保った状態で行う．負荷が少ない時には足関節を背屈させ，踵のみの接地で行う（図8b）．

② 筋力トレーニング：スクワットやレッグプレスを，knee-inや膝の左右方向への動揺を抑制できる負荷にて行う．これにより広筋群の協調性獲得を目指す．また今後は側臥位での股関節開排や外転運動による殿筋トレーニングや，ゴムチューブを用いたハーフスクワット肢位での股関節開排運動を行い，長距離走でもknee-inが

生じないための筋力・持久力を獲得する．

Clinical reasoning
アセスメントに基づく治療プログラムの実施

　治療プログラムは，① スクワットやランジによるPF 関節の内圧亢進とトラッキング異常を改善させるために，PF 関節の副運動検査にて疼痛と低可動性を示した，下・内側方向と外側 tilt の関節モビライゼーションを行った．② PF 関節周囲や大腿部の軟部組織のうち，圧痛などの易刺激性を示す組織を改善させるために，軟部組織に対するモビライゼーションを行なった．③ 膝屈曲時における PF 関節の内圧亢進を助長させる要因を改善させるために，短縮を認めた大腿直筋のストレッチングを行った．疼痛再現動作であるスクワットやランジをそれぞれの治療プログラム後に再評価として行い，いずれも疼痛の減少と knee-in など異常動作の改善を示した．このことから，① PF 関節の副運動制限，② PF 関節周囲の軟部組織タイトネス，③ 大腿直筋の短縮，のそれぞれが PF 関節への機械的ストレスを増大させ疼痛を誘発していたことが立証された．

　本症例の治療目的は膝の痛みなく長距離走を行うことである．つまり筋疲労が生じる長距離走の最中でも異常動作の出現を未然に防ぐ持久力が要求される．そのためには筋の柔軟性を確保するとともに，大腿部や股関節周囲筋の協調性獲得と筋持久力の向上にも同時に取り組む必要がある．よってセルフエクササイズではストレッチングだけでなく，ブリッジングによる殿筋群と広筋群，ハムストリングスの協調性エクササイズとともに，筋力トレーニングも行うこととした．

3. まとめ

　臨床では，問診で明らかとなった主訴について，疼痛出現メカニズムの仮説を立て，客観的評価で行う疼痛再現動作の方法を的確に選択し，疼痛出現メカニズムを立証する必要がある．本症例の主訴であるAKP は，PF 関節周囲に生じる機械的ストレスと，その反復による炎症によるものと仮説を立案した．そして走行中の痛みと階段昇降での痛みが同種であり，その痛みがスクワットやランジにて再現できたことから，これら動作を治療の効果判定として用いた．また PF 関節副運動の評価にて AKP が再現できたことから，AKP を誘発する機械的ストレスはPF 関節に由来すると立証されたため，PF 関節モビライゼーションによる治療を行った．その後，疼痛再現動作による再評価にて治療効果も証明された．

　また PF 関節への機械的ストレスを増大させる要因は，大腿直筋の短縮と腸脛靭帯の圧痛，そしてスクワットやランジでの knee-in が挙げられた．これらを考慮してストレッチングや軟部組織モビライゼーションによる柔軟性獲得と，ブリッジングによる下肢筋群の協調性獲得と膝蓋骨周囲の安定性向上を目指した．さらに長距離走でも異常動作を防ぐための筋力トレーニングも行った．これらが十分に行われないと，症状の再発リスクも高まり継続した治療効果を獲得することが困難になる．同時に，構造的破綻が大きい場合には，徒手理学療法の効果に対する限界についても考慮する必要がある．画像からの情報も含め，主治医との密な情報共有も重要である．

文献

1) Cook J, et al：Clinical Sports Medicine—Anterior Knee Pain, 3rd ed, McGraw-Hill, Sydney, London, 2006
2) Jones M, et al：Clinical Reasoning for Manual Therapists—Introduction to Clinical Reasoning, Churchill Livingstone, Edinburgh, 2004
3) Petty N, et al：Neuromusculoskeletal Examination and Assessment：a Handbook for Therapist-Subjective Examination and Physical Examination, 2nd ed, Churchill Livingstone, Edinburgh, 2001
4) 寺山和雄ほか：整形外科 痛みへのアプローチ2 膝と大腿部の痛み，南江堂，東京，1996

第Ⅱ部 各論／D．骨盤帯・下肢の評価と治療

9. シンスプリント

加地和正

> **エッセンス**
> - スポーツ選手における筋疲労症状として，下腿前面の運動時痛を主訴とする．
> - シンスプリントに至る過程について，既往も含めた詳細な問診が重要となる．
> - Kaltenborn-Evjenth (K-E) concept を基に，症状の再現性が得られれば，その原因を評価の中で立証していく．
> - シンスプリントに対して局部のアプローチだけでなく，姿勢アライメントを含めたバイオメカニカルな問題があれば，症状の再発を防ぐためにも全身的アプローチの必然性がある．

1. シンスプリントとは

スポーツの中でも，ランニングやダッシュまた切り替え動作の多い種目において，多くみられる障害の一つである．

軽度から重度と幅があり，重度であれば，疲労骨折の手前の状態となる場合もあり，労作性脛部痛が正式名称である．この状態は，競技特性や身体特性，ならびにオーバーユースにて過剰に下肢，特に下腿部の筋にストレスがかかることで惹き起こされる．また下肢障害の既往が起因する場合も考えられるため，全身管理も含めた運動指導が重要となる．

2. 症例提示

症例の基本情報

16歳の男子高校生．小学校4年生から卓球をしており，高校の卓球部に所属しているが，練習は主に社会人チームで行っている．ラケットは右で，前陣速攻タイプである．10日前からの走り込みや体育の授業での持久走（4km）で，両下腿部に疼痛出現していた．

診断名：両下腿シンスプリント（右後脛骨筋腱鞘炎・左下腿疲労性骨膜障害）．

X線所見：異常なし．

Walshの分類：stage Ⅲ．

Clinical reasoning

症例の基本情報から何が考えられるか

本症例は，学童期から卓球をしており，プレイスタイルは攻撃型で卓球台のエンドライン際での速攻タイプである．その卓球の構えの特徴として体幹は前傾位で，股・膝関節は屈曲位，下肢は，肩幅より広く，wide base をとるため，下腿が外旋位をとりやすいと考える．

この足位置で，足部は toe-out 傾向になりフォアハンドの状態であれば，右下肢が後方に引かれ，過荷重となりやすい．ラリーでは，繰り返し動作が下肢筋に負担となる．スマッシュでは，右足を引いた状態からの踏み込みでより右下肢に負担が大きくなる（図1）．そこで構えや卓球動作での下肢を中心としたアライメントが，今回の症状に深く関与していると推察された．そして走り込みにて，疲労性疼痛を惹き起こしたと考える．

主観的評価　**S**ubjective

疼痛は，10日前の走り込みや体育の持久走（4km）から増悪し寛解しない．疼痛部位は，右踵内側に歩行時痛や階段昇降や卓球での踏み込みや，右足を後方に引いた動作で圧痛を認め（図2 #1），左下腿内側の痛みは，ジャンプしての着地や圧痛が出現（図2 #2）．

悪化要因は右足を後方に引く，また過度な踏み込みやジャンプ動作，軽減要因は非荷重である．

Clinical reasoning

主観的評価からどのような仮説が立てられるか

K-E conceptにおいて問診を始めとする，現症に至るまでの経緯を遡って捉えることが，まず重要な位置づけとなる．そこで症状の誘因となった原因を問診から探り，症状を呈している領域や関連の関節部位を全身的に捉え，推察し評価の中で立証していくことになる．

これを本症例に当てはめて推察すれば，右踵内側部の疼痛が荷重で出現し，非荷重では疼痛出現しないため，荷重による再現性を認め，関節構成体の組織が誘因であろうと推論し仮説とした．

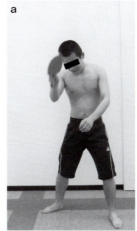
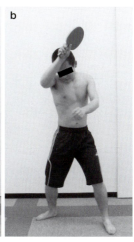

図1　卓球における動作
a　基本的な構え（両下腿外旋位），b　スマッシュでの動作

客観的評価　**O**bjective

1 静的アライメント（図3）

両足部 toe-out，後足部回内位（右<左），足部内側アーチ低下（右<左），両下腿外捻傾向，左膝外反位，骨盤左下制，下部腰椎左凸，上部腰椎・下部胸椎右凸，上部胸椎左凸，右肩甲骨下制，頚部左側屈，頭部右側屈左回旋．矢状面では，足部底屈，膝過伸展，骨盤前傾，腰椎前弯やや強く，胸椎後弯，頭部前方位である．

2 動的アライメント

フォワードランジ動作で，両膝 knee-in（右<左），toe-out となり，右ランジ動作右踵内側部痛が出現．

3 機能的運動テスト

① 関節可動域：胸椎伸展位での右側屈左回旋（firm エンドフィール），両股関節屈曲・SLR60°（more elastic エンドフィール），股関節内旋右30°，左20°，外旋50°，左40°（more elastic エンドフィール），膝関節屈曲右140°，左130°（more elastic エンドフィール），伸展右0°，左5°（extended エンドフィール），足関節背屈右20°（empty エンドフィール），左20°（firm エンドフィール）などの可動域制限や左膝関節過伸展の過可動性を認める．

② 疼痛：歩行やランニングにて右下肢荷重時に，右踵内側部に疼痛出現 VAS 7，左脛骨内側縁圧痛 VAS 5．

③ 症状局在化テスト（図4）：ランジ動作にて右下肢荷重痛を中心に股関節・膝関節・距腿関節・距骨下関節・距舟関節・楔舟関節に圧迫を実施した．症状は，舟状骨を足底方向に圧迫にて疼痛誘発し，舟状骨を足背方向に牽引にて軽減した[1]．次にその肢位にて，後脛骨筋を収縮したところ，収縮痛出現した．また踵内側痛の出現した位置で，内側アーチをタオルで形成することで軽減を認めた．

④ **Joint play test**：両距舟関節・楔舟関節足底への滑り過可動性，左距骨下関節外側への滑りやや過可動性，左脛骨大腿関節の内側安定テストやや過可動性，胸椎 Th 1-5 低可動性，Th 9-10 左椎間関節低可動性を認めた．

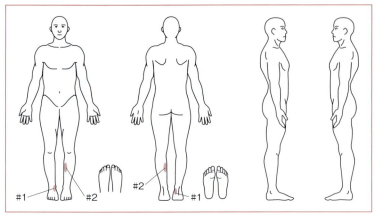

図2 症状の部位

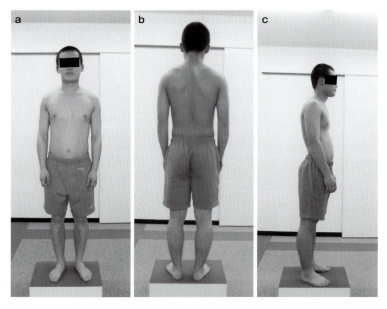

図3 アライメント
a　前額面：正面，b　前額面：後面，
c　矢状面

⑤ **筋の長さテスト**：両腸腰筋，大殿筋（左＞右），外旋筋（左＞右），梨状筋（左＞右），両ハムストリングス，両大腿直筋，左大腿筋膜張筋に短縮．
⑥ **抵抗テスト**：右後脛骨筋収縮痛あり．
⑦ **筋スパズム**：短縮筋と右後脛骨筋に圧痛あり．左脛骨内側縁圧痛あり．
⑧ **ランジ動作**：右フォワードランジで右軽度knee-in, toe-out となり，踵内側に疼痛．徒手にて knee-out 誘導すれば，疼痛軽減し，後足部回内し内側アーチが下がると誘発される．
⑨ **筋力**：左大殿筋，左大腿四頭筋萎縮（＋），左後脛骨筋，右ヒラメ筋，右前脛骨筋，右後脛骨筋に筋力低下を認めた．

Clinical reasoning

客観的評価をどのように統合し，仮説を検証していくか

　本症例の症状として，走り込みを起因として両下腿に症状が出現しており，ランジ動作の荷重下で再現されている．症状局在化テストにて，後脛骨筋の停止部のある舟状骨が下制により，伸張痛ならびに収縮性の痛みがあるため，症状責任筋と考える[2]．また楔舟関節足底への滑り過可動性で内側アーチも低下してい

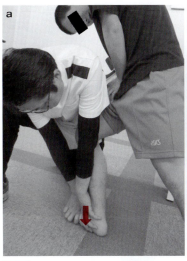 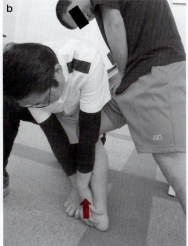 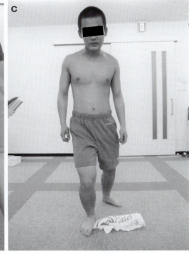

図4 荷重での症状局在化テスト
a 誘発．楔状骨を固定し舟状骨圧迫：疼痛出現．
b 楔状骨を固定し舟状骨牽引：疼痛軽減．
c 足底からの影響を確認するため舟状骨の下にタオル入れ，内側アーチ形成した状態でのランジ動作：疼痛軽減．

るため，この症状を裏付けている．またアライメントや卓球動作において，両足部が回内位で，脛骨も外捻しており，下腿筋群にストレスがかかりやすい．また股関節周囲筋群の短縮で，特に左股関節の内旋の可動性をカバーするため，左膝関節外反位や後足部の回内位を誘導しやすいと思われる．

アセスメント

① **両下腿シンスプリント**：(右後脛骨筋腱鞘炎・左下腿疲労性骨膜障害)
② **アライメント異常**：静的・動的アライメントから両足部 toe-out，後足部回内位，足部内側アーチ低下，両下腿外捻傾向，左膝外反位が著明．またそれに伴い脊柱に非構築性側弯あり．
③ **筋・筋膜機能異常**：膝過伸展，骨盤前傾，腰椎前弯やや強く，胸椎後弯，頭部前方位の静的アライメントに関し，ハムストリングス，大腿四頭筋，腸腰筋，胸筋，胸鎖乳突筋が短縮，非構築性側弯にて左肩甲骨挙上し，左僧帽筋，肩甲挙筋や右腰方形筋の短縮ならびに過緊張．また大殿筋(左＞右)，外旋筋(左＞右)，梨状筋(左＞右)，左大腿筋膜張筋が短縮していた．そしてフォワードランジ動作の knee-in (右＜左)，

toe-out 動的アライメントにより，過負荷となっている右後脛骨筋と左脛骨内側縁に圧痛と左大殿筋，大腿四頭筋，後脛骨筋，右ヒラメ筋，前脛骨筋，後脛骨筋に筋力低下を認めた．
④ **関節機能異常**：エンドフィール，Joint play testから両距舟関節・楔舟関節足底への滑り過可動性，左距骨下関節外側への滑りやや過可動性，左脛骨大腿関節の内側安定テストやや過可動性，両股関節低可動性，胸椎伸展・回旋に低可動性を認めた．

治療プログラム

① 足部アライメント改善目的に内側アーチの形成を中心に横・外側アーチのインソールを処方．
② 軟部組織モビライゼーション(図5)：短縮筋や圧痛の部位に対して，① 深部横断マッサージ[3] (図5a, c)，② 機能的マッサージ[3] (図5d)，③ ストレッチ(図5b)およびオートストレッチ指導[4]．
③ 関節モビライゼーション(図6)：胸椎椎間関節の離開[5] (図6a)とオートモビライゼーション[4] (図6b)．

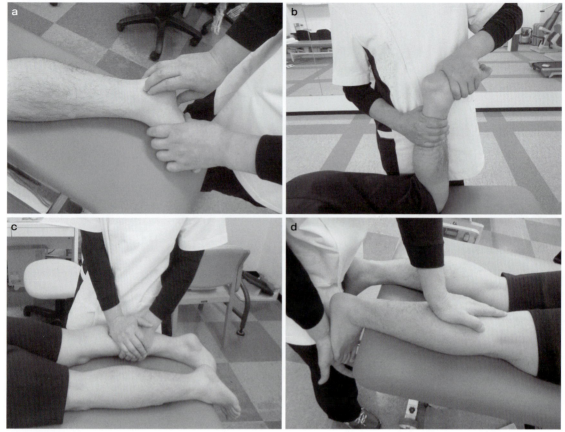

図5 軟部組織リラクゼーション
a 後脛骨筋：横断マッサージ
b 後脛骨筋：ストレッチ
c 腓腹筋：横断マッサージ
d 腓腹筋：機能的マッサージ

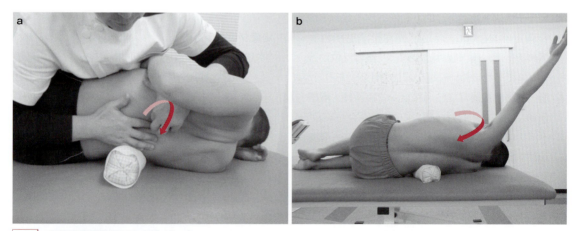

図6 胸椎椎間関節モビライゼーション
a Th9-10左椎間関節（離開）モビライゼーション，b オートモビライゼーション

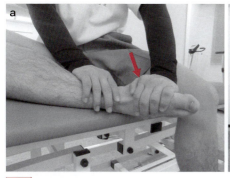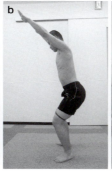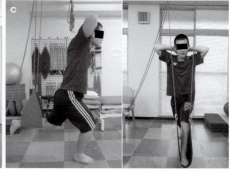

図7 筋力強化トレーニング
a 長母趾屈筋などの足底筋は，力を入れずに，徒手抵抗にて後脛骨筋や前脛骨筋のトレーニング．
b 胸椎の伸展を促すのと，体幹筋の筋収縮を促す目的で両上肢を挙上位で，セラバンドで中殿筋強化とknee-inコントロール．
c Redcord®を用いたフォワードランジトレーニング．

治療後の再評価

1回目の治療後に，再評価し両下腿の疼痛軽減したため，治療プログラムを継続し，筋力トレーニングとセルフトレーニングを施行した．

① 筋力トレーニング（図7）：

(1) 前脛骨筋・後脛骨筋トレーニングおよび足趾把持トレーニング（図7a）．
(2) 大腿四頭筋・中殿筋トレーニング（セラバンド・knee-inコントロール）（図7b）．
(3) フォワードランジ（Redcord®を用いて）（図7c）．
(4) 体幹アライメント改善トレーニングを行い，疲労性疼痛を考慮しながら，段階的に負荷量をコントロールした．

② セルフエクササイズ（図8）：

(1) 大殿筋（図8a），梨状筋，左大腿筋膜張筋（図8b），ハムストリングス（図8c），大腿直筋，腸腰筋，右腰方形筋，胸筋，左僧帽筋，左肩甲挙筋，右胸鎖乳突筋（図8f）のオートストレッチ[4]．
(2) 腰椎のアライメント改善エクササイズおよび姿勢指導（図8d）．
(3) 胸椎の可動性改善エクササイズ（図8e）を指導した．
(4) 卓球動作において，knee-in，toe-outでの膝外反ストレスや下腿外捻の軽減を目的に移動方向に，つま先を向けるようステップ指導．

Clinical reasoning

アセスメントに基づく治療プログラムの実施

本症例の症状として，卓球動作での踏み込みが疼痛誘発肢位となり，右後脛骨筋の伸張痛ならびに収縮性の痛みを認めた．また全身アライメントや卓球動作においても，両足部が回内位で，脛骨も外捻しており，いわゆるknee-in，toe-outとなり，下腿筋群にストレスがかかりやすいのと，また股関節周囲筋の短縮による股関節の可動域制限や，骨盤帯を含めた脊柱に非構築性側弯などのアライメント異常を呈していると最終仮説を立てた．これらの機能異常に対するプログラムの内容は，足底アーチ改善のためのインソールや圧痛や滑走性の低下した後脛骨筋，ならびに短縮筋や過緊張筋に対する軟部組織のモビライゼーションやストレッチ，そして弱化筋の筋力強化を施行した．

非構築性側弯などで低可動性を認めた胸椎椎間関節へのモビライゼーション，そして頸部も含めたアライメント改善のトレーニングや足部のステップ指導をした．これらのプログラムを施行した結果，荷重時における右踵内側部の疼痛や左脛骨内側縁圧痛は軽減し，関節可動域やアライメント改善ならびに筋力向上を認め，2週間経過後は，ほぼ問題なくスポーツ復帰することができた．

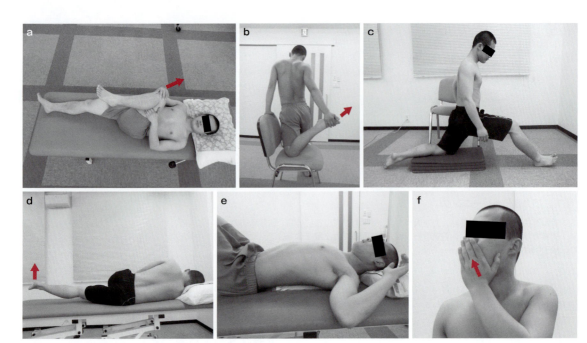

図8　セルフエクササイズ
a　左大殿筋オートストレッチ，b　左大腿筋膜張筋オートストレッチ，c　右ハムストリングスオートストレッチ，d　左上に側臥位となり，左股関節屈曲位で右下肢を内転することで，下部腰椎の右凸方向へ誘導，e　胸椎にタオルを敷き胸筋オートストレッチ，f　顎を引き，頭部右回旋して右胸鎖乳突筋オートストレッチ

3．まとめ

　シンスプリントに至る過程について，長期にわたる卓球動作が，両下腿の疼痛を惹き起こしており，その原因を症状局在化テストにて，症状の部位を特定し，機能テストへと進め立証してきた．本症例においては，右後脛骨筋の疲労性疼痛であり，左下肢や骨盤，体幹のアライメント異常も惹き起こしていた．そのため局部アプローチだけでは，障害の再発の可能性が高い．またそのアライメントを起因として，他部位の障害予防も重要と考え，アライメント改善も含めた徒手理学療法を選択治療し，再発予防のための動作指導やオートストレッチ，オートモビライゼーションを指導することで，自己管理の重要性を患者本人が理解，実践することを啓発しなければならない．

文献

1) Evjenth O, et al：Symptom Localization in the Spine and the Extremity Joints, Orthopedic Physical Therapy Products, Minneapolis, 34-41, 2000
2) 仁木久照：後脛骨筋腱の傷害．臨スポーツ医 31：636-639, 2014
3) 富　雅男ほか：整形徒手理学療法，Kaltenborn-Evjenth Concept，医歯薬出版，東京，2011
4) Evjenth O, et al：Auto Stretching, Alfta Rehab, Alfta, 1989
5) Kaltenborn F：Manual Mobilization of the Joints, Volume Ⅱ．The Spine, Norli, Oslo, 2009

第Ⅱ部 各論／D．骨盤帯・下肢の評価と治療

10. コンパートメント症候群

谷田惣亮

エッセンス

- 慢性型コンパートメント症候群は，ランニング動作の多いスポーツで発症しやすく，使い過ぎ（overuse）により生じることが多い．
- 使い過ぎにより生じるスポーツ障害は，繰り返される力学的ストレスが原因で発症するため，スポーツ動作特有の動的アライメントの評価を行い，わずかな異常（偏位）を見逃さないよう仮説検証作業を進めることが大切である．
- 徒手理学療法では，コンパートメント内圧を下げるための局所的アプローチとあわせて，全身的なアライメントを矯正するためのアプローチを行うことも必要である．
- トレーニングの実施とともに，自己の不良なアライメントやフォームについての認識をもたせることや適切なセルフエクササイズの指導も重要な要素である．

1. コンパートメント症候群とは

コンパートメントとは，骨，筋膜，骨間膜，筋間中隔により囲まれる隔室のことで，下腿には4つのコンパートメントがある．本症は，何らかの原因でこの隔室内の圧が上昇し，細動脈が閉塞されて循環不全が起こり，隔室内に存在する神経や血管，筋などの機能障害をきたす疾患である[1]．

筋の活動亢進により，コンパートメント内の圧力が上昇し，それによって疼痛や循環障害が生じる．症状の発現様式により，急性型と慢性型に分類されるが，慢性型は労作性コンパートメント症候群とも呼ばれるように，ランニングなどのスポーツ活動による負荷が誘因となる[2]．

発生頻度は，慢性型では前コンパートメント40％，外側コンパートメント12％，浅後側コンパートメント17％，深後側コンパートメント32％となっている[3]．

運動開始前には症状がなく，運動とともに下腿の張りや痛み，ときに下腿から足部にかけてしびれが出現し，運動を終了すると症状が落ち着く．治療は基本的には保存療法となるが，難治性の場合は観血的に筋膜切開が行われる．

2. 症例提示

症例の基本情報

20歳代女性，大学2年生．全国大会などで活躍する大学陸上部の中・長距離ランナーである．

診断名：右下腿コンパートメント症候群（慢性型）．

現病歴：陸上部（中・長距離部門）の合宿にて練習を行っていたところ，右下腿に張りのような違和感が出現した．その後，徐々に疼痛となり，膝関節にも疼痛が生じ，走ることが困難になった．

既往歴：右シンスプリント（高校2年生），右脛骨疲労骨折（高校3年生），右足底腱膜炎（大学1年生）．

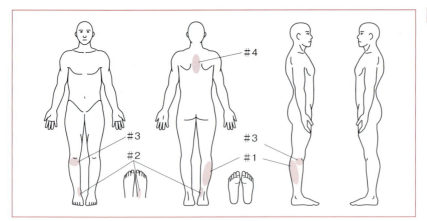

図1 症状の部位

Clinical reasoning

症例の基本情報から何が考えられるか

本症は長距離走に代表される陸上競技に多くみられる，いわゆる使い過ぎ（overuse）によるスポーツ障害である[1]．シンスプリントや疲労骨折との鑑別が必要であるが，臨床症状が特徴的で，運動負荷時の症状再現が重要となる．

コンパートメント症候群の原因は種々考えられている[4]が，病態の詳細は必ずしも明確になっていない．症例は陸上選手ということもあり，筋肥大による要因に加えて，アライメントや走行フォームの問題から，ランニング動作による局所筋への過負荷が生じた可能性がある．合宿にて集中的に練習することで，平常時よりオーバーワークになっていたことも一因として考えられる．

既往歴からも右下肢に諸問題が生じているため，荷重時に右下肢にかかるストレスの原因を追究する必要がある．

主観的評価　Subjective

疼痛部位（図1）：右下腿後外側面（#1），右足部内側部（#2），右膝内・外側部（#3），胸椎（中部）（#4）．

誘発（悪化）要因：ランニング動作．

軽減要因：安静休息（ランニング中止）．

約4週間前からランニングをすることで，右下腿の張りが出現し，徐々に疼痛を伴うようになってきた．練習後には疼痛は軽減し，練習を休むと症状は落ち着くが，休んでも痛みが続くこともある．右足部内側部（後脛骨筋付着部）はこれまでもたびたび痛みが出現している部位である．数ヵ月前にも右下腿の痛みの訴えがあり，増悪と寛解を繰り返しており，その都度，理学療法を実施している．ランニングで疲労してくると胸椎（中部）に痛みが出現し，呼吸困難感を覚えることがある．

Clinical reasoning

主観的評価からどのような仮説が立てられるか

コンパートメント症候群はコンパートメント内圧の測定により客観的に診断されるが，理学療法評価には症状発生の状況や誘発・軽減要因，圧痛所見は重要な要素である．

本症例は主観的評価から，ランニング動作に伴い痛みが誘発され，休むことで軽減すること，脛骨自体の圧痛はみられないことから下腿の慢性型コンパートメント症候群の典型的な症状が見受けられる．知覚異常などの神経症状を随伴することがあるが，本症例ではみられない．

疼痛部位は右下腿の後外側面であることから，主として外側・浅後側・深後側コンパートメントでの問題が推測され，これらを構成する筋群の過負荷により，当該コンパートメントの内圧が上昇し，症状を出現させているものと考えられる．

また，右足部内側の後脛骨筋付着部は以前より繰

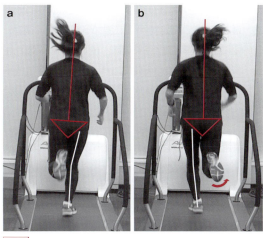

| 図2 | 動的アライメント |

トレッドミルでのランニング動作にて動的アライメントを確認した.
a　右下肢の支持期. 股関節の軽度内転・内旋によるknee-inと足部回内位での接地となっている. 体幹を支持脚側に軽度傾けた代償がみられる.
b　左下肢の支持期. knee-inはみられず, 右下肢は足部内側の母指球で蹴り出され, その後の遊脚期にかけてtoe-outがみられる.

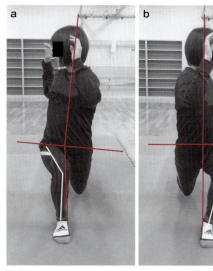

| 図3 | ランジテスト |

a　右下肢でのフォワードランジ. knee-inがみられる. 対側骨盤の下制とそれに伴う体幹の崩れ, 胸椎の回旋可動域制限がある.
b　左下肢でのフォワードランジ. knee-inがみられない. 骨盤, 体幹も安定しており, 胸椎の回旋可動域制限もない.

り返し疼痛が生じていることや, 種々の既往歴の状況からも, 内果後方を通る筋や足部内側に付着する筋の問題が考えられる. さらに, 右膝にも疼痛があることから, 右下肢の支持期のアライメント異常が推測された.

これらの状況から, 右下肢のアライメント異常があり, 適切な荷重応答ができないことにより, 下腿後面筋に過負荷がかかり, 疼痛を誘発しているとの仮説を立てた.

客観的評価

1 静的アライメント

右肩甲骨の軽度挙上, プロトラクション, 胸椎軽度右凸側弯がみられた.

足部では, 内側縦アーチ低下, 外反母趾, 母指球の皮膚硬化（マメ）がみられた.

2 動的アライメント（図2）

- 右下肢の支持期前半で, 股関節の軽度内転・内旋によるknee-inと足部回内で内側縦アーチの低下した接地となっている. 体幹を支持脚側に傾けた代償がみられる.
- 右下肢の支持期後半の蹴り出し時には, 足部内側の母指球で蹴り出され, その後の遊脚期前半にかけてtoe-outがみられる. 右足関節の背屈が少なく, 足関節底屈および足指屈曲での蹴りが強い傾向がある.
- 胸椎の右回旋の低下がみられ, 上肢の振りにも左右差がみられる.
- 左下肢の支持期ではknee-inはみられず, 遊脚期にかけてtoe-outもみられない.

3 ランジテスト（図3）

- 右下肢前方でのフォワードランジにてknee-in（＋）, および胸椎の回旋可動域制限, 骨盤下制がみられる.
- 左下肢前方でのフォワードランジでは, knee-inはみられず, 骨盤, 体幹も安定しており, 胸椎の回旋可動域制限もない.

4 機能的運動テスト

① 関節可動域：両足関節背屈（firmエンドフィール）に制限（＋）. 蹲踞動作が困難であった. 胸椎伸展・右回旋（firmエンドフィール）に制限（＋）.

② **疼痛**：ランニング動作により右下腿後外側面，右足部内側部（後脛骨筋付着部），右膝関節腸脛靱帯付着部，内側裂隙部に疼痛（+）．胸椎（中部）棘突起間に圧痛（+）．

③ **モビリティテスト**：足関節（距腿関節）の牽引・背側滑り，胸椎（中部）の伸展・右回旋に低可動性（+）．

④ **筋の長さテスト**：右側の腰方形筋，小胸筋に短縮（+）．

⑤ **筋スパズム**：短縮筋に加え，右側の脊柱起立筋，大腿筋膜張筋，後脛骨筋，長母趾屈筋，長趾屈筋に圧痛（+）．

⑥ **筋力**：右大殿筋，中殿筋，腹斜筋に筋力低下（MMT 4）．

Clinical reasoning
客観的評価をどのように統合し，仮説を検証していくか

　客観的評価におけるトレッドミル走行時の動的アライメントでは，右下肢の支持期前半において knee-in を呈し，支持期後半から遊脚期前半にかけての蹴り出し動作では足部の toe-out がみられた．ランジテストでも同様の結果となり，仮説で立てた右下肢の支持期でのアライメント異常が認められた．

　この支持期前半での knee-in となる原因は，動的アライメントや筋力検査，ランジテストの結果を統合すると右殿筋群の筋力低下によるものと考えられる．この大・中殿筋の機能低下は，支持期での骨盤帯の安定保持を損なわせることになり，これを代償的に制御するために右腰方形筋，小胸筋，脊柱起立筋の筋スパズムを誘発したと推測した．

　一方，足部においては，静的アライメントでは，右下肢の内側縦アーチの低下，外反母趾，母指球の皮膚硬化がみられた．動的アライメントでは，支持期前半での足部の回内位での接地と，支持期後半での母指球での蹴り出しと遊脚期前半にかけての toe-out が観察された．このことから，足部は回内位で接地の後，足部内側での蹴り出しとなることから，足関節内側を走行する筋群には繰り返し伸張ストレスが加わっていたと推察される．つまり，これらの筋群は，支持期前半の間で伸張され，その引き伸ばされた状況から収縮を余儀なくされ，過剰な活動を強いられることになる．この足関節内側を走行する筋は，後脛骨筋，長母趾屈筋，長趾屈筋という深後側コンパートメントを構成する筋群であり，実際の疼痛出現部位や圧痛所見においても，これらの筋群のスパズムや付着部痛が認められた．

　さらに，右足関節の背屈動作が少なく，足関節底屈および足指屈曲での蹴り出しという走行特性がみられた．足関節背屈の可動域制限もあることから，足関節の背屈を要求される支持期後半では，早期から足関節底屈運動が生じ，いわゆる足関節底屈，足指屈曲での蹴り出しが優位な走行動作になったものと考えられた．その結果，大殿筋やハムストリングスを使った股関節からの伸展による蹴り出しができていない状況になっている．

　このように，足関節の回内位での蹴り出し動作に加えて，足関節底屈，足指屈曲が優位なランニング動作特性が加味されて，下腿後面の後脛骨筋，長母趾屈筋，長趾屈筋は過負荷となったことで深後側コンパートメントの内圧上昇を招き，その結果，疼痛症状が出現したものと推論した．

　右膝関節の内・外側部の疼痛については，右下肢の動的アライメント異常により二次的に生じたものと考えられる．中殿筋の筋力低下により，対側骨盤が下制することになるが，これを代償的に保持するため大腿筋膜張筋が使用される．さらに，足部の回内によって下腿が内旋することになり，大腿筋膜張筋の腸脛靱帯付着部へのストレスを高めることになる．これらのことから，大腿筋膜張筋は骨盤の安定保持および下腿の内旋制御といったアライメント補正の役割を強いられることになり，過剰なストレスから大腿筋膜張筋の腸脛靱帯付着部である膝関節外側部に疼痛を生じたものと考える．

　既往歴においても，右下肢の脛骨疲労骨折，シンスプリント，足底腱膜炎などこれらの下腿後面の深層筋に起因する疾患を繰り返していたことからも，右下肢のアライメントに根本的な問題があると考えられ，特にランニング支持期において適切なアライメントに修正することが必要であるといえる．

　その他，胸椎にも可動域制限がみられたが，ラン

ナーにとっては呼吸機能が重要であり，胸椎をはじめとした胸郭の可動性低下は呼吸機能の低下をもたらし，持久力低下につながる．また，ランニング動作においては，胸椎部の回旋可動域の制限は，腰椎や下肢の回旋ストレスを増大させ，結果として腰部や膝，足部の疼痛や障害を惹起する可能性もある．

症例はランニングで疲労してくると胸椎中部に痛みが出現し，呼吸困難感を訴えていた．この原因は，胸椎の可動域制限とJoint play testでの低可動性であると考えられ，呼吸機能改善と，下肢への二次的障害の波及を予防するために介入が必要と考えられた．

アセスメント

① **深後側コンパートメントの内圧上昇**：後脛骨筋，長母趾屈筋，長趾屈筋の過負荷により深後側コンパートメントの内圧が上昇し，ランニング動作時の疼痛を誘発している．

② **アライメント異常**：動的アライメントから，右下肢の支持期でknee-inとなっており，また，足部は回内位での接地となりその後の内側での蹴り出しによりtoe-outを呈している．

③ **関節機能異常**：関節可動域のエンドフィール，モビリティテストから足関節（距腿関節）の背側滑り，胸椎中部の伸展，右回旋に低可動性がある．

④ **筋機能低下**：支持期での動的アライメント異常により後脛骨筋，長母趾屈筋，長趾屈筋は過負荷となり，圧痛を生じている．また，このアライメントを代償的に補償するため，右腰方形筋，小胸筋，脊柱起立筋，大腿筋膜張筋に過活動や短縮を生じさせ，筋スパズムを惹起している．さらに，動的アライメント異常を生じさせている大殿筋，中殿筋の筋力低下がある．

治療プログラム

① **軟部組織モビライゼーション**[5]（図4）：圧痛所見のあるコンパートメント内の筋群（後脛骨筋，長母趾屈筋，長趾屈筋），大腿筋膜張筋，脊柱起立筋，短縮筋（腰方形筋，小胸筋）に対して機能的マッサージおよびストレッチングを実施．

② **関節モビライゼーション**[6]（図5）：距腿関節の牽引，距腿関節の背側滑り，胸椎椎間関節の離開を実施．

③ **筋力トレーニング**（図6）：中殿筋トレーニング，大殿筋トレーニング，フォワードランジ，スタビリティエクササイズを実施した．さらに，ボールを使ったトレーニングにて体幹筋群と股関節筋群の協調運動へと進め，さらに不安定な状況でも体幹と股関節を安定化できるようにトレーニングを実施した．

④ **セルフエクササイズ**（図7）：筋力トレーニングに加えて，練習前後に，深後側コンパートメント内の筋群（後脛骨筋，長母趾屈筋，長趾屈筋）に対するオートストレッチング[7]（セルフストレッチング），胸椎オートモビライゼーションを行うよう指導した．

治療後の再評価

3週間（週2回，計6回）実施後，走行時の疼痛軽減が認められた．治療プログラムに，大腿筋膜張筋，腰方形筋などの圧痛所見のある他筋のセルフストレッチングを追加した．また，筋力トレーニングの強度を上げるとともに，回数，セット数を増加させた．さらに，スタビリティエクササイズをより不安定な状況にして実施した．

Clinical reasoning

アセスメントに基づく治療プログラムの実施

治療プログラム内容は，まず，圧痛所見や短縮がみられた筋群に対して軟部組織モビライゼーションを実施した．また，理学療法評価からこれらの疼痛は右下肢のアライメント異常が根本的な原因と考えられたため，右殿筋の筋力トレーニングによる筋力強化と，足関節の関節モビライゼーションによる可動域改善を行い，アライメント改善を図った．さらに，練習前後においてセルフエクササイズを行わせることで十分なコンディショニングを促した．

治療プログラムを5週間実施した結果，右殿筋の筋力強化が認められ，右下肢支持期での骨盤，股関節の安定性が増し，knee-inのアライメント異常が改

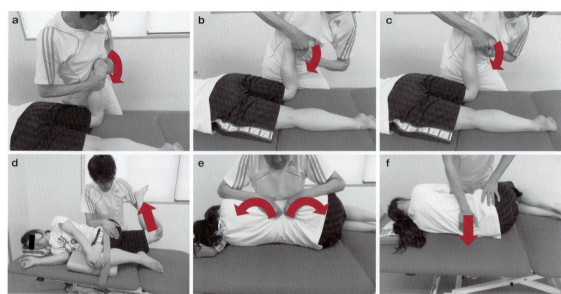
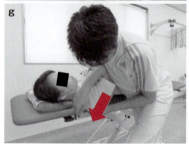

図4 軟部組織モビライゼーション
a 後脛骨筋のストレッチング．足関節を背屈，外がえしすることで後脛骨筋を伸張する．
b 長母趾屈筋のストレッチング．足関節を背屈位に固定した状態から，母指を伸展することで長母趾屈筋を伸張する．
c 長趾屈筋のストレッチング．足関節を背屈位に固定した状態から，足指を伸展することで長趾屈筋を伸張する．
d 大腿筋膜張筋のストレッチング．股関節を軽度外旋位にした状態から，伸展・内転することで大腿筋膜張筋を伸張する．
e 脊柱起立筋の機能的マッサージ．両前腕でそれぞれ肩甲帯，骨盤帯を頭尾側に引き，脊柱を側屈しながら筋を持ち上げるようにしてマッサージする．
f 腰方形筋の機能的マッサージ．上側骨盤を挙上するように操作しながら，腰方形筋を押し下げるようにしてマッサージする．
g 小胸筋のストレッチング．肩甲帯をベッド端より出し，上腕の軸方向に押すことで小胸筋を伸張する．

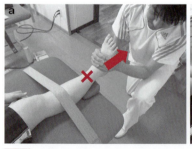
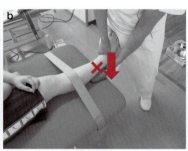
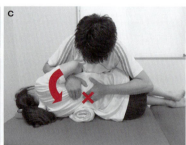

図5 関節モビライゼーション
a 距腿関節の牽引．下腿遠位部を固定して，足部に牽引を加えることで距腿関節の離開を行う．
b 距腿関節の背側滑り．下腿遠位部を固定して，距骨を背側に滑らせる．
c 胸椎椎間関節の離開．カップルムーブメントにて目的の胸椎椎間関節の離開を行う．

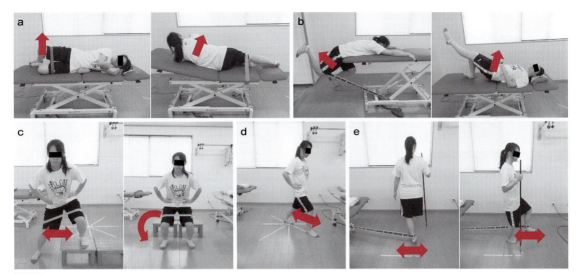

図6 筋力トレーニング
a 中殿筋,外旋筋トレーニング.大腿部にチューブをつけ側臥位で開排運動を行う.大腿部を固定した状態から股関節外転運動を行う.
b 大殿筋トレーニング.OKC での股関節伸展運動と,CKC での片脚ブリッジ運動を行う.
c 股関節外転,外旋トレーニング.大腿部にチューブをつけ,knee-in しないよう軽度外転・外旋位を保持した状態からさらに外転していく.また,この状態を保持して台からジャンプ動作をする.
d フォワードランジ.8方向の線に沿って下肢のフォワードランジを行う.小さなステップ幅からはじめ,徐々に大きくしていく.また,リズミカルに反復して行う.
e スタビリティエクササイズ.支持脚のスタビリティを維持しつつ,セラバンドなどで対側下肢の抵抗運動を行う(前後,左右).

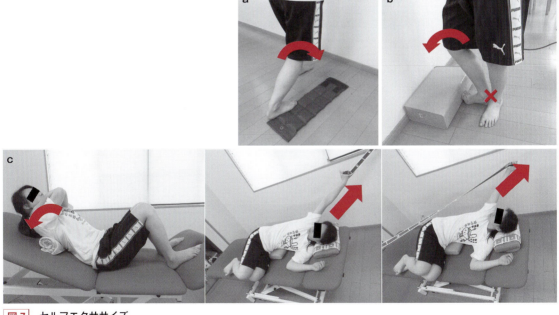

図7 セルフエクササイズ
a 後脛骨筋のオートストレッチング.足部を回内位にした状態から右膝を屈曲することで足関節を背屈・外がえしさせていく.
b 長母趾屈筋,長趾屈筋のオートストレッチング.足趾を最大伸展位にした状態から右膝を屈曲することで足関節を最大背屈させていく.
c 胸椎のオートモビライゼーション.ロールタオルを用いて胸椎伸展を促す.セラバンドなどなどを用いてカップルムーブメントにて胸椎の回旋を促す(補助運動,抵抗運動).

善された．また，足関節の背屈可動域改善により足部の蹴り出しがスムーズになり，遊脚期でのtoe-outが改善するとともに，殿筋優位の蹴り出しができるようになった．これらのことから，コンパートメント内圧の上昇が抑制され，走行時の疼痛は軽減し，長時間連続して練習することが可能となった．ただ，今後もセルフケアとしてセルフエクササイズ内容は継続して実施するよう指導している．

するための客観的評価を行い，静的・動的アライメント評価や機能的運動テストの結果と統合することで，疼痛などの症状の原因を追究した．これらの原因に対する治療プログラムを実行することで疼痛軽減と問題のアライメント異常が改善した．さらに，患者教育として，姿勢や動作フォームといった自己のアライメントを認識させることと，運動前後の十分なウォームアップとクールダウンといったセルフエクササイズを指導することも大切である．

3．まとめ

コンパートメント症候群は，コンパートメント内圧が上昇することで発症するため，該当コンパートメント内の筋群に対して直接マッサージやストレッチングといった徒手理学療法を実施するのと同時に，その内圧上昇の原因を分析し，回避するための方略を立てることが必要である．

今回，下肢のアライメント異常が根本的な原因であったが，これを検証する評価と改善のための徒手理学療法を行うことが重要である．本症例では，基本情報や主観的評価から下肢のアライメント異常が原因であるとの仮説が立てられた．これらを検証

文献

1) 日本臨床スポーツ医学会学術委員会編：ランニング障害，文光堂，東京，139-143，2003
2) 黒澤　尚ほか編：スポーツ外傷学Ⅳ 下肢，医歯薬出版，東京，292-298，2001
3) Detmer DN, et al：Chronic compartment syndrome：Diagnosis, management, and outcomes. Am J Sports Med 13：162-170, 1985
4) Matsen FA：Compartment syndrome, an unified concept. Clin Orthop 113：8-14, 1985
5) Evjenth O, et al：Muscle Stretching in Manual Therapy：A Clinical Manual：The Extremities, Vol. 1, Alfta Rehab Forlag, Sweden, 1988
6) Kaltenborn FM, et al：Manual Mobilization of the Joints：Volume Ⅰ The Extremities, Orthopedic Physical Therapy, 2011
7) Evjenth O, et al：Autostretching：The Complete Manual of Specific Stretching, Alfta Rehab Forlag, Sweden, 1991

第Ⅱ部 各論／D．骨盤帯・下肢の評価と治療

11. 足関節内反捻挫

赤坂清和・新沼慎平

エッセンス

- スポーツ選手の足関節外傷で最も多いのは足関節内反捻挫である．
- 足関節内反捻挫による足関節外側部痛は，前距腓靱帯損傷だけではなく腓骨遠位部による前方への位置異常に起因することがある．
- Mulligan concept では，足関節内反捻挫は，前距腓靱帯損傷による足関節外側部痛だけではなく，腓骨遠位の位置異常による症状を含めて仮説を評価することにより検証し，理学療法を展開する．
- Mulligan concept による足関節内反捻挫に対するテーピングは，足関節内反捻挫予防や再発予防として有効であると考えられている．

1. 足関節内反捻挫とは

足関節捻挫はスポーツや日常生活における歩行で段差があるときに生じることがある[1]．足関節内反捻挫の多くの場合，足関節外側にある前距腓靱帯が損傷する．しかし，近年，足関節内反捻挫の痛みが前距腓靱帯損傷のみならず，外果が約3 mm位置異常 positional fault することにより生じることが報告されている[2]．これらを治療する上で，徒手理学療法は有用な場合が多く[3]，また再発予防のためにバランスボードなどを用いた固有感覚トレーニングによる運動療法[4]やテーピング[5]などが行われる．

2. 症例提示

症例の基本情報

サッカー部の男子高校生．中学時代は柔道をしていたが，高校でサッカーに転向．2週間前，サッカー部活動中に，左足関節内反捻挫し，整形外科を受診，シーネ固定となった．荷重制限はない．

診断名：左足関節内反捻挫．

Clinical reasoning

症例の基本情報から何が考えられるか

柔道とサッカーでは下肢の運動様式は異なる．柔道では，組手のまま左右方向へ移動するために，足趾を屈曲させて足部を踏ん張ることが多いが，サッカーでは，前後左右方向への移動と切り返しが多い．また，柔道やサッカーの類似点としては，相手の足部による直接的打撃によりバランスを崩し転倒することにより，足関節捻挫を発症することがある．環境因子としては，柔道は畳の上で競技が行われるが，サッカーは野外で行われるため，地面の凸凹により足部のバランスを崩すことがある．身体機能評価と競技復帰については，主観的評価や身体検査に加えて，サッカーで必要とされる下肢の運動ができているかを評価する必要がある．

主観的評価

柔道からサッカーへの競技変更があり，サッカー練習中に足関節内反捻挫後2週間．保存的治療となり，シーネ固定された．安静時には足関節には痛みがなく，足関節内反ストレスにより，腓骨遠位前方に痛みが生じる（図1）．

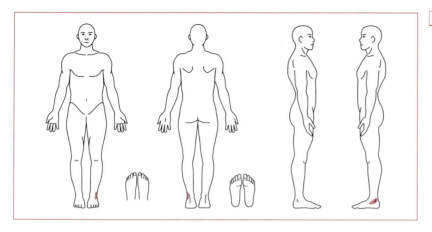

図1 症状の部位

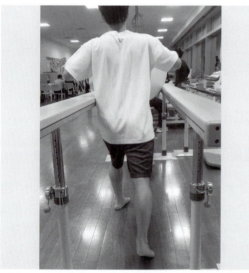

図2 左フォワードランジにおけるダイナミックアライメント異常

Clinical reasoning

主観的評価からどのような仮説が立てられるか

　一般的に，足関節内反捻挫では，骨や関節に著明な異常がないものの足関節内反ストレスによる不安定感や痛みが著明である場合にシーネ固定による保存療法が選択されることがある．受傷メカニズムは，左足関節内反強制によると考えられるが，ジュニアの練習時の外傷などではチームメイトをかばう意識が働くことがあり，本人が明確な受傷機転を明かさないこともある．本症例の左足関節内反捻挫に起因する機能障害の可能性として，左足関節前距腓靱帯の伸張や損傷を含む左足部外果前部の軟部組織損傷と受傷時に外力が前距腓靱帯を介して外果を前方牽引したことによるpositional fault 位置異常を考えた[2]．

客観的評価

1 静的アライメント

　左外果部にわずかであるが，腫脹あり．下腿は左ヒラメ筋の筋萎縮あり．両足とも過回内して，扁平足．

2 動的アライメント

　フォワードランジにより，右に比べて左前足部が著明に内転し，このため足部と膝関節のダイナミックアライメントが異常となっていた（図2）．これらは再受傷のリスクファクターであると考えた．また，左第Ⅱ～Ⅴ趾は浮き指があり，左下肢の支持性が低下していることが推察された．

3 機能的運動テスト

① **関節可動域**：足関節底背屈に可動域制限はない．足関節内反ではわずかであるが，明確な左右差が認められる．

② **疼痛**：足関節底背屈による疼痛の誘発はない．自動運動および他動運動による左足関節内反により，腓骨遠位部前方に痛みが生じる．

③ **症状局在化テスト**：腓骨遠位部の前後運動により変化はないが，後前運動により痛みの増悪あり．さらに，腓骨遠位部に対して後方グライドをかけて自動運動により足関節内反させるMulligan conceptによる運動併用関節モビライゼー

ション（mobilization with movement：MWM）を実施することにより，足関節外側部に痛みが生じないことが明らかとなった．
④ **筋スパズム**：触診と伸張運動による筋スパズムはない．
⑤ **筋力**：足関節底背屈運動および内反運動について，明確な左右差があるが，中等度の抵抗に対抗して運動ができる．

Clinical reasoning

客観的評価をどのように統合し，仮説を検証していくか

　客観的評価による筋力低下はシーネ固定による廃用による筋力低下であると考えられた．関節可動域では足関節内反運動で可動域制限が認められ，さらに自動運動および他動運動による足関節内反運動により腓骨遠位部前方に生じる痛みは主観的評価の結果を追認するだけで，左足関節前距腓靱帯の伸張や損傷を含む左足部外果前部の軟部組織損傷と受傷時に外力が前距腓靱帯を介して外果を前方牽引したことによる位置異常が機能障害の原因であるかについて鑑別するものではない．症状局在化テストの結果に着目すると，後前運動で痛みは増悪したが，前距腓靱帯損傷では前距腓靱帯に生じるストレスが減少するため所見と一致しない．一方，腓骨遠位部が足関節内反捻挫時に前方に位置異常をきたしたと考えると後前運動で痛みは増悪した所見と一致する．さらに，腓骨遠位部に対して後方グライドをかけて自動運動により足関節内反させるMWMにより足関節外側部に痛みが生じないことは，前述に示した腓骨遠位部が足関節内反捻挫時に前方に位置異常をきたしたことをさらに支持するとともに，このMWMが治療として適用できることを示唆するものと考えられた．

アセスメント

① **左足関節内反捻挫**：左足関節内反捻挫2週後における左足関節外側部痛の症状として，左腓骨遠位部の前方への位置異常が主原因であると考えられた．
② **アライメント異常**：両足部過回内，扁平足，左前足部内転，左第Ⅱ～Ⅴ趾の浮き指を認めた．
③ **筋・筋膜機能異常**：廃用性と考えられる左足関節底背屈運動および内反運動の筋力低下を認めた．
④ **関節機能異常**：足関節外側部である腓骨遠位部の前方への位置異常が関節機能異常の原因であると考えられた．

治療プログラム

① **腓骨遠位部に対する関節モビライゼーション**：外果に対する前後運動（Anterior to Posterior；AP）（図3）を実施し，さらに外果を後方にグライドさせながら足関節内反運動を行うMWM（図4），治療ベルトを使用してのMWM（図5）を実施した．
② **アライメント異常に対する関節モビライゼーションと機能的運動療法**：浮き指とアーチの正常化のために前足部に対するストレッチと関節モビライゼーションによる可動性改善（図6）を実施した．また，前足部の過度の内転に対し，前足部および中足指節間関節に対して外転運動（図7），距腿関節と距骨下関節に対する関節モビライゼーションおよび足部と足関節，膝関節，股関節，骨盤および体幹の向きに関する正常なダイナミックアライメントを意識させながら，フォワードランジ練習（図8）を反復して実施した．
③ **筋力強化運動**：足趾屈筋群筋力強化を目的にタオルギャザーを行い，足関節背屈筋に対しては長座位にて肋木と足背部にセラバンドを結び足関節背屈運動を行わせた．さらに，平行棒内で膝関節伸展位および屈曲位によるヒールレイズによる足関節底屈筋の筋力強化を実施した．
④ **テーピング**：足関節内反捻挫予防のテーピングの巻き方を指導した（図9）．実際には，足関節底背屈中間位で，腓骨遠位部を後上方にテンションをかけながら巻き上げるように貼付する．

治療後の再評価

　アセスメントに基づいて対応する治療プログラムを実施した．その結果，腓骨遠位前方に生じていた痛みは改善を示した．また，足部のアーチと浮き指によるアライメント異常についても完全ではない

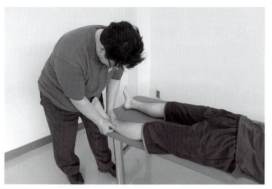

図3 左足関節外果に対するAP

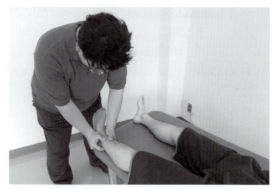

図4 外果を後方にグライドさせながら足関節内反運動を行うMWM

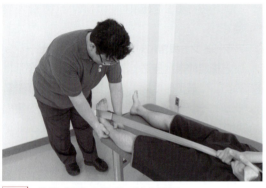

図5 治療ベルトを使用してのMWM

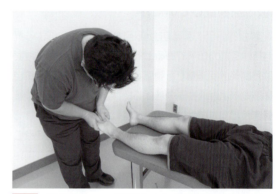

図6 浮き指とアーチ正常化のための関節モビライゼーション

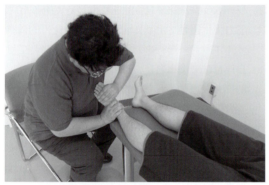

図7 前足部に対する外転運動

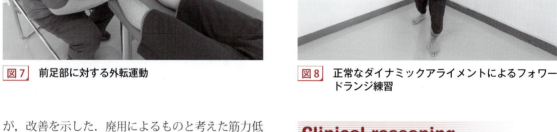

図8 正常なダイナミックアライメントによるフォワードランジ練習

が，改善を示した．廃用によるものと考えた筋力低下についても，軟部組織の柔軟性の改善に伴い，筋出力も改善を示した．

Clinical reasoning

アセスメントに基づく治療プログラムの実施

　左足関節内反捻挫と関節機能異常に対しては，足

関節外側部である腓骨遠位部に対して前後運動を加えて足関節内反運動によるMWMを行わせた．さらに腓骨遠位部と足部外側部の柔軟性を改善させる目的でベルトを用いたMWMを実施した．足関節内反捻挫に対する理学療法としては，関節機能異常に対する治療手技の適用により改善することが治療中の評価により考えられたが，前足部内転と浮き指，足関節過回内による扁平足によるバランス能力低下と足関節内反捻挫の再発予防に対しては，足部に対する関節モビライゼーションと機能的運動療法を実施した．足部，足関節，膝関節，股関節，骨盤および体幹の向きを意識したフォワードランジは機能的運動療法，運動時のバランス能力を向上させる上で重要である．さらに，シーネ固定による足関節および足部の筋力低下に対して筋力強化運動を実施した．また，サッカーの練習を再開する際に足関節内反捻挫予防効果があると報告されているテーピングの巻き方を指導した．

プログラム実施後には，問題点として考えられた腓骨遠位部前方の痛みや関節機能異常，さらに起因する足部アライメント異常とシーネ固定による廃用に対して理学療法を実施することにより，良好な結果を得ることができたと考えた．なおこの結果は，腓骨遠位部の前方移動による位置異常によるものか，あるいは同時に損傷した足関節外側部の軟部組織に対する柔軟性や循環などの改善によるものか，その両方あるいは一方によるものかについて判断はできなかった．これは局所における関節モビライゼーションを最初に実施していたためであり，関節への影響を最小限にした軟部組織へのアプローチを最優先することで，より鑑別できる可能性が示唆された．

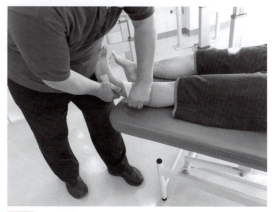

図9 足関節内反捻挫に対するテーピング

価により，特に四肢関節に対してはグライドとそれによる疼痛反応によりMWMを行うことを基本としている．さらに，足関節内反捻挫を誘引した足部や膝関節，股関節，骨盤，体幹などダイナミックアライメントを意識した機能的運動療法が重要であり，このことは再発予防に繋がるものと考えられる．さらに，足関節内反捻挫の症状の改善およびスポーツへの復帰には，関節モビライゼーションやセルフエクササイズ，テーピングを含めて対応することが肝要である．

足関節内反捻挫症例に対する評価・治療とそれに対する徒手理学療法を用いた推論過程についておおむね良好に検証することができたと考える．同時損傷することが多いと考えられる詳細な関節と軟部組織損傷に対する鑑別診断については，今後さらに慎重に実施することにより，確立できる可能性があることが示唆された．

3．まとめ

足関節内反捻挫による足関節外側部痛を治療するためには，内果，外果，距骨，前足部，膝と足部などアライメントを評価することが重要である．特に，足関節外側部痛は，前距腓靭帯損傷だけではなく外果が前方に位置異常をきたしていないかを評価する．

Mulligan conceptでは，主観的評価と客観的評

文献

1) 日本整形外科学会：足関節捻挫．http://www.joa.or.jp/jp/public/sick/condition/sprain_of_ankle.html（2016年4月閲覧）
2) Hubbard TJ, et al：Anterior positional fault of the fibula after sub-acute lateral ankle sprains. Man Ther 13：63-67, 2008
3) 赤坂清和：テニス．スポーツ理学療法学，陶山哲夫監修，赤坂清和ほか編，メジカルビュー社，東京，183-204, 2014
4) 髙橋信夫ほか：テニス．ジュニアアスリートをサポートするスポーツ医科学ハンドブック，金岡恒治ほか編，メジカルビュー社，東京，300-313, 2015
5) Moiler K, et al：The role of fibular tape in the prevention of ankle injury in basketball：A pilot study. J Orthop Sports Phys Ther 9：661-668, 2006

第Ⅱ部 各論／D．骨盤帯・下肢の評価と治療

12. 外反母趾・足底腱膜炎を含む足部の障害

新開谷 深

エッセンス
- 足部の障害は，外傷・変形などさまざまな病態がある．
- 外反母趾は，女性に多い変形で歩容に大きな影響をもたらす．
- 足底腱膜炎はスポーツ外傷の一つとして頻発し，さまざまな原因を考える必要がある．
- 変形や炎症が生じた原因の仮説を立て評価をもとに検証することが重要である．

1．足部の障害とは

　足部は人間が地面と接する唯一の器官であり，多くの骨や筋などで構成されている．アーチ構造を持っており，歩行やスポーツ時などの荷重を分散させる機能を果たしている．荷重による変形や，外傷に起因する障害が多くさまざまな病態が存在している．
　外反母趾は母趾が外転・回内する変形で，第一中足骨頭が内側へ突出しさまざまな障害が生じる．女性に多くみられ約10：1の割合で頻発する[1]．
　足底腱膜炎は足底腱膜の踵足部の変性による踵部痛である．中年以降に多いがスポーツ障害としてもよくみられる．

2．症例提示（外反母趾）

症例1の基本情報
　50歳代女性，主婦．激しい運動などはしていないが，10年ほど前から徐々に左母趾に疼痛が出現しはじめ（図1），変形が進行していった．靴（特にハイヒール）を履いた時に疼痛が悪化する．

　診断名：外反母趾．
　X線所見：外反母趾角30°，母趾MTP関節の亜脱臼は軽度，関節症変化はみられない．

Clinical reasoning

　外反母趾では履物の情報は重要であり，特にハイヒールなど踵の高いものや，先端の形状が細いものは外反母趾の原因となりやすい．そして扁平足が外反母趾の大きな要因となっている．また，内反小趾などを合併することが多く，足部のアライメントの確認が必要である．
　女性であることから靱帯の弛緩性も大きく関わっていることが予測される．X線所見は軽症であるが，変形が進行してきており，今後さらに悪化することが予測される．

主観的検査

　疼痛は最近増悪してきており，疼痛部位は第一中足骨頭部であった．悪化要因は靴を履いた時，歩行時である．靴は先端が細いハイヒールを着用することがある．軽減要因は非荷重である．

Clinical reasoning

　Kaltenborn-Evjenth (K-E) concept では，症状の変化をもとに原因を特定することが重要である．問診の段階で原因となる領域や組織の仮説を立て，評価により検証していく．悪化要因と軽減要因から，荷重の有無が疼痛の原因であり，足部の関節の問題であると予測される．また，ハイヒールを着用することによ

| 図1 | 症状の部位 |

症例1（外反母趾），症例2（足底腱膜炎）

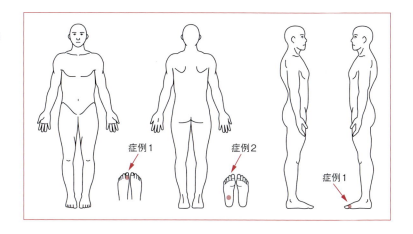

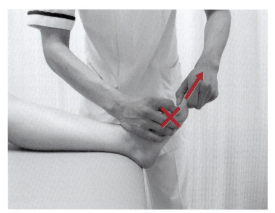

| 図2 | 母趾MTP関節の牽引（疼痛軽減と可動域制限の評価） |

目標の関節を安静位に置き，患者の足部を把持し関節裂隙の近位を指で把持する．関節裂隙の遠位を把持し，遠位方向へ牽引を加える．評価の場合はGrade ⅠあるいはⅡ，可動域改善の場合はGrade Ⅲ[2]．×：固定，↗：牽引方向

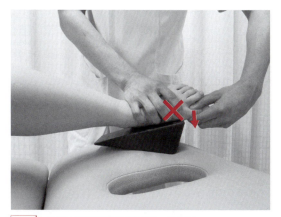

| 図3 | 母趾MTP関節の脛骨側への滑り |

患者の足部脛骨側を楔に乗せる．目標の関節を安静位に置き，前足部を楔に向かって固定する．目標の関節裂隙の近位を把持し示指で触診する．関節裂隙の遠位で足部を把持し趾節骨に対して脛骨側への滑りを加える．×：固定，↓：滑り方向

り，母趾の側面が圧迫され摩擦や変形を助長していることも考えられる．

客観的検査 **O**bjective

1 静的アライメントなど

外反母趾角は30°で第一中足骨頭の突出がみられる．扁平足（＋）．踵骨回内位．

2 動的アライメント

歩行着地時に扁平足（＋）．

3 機能的運動テスト

① **関節可動域**：母趾中足趾節（MTP）関節内転（empty エンドフィール）．

② **疼痛**：他動的母趾MTP内転で第一中足骨頭部．

③ **症状局在化テスト**：片側立位で母趾を免荷すると疼痛が軽減した．足根中足関節，MTP関節を圧縮・牽引を実施し，MTP関節の圧縮で疼痛出現，牽引で消失（図2）．また母趾外転で疼痛消失．以上の結果より，母趾MTP関節に局在した機能障害（＋）．

④ **Joint play test**：母趾の脛骨側への滑りの低可動性（＋）（図3）．

⑤ **筋の長さテスト**：母趾内転筋，短母趾屈筋外側頭の短縮（＋）．

⑥ **筋力**：母趾外転筋に筋力低下（＋）MMT3程度．

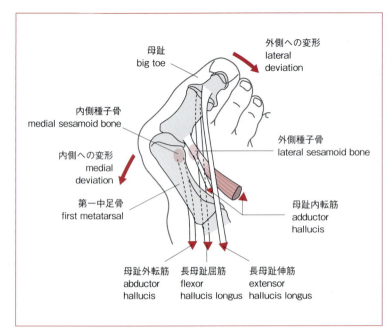

図4　外反母趾の病的機構
第一中足骨の脛骨側への変位によって母趾外転筋が腓骨側へ転位し，その結果，内転筋として機能する．
（文献3より引用）

Clinical reasoning

　客観的所見では，疼痛悪化要因の荷重から免れることで，疼痛が軽減した．また，症状局在化テストを実施することで仮説通り母趾のMTP関節が疼痛の原因となる領域であった．

　外反母趾は，扁平足を原因とすることが多い．第一中足骨の脛骨側への偏位によって母趾外転筋が腓骨側へ転位し，その結果，内転筋として機能してしまう．長母趾伸筋腱と長母趾屈筋腱の転位も母趾の変形を助長すると言われている[3]（図4）．筋の長さテストの結果，母趾内転筋・短母趾屈筋外側頭の短縮がみられたこと，母趾外転筋が筋力低下していたことが裏づけとなる．

　ハイヒールなどの踵が高く先端が細い靴を履いていたことと，扁平足により，母趾のMTP関節の変形が進行し，母趾外転筋の機能低下とともに機能の逆転が起こり変形を助長していったと考えられる．

アセスメント

　靴と扁平足を起因とする左外反母趾であると考えられる．
　筋機能異常：母趾内転筋・短母趾屈筋外側頭の短縮や，母趾外転筋の機能低下．
　関節機能異常：母趾MTP関節に低可動性．

プログラム（試験的治療）

① **軟部組織モビライゼーション**：短縮が認められた筋に対してストレッチングを実施（図5）．
② **関節モビライゼーション**：母趾MTP関節の牽引（図2），母趾MTP関節の脛骨側への滑りを実施（図3）．

治療後の再評価

　2回目の理学療法時に症状の改善が認められ，治療プログラムの継続と自宅での足趾外転筋力トレーニングとセルフモビライゼーションおよびオートストレッチを追加した（図6）．

Clinical reasoning

　プログラム内容は短縮した筋や機能低下を起こしている筋に対する軟部組織モビライゼーション，低可動性を呈した母趾MTP関節の関節モビライゼーション，そして，筋力低下している母趾外転筋の筋力トレーニングとした．Kimら[4]によると外反母趾足に

| 図5 | 母趾内転筋と短母趾屈筋外側頭のストレッチ |

a 開始肢位．背臥位で足関節中間位．母趾MTP関節の近くで把持する．患者の足部を固定し母趾MTP関節の背内側を固定する．セラピストは母趾を最大外転，伸展，外旋位へ動かしていく．患者はセラピストの抵抗に抗し母趾内転屈曲方向へ等尺性収縮運動を行う．弛緩後さらに可動域を増していく．これ以上可動域が増えないと感じるまで行う．×：固定，↗：抵抗の方向
b 最終肢位．最大伸張で15～60秒程度保持する．最後に拮抗筋への刺激として母趾を外転伸展外旋させ，それに対して抵抗を加え2～3秒保持する．

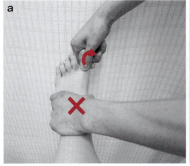 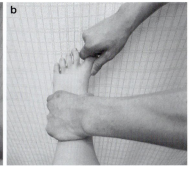

| 図6 | 母趾内転筋と短母趾屈筋外側頭のオートストレッチ |

a 開始肢位．椅子座位，足を組み，足関節を手で固定する．対象の母趾を前方外方に引く．母趾を他足趾に押し付けるように手で抵抗を加える．等尺性収縮で5秒間保持し，弛緩後最大外転，伸展，外旋させる．これ以上可動域が増えないと感じるまで行う．↗：抵抗の方向
b 最終肢位．最大伸張で15～60秒程度保持する．最後に拮抗筋への刺激として母趾を外転させ，それに対して抵抗を加え2～3秒保持する．

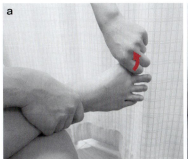 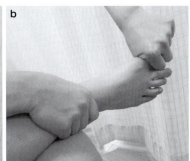

おいて足趾を開く運動は効果が認められている．

初回の試験的治療の結果，疼痛が軽減した．仮説の筋・関節機能異常が改善されたと考えられる．短縮した筋のストレッチングと母趾MTP関節への関節モビライゼーションが第一中足骨の偏位を是正し，母趾MTP関節のストレスが減少し疼痛が減ったと考えられる．治療を続けていくことで，変形が矯正され母趾外転筋の機能逆転が減少し，症状の進行が徐々に止まっていくと考えられる．

3．症例提示（足底腱膜炎）

症例2の基本情報

40歳代男性．身長165cm，体重85kg．ダイエット目的でジョギングを始めた．徐々に走れるようになってきたが，1ヵ月ほど前から右足底に痛みを感じるようになった（図1）．最近は痛くて走ることができなくなった．

診断名：足底腱膜炎．
X線所見：踵骨に骨棘は認められない．
その他：踵骨部に圧痛（＋）．

Clinical reasoning

足底の疼痛の原因はさまざま考えられるが，走行中に疼痛が出ていることから，足部への荷重が原因の一つと考えられる．また，BMI 31 肥満度2であることから過体重による足底へのストレス過多も考えられる．骨棘による疼痛ではなく足底腱膜の付着部の炎症による疼痛が疑われる．

主観的検査

起床時の1歩目で疼痛があり，部位は右足底の踵骨部に生じる．歩行時は蹴り出し時に疼痛が生じる．非荷重では疼痛はない．

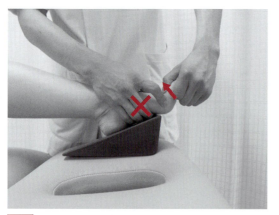

図7 母趾MTP関節の伸展制限の評価と改善

患者の足底部を楔の上に置き，固定する．目標の関節裂隙の遠位を把持し，趾節骨に対して背側の滑りを加える．Grade Ⅱまたは Grade Ⅲ[2]．×：固定，↖：滑り方向

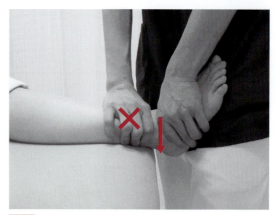

図8 距腿関節の joint play テスト

ベッドの端から足部を出し，下腿後面をベッド上に置き，距腿関節は安静位とする．下腿を右手で固定し，左手で距骨と前足部の前面を把持する．セラピストの左前腕は治療面と一直線上に構え，距骨に背側滑りを加え joint play を確認する．×：固定，↓：滑り方向

Clinical reasoning

足底腱膜炎の症状の一つとして，朝起床時の踵部痛がある[1]．歩行蹴り出し時に疼痛があること，非荷重で疼痛軽減することから，足底部の伸張痛が考えられ，足底腱膜へのストレスが原因ではないかと予測される．発症のリスクファクターとしてランニングアスリート，長時間の立ち仕事，凹足，回内足，足関節の背屈制限，肥満などが知られている[5]．

客観的検査　　　Objective

アライメントなど：扁平足（＋）．
機能的運動テスト：
① 関節可動域：足関節背屈可動域制限・足趾伸展可動域制限（firm エンドフィール）（図7）．
② 疼痛：他動的足趾伸展で踵骨部痛．
③ Joint play test：距腿関節距骨の背側滑り低可動性（＋）（図8）．
④ 筋の長さテスト：下腿三頭筋，短趾屈筋，長趾屈筋，短母趾屈筋，長母趾屈筋の短縮（＋）．
⑤ 筋力：足趾屈筋に筋力低下（＋）MMT3程度．

Clinical reasoning

足関節と足趾の関節可動域が低下していることから，走行時の衝撃吸収機構が低下し，足底へのストレスが増加したと考えられる．足関節の背屈可動域低下は，距骨の背側滑りの減少や腓腹筋の筋長の減少が原因の一つと考えられる．

足趾の屈筋群の伸張性低下もみられ，足底腱膜の伸張性も低下していると予想される．また，足趾屈筋群の筋力低下もみられることからも機能低下が疑われる．

アセスメント　　　Assessment

関節機能異常：距腿関節の背屈制限．
筋機能異常：足趾屈筋の機能低下および過体重によるストレス過多を起因とする足底腱膜炎．

プログラム（試験的治療）　　　Plan

① 軟部組織モビライゼーション：足趾屈筋群のストレッチング　長趾屈筋（図9），長母趾屈筋（図10）．
② 関節モビライゼーション：距腿関節の背屈制限改善の関節モビライゼーション（図11）．

| 図9 | 長趾屈筋のストレッチ |

a 開始肢位．腹臥位で膝関節90°屈曲位で足関節を底屈位とする．患者の第2～5趾のMTP関節近くで把持し最大伸展位で固定する．患者の足底内側から把持し固定する．足関節を徐々に背屈させ，足趾屈曲方向へ等尺性収縮を行う．収縮で5秒間保持，弛緩を繰り返し足関節背屈方向へ動かしていく．これ以上可動域が増えないと感じるまで行う．↘：抵抗の方向
b 最終肢位．最大伸張で15～60秒程度保持する．最後に拮抗筋への刺激として足趾最大伸展と最大背屈させ，それに対して抵抗を加え2～3秒保持する．

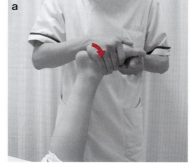
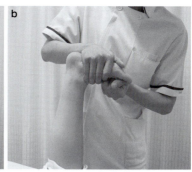

| 図10 | 長母趾屈筋のストレッチ |

a 開始肢位．腹臥位で膝関節90°屈曲位で足関節を底屈位とする．患者の母趾のMTP関節近くで把持し最大伸展位で固定する．患者の足底内側から把持し固定する．足関節を徐々に背屈させ，母趾屈曲方向へ等尺性収縮を行う．収縮で5秒間保持，弛緩を繰り返し足関節背屈方向へ動かしていく．これ以上可動域が増えないと感じるまで行う．↘：抵抗の方向
b 最終肢位．最大伸張で15～60秒程度保持する．最後に拮抗筋への刺激として母趾最大伸展と最大背屈させ，それに対して抵抗を加え2～3秒保持する．

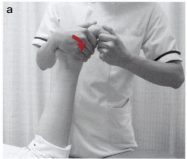
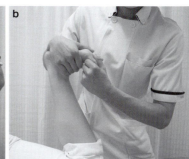

治療後の再評価

2回目の理学療法時に症状の改善が認められた．治療プログラムの継続と自宅での筋力トレーニングと足趾屈筋群のオートストレッチを追加した（図12）．

Clinical reasoning

プログラム内容は足底腱膜にストレスを与えている原因を解決できるものを選択した．初回の治療によって足底腱膜の伸張性が改善され，ストレスを与えていた距腿関節の制限が軽減されたことにより疼痛が軽減したと考えられる．改善が認められたことにより治療方針は正しいと考えられるため，継続して治療を進めることができる．疼痛は足底腱膜にあり，ここに直接介入するだけでなく，足底腱膜にストレスを与えていた距腿関節制限が重要であった．また，筋力ト

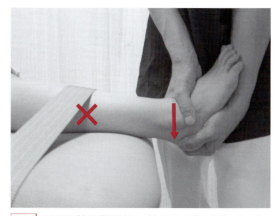

| 図11 | 距腿関節の背屈制限に対するモビライゼーション |

ベッドの端から足部を出し，下腿後面をベッド上に置き，距腿関節は安静位とする．下腿をベルトなどで固定し，左手で距骨と踵骨の周りを腓骨側から把持する．右手で距骨と前足部の前面を把持する．セラピストの右前腕は治療面と一直線上に構え，距骨に背側滑りを加える．×：固定，↓：滑り方向

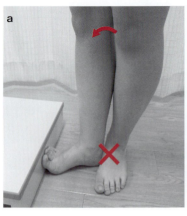 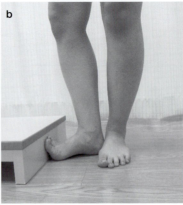

図12 長母指屈筋・長趾屈筋等足趾屈筋群のオートストレッチ

a 開始肢位．立位で上体を安定させる．足趾を垂直面に当て最大伸展させる．対側の足で踵を支える．膝を屈曲させて足関節を最大背屈させていく．垂直面に対して足趾屈曲させ等尺性収縮を行う．収縮で5秒間保持，弛緩を繰り返し膝関節を屈曲方向へ動かしていく．これ以上可動域が増えないと感じるまで行う．×：固定，↶：抵抗の方向

b 最終肢位．最大伸張で15～60秒程度保持する．最後に拮抗筋への刺激として足関節最大背屈させ，それに対して抵抗を加え2～3秒保持する．

レーニングとストレッチングを指導することで，治療効果をさらに上げることができる．

4．まとめ

　足部は地面と接し，歩行や走行する時に荷重を受ける．荷重することで症状が出る場合が多い．荷重の有無で変化する組織を予測し評価を行い，その評価結果を基に試験治療も行い，仮説を検証していくことで原因組織を特定することができる．

　本症例においては，問診などから疼痛の原因となる動きや外的因子を予測し，解剖学，運動学の視点から原因となる組織を特定していった．症例1の外反母趾ではハイヒールの着用，筋力低下が変形の原因の一つであることが評価の中心となり，解決方法を考えることがポイントであった．症例2の足底腱膜炎では足趾他動伸展で疼痛があったが，そこにストレスをかけている因子を特定していくことがポイントであった．

　K-E conceptではこれらの過程を重視し，試験治療を行い仮説の検証も行うことで効果のある理学療法を提供することができる．

文献

1) 松野丈夫ほか：標準整形外科学，第12版，医学書院，東京，2015
2) Kaltenborn FM：Manual Mobilization of the Joints-Joint Examination and Basic Treatment, vol I The Extremities, 6th ed, Nolis, Oslo, 2006
3) Schünke M, et al, 坂井健雄ほか監訳：プロメテウス解剖学アトラス 解剖学総論/運動器系，第3版，医学書院，東京，2017
4) Kim MH, et al：Effect of toe-spread-out exercise on hallux valgus angle and cross-sectional area of abductor hallucis muscle in subjects with hallux valgus. J Phys Ther Sci 27：1019-1022, 2015
5) Irving DB, et al：Obesity and pronated foot type may increase the risk of chronic plantar heel pain：a matched case-control study. BMC Musculoskelet Disord 8：41, 2007

第Ⅱ部 各論／D．骨盤帯・下肢の評価と治療

13．下肢の絞扼性神経障害

横山貴司

> **エッセンス**
> - 下肢の絞扼性神経障害には梨状筋症候群や足根管症候群，腓腹神経麻痺，大腿外側皮神経麻痺などがあり，その障害部位によりそれぞれ特徴的な症状を呈する．
> - 病歴の長い絞扼性神経障害患者は double crush syndrome と呼ばれる末梢神経の二次的障害を呈している可能性も高く，周辺末梢神経・軟部組織の理学療法評価も必要となってくる．
> - 絞扼性神経障害には神経モビライゼーションを中心とした包括的な理学療法アプローチが有効である．

1．下肢の絞扼性神経障害とは

　最も頻度の高い末梢神経障害の一つに絞扼性神経障害が挙げられる．局所的な病態生理学的メカニズムとしては，上肢の絞扼性神経障害と同様に神経周囲組織からの継続的な機械的圧迫刺激が神経内の循環障害を引き起こす[1]．臨床ではそれらの絞扼性神経障害によってしびれ感や痛みなどの幅広い症状を呈する．

　下肢には末梢神経が脊髄から足趾，踵の先端まで走行する間，解剖学的・運動学的に狭窄・圧迫されやすい絞扼性神経障害の好発部位がいくつか指摘されており，いくつかの症候群として分類されている．

　梨状筋症候群（piriformis muscle syndrome：PMS）は殿部で引き起こされる下肢の代表的な絞扼性神経障害とされている．PMSでは坐骨神経が梨状筋の深部で圧迫されることにより，殿部や坐骨神経走行に沿った下肢後面での痛みやチクチク感，しびれ感などが起こる．しかし，電気診断学的には正常所見となるケースが多く，ゴールデンスタンダードな検査も存在しないため病理学的に十分な説明が難しい[2]．そのため，それらの部位で症状が存在すると，その他の原因が否定された後の消去法としてPMSと診断されることもある．PMSの原因としては上肢の絞扼性神経障害と同様に圧迫，炎症，外傷，腫瘍などが挙げられるが，特徴として先天奇形による梨状筋と坐骨神経の走行異常が認められるケースでは症状が出現しやすい[2]．身体検査では股関節屈曲・内転・内旋位での梨状筋伸張テスト（hip flexion, adduction, and internal rotation test：FAIR test）は80％以上の陽性・陰性検出率であると報告されており，PMSの診断には有効な検査の一つである[3]．また，股関節屈曲・膝関節伸展・足関節背屈位で症状の誘発を行うSLR（straight leg raise）もPMSの身体検査の一つとして用いられる．しかしながら，この検査の陰性検出率は95％と高いが陽性検出率はわずか15％と報告されている[4]．

　坐骨神経の末梢部にある脛骨神経が圧迫を受けることによって起こる絞扼性神経障害として後足根管症候群（posterior tarsal tunnel syndrome：PTTS）がある．これは踵骨の内側にある屈筋支帯の中で脛骨神経が圧迫を受け，その支配領域の感覚障害やピリピリ感の症状を呈する．症状は長時間の歩行や立位で悪化し，夜間の症状増悪を伴う場合もある[5]．PTTSの診断にはSLRを改変した方法であるSLR_TIBIAL（膝関節伸展位で足関節背屈・外返し位に固定してから股関節屈曲を行う）が有効な身体検査である[6,7]．その他の検査としてチネル徴候（Tinel's sign）陽性所見や重篤なケースでは母趾外転筋や小趾屈筋などの筋萎縮もみられる[5]．一方，腓腹神経

の走行は個人差があり絞扼の好発部位は特に指摘されていない．しかし，スポーツ選手などでは下腿後面の軟部組織障害によって腓腹神経麻痺が起こることがある[8]．腓腹神経のニューロダイナミックテストであるSLR変法（膝関節伸展位で足関節背屈・内返し位に固定してから股関節屈曲）にて症状の誘発テストが可能で，チネル徴候の陽性所見も確認される[6,8]．

腓骨神経の絞扼好発部位として腓骨小頭付近での総腓骨神経と前足根管での深腓骨神経が指摘されている．総腓骨神経麻痺（common peroneal nerve palsy：CPNP）の症状としては他の絞扼性神経障害同様に感覚障害やピリピリ感が認められ，足関節背屈筋群の筋力低下による下垂足が特徴的である[9]．深腓骨神経である前足根管症候群（anterior tarsal tunnel syndrome：ATTS）は第1・2趾間の感覚障害がみられ，絞扼部より末梢側での感覚障害と短趾伸筋の筋萎縮が特徴的で，下伸筋支帯の硬さが直接的な原因とされランナーによくみられる[10]．CPNPとATTSの症状誘発を行うニューロダイナミックテストであるSLR変法は，膝関節伸展位で足関節底屈位に固定してから股関節屈曲を行う[6]．

大腿部痛を引き起こす代表的な絞扼性神経障害として大腿外側皮神経痛がある．一般的に大腿外側皮神経（lateral femoral cutaneous nerve：LFCN）はL2とL3を起始として鼠径靭帯の深部で上前腸骨棘（ASIS）に近い外側部を通過し大腿の外側部に到達している．しかし，鼠径靭帯下でLFCNが通過する場所は個人差が大きく，絞扼性神経障害が先天的に起こりやすいケースもある．また，糖尿病による肥満，妊婦，窮屈な下着などを着用する人もリスクが高い[11]．症状の誘発確認を行うLFCNニューロダイナミックテストは検査する下肢を下にした側臥位にて膝関節屈曲，股関節伸展位で股関節内転を行う[6]．

膝関節内側から下腿内側部にかけての痛みや感覚障害を訴えると伏在神経（saphenous nerve：SN）麻痺が疑われる．解剖学的にはSNが内転筋管を通過するときに絞扼されやすいとされているが，多くのケースはスポーツ選手などで膝関節の外傷を併発していることが多く鑑別診断に難渋することが多い[12]．しかしながら，SNは感覚神経なので筋力低下は認められない．症状の誘発確認には腹臥位でのSNニューロダイナミックテスト（股関節伸展・外旋位，膝関節伸展，足関節背屈・内返し）を用いる[6]．

2．症例提示

症例の基本情報

30歳代女性，事務職員．通常業務はデスクワークがほとんどであるが，週に1回は重い荷物の搬送作業を行う．趣味は読書で休日も自宅で座位をとっている時間が長い．学生の頃より運動習慣はなく，現在も連続10分以上の歩行はあまり行わない．1年前に腰痛，右殿部痛，大腿後面部痛，下腿後面のつり感が誘因なく突然出現し跛行も認められた．近医にて軽度の腰椎椎間板ヘルニアと診断され鎮痛薬のみ処方される．腰痛は1～2ヵ月程度でほぼ改善し右殿部から大腿後面のしびれ感のみわずかに残存していた．最近，長時間の立位や重労働後にそのしびれ感の増大と右踵部のピリピリ感が出現してきた．

診断名：右梨状筋症候群，腰椎椎間板ヘルニア（陳旧性）．

画像診断：軽度の腰椎椎間板ヘルニアの痕跡あるもその他の異常認められず．

Clinical reasoning

症例の基本情報から何が考えられるか

解剖学的に梨状筋は姿勢により大きな影響を受けるとされており，立位より座位，座位より足を組んだ座位でより伸張される[2]．このケースの場合，仕事や日常生活を通して座位姿勢が多く運動習慣がないことから，症状の助長因子（contributing factors：CFs）として通常より大きな負荷が持続的に梨状筋に加わり，坐骨神経症状に影響を与えているのではないかと考えた．また，軽度の腰椎椎間板ヘルニアの既往があり，末梢神経の二次的障害であるdouble crush

figure 1 症状の部位

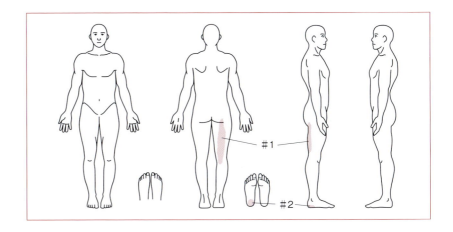

syndrome (DCS) も視野に入れてクリニカルリーズニングを展開する必要がある．

主観的評価

理学療法初回評価時の症状は右殿部から大腿後面のしびれ感（#1）と右踵のピリピリ感（#2）であった（図1）．明らかな下肢筋力低下や膀胱直腸障害の訴えはなかった．#1の症状は長時間の座位で悪化することが多く，雨天や低温，重い荷物の搬送作業後にも悪化することがあった．#2の症状は動作制限の原因にはなっていないが，歩行時の違和感として常に感じているとのことであった．

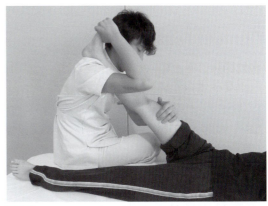

図2 SLR（最終肢位）

股関節屈曲，膝関節伸展，足関節背屈位．

Clinical reasoning

主観的評価からどのような仮説が立てられるか

主観的評価より脊髄神経障害の影響は少ないと思われ，右殿部から大腿後面のしびれ感は PMS による症状，右踵のピリピリ感は PTTS が疑われる．それらの仮説をより確実なものにするためニューロダイナミックテストを活用した誘発・軽減テストを実施する．チネル徴候や下肢筋の萎縮・筋力低下も確認する．梨状筋は筋の伸張性と症状の関連を FAIR test を用いて評価する．

客観的評価

① **姿勢**：立位では腰椎前弯減少，上位胸椎軽度後弯，椅子座位では骨盤後傾位著明．
② **自動運動**：前屈では下部体幹の動き少ない．
③ **ニューロダイナミックテスト**：右下肢 SLR（図2）陽性，SLR TIBIAL（図3）陽性．
④ **関節副運動**：L3, L4 は過剰．Th12, L1, L2 は低下．右仙腸関節は軽度過剰．右距腿関節，距骨下関節軽度低下．
⑤ **筋伸張テスト**：FAIR test（梨状筋）（図4）右股関節で陽性．
⑥ **神経**：脛骨神経チネル徴候陽性．
⑦ **触診**：右梨状筋を主に右股関節外旋筋群のスパズム軽度．
⑧ **筋力**：右下肢に著明な筋萎縮・筋力低下認めず．

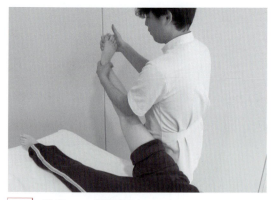

図3 SLR_{TIBIAL}（最終肢位）
膝関節伸展位で足関節背屈・外返し位に固定してから股関節屈曲する．

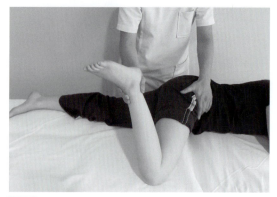

図4 FAIR test
股関節屈曲・内転・内旋位で梨状筋を伸張する．

Clinical reasoning

客観的評価をどのように統合し，仮説を検証していくか

　初期仮説を基に身体的評価を展開した．坐骨神経のニューロダイナミックテストと FAIR test の陽性所見より右殿部から大腿後面のしびれ感は梨状筋による坐骨神経の機能低下が主要因と考えた．一方，右踵の異常感覚は SLR_{TIBIAL} 陽性と脛骨神経のチネル徴候陽性所見より脛骨神経の機能低下も併発していることが示唆された．また，運動習慣がなく下部体幹・骨盤帯のコントロール低下が CFs となっているのではないかと考えられた．

アセスメント

　腰椎椎間板ヘルニアの既往をベースに持ち，対象者にとっての重労働や長時間の座位が梨状筋へ過負荷を与え右 PMS の主要因となった．また，それらの症状を助長している因子として運動習慣の欠如による体幹・骨盤帯のコントロール低下も考えられた．一方，右踵の症状は DCS としての PTTS ではないかと思われた．

1) 神経機能低下：右坐骨神経，右脛骨神経
2) 筋伸張性低下，スパズム：右梨状筋，その他の右股関節外旋筋群
3) 関節機能異常：下位腰椎・右仙腸関節可動性過剰，右足関節・上位腰椎可動性低下
4) 体幹コントロール低下：下部体幹，骨盤帯
5) 運動習慣欠如

治療プログラム

① 関節モビライゼーション：右足関節（図5），上位腰椎．
② 軟部組織モビライゼーション：右梨状筋に対する横断的マッサージ，ストレッチ（図6）．
③ 神経モビライゼーション：SLR（図2），SLR_{TIBIAL}（図3）．
④ セルフエクササイズ：坐骨神経セルフモビライゼーション（図7），右梨状筋セルフストレッチ（図8），骨盤帯コントロールエクササイズ（図9）．
⑤ 生活指導：毎日の生活では段階的な歩行距離延長から開始し，水中歩行・体操などの短時間・低負荷での運動習慣を獲得していく．長時間連続しての座位保持を避ける．重労働時の骨盤ベルトを使用する．

治療後の再評価

　後脛骨神経ニューロダイナミックテストである右 SLR_{TIBIAL} は陰性となった．坐骨神経ニューロダイナミックテストである右 SLR も陰性となったが，右梨状筋のスパズムは軽度残存した．右踵部のピリピリ感はほぼ消失し，右大腿後面のしびれ感はセルフエクササイズを実施すると軽減することが確認さ

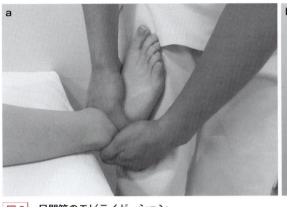
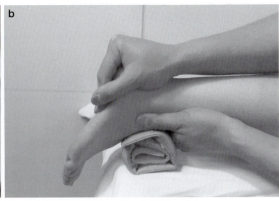

図5 足関節のモビライゼーション
a 距腿関節のモビライゼーション．背屈制限改善のため脛骨に対し距骨を背側方向に滑らす．
b 距骨下関節のモビライゼーション．外返し制限改善のため距骨を固定し踵骨を遠位方向に滑らす．

れた．そして，そのセルフエクササイズを1週後に予定した2回目の理学療法まで1日に2回継続することを約束した．2回目の理学療法評価では初回治療後に軽度残存した右梨状筋のスパズムも消失しており，セルフエクササイズの再確認を行い理学療法は全2回で終了となった．

Clinical reasoning

アセスメントに基づく治療プログラムの実施

　PMSに起因する症状に対しては神経モビライゼーションと梨状筋のストレッチが治療プログラムの中心となり，継続的なセルフエクササイズと日常生活での姿勢改善，運動習慣の獲得が症状の改善には有効であった．そして，労働・日常生活動作による梨状筋への過負荷を軽減するために，上位腰椎への関節モビライゼーションを実施した上で下部体幹・骨盤帯の代償能力向上を目的に骨盤帯コントロールエクササイズを指導した．そのような慢性的な絞扼性神経障害の改善には包括的な理学療法プログラムの実施が必要である一方，病歴の短いPTTSのような二次的な絞扼性神経障害には神経モビライゼーションの効果が短期間で確認できた．

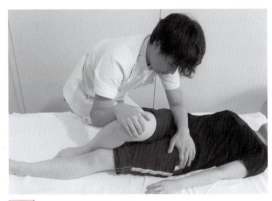

図6 梨状筋のストレッチ
セラピストは左手・前腕で患者の骨盤を前方から固定．患者の右股関節が屈曲・内転・内旋位になるようにストレッチする．ホールド・リラックスを活用．

3．まとめ

　下肢の絞扼性神経障害の症状は痛みやしびれ感などさまざまであり，上肢のそれと同様にゴールデンスタンダードな評価や診断基準が存在しない．この症例では問診より症状の時間経過と日常生活での対象者の動作パターンを理解し，病歴が浅くDCSとして考えられるPTTSによる症状へのシンプルなアプローチから開始した．このことは運動経験の少ない対象者に能動的な神経モビライゼーションが症状改善には有効であることを実感してもらい，運動

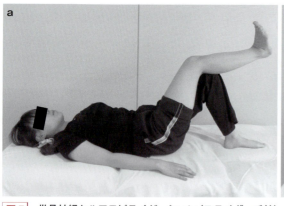 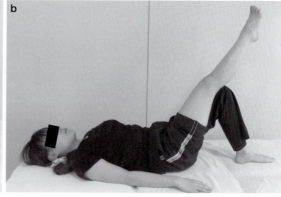

図7 坐骨神経セルフモビライゼーション（スライダー手技）
a 膝関節屈曲，足関節背屈．b 膝関節伸展，足関節底屈
治療側の膝窩部を反対側の膝蓋骨の上に乗せた股関節屈曲位でaとbを繰り返す．

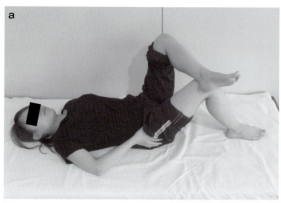 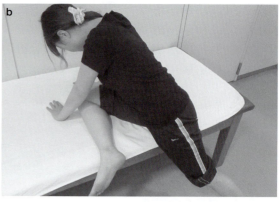

図8 梨状筋セルフストレッチ
a 梨状筋上部線維のセルフストレッチ．背臥位，右股関節軽度屈曲位にて右手で骨盤を固定．左足部を右大腿遠位部に乗せ右股関節が内転・内旋位になるようにストレッチする．ホールド・リラックスを活用．
b 梨状筋下部線維のセルフストレッチ．右股関節が90°程度屈曲・外旋・外転位となるように右下肢だけを治療台に乗せる．右股関節の屈曲・外旋がさらに大きくなるように体幹・骨盤を屈曲・右回旋させながらストレッチする．ホールド・リラックスを活用．

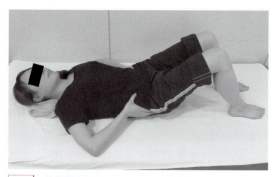

図9 骨盤帯コントロールエクササイズ
骨盤底筋を等尺性収縮させながら深部腹筋群の収縮による骨盤後傾運動．

へのモチベーションを高める結果となった．慢性的な末梢神経内の循環障害が主要因であると考えられている下肢の絞扼性神経障害の改善には，対象者自身が頻繁なセルフエクササイズや定期的な姿勢変更を実施する意識を持ってもらう必要がある．それら自己管理能力向上には症状を悪化させるCFsを減少させることが，理学療法場面での治療効果をより高めることとなる．

　下肢の絞扼性神経障害には神経モビライゼーションを中心とした包括的な理学療法アプローチが必要であり，対象者の姿勢・動作へのセルフマネージメ

ントも有効である．理学療法士はクリニカルリーズニングによる問題解決手法から得られた情報を整理し，対象者に十分説明しながら長期的な視点を持って治療プログラムと生活指導を実施したい．

文献

1) Schmid AB, et al：The relationship of nerve fibre pathology to sensory function in entrapment neuropathy. Brain 137：3186-3199, 2014
2) Michel F, et al：Piriformis muscle syndrome：diagnostic criteria and treatment of a monocentric series of 250 patients. Ann Phys Rehabil Med 56：371-383, 2013
3) Fishman LM, et al：Piriformis syndrome：diagnosis, treatment, and outcome—a 10-year study. Arch Phys Med Rehabil 83：295-301, 2002
4) Martin HD, et al：Diagnostic accuracy of clinical tests for sciatic nerve entrapment in the gluteal region. Knee Surg Sports Traumatol Arthrosc 22：882-888, 2014
5) Antoniadis G, et al：Posterior tarsal tunnel syndrome：diagnosis and treatment. Dtsch Arztebl Int 105：776-781, 2008
6) Butler DS：The Sensitive Nervous System, Noigroup Publications, Adelaide, 2000
7) Coppieters MW, et al：Strain and excursion of the sciatic, tibial, and plantar nerves during a modified straight leg raising test. J Orthop Res 24：1883-1889, 2006
8) Paraskevas GK, et al：Fascial entrapment of the sural nerve and its clinical relevance. Anat Cell Biol 47：144-147, 2014
9) Villafañe JH, et al：Manual therapy and neurodynamic mobilization in a patient with peroneal nerve paralysis：a case report. J Chiropr Med 12：176-181, 2013
10) Gani N, et al：Anterior tarsal tunnel syndrome with thrombosed dorsalis pedis artery：a case report. Arch Trauma Res 20：e21738, 2015
11) Moritz T, et al：Common anatomical variation in patients with idiopathic meralgia paresthetica：a high resolution ultrasound case-control study. Pain Physician 16：E287-293, 2013
12) Porr J, et al：Entrapment of the saphenous nerve at the adductor canal affecting the infrapatellar branch—a report on two cases. J Can Chiropr Assoc 57：341-349, 2013

和文索引

あ
アライメント異常　309, 310
アライメント不良　191

い
痛みの強度　61
位置異常　137, 205, 232, 233, 316
一次性股関節症　258
イリタビリティ　24, 61
インターナルインピンジメント　200
インナーマッスル　200

う
浮き指　319
運動器徒手理学療法　14
運動併用関節モビライゼーション　316
運動療法　258

え
エストロゲン　253
エロンゲーション　48
エロンゲーショントレーニング　161
遠位端骨折　236
遠位橈尺関節　241
遠位橈尺関節不安定性　238
円回内筋症候群　245
エントラストングスハルトン　46

お
横隔膜　47
横断的マッサージ　137
オステオパシー　2
オートストレッチング　139, 140, 306, 311, 322
オートトラクション　21
オートモビライゼーション　306, 311
オーバーテスト　259
オーバープレッシャー　25

か
下位頸椎　136
回旋筋　137
回旋腱板動的リロケーションテスト　209
外側シフト　293
外側滑り　296
外反ストレステスト　296
外反母趾　320
カイロプラクティック　2
過可動性　94, 136
顎関節症　123
荷重連鎖　293
下垂足　328
仮説―演繹的推論(後方視的推論)　9
肩関節　189
肩関節周囲炎　183
肩関節動的安定性検査　209
肩関節内インピンジメント　194
カップルムーブメント　249
下方滑り　296
加齢的変化　92
患者教育　258
患者指導　258
関節運動軸の偏位　162
関節機能異常　38, 137
関節モビライゼーション　16, 25, 140, 203, 303, 330
関連因子　9
関連痛　134

き
機械的特性　58
機能的アプローチ　67
機能的マッサージ　137, 203, 311
教育的アプローチ　16
胸郭出口症候群　244
胸鎖関節　213
胸鎖関節損傷　213
協調中心　69
胸椎横突起　135
胸椎後弯減少　136, 140
胸椎椎間関節へのモビライゼーション　305
胸背部痛　129, 134
胸部痛　128
胸部の側弯　49
距骨下関節　331
距腿関節　331
ギヨン管症候群　245
筋筋膜性腰痛　169
筋スパズム　171
筋性防御　64
筋のアンバランス　259
筋の機能異常　137
筋の長さテスト　171
筋膜　67
筋膜機能異常　67
筋膜マニピュレーション　67
筋膜リリース　67

く
グライド　268
グラスピングテスト　259
クリニカルリーズニング　8, 60
クレンチング　123, 124
グローバル筋群　252

け
軽減要因　170
頸肩腕症候群　135
脛骨神経　327
頸性頭痛　115
頸椎症性神経根症　244
頸椎前弯減少　136, 140
頸椎椎間板症　92
頸椎捻挫　86
頸椎のスタビリゼーションエクササイズ　97
頸部安定化エクササイズ　111
頸部屈曲回旋検査　41
月状骨　233
ゲボンハイツハルトン　46
肩甲挙筋ストレッチング　112

肩甲骨内転モビライゼーション 197
肩甲上腕関節の牽引 197
肩甲上腕関節の背側滑り 197
腱板炎 183
腱板損傷 189
腱板不全断裂 183
肩峰下インピンジメント 194

こ

コアスティック 206
後外側関節ヒダ 220, 221
口腔悪習癖 123, 124, 125, 127
後骨間神経麻痺 245
構造的アプローチ 67
後足根管症候群 327
交通事故 213
後頭下筋群 137
更年期障害 141
絞扼性神経障害 244, 327
後弯変形 142, 143
股関節唇損傷 268
呼吸パターン 47
呼吸補助筋 136
五十肩 183
骨粗鬆症 142
骨盤帯コントロールエクササイズ 330
骨盤ベルト 256
こぶし牽引 43
コレクトワハルトン 46
コンタクトスポーツ 213
コンディショニング 311
コンパートメント 307
コンパートメント症候群 307, 308

さ

座位姿勢アライメント修正 112
座位での屈曲運動 154
再発予防 257
鎖骨骨折 213
坐骨神経 327
坐骨神経セルフモビライゼーション 330
サルタノール 135
三角骨 233
三角線維軟骨複合体損傷 236

し

軸斜像 269
自己管理法 141, 262
自己治療指導 42
姿勢アライメント 300
姿勢矯正 102
姿勢再教育 260
姿勢保持検査 274
膝蓋腱炎 280
膝蓋骨の引き上げ 296
自動体幹屈曲テスト 254
しびれ 61
尺骨関節包 240
尺骨月状骨間靭帯 240
尺骨神経管症候群 245
尺骨神経ニューロダイナミックテスト 246
尺骨神経モビライゼーション 250
尺骨突き上げ症候群 238
尺骨変異 230
ジャンパー膝 280
集学的アプローチ 66
舟状骨 233
手関節 242
主観的検査 10
主観的評価 136, 163
手根管症候群 245
手根中央関節 233
シュロス法 45
ジョイントモビライゼーション 97
上肢神経伸張テスト 102
上肢神経ダイナミック検査 201
症状局在化テスト 18, 95, 130, 131, 137, 171, 191, 201, 254, 282, 301
小児喘息 135
上部交差症候群 124
上部肋間筋 137
上方滑り 296
上腕骨外側上顆炎 220
上腕骨内側上顆剥離骨折 224
初期仮説 136
神経学的検査 131
神経根症状 63
神経根癒着 151

神経性胸郭出口症候群 244
神経ダイナミクス 57
神経ダイナミックテスト 58
神経モビライゼーション 16, 57, 247
シンスプリント 300, 307, 308
伸展原則 153
深腓骨神経 328

す

数値的評価スケール 136
スタビライゼーショントレーニング 180
スタビリティエクササイズ 256, 311
スタビリティトレーニング 203
スポーツ 268, 286
スポバンド 204
スライダー 59, 247, 332
スランプテスト 59

せ

生活指導 258, 330
正中神経ニューロダイナミックテスト1 244
正中神経ニューロダイナミックテスト2 246
正中神経モビライゼーション 249
静的アライメント 295, 301
整復 151
生理学的可塑性 58
生理学的他動椎間運動 25
脊柱の自動運動テスト 131
脊椎圧迫骨折 142
セルフSNAGS 43
セルフイメージ 11, 12, 13, 260, 262
セルフエクササイズ 97, 171, 305
セルフストレッチ 251
セルフマネジメント 100
セルフモビライゼーション 66, 248, 250
線維軟骨 268
前距腓靭帯 315
前骨間神経症候群 245
潜在骨折 148

そ

前足部内転　317, 319
前足根管症候群　328
仙腸関節機能異常　252
仙腸関節の不安定性　256
仙腸関節の誘発・軽減テスト　255
仙腸関節モビライゼーション　257

そ

装具療法　258
総腓骨神経　328
総腓骨神経麻痺　328
足関節内反捻挫　315
足底腱膜炎　320
足部過回内　317
側方原則　153
側方シフト　152
側方滑り　151
側方要素を加えた腹臥位での伸展運動　154
側弯症　45
鼠径部痛　263
鼠径部痛症候群　263

た

退行変性　260
大・小菱形骨　233
大腿外側皮神経　328
ダイナミックアライメント異常　316
大腰筋　50
タオルギャザー　317
脱臼　213
他動的椎間関節副運動　25
多方向性不安定症　207
単ニューロパチー　245

ち

知識　8
チネル徴候　327
中央化現象　104, 149
中心化トレーニング　203
肘部管症候群　245
長座位テスト　254
治療ベルト　272

つ

椎間関節　143, 170
椎間関節機能障害　162
椎間関節副運動　63
椎間板性疼痛　92
椎間板の変性　92
椎間板ヘルニア　169
椎体圧潰　142

て

テニス肘　220
テーピング　317
テンショナー　59
テンション・ポイント　58

と

ドアベルテスト　201
投球動作　224
橈骨遠位端骨折　230, 237, 238
橈骨月状骨間関節　241
橈骨舟状骨間関節　241
橈骨手根関節　233, 241
橈骨頭に対する後前運動　222
橈骨頭に対する前後運動　222
頭長筋，頚長筋収縮保持エクササイズ　113
動的アライメント　297, 301
動的回旋安定性テスト　209
頭部前方位　136, 140
頭部前方位姿勢　123, 124, 127
特異的腰痛　169
特発性側弯症　51
徒手理学療法　2, 168, 258
トップポジション　224
トラッキング異常　299
トラッキング不良　296, 297
トレンデレンブルグ兆候　259, 262
ドローイン　260

な

内側滑り　296
内反ストレステスト　296
軟部組織モビライゼーション　16, 42, 141, 303, 330

に

二次性股関節症　258
二次的絞扼性神経障害　247
ニューロダイナミックテスト　246, 328
認知　8
妊婦　252

の

ノンカップルムーブメント　249

は

パターン認知（前方視的推論）　9
バドミントン　286
パトリックテスト　259
半月板損傷　286
反復運動　149
反復運動検査　185, 186, 274

ひ

非構築性側弯　305
腓骨神経　328
肘関節外側グライド　222
肘関節内側グライド　222
肘関節不安定　220
肘装具　223
非特異的腰痛　169
腓腹神経　327
ヒールレイズ　317

ふ

不安定性　253
フォワードランジ　303, 309, 311, 316
副運動　296
腹臥位での伸展運動　150
複合的安定化トレーニング　206
伏在神経　328
腹式呼吸　141
腹頭側偏位　201
腹筋機能テスト　165
物理療法　258
不良姿勢　171, 259
分節可動性テスト　18

へ

ベヴステアルタークスハルトン

46
ベーシックテンション　49
ベースライン　103, 152
変形性頚椎症　108
変形性股関節症　258, 259
変形性腰椎症　156
扁平足　317, 319, 320

ほ

包括的アプローチ　67
ボウストリングステスト　201
ホームプログラム　65
ボルダリング　200
ホールド&リラックス　248

ま

マッケンジー法　30, 274
マッサージ　2
末梢化現象　104, 149
末梢神経感作　62
末梢神経障害　244, 327
末梢神経内循環障害　247
マニピュレーション　2

む

ムーブメントダイアグラム　64

め

メタ認知　8

も

目的胸椎横突起　139

や

夜間痛　259, 262
野球肘　224
薬物療法　258

ゆ

有鉤骨　233
融合中心　69
有頭骨　233
有頭骨月状骨間関節　241
誘発要因　170

よ

腰椎すべり症　175
腰椎椎間板ヘルニア　149, 328
腰椎のスクリーニング検査　277
腰椎分離症　175
腰椎分離すべり症　175
腰部の側弯　50

ら

ランジ　294, 295
ランニング　307
ランニング動作　308

り

理学的検査　10
梨状筋下部線維　332
梨状筋症候群　327
梨状筋上部線維　332
梨状筋伸張テスト　327
梨状筋セルフストレッチ　330
両肩部挙上　140
リラクシン　253

ろ

ローカル筋群　257
肋横突関節　134
肋椎関節　134
肋間筋　137
ロッキング　255
肋骨頭関節　134
肋骨の局在化　135

わ

腕橈関節の位置テスト　233

欧文索引

A
ADTOモデル　79
AO分類　230
Articular Dysfunction　275

B
ballottement test　239
bio-psycho-social　78

C
C2 facet mobilization　112
C5-6 disk traction　112
C5-6 facet distraction　113
central PA　164
Centralisation　32, 104
centre of coordination　69
centre of fusion　69
cervicogenic headache　115
CE角　259, 268
cognition　8
Contractile Dysfunction　275
contributing factors　245, 328
CROCKS　38

D
Derangement　30, 101, 149, 275
Derangement syndrome　31
directional preference (DP)　32, 100, 149, 185, 275
double crush syndrome　245, 328
dynamic relocation test (DRT)　209
dynamic rotary stability test (DRST)　209
Dysfunction　30, 101, 151
Dysfunction syndrome　31

E
empty エンドフィール　202
erect sitting　104
evidence-based medicine (EBM)　78

F
force alternatives (FA)　34, 104
force progression (FP)　34, 100
fovea sign　239
Frykman分類　230

G
global muscle　180
Grade　26
groin pain　263
groin pain syndrome　263

I
IFOMPT　2, 3, 79
inflare　259
irritability　61

J
JFOMPT　6
joint dysfunction　38
Joint play test　18, 158, 202, 254, 301

K
Kaltenborn　2
Kaltenborn-Evjenth (K-E) concept　14, 201, 300, 320
knee-in　294, 309, 310
knowledge　8

L
L4/5 facet traction　160
L5/S1 disc traction　160
lifting test　254
local muscle　180

M
Maitland　23
McKenzie　2
McKenzie method (MDT)　30, 274
MDI　207

MDT分類　275
meta-cognition　8
mobility test　202
mobilization with movement's (MWMS)　40, 268, 317
MR信号変化　269
Mulligan　3
Mulligan concept　268
muscle-guarding　64

N
natural apophyseal glides (NAGS)　39
nutation　253

O
OTHER　30, 101, 275
outflare　259

P
pain and needles　61
pain release phenomenon techniques (PRPS)　40
paradox of movement　32
Paris　3
passive accessory intervertebral movements (PAIVMs)　25, 164
passive physiological intervertebral movements (PPIVMs)　25
PEDro　78
Peripheralisation　32, 104
piano key sign　239
PILL　38
Postural　30
Postural syndrome　31
Posture　101, 275
protruded head　102

R
red flags　87
reverse NAGS　39, 42, 43, 166

S

Schroth method　45
security test　87
severity　61
Sharp 角　259, 268
side glide (SG)　151
SLAP 損傷　200
slider　59, 332
slouch sitting　102
SLR　327
SLR TIBIAL　327
SLR テスト　59
SLR 変法　328
slump test　177
SNAGS　42, 43
spring test　158
spurling test　62
stepping 損傷　252
sustained natural apophyseal glides (SNAGS)　39

T

TCH　124, 125
tensioner　59
TFCC 損傷　238
toe-out　309, 310
tooth contacting habit (TCH)　123
Traffic light guide (TLG)　33, 100, 153

U

ulnar variance　230
ulnocarpal stress test　238, 239
unilateral SNAG　166
upper limb neurodynamic test 1 (ULNT1)　62
upper limb tension test (ULTT)　102

V

Valgus glide　296
Varus glide　296
Visual Analogue Scale (VAS)　262, 270

W

wise action　8

Y

YAM　142

検印省略

ケースで学ぶ
徒手理学療法クリニカルリーズニング

定価（本体 5,800円＋税）

2017年5月15日　第1版　第1刷発行

編　者	藤縄　理（ふじなわ　おさむ）
発行者	浅井　麻紀
発行所	株式会社文光堂
	〒113-0033　東京都文京区本郷7-2-7
	TEL（03）3813-5478（営業）
	（03）3813-5411（編集）

© 藤縄　理, 2017　　　　　　　　　　　　　印刷・製本：広研印刷

乱丁，落丁の際はお取り替えいたします．

ISBN978-4-8306-4558-7　　　　　　　　　　　　　Printed in Japan

・本書の複製権，翻訳権・翻案権，上映権，譲渡権，公衆送信権（送信可能化権を含む），二次的著作物の利用に関する原著作者の権利は，株式会社文光堂が保有します．

・本書を無断で複製する行為（コピー，スキャン，デジタルデータ化など）は，私的使用のための複製など著作権法上の限られた例外を除き禁じられています．大学，病院，企業などにおいて，業務上使用する目的で上記の行為を行うことは，使用範囲が内部に限られるものであっても私的使用には該当せず，違法です．また私的使用に該当する場合であっても，代行業者等の第三者に依頼して上記の行為を行うことは違法となります．

・JCOPY〈出版者著作権管理機構　委託出版物〉
本書を複製される場合は，そのつど事前に出版者著作権管理機構（電話03-3513-6969，FAX 03-3513-6979，e-mail：info@jcopy.or.jp）の許諾を得てください．